Die Herausgeberinnen

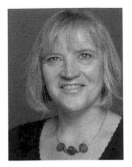

Prof. Dr. Maria Wasner ist Kommunikationswissenschaftlerin und Psychoonkologin. Sie lehrt Soziale Arbeit in Palliative Care an der Katholischen Stiftungshochschule München (KSH) und ist Mitherausgeberin der Münchner Reihe Palliative Care. Zudem ist sie Mitglied der Taskforce Social Work der European Association for Palliative Care (EAPC) und war von 2012–2018 Vizepräsidentin der Deutschen Gesellschaft für Palliativmedizin (DGP).

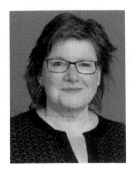

Prof. Dr. Sabine Pankofer lehrt Psychologie in der Sozialen Arbeit an der Katholischen Stiftungshochschule München (KSH). Als Supervisorin und Coach ist sie in vielen Feldern der Sozialen Arbeit, u. a. auch in der Palliative Care tätig. Sie leitet die Ausbildung Supervision und Coaching am Institut für Fort- und Weiterbildung an der KSH.

Maria Wasner
Sabine Pankofer (Hrsg.)

Soziale Arbeit in Palliative Care

Ein Handbuch für Studium und Praxis

2., erweiterte und überarbeitete Auflage

Verlag W. Kohlhammer

2., erweiterte und überarbeitete Auflage 2021

Alle Rechte vorbehalten
© W. Kohlhammer GmbH, Stuttgart
Gesamtherstellung: W. Kohlhammer GmbH, Stuttgart

Print:
ISBN 978-3-17-036829-3

E-Book-Formate:
pdf: ISBN 978-3-17-036830-9
epub: ISBN 978-3-17-036831-6
mobi: ISBN 978-3-17-036832-3

Autor*innenverzeichnis

Dr. theol. Jochen Becker-Ebel
Adjunct Professor for Palliative Care
Geschäftsführer und Gesamtleitung von Mediacion
Hamburg, Deutschland
Adjunct Professor am Medical College der Yenepoya Universität
Mangalore, Indien
jochen.becker-ebel@mediacion.de

Prof. Dr. Gian Domenico Borasio
Neurologe, Palliativmediziner Lehrstuhl für Palliativmedizin Universität Lausanne
Centre Hospitalier Universitaire Vaudois (CHUV)
Lausanne, Schweiz
borasio@chuv.ch

Dr. Monika Brandstätter, Dipl. Psych., M.A.
Psychologische Psychotherapeutin in freier Praxis
Heart of the Matter Counselling
Victoria, Kanada
monika@heartofthemattercounselling.com

Albertine Deuter
Dipl.-Sozialpädagogin (FH)
DGM Deutsche Gesellschaft für Muskelkranke – Landesverband Bayern e. V.
Friedrich-Baur-Institut
Klinikum der Universität München
München, Deutschland
deuter@dgm-bayern.de

Angelika Eiler
Dipl.-Sozialpädagogin (FH)
DGM Deutsche Gesellschaft für Muskelkranke – Landesverband Bayern e. V.
Institut für Humangenetik
Würzburg, Deutschland
eiler@dgm-bayern.de

Prof. Dr. Martin Fegg
Psychologischer Psychotherapeut

Gemeinschaftspraxis für Psychotherapie Prof. Dr. Fegg & Kollegen GbR
München, Deutschland
martin@fegg.de

Birgit Fischer
Dipl. Sozialpädagogin (FH)
Systemische Beraterin und Einzel-, Paar- und Familientherapeutin (DGSF)
Therapienetz Essstörung München, Deutschland
birgitfischer.familientherapie@web.de

Heike Forster
Dipl.-Sozialpädagogin, Syst. Paar- und Familientherapeutin
Caritas im Johannes-Hospiz
München, Deutschland
heike.forster@barmherzige-muenchen.de

Elfriede Fröhlich
Dipl.-Sozialpädagogin (FH), Palliativfachkraft
Christophorus Hospiz Verein e. V.
München, Deutschland
froehlich@chv.org

Dr. Margit Gratz
Dipl.-Theologin, Palliativfachkraft, Gesamtleitung des Hospiz St. Martin
Stuttgart, Deutschland
hospiz@margit-gratz.de

Kerstin Hummel
Soziale Arbeit B.A.
Fachstelle Palliativversorgung in der stationären Altenhilfe in Stadt und Landkreis
München, Christophorus Hospiz Verein e. V.
München, Deutschland
hummel@chv.org

Susanne Kiepke-Ziemes
Dipl. Soz. Päd. (FH)
Lehrende für Systemische Beratung, Therapie, Coaching und Supervision (DGSF)
Caritasverband für die Region Kempen-Viersen e.V.
Viersen, Deutschland
s.ziemes@caritas-viersen.de

Sabine Lacour-Krause M.A.
Sachreferentin
Erzbischöfliches Ordinariat München- Freising Ressort 3 – Abt. Priester
München, Deutschland
SLacour@eomuc.de

Gregor Linnemann
Gesundheits- und Krankenpfleger, Kursleiter Palliative Care, Coach
Leiter des Johannes-Hospizes der Barmherzigen Brüder
München, Deutschland
gregor.linnemann@barmherzige-muenchen.de

Heiner Melching
Dipl. SozPäd, SozArb., Trauerbegleiter
Geschäftsführer der Deutschen Gesellschaft für Palliativmedizin (DGP)
Berlin, Deutschland
heiner.melching@palliativmedizin.de

Prof. Dr. H. Christof Müller-Busch
Ltd. Arzt i.R.
Universität Witten/Herdecke Gemeinschaftskrankenhaus Havelhöhe
Berlin, Deutschland
muebu@t-online.de

Hans Nau
Dipl.-Sozialpädagoge, Supervisor DGSv I. R.
Charta-Initiative Stuttgart
Stuttgart, Deutschland
hans.nau@gmx.de

David Oliviere
Director Education and Training, St Christopher's Hospice, London
Visiting Professor, School of Health and Education, Middlesex University
Middlesex, Grossbritannien
davidoliviere@yahoo.co.uk

Priv.-Doz. Dr. Piret Paal
Dozentin für Pflegewissenschaft (Palliative Care)
Stellvertretender Direktor des WHO-Kollaborationszentrums
Institut für Pflegewissenschaft und -praxis
Paracelsus Medizinische Privatuniversität
Salzburg, Österreich
piret.paal@pmu.ac.at

Prof. Dr. phil. Sabine Pankofer
Sozialpsychologin, Supervisorin/Coach, Professorin für Psychologie in der
Sozialen Arbeit
Katholische Stiftungshochschule München (KSH)
München, Deutschland
sabine.pankofer@ksh-m.de

Nikolai Podak
Dipl. Sozialpäd. (FH)
Sozialoberinspektor
Sozialreferat München, Landeshauptstadt München
podax@gmx.de

Josef Raischl
Dipl.-Theologe, Dipl.-Sozialpädagoge (FH) Vorstandsmitglied und Fachliche Leitung Christophorus Hospiz Verein e. V.
München, Deutschland
raischl@chv.org

Petra Rechenberg-Winter
Familientherapeutin, Supervisorin, Mediatorin
Hamburgisches Institut für systemische Weiterbildung
Hamburg, Deutschland
P.Rechenberg-Winter@hisw.de

Sandra Reichelt
Sozialpädagogin
Master of Science in Social Work (USA)
Kinderpalliativzentrum des Dr. von Haunerschen Kinderspital
München, Deutschland
sandra.reichelt@med.uni-muenchen.de

Hermann Reigber
Dipl.-Theologe, Dipl.-Pflegewirt, Palliativfachkraft
Christophorus Akademie
Klinik und Poliklinik für Palliativmedizin Klinikum der Universität München –
Großhadern München, Deutschland
Hermann.Reigber@med.uni-muenchen.de

Prof. Dr. Traugott Roser
Evang. Pfarrer, Praktischer Theologe Lehrstuhl für Praktische Theologie Westfälische Wilhelms Universität Münster Münster, Deutschland
Traugott.Roser@uni-muenster.de

Prof. Dr. rer. soc. Hanne Isabell Schaffer
Dipl.Soziologin, Professorin für Soziologie in der Sozialen Arbeit
Katholische Stiftungshochschule München (KSH)
München, Deutschland
Hanne.Schaffer@ksh-m.de

Cornelia Schmedes
Dipl. Sozialarbeiterin, Dipl. Sozialpädagogin
Referentin /Dozentin Katholische Akademie

Stapelfeld, Deutschland
cschmedes@ka-stapelfeld.de

Astrid Schneider-Eicke
Dipl.-Soz. päd. (FH), Master of Social Work, Koordinationsfachkraft § 39a SGB V
Christophorus Hospiz Verein e. V.
München, Deutschland
schneider-eicke@chv.org

Veronika Schönhofer-Nellessen
Dipl. Sozialpädagogin
Geschäftsführung Palliatives Netzwerk für die Städteregion Aachen e. V., Leitung
Servicestelle Hospiz
Aachen, Deutschland
info@servicestellehospiz.de

Prof. Dr. phil. Christian Schütte-Bäumner
Dipl.-Pädagoge, Dipl. Soz.Päd. (FH), Sozialarbeiter, Krankenpfleger
Professur für Theorien und Methoden Sozialer Arbeit mit der Fokussierung auf
gesundheitsbezogene, klinische Aspekte der Sozialen Arbeit, derzeit Dekan der Fa-
kultät Sozialwesen
Hochschule RheinMain, Wiesbaden
Wiesbaden, Deutschland
Christian.Schuette-Baeumner@hs-rm.de

Prof. Dr. phil. Thomas Schumacher
Dipl. Sozialpädagoge, M.A., Professur für Philosophie in der Sozialen Arbeit
Katholische Stiftungshochschule München (KSH)
München, Deutschland
Thomas.Schumacher@ksh-m.de

Karla Steinberger
Dipl. Sozialpädagogin/Case Managerin, Leitung Psychosoziales Team
Klinik und Poliklinik für Palliativmedizin, Klinikum der Universität München
München, Deutschland
Karla.Steinberger@med.uni-muenchen.de

Jürgen Wälde (verstorben)
Sozialarbeiter, Theologe, Trauerbegleiter
Christophorus Hospiz Verein e. V.
München, Deutschland

Ulrike Wagner
Dipl.-Sozialpädagogin (FH), Palliativfachkraft
Lehrkraft am KWA Bildungszentrum Pfarrkirchen

9

Pfarrkirchen, Deutschland
u_a_wagner@yahoo.de

Prof. Dr. Maria Wasner, M.A.
Kommunikationswissenschaftlerin,
Professorin für Soziale Arbeit in Palliative Care
Katholische Stiftungshochschule München (KSH) und
Koordinationsstelle Kinderpalliativmedizin
Dr. von Haunersches Kinderspital Klinikum der Universität München
München, Deutschland
maria.wasner@ksh-m.de

Karl Werner
Dipl.-Sozialpädagoge (FH), Heilerziehungspfleger, Systemtherapeut (SE), Coach (SE),
Klinik für forensische Psychiatrie und Psychotherapie
Bezirkskrankenhaus Parsberg
Freiberuflich als Systemtherapeut (SE), Coach (SE), Supervisor tätig.
KarlWerner@gmx.net

Prof. Dr. Karin Wilkening
Dipl. Psychologin, Professorin für Soziale Arbeit (em.)
Hochschule Ostfalia
Wolfenbüttel, Deutschland
karin.wilkening@gmail.com

Ulla Wohlleben
Dipl.-Sozialpädagogin (FH)
Christophorus Hospiz Verein e. V.
München, Deutschland
wohlleben@chv.org

Geleitwort zur 2. Auflage
Soziale Arbeit in Hospiz und Palliative Care – vielfältig, unscheinbar, wirkmächtig

Die Konzepte, die der Hospizbewegung zugrunde liegen und die später auch in der Palliative Care und Palliativmedizin übernommen worden, haben mich von Anfang an fasziniert. Vielleicht, weil ich hier Antworten auf drängende Fragen des Lebens und Sterbens entdecken konnte und weil sie sich von vielen herkömmlichen Konzepten so wohltuend unterschieden, vielleicht aber auch deshalb, weil ich so vieles von dem, was mir an der Sozialen Arbeit wichtig ist, entdecken konnte. Die Arbeit in interprofessionellen Teams auf Augenhöhe – im Gesundheitsbereich keine Selbstverständlichkeit – war vielversprechend. Sozialarbeitende gehörten zum Kernteam, hieß es zudem. Cicely Saunders, die Grand Dame der Hospiz- und Palliativbewegung, die neben anderen Berufen auch den der Sozialarbeiterin erlernt und ausgeübt hatte, hat eindeutige Spuren hinterlassen. Ist doch wunderbar!

Sozialarbeiterische Grundüberzeugungen und Denkmuster finden sich denn auch in den Konzeptionen von Hospiz und Palliative Care wieder. Und zwar so stark, dass Douglas McDonald bereits 1991 die Frage stellte, ob die Soziale Arbeit Opfer ihres eigenen Erfolgs geworden sei, weil das Spezifische der Sozialarbeit schwer herauszudestillieren sei (McDonald 1991). Diese Schlagkraft der Sozialen Arbeit ist einerseits überaus erfreulich, macht es andererseits aber auch schwieriger, sich im Kreis des großen interprofessionellen Teams eindeutig abzugrenzen. Dazu kommt eine Eigenschaft der Sozialen Arbeit, sich Veränderungen und widrigen Umständen flexibel anzupassen, welche sie manchmal unscheinbar wirken lässt. Schließlich gehört die Soziale Arbeit innerhalb der Gesundheitsdienste zu den Randprofessionen, zumindest wenn man die Anzahl der Sozialarbeiterinnen und Sozialarbeiter in diesem Bereich mit Professionen wie Pflege und Medizin vergleicht.

Dieser Befund hat mich sehr nachdenklich gemacht und mich zur Frage geführt, ob es denn im Hospiz- und Palliativbereich überhaupt noch Sozialarbeit als eigenständige Profession brauche. Der damalige Pflegedirektor des St. Christopher's Hospizes in London gab mir vor fast 20 Jahren eine bemerkenswerte Antwort auf diese Frage: er meinte, die Soziale Arbeit sei die »Hefe im Teig«, also fürs erste einmal unscheinbar, aber dann doch sehr wirkmächtig. Denn, was wäre der Teig wohl ohne Hefe?

Knapp 20 Jahre später lässt sich sagen: Der Teig ist aufgegangen! Zwar nicht überall gleichmäßig, nicht überall auf gleiche Weise, aber er ist aufgegangen. Sozialarbeiterinnen und Sozialarbeiter sind aus den Kernteams und Palliative Care nicht mehr wegzudenken, würde ich gern sagen. Das stimmt leider nicht immer und nicht an jedem Ort. Aber im Grunde genommen konnte sich die Soziale Arbeit in diesem Bereich gut entwickeln und beweisen, dass der Beitrag der Sozialen Arbeit ein wesentlicher Beitrag zum Gelingen einer guten Hospiz- und Palliativversorgung ist.

Das lässt sich nicht nur auf der nationalen Ebene etwa in Deutschland oder in Österreich gut nachverfolgen, sondern ist auch auf der europäischen Ebene nachweisbar. Die Task Force Social Work der European Association of Palliative Care (EAPC) hat in den Jahren 2015–2017 eine europaweite Studie zur Sozialen Arbeit in Hospiz und Palliative Care in Europa durchgeführt. 32 Dachorganisationen aus 25 Ländern sowie 360 Sozialarbeitende aus 29 Ländern beteiligten sich an der Onlinebefragung. Das Erfreuliche zuerst: Sozialarbeiterinnen und Sozialarbeiter sind in allen Bereichen der Hospiz- und Palliativversorgung zu finden, am häufigsten in Hospizen, Palliativstationen, in Krankenhaus-Konsiliardiensten und in ambulanten Palliativdiensten, wie z. B. der SAPV. Schwächer vertreten sind sie bei ambulanten Hospizdiensten und in Tageshospizen. Auch wenn die Ausprägung von Land zu Land und von Region zu Region ganz unterschiedlicher Gestalt sein kann, ist dieser Befund doch ein Beweis dafür, dass die Soziale Arbeit in allen Bereichen der Hospiz- und Palliativversorgung aktiv präsent und wirksam ist. Dies gilt insbesondere für die Arbeit mit Erwachsenen, etwas schwächer ausgeprägt aber auch für die Sozialarbeit in Kinderhospiz- und Palliativdiensten. Im Verhältnis zur Gesamtbevölkerung finden sich in Europa die meisten Palliativ-Sozialarbeitenden in Deutschland, Österreich und Schweden. In Deutschland waren es 10,3 Sozialarbeiternnen pro 1 Million Einwohner*innen. Nur in jedem fünften der beteiligten Länder gab es nationale Leitlinien zur Sozialen Arbeit in diesem Bereich. Dazu zählen Deutschland und Österreich. Eine spezialisierte Ausbildung für Sozialarbeiterinnen und Sozialarbeiter im Hospiz- und Palliativbereich gab es ebenfalls nur in jedem fünften Land. Bemerkenswert ist auch die Erkenntnis, dass die Befragten deutlich mehr angehörigenbezogene Aufgaben als direkt patientenbezogene Aufgaben wahrnehmen. Im direkten Ländervergleich zeigte sich das besonders deutlich bei den österreichischen und britischen Sozialarbeiterinnen und Sozialarbeitern, während bei den deutschen ein hoher Anteil an administrativen Aufgaben sichtbar wurde. Keine signifikanten Unterschiede zeigten sich bei den Rollen, die die Befragten innehatten. Die Studie zeigt insgesamt ein sehr buntes Bild der palliativen Sozialarbeit in Europa, Stärken und Schwächen, Präsenz und Absenz von Sozialer Arbeit. Sie macht auch deutlich, dass es noch viel zu tun gibt, damit die Soziale Arbeit in ihrem einzigartigen und nicht verzichtbaren Beitrag für die Hospiz- und Palliativversorgung in Europa adäquat wahrgenommen und anerkannt wird.

Schließlich sollen alle Menschen in Europa, die im Umfeld des Sterbens Unterstützung bedürfen, auch in Zukunft mit dem wirksamen Beitrag und der qualifizierten Expertise von Sozialarbeitenden rechnen können. Grundlagen für die fachliche Weiterentwicklung sind u. a. das vorliegende Buch und das White Paper der EAPC aus den Jahren 2014/15 zu den Kernkompetenzen von palliativer Sozialarbeit in Europa (Hughes et al. 2014; Hughes et al. 2015). Es bedarf aber weiterer Reflexion und Forschung auf nationaler und auf europäischer Ebene. Es bedarf des Fachdiskurses auf regionaler, nationaler und europäischer Ebene, allein schon, um sicherzustellen, dass alle dasselbe meinen, wenn sie vom selben reden und die Konzepte und Methoden, die wir anwenden, auf einem soliden Fundament stehen. In einer Zeit, in der in vielen europäischen Ländern die Strukturen für die Hospiz- und Palliativversorgung gesetzt sind, geht es darum, die Position der Sozialen Arbeit zu festigen und fachlich weiter zu entwickeln, sodass die Qualität, die Soziale Arbeit in die Versorgung einbringt, sichtbar wird und fachlich wie monetär anerkannt wird.

Das vorliegende Buch ist in vielerlei Hinsicht bemerkenswert. Es ist international eines der wenigen Fachbücher, die sich spezifisch dem Beitrag der Sozialen Arbeit in der Versorgung von schwerkranken und sterbenden Menschen sowie deren Angehörigen widmet. Es stiftet großen Nutzen – nicht nur für die Kolleginnen und Kollegen, die in diesem Feld arbeiten, sondern für alle, die sich in der Sozialen Arbeit engagieren. Denn, wer sich dem Leben stellt, wird auch mit dem Sterben konfrontiert, und wer sich dem Sterben stellt, wird bald bemerken, dass Sterbende auch Lebende sind, die unserer Solidarität bedürfen.

Karl W. Bitschnau
Co-Vorsitzender der Social Work Task Force der European Association for Palliative Care (EAPC)

Geleitwort zur 1. Auflage

Dieses Buch war überfällig. Die Soziale Arbeit ist die vielleicht am meisten unterschätzte Profession in der Palliativversorgung. Sie wird oft als »Anhängsel« im Rahmen der von den Leistungsträgern etwas despektierlich betrachteten psychosozialen Versorgung am Lebensende angesehen. Dabei ist sie wesentlicher und unverzichtbarer Bestandteil von Palliative Care in ihrer umfassenden Definition, wie sie von Cicely Saunders 1967 bis hin zur Weltgesundheitsorganisation 2002 entwickelt wurde: ein Ansatz zur Verbesserung der Lebensqualität von lebensbedrohlich erkrankten Patienten und ihren Angehörigen, unter Einbeziehung physischer, psychosozialer und spiritueller Aspekte. Diese Definition macht unmissverständlich klar, dass es bei Palliative Care um viel mehr geht als um humanistisch verbrämte Schmerztherapie bei Sterbenden (»Morphin und Händchenhalten«).

Tatsächlich zeigen die vorhandenen Daten, dass der Wunsch nach vorzeitiger Lebensbeendigung bei Schwerstkranken in der Regel aus psychosozialem Leiden heraus resultiert: etwa aus sozialer Isolation, aus dem Gefühl, eine Belastung für die eigene Familie zu sein, oder aus dem subjektiv erlebten Verlust des Lebenssinns. Die Angehörigen wiederum leiden unter der Situation oft noch mehr als die Kranken selbst: In einer Untersuchung bei Angehörigen von heimbeatmeten Patienten mit Amyotropher Lateralsklerose (ALS) stuften 30 % der pflegenden Angehörigen ihre eigene Lebensqualität als niedriger ein als die des vollständig gelähmten, rund um die Uhr beatmeten Patienten, für den sie sorgten (vgl. Kaub-Wittemer et al. 2003). Es ist daher nicht so verwunderlich, wie es zunächst erscheinen könnte, dass die Arbeitszeit mit und für die Angehörigen in einem mobilen Palliativteam höher ausfällt als die am Patienten (vgl. Vyhnalek et al. 2011). Wobei es in diesem Zusammenhang geradezu bizarr anmutet, wenn die Krankenkassen den gesetzlich verankerten Anspruch aller Versicherten auf spezialisierte ambulante Palliativversorgung (SAPV) auf dessen medizinisch-pflegerischen Anteil reduzieren und die psychosoziale Begleitung explizit an die Hospizvereine delegieren – ohne diesen freilich die finanzielle Möglichkeit zu geben, diese zentrale Aufgabe auch professionell durchführen zu können. Das Ergebnis ist eine amputierte Rumpfversorgung, welche zentrale Aspekte der Palliative Care schuldhaft außer Acht lässt.

Genau hier setzt die Soziale Arbeit an: Sie unterstützt zwar auch (und nicht zu knapp) die Ärzte und die Pflegenden bei der Durchführung ihrer Aufgaben, sie organisiert Hilfsmittel und stellt Sozialansprüche sicher. Sie kümmert sich aber vor allem, dank ihres systemischen Ansatzes, um die (Wieder-)Entdeckung verborgener Kräfte und Ressourcen im Familiensystem und Sozialgefüge der Patienten. Sie spürt Defizite auf, aber auch ungeahnte Stärken. Und sie kann einen zentralen Beitrag zu der Koordinierung der Betreuung leisten, um den Angehörigen wieder ihre Aufgabe als soziale Stütze des Kranken zurückzugeben und sie von der erzwungenen Rolle der Laien-Case-Manager zu befreien. Eine erfahrene Palliativ-Sozialarbeiterin gehört zwingend in jedes Palliativteam, sei es stationär (Palliativstationen, stationäre Hospize), konsiliarisch (z. B. palliativmedizinische Dienste in Krankenhäusern) oder ambulant (SAPV-Teams). Möge dieses wichtige Buch dazu beitragen, dass sich diese Erkenntnis baldmöglichst bei den Entscheidungsträgern durchsetzt.

Lausanne, März 2014

Gian Domenico Borasio

Inhalt

III   Soziale Arbeit in Palliative Care

Vorwort zur 2. Auflage

Ein paar Jahre sind vergangen seit dem ersten Erscheinen dieses Buches. Dass nun bereits eine 2., erweiterte und überarbeitete Auflage erscheinen kann, zeigt, dass die Frage nach der Rolle der Sozialen Arbeit im Kontext der Palliative Care viele interessiert hat. Interessierte, freundliche und konstruktiv-kritische Rückmeldungen haben uns darin bestätigt, wie wichtig eine solche grundlegende Betrachtung von Beiträgen der Sozialen Arbeit für ein ganzheitliches Verständnis von Palliative Care ist. Soziale Arbeit ist ein unabdingbarer Bestandteil des palliativen Angebots (geworden). Gleichwohl bestehen immer noch an manchen Stellen Anerkennungsprobleme für eine Profession, deren Potenziale nicht sofort auf den ersten Blick wahrgenommen werden. Dass das nicht mehr so leicht möglich ist, dazu hat dieses Buch beigetragen. Die Überarbeitung hat aber auch gezeigt, dass noch viel Luft nach oben vorhanden ist.

Seit der 1. Auflage hat sich manches verändert (z. B. neue rechtliche Grundlagen durch die Verabschiedung des Hospiz- und Palliativgesetzes 2015), manches hat sich weiter professionell ausdifferenziert (z. B. Sozialarbeiterinnen als Gesprächsbegleiterinnen im Rahmen des Advanced Care Planning (ACP) Prozesses und manches blieb weitgehend gleich. Damit ist auch das gesamte Spektrum der vorliegenden Überarbeitungen umrissen: Einige Beiträge wurden ergänzt und neu geschrieben, andere stark und andere nur wenig überarbeitet, um den aktuellen Stand der Fachdiskussion abzubilden.

Die Beiträge entstanden vor Ausbruch der Corona-Pandemie, daher wird im Buch nicht explizit darauf eingegangen. Die Einschränkungen und Verbote aufgrund der Pandemie haben enorme psychische und soziale Belastungen in der Bevölkerung mit sich gebracht; an dem Virus schwer Erkrankte werden isoliert behandelt und dürfen zumeist nicht von ihren Zugehörigen besucht werden, ein Abschied nehmen von sterbenden Patient*innen ist nicht möglich. Gerade jetzt sind Sozialarbeiter*innen daher gefordert Schwerkranke und Sterbende und ihre Zugehörigen zu unterstützen und zu begleiten und auch für andere Mitarbeiter*innen des Gesundheitssystems da zu sein.

Wir danken allen Autorinnen und Autoren sehr herzlich dafür, sich die Mühe gemacht zu haben, die 1. Auflage kritisch zu überprüfen oder ganz neue Manuskripte zu erstellen. Ein herzlicher Dank geht auch an den Kohlhammer Verlag für die motivierende und gute Zusammenarbeit.

Von der Theorie zur Praxis: Das Thema »Sterben« kommt manchmal schneller und intensiver in das eigene Leben, als man sich das vorstellen kann und will. Dabei durch Palliative Care und Soziale Arbeit so gut unterstützt zu werden, war neben all der Trauer für beide Herausgeberinnen eine unglaublich bereichernde Erfahrung, die sie stolz auf die Professionelle in diesem Feld gemacht hat.

Maria Wasner möchte daher allen Menschen danken, die ihr in diesen schweren Zeiten zur Seite standen: Den professionellen Mitarbeitenden der verschiedenen Einrichtungen, ihren Freunden und vor allem ihrem Ehemann Christian und ihrer Familie.

Sabine Pankofer widmet daher diese 2. Auflage allen Fachkräften, die sie begleitet haben, aber vor allem ihrer »Rest«-Familie Ulrike und Simone Pankofer und den Menschen, die seit Jahren liebevoll an ihrer Seite sind: Markus Koppenleitner und Axel Schnatmann, Karin Schwaiger und Uwe Wenck, Daniella Sarnowsky und Antje Barsch sowie Bobby Henzler und ihren Jungs. Danke, dass Ihr für mich da wart und seid.

München, im Juni 2021

Maria Wasner und Sabine Pankofer

Vorwort zur 1. Auflage

Bisher gibt es in Deutschland kaum Publikationen, die den Versuch unternehmen, einen Überblick über die vielschichtigen Aufgaben von Sozialarbeiterinnen und Sozialpädagogen in der Begleitung von sterbenden Menschen und ihren Angehörigen zu geben und dieses komplexe Praxisfeld aus der Sicht verschiedenster Praktikerinnen und Praktiker breit zu erfassen. Dabei muss festgestellt werden, dass dies kein leichtes Unterfangen ist: In der Hospizbewegung und in Palliative Care wurden in den letzten 20 Jahren viele Handlungsweisen und Denkmodelle entwickelt, in denen die Soziale Arbeit – verstanden als Disziplin und Profession – mit ihrem ganz spezifischen generalistischen Zugang im Verbund mit der Medizin, Seelsorge oder Psychologie einen wichtigen Platz eingenommen hat – ob implizit oder explizit. Manchmal ist die Rolle und Aufgabe von Sozialarbeiterinnen und Sozialarbeitern im multiprofessionellen Team ganz klar und eindeutig, auch viele Methoden und Zugänge haben ein klares sozialarbeiterisches Profil. Manchmal ist es aber auch so, dass sich die Soziale Arbeit im Kontext von Palliative Care Konzepten aus verwandten Disziplinen (hierbei vor allem aus der Psychologie oder dem Recht) bedient, ohne dass so einfach erkennbar ist, was genau »das Sozialarbeiterische« ist. Soziale Arbeit ist immer inter- und transprofessionell – und das besonders in der Palliativversorgung.

Diese Unklarheit oder – wie wir finden – große Stärke der Sozialen Arbeit im Feld von Palliative Care zu entdecken und darzustellen, ist das Ziel dieses Buchs.

Bei der Entstehung dieses Buchs zeigte sich, dass die Entwicklung der Sozialen Arbeit als wichtige Profession im Kontext von Palliative Care, wie das ganze Feld selbst, keinen linearen Verlauf genommen hat. Metaphorisch beschrieben handelt es sich bei der Sozialen Arbeit in Palliative Care um eine nur manchmal domestizierte Wildpflanze mit sehr unterschiedlichen Erscheinungsformen und Blüten: Dort, wo sie gute Entwicklungsbedingungen vorfand, konnte sie sich kräftig und bunt entwickeln. Dort, wo Soziale Arbeit noch keinen festen Platz hat – warum auch immer –, konnte sie wenigstens schon Luftwurzeln schlagen. Es gibt somit große Entwicklungspotenziale im Bereich der »Erdung«, es gilt, die bestehenden Verankerungen auszubauen und standfester zu machen, damit die wilde Pflanze »Soziale Arbeit« an Struktur sowie Quantität und Qualität bei der Unterstützung von sterbenden Menschen und ihren Angehörigen gewinnen kann.

Gerade im Hinblick auf ein »Mehr an professioneller Hilfe« ist aber auch kritisch zu überprüfen, wie viel Soziale Arbeit es im Einzelfall in der (professionellen) Begleitung von sterbenden Menschen und ihren Angehörigen braucht. Das Ziel sollte beim Sterbeprozess immer sein: nur so viele, oder besser, nur so wenige Profis, wie unbedingt nötig. Denn Sterben ist ein sehr privater Prozess und soll es auch bleiben.

Es geht deswegen auch darum, herauszufinden, wie viel sozialarbeiterische Hilfe es im Einzelnen in Palliative Care überhaupt braucht und wie gute Hilfe aus Sicht der Betroffenen aussehen kann und muss.

Viele Autorinnen und Autoren haben sich der herausfordernden Aufgabe gestellt, mit ihrem jeweilig spezifischen Zugang und ihren Praxiserfahrungen die für Palliative Care relevanten Konzepte der Sozialen Arbeit und die komplexen Rollen und Aufgaben von Sozialarbeiterinnen und Sozialarbeitern in verschiedensten Praxisfeldern der Hospiz- und Palliativversorgung zu beschreiben sowie die Rolle der Sozialen Arbeit kritisch zu reflektieren. Dadurch entsteht aus unserer Sicht ein vielfältiges, breites und zukunftsweisendes Bild der Sozialen Arbeit in einem Bereich, der aufgrund gesellschaftlicher Veränderungsprozesse immer wichtiger wird.

Wir danken allen Autorinnen und Autoren sehr herzlich für ihr Engagement. In ihrer Verschiedenheit zeichnen die Beiträge ein gutes und aktuelles Bild der verzweigten und sich entwickelnden Praxis der Sozialen Arbeit in Palliative Care.

Sehr dankbar sind wir den Menschen, die uns bei der Aufgabe unterstützt haben, dieses Buch fertigzustellen: Das ist zum einen Herr Bub und Frau Bronberger vom Kohlhammer Verlag und zum anderen Frau Stina Garbe und Herr Frank Lütgen, die die Endkorrektur und Erstellung der Druckvorlage geleistet haben – und das während diverser Prüfungs- und Studienabschlussanforderungen.

Abschließend ein paar persönliche Anmerkungen:

Wir sind zwei Herausgeberinnen – daher braucht es auch zwei Danksagungen. Denn wir beide haben sehr unterschiedliche Hintergründe und Erfahrungen sowie Menschen, denen wir viel verdanken.

Maria Wasners erster persönlicher Dank gilt Prof. Dr. Gian Domenico Borasio, ihrem langjährigen Mentor, der sie nicht nur bei diesem Buchprojekt sehr unterstützte. Ein weiterer wichtiger Mensch, der zum Entstehen dieses Buchs beigetragen hat, war Jürgen Wälde, von dem Maria Wasner viel über Soziale Arbeit in Palliative Care und die dazu notwendige Haltung zum Leben und zum Sterben gelernt hat. Leider ist er völlig überraschend noch vor der Veröffentlichung verstorben. Darüber hinaus dankt Maria Wasner ihren Arbeitskollegen aus den unterschiedlichsten Professionen, die ihr immer wieder neue Blickwinkel aufgezeigt haben.

Ihr größter Dank gilt den sterbenden Menschen und ihren Familien, die sie ein Stück des Wegs mit ihnen gehen ließen. Sie haben ihr gezeigt, was es heißt, in ausweglosen und schwierigen Situationen Zuversicht und Hoffnung zu bewahren. Sie waren ihre größten Lehrmeister.

Für Sabine Pankofer war die Arbeit an diesem Buch eine Reise in die Vergangenheit und in ein neues Terrain:

Ihre fachliche Heimat ist seit vielen Jahren die Soziale Arbeit. Erst über die private Erfahrung einer besonderen Sterbebegleitung ist sie vor wenigen Jahren mit dem Thema Palliative Care in Berührung gekommen. In Memoriam dankt sie ihrer Freundin Natie Bestler für außergewöhnliche Erfahrungen und Momente des Lachens und Weinens in den vielen Jahren der Freundschaft und in der dazu vergleichsweise kurzen Zeit des Sterbens. Dass die Tage und Wochen vor ihrem Tod eine im wahrsten Sinne des Wortes »wunderbare« Zeit waren, ist auch Naties Kindern Kirsten und Markus Buchmann, Dr. Thomas Schultes und dem ambulanten Pflegeteam der Caritas-Sozialstation Tauberbischofsheim zu verdanken.

Seither lässt es Sabine Pankofer nicht los, auch professionell darüber nachzudenken, wie würdiges Sterben aussehen kann und welchen Beitrag Sozialarbeiterinnen und Sozialarbeiter dabei leisten können.

München, im März 2014

Maria Wasner und Sabine Pankofer

Social work – a relational process

»There is optimism at the heart of palliative care« (Cherny 2007, S. V) and the social work perspective of empowerment, enablement and equality makes a potentially positive and powerful contribution to patient and family care by the multi-professional team. The professional training and orientation of social work contributes at many different levels to the resilience of patients and families; to strengthening community participation and understanding on dying, death and bereavement; to organisational mind-sets; and to education and research in palliative care.

Social work is yet another window on the world of palliative and end-of-life care. This book offers a vista on a changing landscape of care and provides a comprehensive range of topics to clinicians and academics. It certainly illuminates a diversity of aspects and dimensions necessary for best practice in contemporary end-of-life care. The book's *window* opens up new opportunities for enriching our learning and challenging our critical perspectives for fresh insights and reflection. The symbol of the window reminds us that education is a twoway process – knowledge going out but also knowledge coming in.

Cicely Saunders started a revolution over fifty years ago (Monroe 2010). She opened St Christopher's Hospice forty-six years ago, building *the home around the window*, having been inspired by David Tasma, the young man, Jewish, Polish, refugee dying of cancer in a London hospital. He left her £ 500 *to be a window in your home*. She advocated meticulous symptom control, family and community support and close liaison with all members in the patient's team of professional caregivers, largely based around people with cancer. Her experience of working as a social worker herself was core to her profound understanding of patients' needs, her philosophy, drive and advocacy in relation to their needs and those of their caregivers. It is important to continue to open up this philosophy and possibilities to increasing numbers of professionals and hence patients and carers. Education is the key. From the very beginnings of palliative care, Cicely Saunders saw the integration of that *trinity* of care, research and education as being important, one informing the other.

From pioneering days, social work has been important in the holistic, total pain, total care model advocated by St Christopher's. When the first post of social worker was advertised in the seventies for a developing St Christopher's, an experienced medical social worker, Elisabeth Earnshaw-Smith, working in London, contacted Dame Cicely Saunders to enquire about the post which was being offered at a very basic level (Earnshaw-Smith 2011). Miss Earnshaw-Smith was concerned that this new post should be at a senior level, sufficient enough to be able to negotiate with colleagues in the multi-professional team and to offer skilled practice. Miss Earnshaw-Smith was offered the job and the post was regraded!

From the early days of hospice and palliative care social work, Miss EarnshawSmith developed an emphasis on family care and a family-oriented service, away from one to one models, which echoed Cicely Saunders' perspective: The modern hospice developed with its regard for the family as both the unit of care and, frequently, the caring team (Saunders 2001, S. 791–799):

- Members of the multi-professional team seeking to understand the family, rather than a narrow clinician/patient focus
- The team thinking families, e. g. family trees or genograms were introduced as a matter of common practice as an assessment and therapeutic tool
- Moving away from the temptation to label one member of a family as carrying the problem
- Using the understanding from, and the strategies of, family therapy and of systemic thinking, leading to one of the senior consultants training in basic family therapy as an adjunct to his strictly medical input
- All members of the team having an appreciation of family dynamics.

It took one experienced and skilled social worker in Elisabeth Earnshaw-Smith to recognise the potential of social work and what it could add to the range of skills of the multi-professional team. As the expanding perspectives of colleagues in the multi-professional teams developed, the biggest number of referrals to the growing social work team at St Christopher's was for family issues, concerns over children and communication before the death and in bereavement.

Another area of work that emerged was recognising the impact of families, death and bereavement can have on staff and engaging colleagues in conversations on the effect of the work on them personally and professionally. Miss EarnshawSmith recalls how looking after MND/ALS patients was particularly challenging and ended the *honeymoon period* for many nurses working with dying patients. It was often a turning point when nurses recognised they needed support.

The extent of the emphasis on family work, with the psychological, social, emotional, financial and practical aspects being recognised and worked with, led to the sharing of these rapidly emerging experiences into formal education. From early days at St Christopher's, social workers regularly joined doctors, nurses and allied health professionals on speaking on training courses and presenting at national and international conferences, employing interactive teaching methods, role play on different aspects of work with children and families and writing some of the earliest articles on social aspects of the care of dying people and families.

One of the biggest achievements of the early pioneers of social work and palliative care, led by Elisabeth Earnshaw-Smith and supported by Cicely Saunders, was to challenge the medical models of colleagues: seeing the patient as a *normal* human being approaching a normal life event and dying as a family, social and community experience. This is in contrast to approaching dying patients as individuals and looking for psychological problems as they approach the end of life. As a new social worker entering the field of palliative care, one of the first things Miss Earnshaw-Smith said to me was, it would be all about finding people's strengths and resources. This mantra has continued to underpin the essential nature of social work in working not only with risk but with resilience and in supporting strengths-based approaches. Social workers work in partnership with patients and family carers to name areas of concern in their lives and identify resources in themselves, in their networks and via local services and communities.

As we say, *the rest is history!* These methods have now travelled around the globe as psycho-social assessment and intervention has evolved and adapted to different cultural, legislative and policy contexts. This is evidenced by the huge range of material covered in this excellent book. The editors and contributors are to be congratulated on their insights into current practice, education and research in the developing field of palliative care social work. The book testifies to the fact that the pain of end of life is in part a deeply relational experience and connections with family and friends as well as with one's professional caregivers are crucial to the quality of care and quality of life. The book underlines that death, dying and bereavement is a social experience and that the social work profession is critical in helping support people with the stories and narratives they can live with.

David Oliviere   London, March 2014
Director of Education and Training
St Christopher's Hospice

NB with thanks to Elisabeth Earnshaw-Smith for her sharing her insights and experience in the preparation of this foreword.

I Soziale Arbeit – ein unverzichtbarer Bestandteil von Palliative Care?

Sabine Pankofer

Welche große Wirkung so ein kleines Fragezeichen hat: Aus einer einfachen Feststellung wird dadurch eine rhetorische Frage, mit all den Effekten, die diese Frageform auslöst. Bei einer rhetorischen Frage erwartet man keine Antwort, sie dient vor allem dazu, eine Aussage stärker zu betonen, eine implizit dahinterliegende, nicht ausgesprochene Verneinung zu erzeugen oder gar das angesprochene Gegenüber zu manipulieren. In der antiken Rhetorik wurden rhetorische Fragen sogar vornehmlich zum Ausdruck von Unwillen, Verwunderung, Gehässigkeit oder Mitleid genutzt. Warum also zu Beginn eines Buchs zur Sozialen Arbeit in der Palliative Care eine rhetorische Frage zu deren Existenzberechtigung? Warum etwas infrage stellen, was mittlerweile eigentlich selbstverständlich sein sollte? Ist es das schon, oder doch nicht?

Allein, dass es dieses Buch gibt, ist schon ein Hinweis auf die mittlerweile in vielen Einrichtungen etablierte Beteiligung von Sozialarbeiterinnen und Sozialarbeitern in der Unterstützung von sterbenden Menschen und ihren Angehörigen. Es stellt sich also nicht mehr die Frage »ob«, sondern »wie« sich Soziale Arbeit im Kontext von Palliative Care einbringt. Allerdings ist Soziale Arbeit auch, wie Gian Borasio in seinem Geleitwort feststellt, »die vielleicht am meisten unterschätzte Profession in der Palliativversorgung.« Insofern drückt die rhetorische Frage vielleicht tatsächlich Verwunderung darüber aus, dass Soziale Arbeit im Feld der Palliative Care in Deutschland noch immer zu kämpfen hat, mit ihren Stärken und Chancen der professionellen Zugangs- und Arbeitsweisen wahrgenommen und unabdingbarer Bestandteil palliativer Versorgungsstrukturen zu sein. Dies larmoyant zu beklagen, ist allerdings nicht der Tenor und Zugang dieses Buchs – im Gegenteil. Dargestellt wird eine etablierte, bunte und kreative Landschaft verschiedenster Formen, Arbeitsweisen und Handlungskonzepte Sozialer Arbeit im Kontext von Palliative Care. Festzustellen ist aber auch, dass es an vielen Stellen durchaus noch große Entwicklungspotenziale dahingehend gibt, präzisere Konzepte zu entwickeln und mit empirischen Fundierungen abzusichern, worin der spezifische theoretische und praktische Beitrag von Sozialarbeiterinnen und Sozialpädagogen in einem multidisziplinären Palliativteam besteht bzw. bestehen kann – was dann jegliche rhetorischen Fragen unnötig machen würde.

Ziel dieser Einleitung ist es, kurz und systematisch einzuführen in das, was Soziale Arbeit im Kontext der Palliative Care bereits ist und sein kann. Es soll der Versuch unternommen werden, die theoretischen und praktischen Systematiken derjenigen Aspekte der Sozialen Arbeit, die für eine Rahmung in diesem Kontext notwendig bzw. hilfreich sind, zusammenzufassen. Dafür werden zentrale Aspekte der Profession und Wissenschaft der Sozialen Arbeit aus Sicht zweier wichtiger Sozialarbeitstheoretiker – Ernst Engelke (2004) und Silvia Staub-Bernasconi (2007) – dargestellt. Sich auf diese Personen und die von ihnen programmatisch vertretene Position zu beziehen, Soziale Arbeit als Handlungswissenschaft zu verstehen, verdeutlicht bereits das Sozialarbeits(wissenschafts)verständnis, das diesem Buch zugrunde liegt.

Theorie und Praxis der Sozialen Arbeit

»Soziale Arbeit« kann im Sinne einer Konvergenztheorie verstanden werden, als ein Gesamtkonzept, das in Deutschland aus den Teilgebieten Sozialarbeit und Sozialpädagogik besteht, die aufgrund ihrer historischen Entwicklung jedoch untrennbar miteinander verbunden sind (vgl. Sollfrank 2011, S. 76). Der an den internationalen Sprachgebrauch des »social work« angelehnte Begriff der Sozialen Arbeit »spiegelt diese Entwicklungen wider und steht in der Regel für die Einheit von Sozialpädagogik und Sozialarbeit« (Thole 2002, S. 14).

Die International Federation of Social Workers (IFSW) und die International Association of Schools of Social Work (IASSW) haben auf ihrer internationalen Konferenz (Montreal 2000) die Ziele und Aufgaben Sozialer Arbeit folgendermaßen definiert: »Die Profession Soziale Arbeit fördert den sozialen Wandel, Problemlösungen in menschlichen Beziehungen sowie die Ermächtigung und Befreiung von Menschen, um ihr Wohlbefinden zu heben. Unter Nutzung von Theorien menschlichen Verhaltens und sozialer Systeme vermittelt Soziale Arbeit am Punkt, wo Menschen und ihre sozialen Umfelder aufeinander einwirken. Dabei sind die Prinzipien der Menschenrechte und sozialer Gerechtigkeit für die Soziale Arbeit fundamental« (International Federation of Social Workers 2014). Das gilt als der weltweit gemeinsame Nenner der internationalen Sozialarbeit, trotz großer nationaler Unterschiede bzgl. historischer Entwicklungen, Rahmenbedingungen, gesetzlicher Vorgaben, Arbeitsweisen und einzelner Methoden. Dieser definitorische Ausgangspunkt ist demnach auch für die Soziale Arbeit im Bereich Palliative Care relevant.

Als weitgehend akzeptierter Standard der theoretischen Grundlegung der Sozialen Arbeit – vor allem in Deutschland und in der Schweiz – gilt: Soziale Arbeit wird als eine Profession verstanden, die aus den drei Bereichen Wissenschaft (Theorie, Forschung), Praxis (Anwendung) und Lehre (Ausbildung) besteht (vgl. Engelke 2004, S. 26 f.). Verbunden werden sie durch den Gegenstand der Sozialen Arbeit: »Der Gegenstandsbereich der Sozialen Arbeit bildet den Mittelpunkt und das Gemeinsame der Profession und ihrer drei Figurationen und Menschen, die zu ihnen gehören. Die Menschen (Klientinnen), um die es hier (als Gegenstandsbereich) geht, stehen im Fokus der Profession und ihr Wohlbefinden ist das Maß für die Qualität und den Nutzen der einzelnen Figurationen und der Profession insgesamt« (Engelke 2004, S. 257). Abbildung I.1 veranschaulicht diese Interdependenzen.

Soziale Arbeit als Wissenschaft erforscht mit wissenschaftlichen Erkenntnis- und Forschungsmethoden soziale Probleme und deren Bewältigung (Engelke 2004, S. 27). Mittels Alltags- und Wissenschaftstheorien werden Themen im Gegenstandsbereich untersucht und darauf aufbauend wissenschaftliche (Handlungs-) Theorien und Modelle entwickelt (Engelke 2004, S. 257).

In der Praxis Sozialer Arbeit handeln Praktikerinnen und Praktiker zum einen auf der Basis von eigenen (bewussten und unbewussten) Alltags- und Berufstheorien und zum anderen auf der Grundlage dieses wissenschaftlichen Wissens mit professionellen Handlungsmethoden, damit soziale Probleme im Alltag konkret bewältigt werden (vgl. Engelke 2004, S. 27). Dabei erfolgt eine kritische Überprüfung wissenschaftlicher Konzepte und von Rückkopplungen in die Ausbildung von Sozialarbeiterinnen und Sozialarbeitern (Engelke 2004, S. 259).

Im Kontext der Sozialarbeitsausbildung bilden Hochschullehrerinnen und -lehrer generalistisch für eine Praxis, Forschung und Wissensproduktion der Sozialen Arbeit aus. Dabei ist die Soziale Arbeit als Wissenschaft eine reflexive und als Praxis eine tätige Antwort auf soziale Probleme. Soziale Arbeit als Ausbildung lehrt das reflexive und tätige Antworten auf soziale Probleme (Engelke 2004, S. 27). Inhalte sind wissenschaftliche Erkenntnisse, Theorien und Modelle Sozialer Arbeit, praktisches Wissen und Fertigkeiten für die Forschung, Praxis und Lehre (Engelke 2004, S. 259). Aktuell überwiegen systemtheoretische und gesellschaftstheoretische fundierte Objekttheorien (vgl. Engelke et al. 2009).

Soziale Arbeit kann somit wissenschaftstheoretisch als normative, angewandte Handlungswissenschaft beschrieben werden, die neben originären Wissensbeständen auch sog. Basiswissen (auch aus anderen sog. Bezugswissenschaften wie Medizin, Pflege, Psychologie, Pädagogik, Recht etc.) integriert.

So verstanden, baut die Handlungswissenschaft Soziale Arbeit auf folgenden Wissensebenen auf, die im Hinblick auf Theoriebildung und Praxisreflexion immer mit bedacht werden müssen:

- eine metatheoretische oder philosophische Ebene, auf welcher Grundsatzentscheide über die Konstruktionselemente einer Theorie auf der objekt- und erkenntnistheoretischen Ebene gefällt werden, das heißt unterschiedliche Antworten auf die Fragen: Was ist Wirklichkeit? Was Erkenntnis? Was das gewählte Wissenschaftsverständnis? Ferner: Was ist der allgemeine, wertbezogene und ethische Bezugsrahmen?
- eine objekttheoretische Ebene, auf der die Frage beantwortet wird, welche Theorien – als Beschreibungs-, Erklärungs- und Prognosewissen für Fakten, im Speziellen soziale Probleme und die durch sie transportierten Menschen- und Gesellschaftsbilder – gewählt werden;
- eine ethische Ebene, die nach der Begründung der Werte und Normen, die der Beurteilung von Fakten als problematisch zugrunde liegen, fragt;
- eine allgemein erklärende wie normative handlungstheoretische Ebene, die nach dem Zusammenhang zwischen disziplinärem Beschreibungs-, Erklärungs-, Prognosewissen, Zielsetzungen und Handlungen fragt und schließlich
- eine Ebene mit speziellen Handlungstheorien zur Lösung spezieller praktischer Probleme« (Staub-Bernasconi 2007, S. 158). Teile dieser Handlungstheorien sind Methoden der Sozialen Arbeit auf den Ebenen der Einzelfallhilfe, der Gruppenarbeit und der Gemeinwesenarbeit.

Für Staub-Bernasconi sind dies die zentralen und verbindenden Elemente der breit angelegten Disziplin und Profession Soziale Arbeit. Soziale Arbeit ist ihrer Ansicht nach »auf das Wissen aller Ebenen angewiesen, und zwar bis hin [...] zu den für die Praxis folgenreichen Weichenstellungen auf der Metaebene« (Staub-Bernasconi 2007, S. 159).

Dies hat Auswirkungen auf die Theorieentwicklung als auch auf die Praxis in den vielen verschiedenen Feldern der Sozialen Arbeit. Insofern ließen sich alle hier vorliegenden Beschreibungen der Sozialen Arbeit in Palliative Care auf diese Wissensebenen hin analysieren und betrachten. Jedes Kapitel in diesem Buch leistet einen spezifischen Beitrag, das bisher kaum systematisch dargestellte und diskutierte Teilgebiet der Praxis der Sozialen Arbeit in Palliative Care darzustellen. Dafür werden im Folgenden die Grundlagen skizziert.

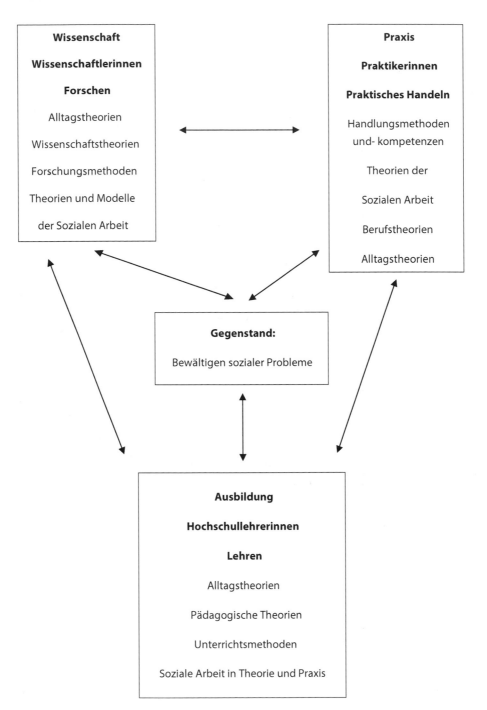

Abb. I.1: Ein Interdependenzmodell der Profession Soziale Arbeit nach Engelke (2004, S. 258)

Soziale Arbeit in Palliative Care

Palliative Care ist nach der Definition der WHO von 2002 »ein Ansatz zur Verbesserung der Lebensqualität von Patienten und deren Familien, die mit Problemen konfrontiert sind, die mit einer lebensbedrohlichen Erkrankung einhergehen: durch Vorbeugen und Lindern von Leiden, durch frühzeitiges Erkennen, untadelige Einschätzung und Behandlung von Schmerzen sowie anderen belastenden Beschwerden körperlicher, psychosozialer und spiritueller Art« (vgl. WHO 2002d). Palliative Care ist demnach ein Konzept zur Beratung, Begleitung und Versorgung von am Ende des Lebens stehenden Patientinnen und Patienten durch verschiedene Berufsgruppen. In enger inter- und multiprofessioneller Vernetzung werden Wünsche, Bedürfnisse und der Willen von Sterbenden sowie deren Angehörigen als nahestehende Begleiterinnen und Begleiter von Schwerkranken wahrgenommen und umgesetzt. In der Palliative Care sind Ärztinnen, Pflegepersonal, Psychologinnen, Physiotherapeutinnen, Seelsorgerinnen, Theologinnen, ehrenamtliche Helferinnen sowie Sozialarbeiterinnen tätig.

Im Folgenden wird ein Profil der Sozialen Arbeit in Palliative Care zusammenfassend dargestellt, das von der Sektion Soziale Arbeit der Deutschen Gesellschaft für Palliativmedizin entwickelt wurde und die aktuellen fachlichen Standards gut abbildet (Sektion Soziale Arbeit der DGP 2012). Darin sind die oben angesprochenen Wissensebenen der Sozialen Arbeit deutlich erkennbar (Staub-Bernasconi 2007).

Dieses Profil umfasst sechs übergreifende handlungswissenschaftliche, theoriefundierte Ansatzpunkte zentraler Themen und Aspekte, auf die in allen Artikeln des hier vorliegenden Buchs jeweils unter spezifischen Gesichtspunkten explizit oder implizit Bezug genommen wird.

1. Erstes Grundprinzip und unverzichtbarer Eckpfeiler in der Begleitung von Schwerstkranken und Sterbenden sowie von Zugehörigen ist die notwendige *Inter- und Multiprofessionalität*. Darunter wird ein ganzheitlicher und mehrperspektivischer Behandlungsansatz in einem multiprofessionellen Team verstanden, mit dem Ziel, Leiden umfassend zu lindern und die Lebensqualität zu verbessern, zu ermöglichen und zu erreichen. Das verbindende Element der verschiedenen Professionellen ist die Haltung, die die Profis in der Begegnung und Auseinandersetzung mit den Betroffenen einnehmen.

2. Zentral ist der *gesellschaftliche Auftrag Sozialer Arbeit* – ganz im Sinne der IFSW. Soziale Arbeit in Palliative Care bedeutet, Menschen in besonderen sozialen Problemlagen bei der Partizipation in der Gesellschaft zu unterstützen, ihre Ressourcen zu stärken, ihre Selbstbestimmung zu fördern und soziale Härten zu vermeiden. Im palliativen Arbeitsfeld ergeben sich auf der Handlungs- und Reflexionsebene folgende Schwerpunkte, in denen der Gegenstand der Sozialen Arbeit und der Palliative Care miteinander verbunden werden:

- Unterstützung bei der Auseinandersetzung mit Krankheit, Sterben und Tod sowie Integration dieser Prozesse in die Behandlungsplanung
- Förderung von gesellschaftlicher Teilhabe und sozialer Gerechtigkeit

- Minimierung der Gefahr von Isolierung, Ausgrenzung und Stigmatisierung
- Achtung vor dem besonderen Wert und der Würde aller Menschen und Unterstützung bei der Wahrnehmung der Rechte, die sich daraus ergeben
- Entwicklung und Förderung von Solidarität, mitmenschlichem Beistand und Entlastung, auch durch ehrenamtliche Begleitung

3. Soziale Arbeit hat spezifische *Kernaufgaben* und *wirksame Handlungsmethoden*. Konzepte und Arbeitsweisen Sozialer Arbeit tragen dazu bei, dass schwerkranke und sterbende Menschen im Rahmen ihrer Möglichkeiten und unter Berücksichtigung der Wechselbeziehungen mit dem persönlichen Umfeld ihr Leben selbstbestimmt und würdevoll gestalten können. Hier ist ein ganzheitlicher, systemischer Blick erkennbar, der ermöglicht, komplexe Lebenslagen zu erkennen, zu analysieren und angemessene Methoden anzuwenden.

Soziale Arbeit in Palliative Care folgt in ihrem Handeln den wesentlichen Grundsätzen ihrer Profession – entsprechend der internationalen Definition Sozialer Arbeit: In sozialen Notlagen werden die betroffenen Menschen auf Basis von Ressourcenerschließung in ihrer Handlungs- und Entscheidungsfähigkeit unterstützt, und der Zugang zu sowie die Nutzung von weiteren professionellen Hilfesystemen werden ermöglicht. Die Betroffenen werden dabei immer als Expertinnen und Experten ihrer Lebenswelt gesehen. Die Einbettung im persönlichen Netzwerk wird durch Förderung der Kommunikation, eine Bearbeitung des Spannungsfeldes divergierender Bedürfnisse und Wünsche sowie durch Entlastung gestärkt. Hierbei werden neben den klassischen Methoden auch spezifische Methoden und Konzepte angewandt, z. B. Netzwerkarbeit, sozialarbeiterisches Case- und Care-Management und Biografiearbeit. Weitere typische sozialarbeiterische Handlungs- und Arbeitsweisen sind:

a) *Beratung von schwerkranken Menschen und ihren Angehörigen*
Beratung bedeutet stützende Interaktion zwischen Ratsuchenden und Beratern. Der Beratungsprozess strukturiert sich in die Schritte (Sozial-)Anamnese, Diagnose, Maßnahme und Evaluation. Als Entscheidungshilfe werden dem Ratsuchenden verschiedene Möglichkeiten aufgezeigt und seine Handlungsfähigkeit wird unterstützt. Die Beratung basiert auf rechtlichen Grundsätzen und beinhaltet auch sozialanwaltschaftliches Handeln. Sie findet als Einzel-, Paar- oder Familienbzw. Zugehörigengespräch unter Berücksichtigung individueller sowie kultur- und religionsspezifischer Aspekte statt. Dazu gehören laut der Sektion »Soziale Arbeit« der Deutschen Gesellschaft für Palliativmedizin:
- Beratung im Umgang mit Krankheit und begrenzter Lebenserwartung
- Auseinandersetzung mit Krankheit, Sterben und Tod
- Unterstützung beim Verstehen von Befunden, Behandlungsvorschlägen und
- deren Konsequenzen
- Schließen von Informationslücken
- Aufzeigen von Möglichkeiten zur weiteren Pflege- und Wohnsituation, von Versorgungsperspektiven und Entlastungsmöglichkeiten (z. B. ehrenamtlichen Hilfen etc.)
- Vermittlung von Selbsthilfegruppen und weiteren Dienstleistern

- Beratung in sozialen, ökonomischen und sozialrechtlichen Fragen
- Unterstützung in besonders belastenden Situationen (Suizidalität, Trennung/ Scheidung, Sucht und Gewalt etc.), ggf. Krisenintervention
- Unterstützung in sozialen Notlagen (Arbeitsplatz- oder Wohnungsverlust, Schulden/Insolvenz etc.)
- Unterstützung bei bzw. von Kindern als Betroffene oder Zugehörigen (Sicherung der Betreuung etc.)
- sozialrechtliche Beratung zur existenziellen Absicherung (Versicherungsansprüche, Grundsicherung/Sozialleistungen etc.), ggf. Beantragung
- Information zu Erbschaft und Testament, Sorgerechtsregelung für Kinder, Hinterbliebenenrente etc.
- Beratung im Rahmen von Pflege und Versorgung
- Organisation weiterer ambulanter/teilstationärer/stationärer Pflege (Pflegedienst, Hospiz etc.) und zusätzlicher fachlicher Hilfen (SAPV, Beratungsstellen etc.)
- Organisation von ergänzenden Hilfen (Notrufsystem, Essen auf Rädern etc.), hauswirtschaftlichen Hilfen und Pflegehilfsmitteln sowie deren Kostensicherung
- Organisation der Betreuung von Kindern oder anderer betreuungsbedürftiger Zugehöriger
- Beratung zur Lebens-, Sterbe- und Trauerbegleitung
- Unterstützung in der Umsetzung letzter Wünsche (z. B. Gestaltung der letzten Lebensphase, der Suche nach Zugehörigen, dem Sterbeort oder der Bestattung)
- Unterstützung und Angebote für Trauernde

Deutlich wird die große Bandbreite und Tiefe sozialpädagogischer Beratung, die hohe fachliche Ansprüche an Sozialarbeiterinnen, ihr Wissen und ihre Handlungskompetenzen stellt.

b) Die *psychosoziale Begleitung* von schwerkranken Menschen und ihren Zugehörigen beinhaltet das Aufzeigen und Erkennen von Wechselwirkungen zwischen physischen, psychischen, seelischen, kulturellen, spirituellen und sozialen Bedürfnissen zur Sensibilisierung schwerkranker Menschen und ihrer Zugehörigen zur Förderung ihrer Kommunikation.

c) Relevant sind auch *ethisch-rechtliche Entscheidungsprozesse*, für die Beratungen zu Vorausverfügungen und Vertretungsbefugnissen, Unterstützung und Beratung zur Eruierung des (mutmaßlichen) Patientenwillens, Unterstützung und Beratung zur Wahrnehmung der gesetzlichen Vertretung, Vorbereitung und Mitwirkung bei Round-table-Gesprächen zur Entscheidungsfindung, Unterstützung und Beratung bei der Umsetzung von Behandlungsentscheidungen und den daraus resultierenden psychosozialen Belastungen notwendig sind.

d) Es bedarf *interner und externer Netzwerkarbeit und Koordination*, um die Öffentlichkeit zu Themen von Palliative Care in regionalen und überregionalen Zusammenhängen zu informieren. Möglich wird das z. B. durch das Mitwirken von Sozialarbeitern und anderen Experten der Palliative Care bei Veranstaltungen, Fortbildungen und Medienarbeit (Internet, Zeitschriften, Fernsehen …). Notwendig ist auch eine Vernetzung mit anderen professionellen und ehrenamtlichen Versorgern in der Palliativarbeit sowie die Koordination und Steuerung der unterschiedlichen Hilfen in der Palliativversorgung eines Betroffenen (und seiner Zugehörigen), die Förderung der Kommunikation untereinander und die Stärkung der Zusammenarbeit. Auch Fundraising ist eine wichtige Teilaufgabe für Sozialarbeiterinnen.

e) Fachlichkeit entsteht aus Sicht der Sektion »Soziale Arbeit« der Deutschen Gesellschaft für Palliativmedizin nur durch *professionellen Austausch und gegenseitiger Unterstützung des fachlichen Bezugssystems*. Dafür sind Teamgespräche innerhalb des eigenen Teams, Moderation und Gesprächsführung, kollegiale Beratung und Sensibilisierung anderer beteiligter Professionen zu psychosozialen Fragestellungen, Fallbesprechungen mit allen an der Versorgung beteiligten Helferinnen, Unterstützung der Überleitung bei Wechsel des Versorgungskontextes sowie die Arbeit in intraprofessionellen Gremien und Arbeitsgruppen notwendig. Hilfreich ist es auch, eine gemeinsame Sichtweise der Profession zu definieren, zu festigen und sie in der Öffentlichkeit darzustellen sowie gesetzliche Defizite in der Versorgung von Betroffenen zu entdecken und auf politischer Ebene darzustellen. Zentral ist ein Austausch von Erfahrungen und Informationen in multiprofessionellen Gremien und Arbeitsgruppen, mit dem Ziel, die Soziale Arbeit in der Palliativversorgung in fachliche Diskussionen auf Bundes-, Landes- und kommunaler Ebene sowie bei der Weiterentwicklung der gesetzlichen Grundlagen einzubringen und sie dort zu vertreten.

f) Palliative Care braucht *ehrenamtliche Mitarbeitende*, die *koordiniert* und *geleitet* werden müssen. Sozialarbeiterinnen tragen zur Gewinnung und Auswahl, Vorbereitung, Praxisbegleitung und Einsatzkoordination bei und tragen die fachliche und organisatorische Verantwortung für die Vernetzung von Haupt- und Ehrenamt.

g) Im Sinne eines notwendigen Wissenstransfers zwischen Praktikern, Theoretikern und Lehrenden (vgl. das oben skizzierte interdependente Modell nach Engelke 2004, S. 258) gehören *Wissensvermittlung, Dokumentation, Evaluation, Forschung und Lehre* zu den zentralen Aufgaben für Sozialarbeiterinnen in Palliative Care: Sie bieten Information zu Grundlagen und Konzepten von Palliative Care für Betroffene, Zugehörige und interessierte Bürger und beteiligen sich an Aus-, Fortbzw. Weiterbildung von Ehrenamtlichen und weiteren Professionen, die im palliativen Feld tätig sind. Nicht zu vergessen ist die notwendige Entwicklung von Qualitätskriterien für das Handlungsfeld der Sozialen Arbeit in Palliative Care auf Grundlage von Dokumentation, Evaluation und Forschung.

4. Dazu ist eine *exzellente fachliche Qualifizierung* notwendig, um *Kompetenzen* zu entwickeln und zu vertiefen: Formale Voraussetzung für die Soziale Arbeit im Bereich Palliative Care ist das Studium der Sozialen Arbeit mit den Abschlüssen Diplom, Bachelor oder Master. Persönliche Voraussetzungen sind die Bereitschaft und Fähigkeit, sich mit Krankheit, Tod und Sterben auseinanderzusetzen, in einem multiprofessionellen Team zu arbeiten und das eigene Handeln zu reflektieren. Als besondere Voraussetzung bringen Sozialarbeiterinnen bzw. Sozialpädagoginnen aufgrund ihrer Ausbildung und des praxisbezogenen, wie auch wissenschaftlich fundierten Studiums die notwendige Schnittstellenkompetenz zur Zusammenschau

der Bereiche Pädagogik, Psychologie, Medizin, Soziologie, Politik, Wirtschafts- und Rechtswissenschaften mit. Die spezifische Beratungskompetenz ermöglicht eine handlungs- und zielorientierte Vorgehensweise, die alle am Prozess beteiligten Personen oder Dienste vernetzt – unter besonderer Berücksichtigung der Autonomie, Selbstbestimmung und Würde der Betroffenen.

Professionelle der Sozialen Arbeit verfügen über folgende *Schlüsselkompetenzen*:

- *Beratungskompetenz*: Beratung in der Sozialen Arbeit hat meist eine systemische Sichtweise, ist biografie- und lebensweltbezogen, ressourcen- und netzwerkorientiert; sie bezieht sich auf spezielle Zielgruppen, Aufgaben, Ziele, typische Fragestellungen; sie bedient sich spezieller Methoden und Techniken und stützt sich auf spezielles Wissen und Können der Berater
- *Methodenkompetenz*: Spezifische Methoden und Techniken (z. B. Krisenintervention, Schnittstellen- und Netzwerkarbeit etc.) werden für den Einzelfall planmäßig ausgewählt und reflektiert angewendet
- *strategische Kompetenz*: Systematisch, strukturiert und zielführend werden z. B. Ressourcen gebündelt oder unterschiedliche Interessen beachtet
- *sozialpädagogische Kompetenz*: Bildung, Lehren und Lernen kommen in der Arbeit mit Kindern, Jugendlichen und Eltern/Erwachsenen zum Tragen (z. B. Weiterbildungsangebote, Angebote für Geschwister) sowie in der Kompetenzvermittlung (z. B. bei der Befähigung von Ehrenamtlichen)
- *sozialrechtliche Kompetenz*: Kenntnis der gesetzlichen Regelungen des SGB, angrenzender relevanter Rechtsbereiche und die Einhaltung des Datenschutzes sind Grundlage von Beratung und anwaltschaftlichem Handeln
- *sozialadministrative Kompetenz*: Kenntnisse über verwaltungstypische Grundlagen ermöglichen es, Arbeitsabläufe systematisch und transparent zu gestalten
- *personale, kommunikative und mediative Kompetenz*: Diskurs- und Diskussionsfähigkeit, Respekt und Achtung gehören ebenso zu den Schlüsselkompetenzen Sozialer Arbeit
- *berufsethische Kompetenz*: Die Sozialethik beachtet die ethischen Verhältnisse und Pflichten, die sich aus dem Gemeinschaftsleben ergeben (leitende Handlungsregeln, Wertehaltungen und -kanon, Verhaltensnormen)
- *Kompetenzen zur Praxisforschung und Evaluation*: (Empirische) Sozialforschung und Evaluation befassen sich mit der alltäglichen Praxis der Sozialen Arbeit, mit deren Rahmenbedingungen, Methoden und Zielen

5. Basis für all dies ist eine *ethische Grundhaltung*, die sich zum einen auf die berufsethischen Prinzipien der International FederationofSocialWorkers (IFSW) und zum anderen auf die ethische Grundhaltung von Palliative Care bezieht. Dadurch wird anerkannt und gefördert, den Tod als natürlichen Teil des Lebens zu betrachten und schwerkranken und sterbenden Menschen und ihren Zugehörigen mit Würde zu begegnen.

Fazit

Deutlich wird an dieser Darstellung, dass es tatsächlich eine rein rhetorische Frage ist, ob auf Soziale Arbeit im Kontext von Palliative Care in Deutschland noch verzichtet werden kann. Soziale Arbeit in Palliative Care bietet vielschichtige praxis- und handlungsorientierte Ansatzpunkte, die allerdings theoretisch noch fundierter gefasst werden können. Sie ist somit bereits unabdingbarer Bestandteil palliativer Versorgungsstrukturen.

Weiterführende Literatur

Deutsche Gesellschaft für Palliativmedizin – Sektion Soziale Arbeit (2012) Profil Soziale Arbeit in Palliative Care (https://www.dgpalliativmedizin.de/images/stories/Profil%20Soz.%20 Arb.%20in%20Palliative%20Care.pdf, Zugriff am 06.05.2020).

Engelke E (2004) Die Wissenschaft Soziale Arbeit. Werdegang und Grundlagen. Freiburg: Lambertus-Verlag.

International Federation of Social Workers (Hrsg.) (2014) Definition Soziale Arbeit (https:// www.ifsw.org/wp-content/uploads/2019/07/definitive-deutschsprachige-Fassung-IFSW-Definition-mit-Kommentar-1.pdf5, Zugriff am 04.05.2020).

Staub-Bernasconi S (2007) Soziale Arbeit als Handlungswissenschaft. Bern: Haupt.

WHO (2002) WHO Definition of Palliative Care (https://www.who.int/cancer/palliative/ definition/en/, Zugriff am 06.05.2020).

II   Hintergrund

1   Die Anfänge – Cicely Saunders

H. Christof Müller-Busch

Die Gründung des St. Christopher Hospice in London durch Cicely Saunders im Jahre 1967 gilt allgemein als der historische Impuls für die Entwicklung der modernen Hospizbewegung und von Palliative Care. Cicely Saunders hat mit der Definition des multidimensionalen Tumorschmerzes als somato-psychosozio-spirituelles Phänomen (Clark 1999) auch den ersten Impuls gegeben, dass Palliative Care mehr ist als nur die Behandlung körperlicher Beschwerden, nämlich ein umfassendes Verständnis für die existenzielle Situation und das Leiden der Betroffenen und ihrer Familien. Doch was ist Palliative Care genau? Im Folgenden werden historische Entwicklungsprozesse der ganzheitlichen Betrachtung palliativer Situationen und palliativer Einrichtungen skizziert.

Viele Menschen können mit dem Begriff *palliativ* auch heute nur wenig anfangen, dieser scheint ein neuer Modebegriff zu sein, was jedoch nicht stimmt: Bereits im 17., 18. und 19. Jahrhundert lassen sich in der deutschsprachigen Literatur eine Reihe von Literaturstellen finden, in denen das Wort *palliativ* in unterschiedlichen Bedeutungszusammenhängen auftaucht, so z. B. bei Matthias Claudius, Friedrich Hölderlin, Friedrich Schiller, Immanuel Kant und Marie von Ebner-Eschenbach (vgl. Müller-Busch 2012). Die Verwendung des Wortes *palliativ* im Sinne von dämpfend, erleichternd, lindernd und täuschend war bis ins 19. Jahrhundert in gebildeten Kreisen geläufig. Sie lässt sich auch über englische und französische Literaturzitate nachweisen, so bei William Cowper, Jonathan Swift, Nicolas de Chamfort (vgl. Kraska und Müller-Busch 2017). Mit am eindrucksvollsten ist die Verwendung des Wortes *palliativ* im politischen Kontext. So finden wir das Wort mehrfach bei Karl Marx, später auch bei Rosa Luxemburg im Sinne von: *das Übel nicht kurierend, nicht ursächlich, bei der Wurzel packend, oberflächlich bleibend* (vgl. Müller-Busch 2012).

Die älteste bisher bekannte Quelle, in der von *Palliation* gesprochen wird, findet sich bei dem Lehrer von Guy de Chauliac, Henri de Mondeville (ca. 1260–1320), Lehrer der Anatomie und Chirurgie in Montpellier und Leibarzt Philipps des Schönen (Weiss 2003, S. 210–217).

In der vormodernen Medizin (ca. 1500–1850) gab es eine intensive Diskussion zur *Cura palliativa*, die als unverzichtbare Alternative zu einer radikalen, kurativen Behandlung angesehen wurde. *Cura palliativa* war dabei auch ein polemischer Begriff in der damals heftig geführten Diskussion um die *wahre* ärztliche Kunst, die die weniger gebildete Konkurrenz für unfähig erklärte.

Der Begriff *palliativ* wird in der Regel auf das lateinische Wort *pallium* (Mantel, Umhang) bzw. *palliare* (bedecken, tarnen, lindern) zurückgeführt. In althochdeutschen Wörterbüchern wird auch auf die Nähe zu *pallere* oder *pallescere* (bleichen, blass sein) hingewiesen. In der vormodernen Medizin verband man das Wort *palliare* allerdings nicht nur mit Vorstellungen eines bloßen *Bemäntelns*. Es wurde ebenso zur Bezeichnung einer Maßnahme benutzt, die auch äußere Makel oder gar die Unfähigkeit des Heilkundigen, wirksam zu behandeln, verbergen sollte (Stolberg 2007, S. 7–29). In einem einführenden Kapitel zu seiner Chirurgia (um 1363) nannte Guy de Chauliac drei Ausnahmesituationen, in denen sich der Arzt mit einer *cura larga, praeservativa et palliativa* begnügen dürfe: erstens bei Krankheiten wie der Lepra, die grundsätzlich unheilbar seien, zweitens wenn der Patient eine mögliche kausale, kurative Behandlung ablehne oder die ärztlichen Anweisungen nicht befolge, und drittens wenn die kurative Behandlung größeren Schaden anrichten würde als die Krankheit selbst.

Die Wiedereinführung des Begriffs *palliativ* in die moderne Medizin als besondere Form der Betreuung ist auf Balfour Mount zurückzuführen. Er begründete in Montreal im Jahre 1973 die erste moderne Palliativstation, die sich speziell der Behandlung sterbender und an weit fortgeschrittenen Erkrankungen leidenden Menschen widmete. Wenige Monate zuvor hatte er das St. Christopher Hospice in London besucht und dort das empathische Wirken Cicely Saunders kennengelernt. Da im Unterschied zu dem englischen Wort *hospice* das gleiche Wort im Französischen für Einrichtungen zur Pflege alter und sterbender Menschen negativ besetzt war, suchte Balfour Mount nach einem anderen Begriff und entdeckte dabei das damals im Sinne von *lindern* in der Medizin nur selten gebrauchte und kaum bekannte Wort *palliativ* wieder und nutzte die positive Konnotation des Wortes, auch um damit darauf hinzuweisen, dass es in *Palliative Care* um ein umfassendes Betreuungskonzept für die vielen Probleme bei Sterbenden geht.

Die Hospizidee ist ähnlich alt wie der palliative Ansatz in der Medizin. So gab es in Europa schon im 4. und 5. Jahrhundert n. Chr. Gasthäuser, Hospize oder sog. Xenodochions in Syrien, die sich der Betreuung Kranker und Sterbender widmeten. Im 11. Jahrhundert fanden viele Pilgerreisen ins Heilige Land statt. Im Rahmen der Kreuzzüge kam es zur Gründung verschiedener Orden: der Johanniterorden, der Malteserorden sowie der Hospitaliterorden. Auf Initiative von Angehörigen dieser Orden wurden zahlreiche Hospize und Hospitäler eingerichtet, u. a. das bis heute erhaltene Krankenhaus von Rhodos für die Pflege und Sterbebetreuung von Menschen mit unheilbaren Erkrankungen.

Auch in anderen Kulturkreisen wurden im 1. Jahrtausend n. Chr. Hospitäler gegründet, so in China, Japan und Indien. Erst allmählich entwickelte sich der Gedanke, dass in den Gasthäusern, Hospitälern bzw. Hospizen auch Kranke und Verletzte behandelt werden sollten. So entstanden teilweise aus den Hospitälern mit einer langen Tradition der reinen Beherbergung Kranker und Sterbender nun Krankenanstalten, die mehr die Versorgung von Verletzen, Kranken und Alten übernahmen, z. B. das Hotel de Dieu in Paris. Seit der Gründung des Hospizes Calvaire durch Madame Jean Garnier im Jahr 1842 wurde der Begriff *Hospiz* nur noch für Einrichtungen zur Betreuung Sterbender verwendet, wobei Ende des 19. und Anfang des 20. Jahrhunderts die Hospize insbesondere auch die Aufgabe übernahmen, bedürftige, alte und obdachlose Menschen aufzunehmen und im Sterben zu begleiten, wenn sie sich wegen Armut eine ärztliche oder häusliche Betreuung nicht leisten konnten, so das 1879 von Mary Aikenhead gegründete »Our Ladies Hospice« in Dublin oder das 1893 gegründete »St. Lukes Home für Dying

Poor« in London. In Deutschland wurde als erstes Hospiz 1986 in Aachen das »Haus Horn« eröffnet.

Palliative Care und Hospizbewegung sind seit dem 19. Jahrhundert wie zwei Schwestern einer Familie, die sich gut ergänzen: Während Palliative Care eher die professionellen Aufgaben umfasst, kann die Hospizbewegung mehr als Idee und Engagement verstanden werden, das Sterben wieder in das gesellschaftliche Leben und Miteinander zu integrieren. Ihre Geschichte ist eng miteinander verknüpft, wenngleich sie unterschiedliche Entwicklungen nahmen. Mit den Anfängen der modernen Medizin wurden im 18. Jahrhundert die ausschließlich pflegerischen Hospize deutlicher von den zur Behandlung von Kranken gegründeten medizinischen Krankenanstalten unterschieden.

Cicely Saunders griff während ihrer Arbeit als Sozialarbeiterin bzw. Krankenschwester im St. Lukes den mittelalterlichen Hospizgedanken »Beistehen und Begleiten« auf, um ihn weiterzuentwickeln. Die nur wenige Wochen dauernde Beziehung zu dem 40-jährigen sterbenskranken und unter starken Schmerzen leidenden David Tasma, einem aus Polen stammenden Juden, der im Warschauer Ghetto den Holocaust überlebt hatte, aber nun einer unheimlichen und unerbittlichen Krebserkrankung ausgeliefert war, veränderte ihr Leben. Das entfremdete Sterben in einem Krankenhaus mit Schmerzen, Ängsten und Träumen erlebte sie als Herausforderung und Auftrag. David vermachte ihr sein Vermögen (500 Pfund) und verband es mit dem Wunsch, mit diesem Vermächtnis ein Sterbeheim zu gründen, das in der Zeit des Sterbens ein Zuhause sein könnte, und in dem er sich wünschte, ein Fenster der Erinnerung zu sein. Die Erfahrung der gegenseitigen, durch die *endliche* Situation besonderen Zuneigung in den zwei Monaten des Abschieds wurde für Cicely Saunders lebensbestimmend. Um den medizinischen Problemen sterbenskranker und sterbender Menschen fachlich besser entsprechen zu können, studierte sie Medizin und widmete sich von nun an ganz der Frage, wie eine optimale und umfassende medizinische, pflegerische, soziale und spirituelle Betreuung schwerstkranker und sterbender Menschen in der modernen Medizin ermöglicht, aber auch mit ihren Möglichkeiten verwirklicht werden könnte.

Im Juni 1971 wurde im deutschen Fernsehen ein Dokumentarfilm über das St. Christopher Hospice gezeigt: »Noch 16 Tage … eine Sterbeklinik in London«. Besonders der Titel »Sterbeklinik« erzeugte sehr unterschiedliche Reaktionen und es entspannen sich heftige Kontroversen. Nachdem einige deutsche Ärzte das St. Christopher Hospice aufgesucht und dort das große Engagement schätzen gelernt hatten (was zunächst in der Öffentlichkeit ganz unbeachtet blieb), versuchten sie die Ideen des St. Christopher Hospice auch in Deutschland umzusetzen. Leider lehnten vor allem die Kirchen die Errichtung spezieller Sterbeeinrichtungen in Deutschland rigoros ab, weil dadurch aus ihrer Sicht das Sterben nicht menschlicher, sondern unmenschlicher gemacht werden würde. Noch 1978 hieß es von offiziell katholischer Seite auf eine Anfrage des Bundesministeriums für Jugend, Familie und Gesundheit:

> »Ein menschenwürdiges Sterben kann nicht durch die Errichtung eigener Sterbekliniken oder Sterbeheime gewährleistet werden, in die der Schwerkranke abgeschoben wird. [...] Sterbekliniken oder Sterbeheime dienen – gewollt oder ungewollt – der Verdrängung der letzten menschlichen Aufgabe. [...] Mit der Einlieferung in eine Sterbeklinik oder in ein

Sterbeheim wird dem Schwerkranken jede Hoffnung abgesprochen und genommen. [...] In der öffentlichen Diskussion wird die Einrichtung von Sterbekliniken jetzt schon als ein Schritt hin zur Euthanasie gedeutet. [...] Vorhandene und bereitzustellende Mittel des Bundes und der Länder sollten nach unserer Auffassung nicht dazu benutzt werden, solche Sterbekliniken einzurichten. Vielmehr sollten finanzielle Mittel und personeller Einsatz dazu dienen, in den Krankenhäusern, Alten- und Pflegeheimen genügend Räume bereitzuhalten, die entsprechend ausgestattet sind, um sterbenden Menschen die Möglichkeit zu geben, sich in Ruhe und im Beisein ihrer Angehörigen auf den Tod vorzubereiten. [...] Notwendig ist die Ausarbeitung eines Programms für die Humanisierung des Sterbens in den Krankenhäusern und Pflegeheimen, verbunden mit einer besseren und gezielten Ausbildung der Ärzte, Schwestern, Pfleger usw. [...] Zusammenfassend möchten wir die von Ihnen gestellte Frage dahin beantworten, daß wir die Einrichtung besonderer Sterbekliniken ablehnen, weil solche Einrichtungen aus vielerlei Gründen das Sterben nicht menschenwürdiger, sondern unmenschlich machen.« (Godzik 1993, S. 27–36)

Diese kritischen Stellungnahmen hatten zur Folge, dass in Deutschland die Entwicklung der Palliativversorgung im Vergleich zu anderen Ländern mit einer erheblichen Verzögerung begann. So wurde erstmals im Jahre 1983 eine Palliativstation als Fünf-Betteneinheit in der Chirurgischen Klinik der Universität Köln eröffnet. Seither entwickelt sich Palliativ Care auch in Deutschland als ein sich praktisch und theoretisch immer weiter ausdifferenzierendes Konzept für schwerstkranke Menschen.

Nach der im Jahre 2002 revidierten Definition der Weltgesundheitsorganisation (WHO) ist Palliative Care/Palliativmedizin ein:

»Ansatz zur Verbesserung der Lebensqualität von Patienten und ihren Familien, die mit Problemen konfrontiert sind, welche mit einer lebensbedrohlichen Erkrankung einhergehen. Dies geschieht durch Vorbeugen und Lindern von Leiden durch frühzeitige Erkennung, sorgfältige Einschätzung und Behandlung von Schmerzen sowie anderen Problemen körperlicher, psychosozialer und spiritueller Art.« (World Health Organization 2002c)

Nicht Lebensverlängerung um jeden Preis ist das Ziel, sondern die qualitative Verbesserung der Lebenszeit, was Doyle wunderbar folgendermaßen zusammenfasst: »Palliativmedizin bedeutet nicht, dem Leben bei fortgeschrittenen Erkrankungen mehr Zeit, sondern der verbleibenden Zeit mehr Leben zu geben« (Doyle 1998, S. 3).

Die verschiedenen Ebenen und Aspekte des englischen *care*, das im Deutschen sowohl Sorge, Kümmern, Fürsorge, Pflege wie auch Behandlung bedeutet, lassen sich nur teilweise ins Deutsche übertragen. Palliative Care steht nicht – wie oft missverstanden – im Gegensatz zur kurativen Medizin, sondern stellt eine Ergänzung dar, die darauf verweist, dass die Worte *care* und *cure* gemeinsame Wurzeln haben. Der Begriff »palliativ« beinhaltet daher einen umfassenden Ansatz, der über das am Wiederherstellen von Funktionen orientierte Heilungsverständnis der etablierten modernen Medizin hinausreicht. Es geht um ein nicht nur für die Medizin wichtiges, wieder neu entdecktes Verständnis des Heilens, das auch in dem umfassenden Begriff *Heilung* als *Ganz*bzw. *Wholesome-Sein* zu finden ist. Dieser sehr breit zu verstehende Begriff führte aber auch zu einigen Begriffsblüten. Die Vielzahl von Bedeutungen dessen, was *palliativ* ist oder sein sollte, zeigt sich in der großen Anzahl verschiedener Definitionen, mit denen die Aufgaben von Palliative Care in den letzten Jahren bestimmt werden. Die definitorischen und semantischen Bemühungen, die die Begriffe Palliative Care, Palliativmedizin, Palliativversorgung, Sterbequalität etc. begleiten, erschweren manchmal die inhaltliche Bestimmung dessen, worum es geht. Im Hinblick auf Aufgaben, Strukturen, Zielgruppen und qualitative Merkmale haben die Begriffe Palliative Care und Palliativmedizin in den letzten 30 Jahren eine Reihe von Transformationen erfahren, die zu unterschiedlichen Gewichtungen geführt haben, sodass bisher auch keine allgemein konsentierte Definition in der internationalen Literatur zu finden ist. In einer qualitativen Analyse der Fachliteratur wurden 37 englischsprachige und 26 deutschsprachige Definitionen zu den Begriffen Palliative Care und Palliativmedizin identifiziert, wobei als gemeinsame Zielvorstellungen die Linderung und Prävention von Leiden sowie die Verbesserung von Lebensqualität ermittelt wurden (Pastrana et al. 2008, S. 222–232).

Einer der wichtigsten Gründe für die breite Entwicklung palliativer Konzepte für schwerstkranke und sterbende Patienten war sicherlich die Tatsache, dass das Thema Sterben und Tod sowie Leidenslinderung am Lebensende in der modernen Medizin lange nahezu ausgeklammert wurde, indem die unbeabsichtigten Nebenfolgen des Fortschritts (Schmerzen, Hilfsbedürftigkeit, existenzielle Not und Pflege des sterbenskranken Menschen) nicht beachtet wurden. Hier kommt erneut die »Schwester« des Palliativgedankens ins Spiel: Auch im Selbstverständnis der Hospizbewegung ist die Begleitung des Sterbens nicht nur eine praktizierte Idee und ein karitatives Engagement, sondern es geht vor allem auch darum, das Sterben als zum Leben gehörig wieder in das gesellschaftliche Leben und soziale Miteinander zu integrieren, indem der Sterbende auch in seiner Bedeutung für den anderen in den Mittelpunkt gestellt wird: *Du zählst, weil du du bist. Und du wirst bis zum letzten Augenblick deines Lebens eine Bedeutung haben.* Palliative Care umschreibt dagegen – wie schon angedeutet – mehr die professionellen Aufgaben, die sich durch die technischen Möglichkeiten der Medizin zur Lebensverlängerung und durch die institutionellen Rahmenbedingungen ergeben haben. Cicely Saunders hat daran gearbeitet, diese beiden Aspekte zusammenzuführen (vgl. Clark 2002).

Inzwischen haben sich Hospizbewegung und Palliative Care weltweit neben- und miteinander etabliert. Bis 1985 leitete Cicely Saunders das St. Christopher Hospice, aber auch in ihrem Ruhestand engagierte sie sich leidenschaftlich für die Hospizidee und eine menschenwürdige Betreuung Sterbender, welche sie als die einzig angemessene Antwort auf die auch in den 70er Jahren des 20. Jahrhunderts auftauchenden Bewegungen für eine Legalisierung der Euthanasie und der Beihilfe zum Suizid ansah: »Sie sind bis zum letzten Augenblick Ihres Lebens wichtig, und wir werden alles tun, damit Sie nicht nur in Frieden sterben, sondern auch bis zuletzt leben können« (Burgheim 2005, S. 7). Cicely Saunders hat die Begleitung des Sterbenden als Lebensaufgabe angesehen. Sie ist wie Elisabeth Kübler-Ross, die sich vor allem für das Verstehen der unterschiedlichen Phasen des Sterbens verdient gemacht hat, eine der wichtigsten Persönlichkeiten, denen es zu verdanken ist, dass Sterben und Tod auch unter den Bedingungen der modernen Medizin und industriellen Entwicklung wieder mehr Beachtung finden. Sie starb am 14. Juli 2005 im Alter von 87 Jahren – liebevoll begleitet in dem von ihr gegründeten St. Christopher Hospice in London.

Weiterführende Literatur

Clark D (2002) Cicely Saunders – founder of the hospice movement: selected letters 1959–1999. Oxford: Oxford University Press.

Kraska M, Müller-Busch HC (2017) Von »Cura palliativa« bis »Palliative Care«. Würzburg: Königshausen & Neumann.

Müller-Busch HC (2012) Abschied braucht Zeit. Palliativmedizin und Ethik des Sterbens. Berlin: Suhrkamp.

2 Entwicklung von Palliative Care in den angelsächsischen und den deutschsprachigen Ländern

H. Christof Müller-Busch

Im Hinblick auf Aufgaben, Strukturen, Zielgruppen und qualitative Merkmale haben die Begriffe Palliative Care und Palliativmedizin in den letzten 30 Jahren eine Reihe von Transformationen erfahren, die zu unterschiedlichen Gewichtungen geführt haben, sodass bisher auch keine allgemein konsentierte Definition in der internationalen Literatur zu finden ist. Für den deutschsprachigen Versorgungskontext und damit auch für die Aufgaben der in der Palliativversorgung engagierten verschiedenen Berufsgruppen wurden im Jahre 2016 wichtige Begriffe zur Hospiz- und Palliativversorgung in einem Glossar der eutschen Gesellschaft für Pallitivmedizin (DGP) erläutert, das wesentlich auf einem von der European Association for Palliative Care (EAPC) herausgegebenen Weißbuch beruht (Radbruch und Payne 2011a, Radbruch und Payne 2011b, DGP 2016). In der modernen Palliativversorgung können zudem ein palliativer Ansatz sowie allgemeine und spezialisierte palliative Versorgungsformen unterschieden werden (Müller-Busch 2011, S. 7–14).

Zum Selbstverständnis von Palliative Care gehört eine personale Herangehensweise, die den kranken Menschen mit seinen biografischen Besonderheiten, gesunden Potenzialen und tragfähigen sozialen Bezügen in den Mittelpunkt stellt. Für Patienten mit fortgeschrittenen Erkrankungen ist dieser Ansatz besonders wichtig. Durch eine am bio-psycho-sozialen Modell orientierte Herangehensweise kann die Linderung von belastenden Beschwerden verbessert werden, wenn auch soziale, kommunikative und spirituelle Dimensionen berücksichtigt werden.

Die Umsetzung eines psychosozial und spirituell orientierten Palliative-Care-Konzepts benötigt in einem hohen Maße Strukturen, die fachliche Interdisziplinarität gleichberechtigt ermöglichen. Nur wenn Probleme aus verschiedenen Blickwinkeln gesehen und beurteilt werden, ergeben sich transdisziplinäre Lösungsansätze und Orientierungen, die über das eigene Blickfeld hinausreichen. Insofern ist der Teamgedanke, in dem Ärztinnen und Ärzte, Pflegende, Theologinnen und Theologen, Psychologinnen und Psychologen, Therapeutinnen und Therapeuten, Sozialarbeiterinnen und Sozialarbeiter, Menschen aus sozialen und künstlerischen Bereichen, Betroffene, Angehörige und Ehrenamtliche miteinander um das Wohl des Betroffenen ringen, eine der tragenden Säulen von Palliative Care, die multiprofessionelle Identität und die Bereitschaft zur Teamarbeit beinhaltet.

2.1 Formen und Aufgaben von Palliative Care im europäischen Vergleich

Seit Beginn der 1990er Jahre ist in den industrialisierten Ländern eine dynamische Entwicklung von palliativmedizinischen Versorgungsangeboten festzustellen. Führend waren vor allem Großbritannien, Kanada und die skandinavischen Länder. Wie in allen Ländern lassen sich auch in Deutschland eine Pionierphase (ca. 1971–1993), eine Differenzierungsphase (ca. 1994–2005) und eine Stabilisierungsbzw. Integrationsphase (seit 2005) voneinander unterscheiden. Besonders in den letzten Jahren hat sich Palliative Care in Deutschland sehr dynamisch entwickelt und ist mittlerweile in Gesellschaft und Politik weithin anerkannt. 2018 gab es in Deutschland für palliativ erkrankte Menschen rund 5.000 Betten in 235 stationären Hospizen und 304 Palliativstationen. Für die durch spezialisierte Teams durchgeführte ambulante Palliativversorgung wurden mehr als 300 Verträge abgeschlossen. Mehr als 11.000 Ärzte haben die Zusatzqualifikation Palliative Care erworben. 100.000 Freiwillige unterstützen die Hospizarbeit in mehr als 1.400 ambulanten Hospizdiensten. Palliative Care ist integraler Bestandteil des Lehrplans für Medizinstudierende mit Lehrstühlen für Palliativmedizin an 11 der 36 Universitäten. Im europäischen Vergleich nahm Deutschland 2017 im Hinblick auf die Entwicklung palliativer Versorgungsstrukturen einen mittleren Rang ein – auch wenn es hier mit über 900 Angeboten zur spezialisierten Palliativversorgung europaweit die mesten Angebote gibt. Europaweit führend ist Österreich, gefolgt von Irland und Luxemburg. Empfohlen werden zwei multiprofessionelle Angebote zur spezialisierten Palliativversorgung für 100.000 Einwohner (Arias-Casais et al. 2019, S. 43–50). Im Hinblick auf Vitalität, worunter die gesellschaftliche Bedeutung der Palliativmedizin und des palliativen Ansatzes in der Gesundheitsversorgung verstanden wird, wie sie sich zum Beispiel durch gesetzliche Regelungen, in öffentlichen Debatten zu sozialen Fragen, in der Fort- und Weiterbildung, in Wissenschaft und Forschung und anderen gesellschaftliche Aktivitäten niederschlägt, steht Deutschland gemeinsam mit Großbritannien weit vorne. So ist in Dutschland die Palliativmedizin seit 2009 an den Universitäten Pflicht-, Lehr- und Prüfungsfach. Im Jahr 2010 wurde zudem die »Charta zur Betreuung schwerstkranker und sterbender Menschen in Deutschland« verabschiedet und deren Handlungsempfehlungen wurden in eine nationale Strategie überführt. Deutschland ist eines von acht Ländern Europas mit Gesetzen zur Palliativversorgung. Seit 2015 gbt es das Hospiz- und Palliativgesetz, in dem der Rechtsanspruch auf Palliativversorgung geregelt ist. Im gleichen Jahr wurde die »S3- Leitlinie Palliativmedizin für Patienten mit einer nicht heilbaren Krebserkrankung« vorgestellt, die im Jahre 2019 durch weitere Themen ergänzt wurde (Centeno et al. 2007, S. 463–471; Arias-Casais et al. 2019). Eine im Jahre 2010 erschienene Untersuchung zur Sterbequalität in 40 Ländern ergab, dass Deutschland im »Quality of Death Index«, der aus verschiedenen quantitativen und qualitativen Indikatoren gebildet wurde, hinter Großbritannien, Australien, Neuseeland, Irland, Belgien, Österreich und den Niederlanden ebenfalls den 8. Rang einnimmt (vgl. Lien Foundation 2010).

Besonders in Deutschland konzentrierte sich der Aufbau der palliativmedizinischen Versorgung zunächst vorwiegend auf die Spezialversorgung im stationären Sektor. Erst in den letzten Jahren sind zunehmend auch ambulante Versorgungsmodelle entwickelt worden, die in anderen Ländern, besonders in Großbritannien, schon sehr viel früher zum Tragen kamen und inzwischen sogar im Vordergrund stehen. Der hohe Stellenwert der Palliativmedizin im Rahmen der gesundheitlichen Versorgung spiegelt sich in Deutschland in den Gesetzesregelungen zur spezialisierten ambulanten Palliativversorgung (SAPV) im Rahmen des im April 2007 in Kraft getretenen GKV-Wettbewerbsstärkungsgesetzes (GKV-WSG). Demnach haben nach §§ 37b und 132d des SGB V Versicherte mit einer nicht heilbaren, fortschreitenden und weit fortgeschrittenen Erkrankung bei einer zugleich begrenzten Lebenserwartung, die eine besonders aufwändige Versorgung benötigen, Anspruch auf spezialisierte ambulante Palliativversorgung. Die spezialisierte ambulante Palliativversorgung umfasst ärztliche und pflegerische Leistungen einschließlich ihrer Koordination, insbesondere zur Schmerztherapie und Symptomkontrolle, und zielt darauf ab, die Betreuung der Versicherten in der vertrauten häuslichen Umgebung zu ermöglichen. Nach verschiedenen Untersuchungen können 80–90 % der im Rahmen der spezialisierten ambulanten Versorgung betreuten Patienten zu Hause sterben.

Das im Vergleich zu anderen Ländern in Deutschland stärker ausgebildete *Drei-Säulen-Modell* der Palliativversorgung stützt sich im Wesentlichen auf Palliativstationen, die vorwiegend Patienten mit besonderen medizinischen Problemen behandeln. In stationäre Hospize können Patienten mit einem aufwändigen Betreuungsbedarf für die letzte Zeit des Lebens aufgenommen werden, bei denen eine Krankenhausbehandlung nicht oder nicht mehr erforderlich ist und die weder zu Hause noch im Pflegeheim angemessen betreut werden können. Ein wesentliches Ziel von Palliative Care ist es jedoch, die Betreuung und Begleitung von Sterbenden im häuslichen Bereich zu ermöglichen.

Eine Bestandsaufnahme des Jahres 2008 von palliativmedizinischen Versorgungsangeboten in der Schweiz ergab, dass das Angebot an spezialisierter Palliative Care regional sehr unterschiedlich ausgeprägt war und es insbesondere auch an einer gemeinsamen definitorischen Bestimmung fehlte. Vor diesem Hintergrund wurde eine »Nationale Strategie Palliative Care 2010–2012« verabschiedet, die nicht nur eine Aufarbeitung der bestehenden Angebote vorsieht, sondern auch eine Optimierung der Vernetzung von Grundversorgern, mobilen Diensten und spezialisierten Angeboten (Eychmüller et al. 2010, S. 409–413). Im Jahre 2015 wurde die erweiterte »Nationale Strategie Palliative Care 2013–2015« in eine Plattform überführt, um den Wissensaustausch zwischen den beteiligten Akteuren zu fördern und wohnortnah qualitativ hochwertige multiprofessionelle Palliative Care Angebote allen Menschen bedarfgerecht zur Verfügung zu stellen. Stärker als in Deutschland oder in der Schweiz konzentrierte sich in Österreich die Umsetzung von Hospiz und Palliative Care auf Alten- und Pflegeheime sowie auf die ambulante Versorgung. Das Land Vorarlberg spielte hier eine Vorreiterrolle. Die Betreuung sterbender Menschen bedarf sowohl besonderer Organisationsmodelle als auch der Vermittlung von Fachkompetenz. So wurde schon im Jahr 2003 ein ambitioniertes Projekt verabschiedet, das Bausteine der abgestuften Hospiz- und Palliativversorgung enthielt und sich stark auf eine Vernetzung ambulanter und stationärer Strukturen konzentrierte. Als wesentliches Element einer guten Palliativversorgung werden mobile Palliativteams angesehen, die insbesondere auch die sozialen Probleme von schwerstkranken Menschen und deren Angehörigen aufnehmen können. Inzwischen gilt Österreich als eines der engagiertesten Länder in der psychosozialen Palliativbetreuung z. B. durch eine Familienkarenzregelung, die die Freistellung von der Normalarbeit zur Begleitung des Sterbens ermöglicht.

Nach verschiedenen Berechnungen kann man weiterhin davon ausgehen, dass ca. 10–12 % aller sterbenskranken Menschen im letzten Jahr ihres Lebens eine spezialisierte Palliativversorgung benötigen. In Deutschland wären das bei ca. 950.000 Menschen, die jährlich sterben, ca. 95.000–115.000 Sterbende. Der Bedarf an spezialisierter Palliativbetreuung hängt natürlich davon ab, wie gut die allgemeine palliativmedizinische Betreuung eines Menschen ist, aber auch von den sozialen Rahmenbedingungen (Müller-Busch 2008, S. 7–14).

Eine besondere Bedeutung wird Palliative Care in den nächsten Jahren aufgrund der demografischen Entwicklung für die Betreuung alter und hochbetagter Menschen haben. Die Altersstruktur der Bevölkerung verschiebt sich seit dem Ende des 19. Jahrhunderts zugunsten der älteren Altersgruppen – eine Entwicklung, die sich noch weiter beschleunigen wird. Insbesondere die Anzahl der Hochbetagten wird in Zukunft erheblich anwachsen. Etwa 30 % der Menschen über 80 Jahre und 50 % der Menschen über 90 Jahre sind pflegebedürftig (Kuhlmey und Schaeffer 2008, S. 80–92). 60 % der über 80-Jährigen haben chronische Schmerzen, ca. 600.000–900.000 Krebs, je 20 % haben eine Depression oder eine Demenz. Für die Versorgung dieser Menschen stellt der bedürfnisorientierte Ansatz von Palliative Care eine wichtige Orientierung in der gesundheitlichen Versorgungsplanung dar. Praktische und ethische Fragen in der medizinischen und psychosozialen Betreuung alter Menschen werden die Gesundheitsversorgung in den nächsten Jahren wesentlich bestimmen.

Die Betreuung alter und hochbetagter Menschen unter palliativen Aspekten wird in den nächsten Jahren eine der größten Herausforderungen in der Medizin und im sozialen Miteinander werden. Die Prinzipien, die durch Palliative Care wieder stärker in die Debatte zur Versorgung aber auch zu Entscheidungsproblemen am Lebensende hineingetragen wurden, stellen hier eine wichtige Orientierung dar.

Zur Palliativmedizin bzw. Palliative Care gehört nicht nur die Linderung körperlicher Symptome, sondern vor allem auch ein die individuelle Lebenssituation berücksichtigendes Verständnis des Leidens sowie Zeit und Bereitschaft zur Auseinandersetzung mit existenziellen Fragen des Krankseins und Sterbens, die im medizinischen Alltag meist nicht vorhanden sind. Dies erfordert eine personale, am bio-psycho-sozialen Modell orientierte Herangehensweise, die den kranken Menschen mit seinen biografischen Besonderheiten, gesunden Potenzialen und tragfähigen sozialen Bezügen in den Mittelpunkt stellt. Für Patienten mit fortgeschrittenen Erkrankungen ist dieser Ansatz besonders wichtig. Die Belastung durch körperliche Beschwerden und besonders auch das Leiden in der Sterbephase können gemindert werden, wenn kommunikative und spirituelle Dimensionen des Leidens frühzeitig berücksichtigt werden (vgl. Müller-Busch 2004).

2.2 Interdisziplinäre Aufgaben und multiprofessionelle Orientierung von Palliative Care

In der im Jahre 2002 revidierten Definition der Weltgesundheitsorganisation (WHO) wird darauf hingewiesen, dass Palliativmedizin/Palliative Care ein Ansatz zur Verbesserung der Lebensqualität von Patienten und ihren Familien ist. Dazu gehört nicht nur das Lindern von belastenden Symptomen und Leiden, sondern insbesondere auch die Prävention. Dies geschieht durch »frühzeitige Erkennung, die sorgfältige Einschätzung und Behandlung von Schmerzen sowie anderen Problemen körperlicher, psychosozialer und spiritueller Art« (World Health Organization 2002c). Durch eine ganzheitliche Herangehensweise soll Leiden umfassend gelindert werden, um Patienten und ihren Angehörigen bei der Krankheitsbewältigung zu helfen und deren Lebensqualität zu verbessern. Palliativmedizin bejaht das Leben und sieht im Sterben einen natürlichen Prozess. Das Leben soll nicht künstlich verlängert und der Sterbeprozess nicht beschleunigt werden. Palliativversorgung soll interdisziplinär und multiprofessionell erfolgen, so heißt es in der Präambel der Satzung der Deutschen Gesellschaft für Palliativmedizin (DGP 2008). Wenn man sich vergegenwärtigt, dass von jedem Sterbefall im Durchschnitt vier bis fünf Angehörige betroffen sind, die in der Trauer Unterstützung und in manchen Situationen durchaus auch professionelle Begleitung benötigen, dann zeigt das, welche Dimension das Sterben auch für die sozialen Berufe hat.

In einer zusammen mit der Deutschen Gesellschaft für Palliativmedizin in vielen palliativmedizinischen Einrichtungen regelmäßig durchgeführten Erhebung wurde festgestellt, dass neben den somatischen Problemen bei 37,5 % der Patienten psychische Belastungen vorliegen, für die in fast 40 % der Fälle eine Indikation zur speziellen psychosozialen Unterstützung als notwendig erachtet wird (Lindena et al. 2005, S. 555–565). Weitere Untersuchungen zeigten, dass psychosoziale Interventionen wesentlich dazu beitragen können, krankheitsbedingte Belastungen und Suizide bei Angehörigen von Patienten mit unheilbaren Erkrankungen zu reduzieren.

Palliative Aspekte sollten nicht erst dann erwogen werden, wenn nichts mehr getan werden kann, sondern sie sollten kurative Behandlungsstrategien begleiten und ergänzen, falls dies erforderlich ist. Neben fachlicher Kompetenz zu einer umfassend angelegten Beschwerdelinderung erfordern palliativmedizinische Konzepte auch eine multiprofessionelle und interdisziplinäre Herangehensweise an die Sorgen und Probleme der Patienten und die der Angehörigen. Dies gilt im Besonderen für Menschen mit Krebserkrankungen, aber inzwischen auch – trotz der großen Fortschritte in der Medizin – für Menschen mit lebensbegrenzenden und belastenden kardiopulmonalen Erkrankungen sowie für Patienten mit neurologischen Systemerkrankungen in fortgeschrittenen Erkrankungsstadien. In Abhängigkeit von der Prognose der Grunderkrankung lassen sich deshalb auch in der Palliativmedizin unterschiedliche Stadien von der Rehabilitation bis zur eigentlichen finalen Sterbephase unterscheiden. Der palliative Ansatz ist neben Prävention, Kuration und

Rehabilitation ein unverzichtbarer Teil einer menschengemäßen Medizin und sozialen Begleitung schwerstkranker Menschen, der in allen Berufsfeldern stärker berücksichtigt werden sollte.

Effektive Kommunikation, reflektiertes Entscheiden sowie transparentes (nachvollziehbares) Handeln können als Kernelemente der Palliativmedizin bzw. von Palliative Care angesehen werden. Wille und Wohl des Betroffenen stehen im Mittelpunkt des Dialogs aller, die einen Menschen, der sich krankheitsbedingt nicht mehr mitteilen bzw. aktuell nicht entscheiden kann, begleiten. In Betreuungseinrichtungen der Palliativ- und Hospizversorgung sind diese Aspekte selbstverständlich – in Pflegeeinrichtungen, Krankenhäusern und sonstigen Orten des Sterbens bestehen hierzu leider oft noch erhebliche Defizite. Effektive Kommunikation bedeutet, Krankheit nicht nur als pathophysiologische Funktionsstörung, sondern als Prozess und Kranksein als individuelle Erfahrung zu berücksichtigen. Es bedeutet aber auch, alle Dimensionen des Krankseins zu erfassen, zu wissen, wo bzw. in welcher Lebenssituation sich der andere befindet und welche Werte er hat. Es bedeutet gemeinsame Ebenen zu finden und alle Aspekte von *Heilung* im Blick zu haben. Reflektiertes Entscheiden beruht darauf, im Dialog immer dem Willen des Patienten auf der Spur zu sein, egal ob es um Therapiewünsche am Lebensende, die Interpretation von Patientenverfügungen, den Umgang mit Sterbewünschen oder die Beendigung lebensverlängernder Maßnahmen geht. Nur so werden Entscheidungen ermöglicht, die auf der Grundlage einer vertrauensvollen Beziehung von allen getragen werden. Transparentes Handeln sollte dazu beitragen, dass dieses für andere nachvollziehbar wird. Es kann weder bedeuten, alles zu tun, was möglich ist, noch alles zu tun, was gewünscht wird. Medizinische Indikation bestätigt sich im Dialog und verwirklicht sich in der Palliativversorgung, in der Begleitung des sterbenden Menschen und seines Umfeldes für ein Sterben unter würdigen Bedingungen. Neben bestmöglicher Symptomkontrolle benötigt ein gutes Sterben immer auch achtsame Nähe und Zuwendung sowie professionelle Unterstützung im Umgang mit psychosozialen und spirituellen Problemen.

Weiterführende Literatur

Müller-Busch HC (2012) Abschied braucht Zeit – Palliativmedizin und Ethik des Sterbens. Berlin: Suhrkamp.

3 Entwicklungen am Beispiel des Christophorus Hospiz Vereins e. V. in München (CHV)

Josef Raischl und Hermann Reigber

3.1 Die Anfänge

Im katholisch-nachkonziliaren Jahr 1969 begleitete ein junger Jesuit seinen Mitbruder Pater Karl Rahner SJ, einen der größten katholischen Theologen des 20. Jahrhunderts, zum Empfang einer Ehrendoktorwürde nach England. Der junge Reinhold Iblacker SJ begegnete bei dieser Gelegenheit Dr. Cicely Saunders und der Hospizidee in Großbritannien (Seitz und Seitz 2002, S. 76–77). Die Begegnung inspirierte ihn, der in die Medienarbeit einsteigen wollte, über das St. Christopher's Hospice in London einen Film zu drehen: 1971 lief »Noch 16 Tage« im ZDF. Die Hospizidee *infizierte* die Gesellschaft auf dem europäischen Kontinent mehr und mehr (vgl. Funiok 2018). Der Pater sollte bis zu seinem Tod im Jahr 1996 die deutsche Hospizbewegung inspirieren. Mit vielen Mitstreitern hat er dem Christophorus Hospiz Verein in München, dem ältesten deutschen Hospizverein, Gestalt und Richtung gegeben.

Dabei spielten von Anfang an vielfältige Perspektiven eine Rolle, darunter gesellschafts- und sozialwissenschaftliche, religiös-spirituelle und philosophische, aber natürlich auch pflegerische und medizinische (vgl. Greiner 2019). Wie konnten diese Aspekte in die praktische Patienten-Versorgung integriert werden?

> »Kein Mensch scheint seelisch in der Lage, den Gedanken an seinen Tod zu ertragen [...] Wie bei jedem Schrecken, der uns überkommt, und jeder Versuchung, die uns anfällt, suchen wir auch beim Tod nach Mitteln und Wegen, uns gegen seine Macht zu wappnen und uns aus seinem Bann zu lösen [...] Wir legen die Hand vor die Augen, um uns den Anblick des Schrecklichen zu ersparen.« (Nuland 1994, S. 15 f.)

Nuland berührt hier die Grundlagen der modernen, internationalen Hospizbewegung, der es nicht nur um eine humanere, kompetentere und umfassendere Versorgung Sterbender und ihrer Angehörigen geht, sondern auch um die Integration von Sterben, Tod und Trauer in das gesellschaftliche Leben, die (Wieder-)Entdeckung der fundamentalen Bedeutung des Todes für das Leben und die Lebenden. Annäherung, Akzeptanz, Anteilgeben und Anteilnehmen versus Ausgrenzung, Abschiebung, Isolation, Entfremdung.

> »Alleinsein und dann allein gelassen werden wollen, keine Freunde haben und dann den Menschen misstrauen und sie verachten, die anderen vergessen und dann vergessen werden, für niemanden da sein und von niemandem gebraucht werden, um niemanden Angst haben und nicht wollen, dass einer sich Sorgen um einen macht, [...]: der schreckliche Tod [...]« (Sölle 1973; zitiert nach Kaldewey und Niehl 1992, S. 65).

Das Sterben ist vor allem auch ein soziales Geschehen, ein Prozess im Miteinander der Menschen – neben aller physischen Dimension (vgl. Schneider 2011)! »Wenn man recht erwägt, was eigentlich das Leben ist, so besteht es darin, seine Mitbürger sterben und geboren werden zu sehen« (Friedrich der Große am 10. August 1786; zitiert nach Kaldewey und Niehl 1992, S. 77). Die soziologische Perspektive, in der die handfesten medizinisch-pflegerischen Leistungen der Palliativversorgung zurücktreten, rückt die kulturell-philosophische Frage nach Haltung und Umgang mit Tod und Sterben sowie Trauer in den Mittelpunkt. In der bayerischen Begleitstudie zur SAPV 2010–2011 beeindruckt u. a. ein die Wirksamkeit dieser neuen Versorgungsform berührendes Ergebnis: Es ist gelungen, ein *subjektives Gefühl der Sicherheit* im Umgang mit dem Sterben zu Hause zu schaffen (vgl. Schneider 2010).

Für den CHV ging es von Anfang an um die Multiperspektivität, die

> »im Idealfall [...] zu einer Horizontverschmelzung führen kann, die es dem Team erlaubt, für den jeweiligen Menschen mitsamt seinem sozialen Umfeld die angemessene Form der Begleitung zu erspüren. Die psychosoziale und spirituelle Dimension stellt dabei jenen Mehrwert dar, der den Unterschied zwischen Cure (gesund machen) und Care (liebevoll betreuen) ausmacht« (Borasio 2011, S. 194).

3.2 Sozialarbeit und Palliative Care

Nicht von ungefähr stellte also der CHV bereits Ende der 1980er Jahre eine erste Sozialarbeiterin an. Es tut einem Sozialarbeiter gut, wenn er in dem so beeindruckend einfach und gut geschriebenen Buch »Über das Sterben« von Prof. Borasio liest: »Die Soziale Arbeit gehört zu den wichtigsten und am meisten unterschätzten Berufen in der Betreuung Schwerstkranker und Sterbender« (Borasio 2011, S. 82). Der Mediziner erläutert, welchen wesentlichen Beitrag die Soziale Arbeit in Palliative Care zu leisten vermag, nämlich den systemischen Blick und die Orientierung an den Ressourcen, die Aspekte des Empowerments, der Befähigung der sozialen Systeme, der Familien und Bezugspersonen einzubringen.

Jürgen Wälde, ein Sozialarbeiter im CHV, bearbeitete in seiner Diplomarbeit das Thema: »Der Beitrag der Sozialen Arbeit zum Palliative Care-Konzept der Hospizbewegung« (vgl. Wälde 1999). Er baut dabei das Selbstverständnis von Sozialer Arbeit in Hospiz und Palliative Care auf dem Hintergrund des ökologischen bzw. ökosozialen Paradigmas auf (Wälde 1999, S. 53). Lebensbelastungsfaktoren, wie eine schwere Erkrankung oder drohendes Lebensende, stören den Abstimmungsgrad zwischen Person(en) und Umwelt erheblich. Bewältigungsstrategien versuchen das Anpassungsgleichgewicht wiederherzustellen. Günstige Faktoren in diesem dynamischen Prozess sind nach Wälde: Beziehungsfähigkeit, ein Gefühl der Kompetenz, das nicht zuletzt darüber entscheidet, ob und wie Hilfe angenommen werden kann, das Selbstwertgefühl und ein Gefühl von Kontroll- und Steuerungsmöglichkeit, das betroffene Menschen in die Lage versetzt, Verantwortung zu übernehmen.

»Der berufliche Auftrag Sozialer Arbeit in der Perspektive des ökosozialen Paradigmas besteht nun in der gezielten Beeinflussung von Person-Umwelt-Wechselwirkungen – und zwar dahingehend, dass sie das Wachstums- und Entwicklungspotential der Menschen freisetzen […] und die Vielseitigkeit und die unterstützende Qualität der Umwelt befördern.« (Wälde 1999, S. 53)

Die Hospizbewegung in Deutschland versteht sich als Garant für eine integrierte Weiterentwicklung von Palliative Care – eines Fürsorge-Konzepts, das sich nicht isoliert spezialisiert und medizinisch-pflegerische Fertigkeiten und Versorgungseinheiten befördert –, die die Menschen in unserer Gesellschaft zwar als Nutznießer, jedoch nicht als Partner und Solidargemeinschaft sieht. So unbestritten wichtig und unentbehrlich Schmerz- und Symptomkontrolle innerhalb von Palliative Care sind, so unverzichtbar ist der Mehrwert der Multiperspektivität, die sich einer simplen Spezialisierung, Professionalisierung und schließlich Gettoisierung verweigert und sich stattdessen konsequent in sozio-kulturelle Dynamiken einbindet. Nicht eine Polarisierung ist hilfreich und zielführend (Student et al. 2004, S. 36), sondern mutige Schritte in beide Richtungen.

3.3   Stationen auf dem Weg

Die Geschichte des CHV zeichnet sich in der Weise aus, dass auf der Basis internationaler Vernetzung Ärzte, Pflegekräfte, Pädagogen, Psychologen und Therapeuten, Seelsorger und Sozialarbeiter in enger Verbindung mit bürgerschaftlich engagierten Freiwilligen sehr früh konkrete Anstrengungen in den Bereichen Bildungs- und Öffentlichkeitsarbeit, ambulante und stationäre Versorgung sowie organisatorische und politische Vernetzung unternahmen: Theorie und Praxis, professionelles Handeln und Bürgerbewegung, allgemeine und spezialisierte Versorgung, medizinischpflegerische sowie psychosoziale und spirituelle Perspektivität (vgl. Everding, Westrich 2003). Im Folgenden werden einige wesentliche Punkte ausgeführt.

3.4   Ambulanter Hospizdienst und
Palliative-Care-Team

Im Jahr 1987 begann der CHV mit einer ersten Schulung von ehrenamtlichen Hospizhelfern. Die langjährigen und bewährten Modelle der ehrenamtlichen Klinikseelsorge bildeten eine sehr gute Grundlage. Die ambulante Hospizarbeit nahm ihren Anfang: Sozialarbeit und Pflege sollten sich um die Einbindung in die ambulanten Betreuungsnetze und die stationären Strukturen kümmern.

»Es fällt manchen Beteiligten noch schwer, zu akzeptieren, daß es bei dieser Vernetzung ›kein Oben und kein Unten‹, keine hierarchischen Strukturen geben darf. Nur dann steht der Patient wirklich im Mittelpunkt. Wer jeweils beteiligt ist an einer Begleitung, ist von Fall zu Fall verschieden.« (Diez und Diez 1996)

Wenn von Anfang an für den CHV die Gewinnung und Schulung von ehrenamtlichen Begleiterinnen und Begleitern eine Säule für die Entwicklung war, so ist sie dies auch nach über 25 Jahren. Heute sind etwa 220 sog. Hospizhelfer aktiv, wovon sich 180 in der Begleitung von Patienten einbringen. Jedes Jahr wurden etwa 30 geschult. Es zeichnet den CHV aus, dass er von Anfang an in der Leitung des ehrenamtlichen Dienstes auf die Kompetenz von Sozialer Arbeit und eine professionelle Einbindung und Koordination setzte. Wie leider häufiger in unserem Gesundheitswesen auf Bundes- und Landesebene, hatte die Soziale Arbeit das Nachsehen gegenüber der Pflege, als es 2001 um die Rahmenvereinbarungen zum § 39a Abs. 2 SGB V (Bausewein et.al. 2007, S. 11) ging (vgl. Hirsch und Raischl 2001 sowie von Hayek 2006). Die Koordinationsstellen sollten vor allem mit Pflegefachkräften besetzt werden.

Aus dem ursprünglichen Kern des CHV ist ein ambulantes Team von 6 Palliativpflegekräften, 8 Palliativfachkräften der Sozialen Arbeit und 5 Ärzten gewachsen. 2009 wurde mit den Krankenkassen in Bayern ein Vertrag zur spezialisierten ambulanten Palliativversorgung (SAPV) geschlossen. Die personellen Ressourcen stellen sicherlich ein Privileg dar. Das Team übernimmt Aufgaben in allen Bereichen des Christophorus-Hauses: Bildung, Öffentlichkeitsarbeit, ambulanter Hospizdienst, palliativ-geriatrischer Dienst, spezialisiertes ambulantes Palliativteam, stationäres Hospiz.

3.5   Palliativstation

Das erste sogenannte *Christophorus Hospiz* entstand 1996/1997 mit der Palliativstation im Städtischen Klinikum München-Harlaching. Der CHV unterstützte konzeptionell, personell und finanziell. Zur sorgfältigen Planung gehörte eine möglichst optimale Vorbereitung des Teams. Von Anfang an sollten ehrenamtliche Hospizhelfer das Stationsteam bereichern. Bis heute ist Harlaching ein Musterbeispiel für eine gelungene Integration von Haupt- und Ehrenamt, was so manche Schwierigkeiten mit einschließt.

Von Anfang an war ein Kernpunkt des CHV-Beitrages die Sorge um die Übergänge. Mithilfe einer Stiftung wurde ein Brückenteam gebildet, besetzt aus Pflege und Sozialer Arbeit und eng vernetzt mit dem ambulanten Dienst. Ein wesentlicher Auftrag der Sozialen Arbeit war die Gestaltung der Übergänge für die Patienten und ihre Angehörigen. Auch andere psychosoziale und therapeutische Unterstützung, z. B. Musik- und Atemtherapie, wurde viele Jahre vom CHV getragen.

3.6 Qualifizierungskurse

Die Erfahrung des Aufbaus einer Palliativstation führte dazu, dass alle Kräfte für die Schulung und Vorbereitung des gesamten Stationsteams mobilisiert wurden. Ein Curriculum über vier Wochen wurde 1997 exemplarisch erarbeitet und durchgeführt. Learning by doing! Parallel begannen wir mit Kursweiterbildungen für Sozialarbeiter. Die Erfahrungen waren ermutigend und maßgeblich für die weitere Entwicklung, nämlich die Qualifizierung der zentralen Berufsgruppen auf starke Beine zu stellen.

> »Ein aktuelles Beispiel für diesen Transformationsprozess liefert der älteste Hospizverein Deutschlands, der Christophorus Hospiz Verein in München. Immer schon beispielgebend für eine enge Verknüpfung von Praxis und Theorie, von Professionellen und Laien, soll im Rahmen einer neuzugründenden Akademie die gesamte Aus- und Fortbildung ausgebaut und intensiviert werden. Die geplante Hospiz-Akademie steht historisch und sicherlich auch ideell in der Tradition der Hospizbewegung, gleichzeitig sollten Idee und Philosophie der Palliativversorgung aufgenommen werden. Die Transformation hat sich schließlich in einer neuen Namensgebung niedergeschlagen.« (Heller 1999, S. 2f)

Die Christophorus Akademie ist heute Teil der Universität München. Der CHV versteht sich als beständiger Kooperationspartner, der insbesondere für die Multiperspektivität und neben vielem anderen für den Praxisbezug steht.

3.7 Anfänge des ersten stationären Hospizes in München

Am 01.07.2001 entstand das erste stationäre Hospiz in Oberbayern im Haus der Münchner Aids-Hilfe e. V., im Herzen der Münchner Innenstadt.

Die Ansiedlung in einem Haus, in dem Beratung und Begleitung von HIV-positiven Menschen ihren Ort hat, weist auf eine oft übersehene Wurzel der Hospizarbeit hin (vgl. Müller 2012). 1984 wurde die Münchner Aids-Hilfe e. V. mit dem Ziel gegründet, Infizierte zu unterstützen und Präventions- und Aufklärungsarbeit bei einer damals fast ausschließlich tödlich verlaufenden Infektionskrankheit zu leisten.

Die Begleitung beim Sterben gehörte zu den Aufgaben überwiegend ehrenamtlicher Mitarbeitender, von denen nicht wenige selbst zu den Betroffenen gehörten. So wurde vor allem pflegerische und hauswirtschaftliche Unterstützung in den Wohnungen der Aidskranken geleistet.

Durch intensive medizinische Forschung gab es bald Möglichkeiten, den Verlauf der Erkrankung durch intravenös verabreichte Medikamente zu verlangsamen. Viele ambulante Pflegedienste sahen sich zu einer angemessenen Begleitung von Aidskranken – auch aus Imagegründen – nicht in der Lage. So gründete die Münchner Aids-Hilfe ein Pflege- und Service-Centrum (PSC), das ambulante hauswirtschaftliche Versorgung, sozialrechtliche Betreuung, ehrenamtliche Begleitung und vor allem Grund- und Behandlungspflege durch einen Spezialpflegedienst organisierte. Unterstützt von der Landeshauptstadt München bestand ab 1996 die Möglichkeit, bis zu acht Patienten, die nicht mehr allein in ihrer Wohnung leben konnten, in eine betreute Krankenwohnung aufzunehmen und dort Grundversorgung und Infusionstherapie in einer sicheren Umgebung durchzuführen.

Die medikamentöse Therapie bei Aids entwickelte sich weiter – statt Infusionen gab es Ende der 1990er Jahre Tabletten. Damit war ein betreutes Wohnen für Aidskranke nicht mehr zwingend notwendig – wenngleich viele Betroffene das Wissen um diese Betreuungsmöglichkeit für den Notfall sehr zu schätzen wussten. Wenn es freie Betten gab, hatten auch Menschen mit anderen progredienten Erkrankungen, vor allem Tumorpatienten, die Möglichkeit, in die Krankenwohnung

im Haus der Aids-Hilfe aufgenommen zu werden. Damit war – wenn auch noch nicht im Sinne des § 39 SGB V – de facto ein stationäres Hospiz entstanden. Die Aidshilfen in Köln und Hamburg sind ähnliche Wege gegangen und haben zusammen mit Hospizvereinen erste stationäre Hospize etabliert.

Die Münchner Aids-Hilfe fand im Christophorus Hospiz Verein einen geeigneten Partner, um das oben beschriebene Modell erhalten zu können. Für den Hospizverein bot diese Zusammenarbeit (in der Rechtsform einer Gesellschaft des bürgerlichen Rechts GbR) die Möglichkeit, ein stationäres Hospiz einzurichten und damit ein fehlendes Glied in der Palliativversorgungskette zu ergänzen. Zum betreuenden Team gehörten – wie schon in der Krankenwohnung – Pflegende, Mitarbeitende in der Hauswirtschaft und ein Sozialarbeiter. Die Aufgaben der Sozialarbeit im Hospiz erweiterten sich um die Kontaktpflege zu Kliniken und anderen Fachdiensten, dazu gehören z. B. das Überleitungsmanagement und die Öffentlichkeitsarbeit, die Begleitung von Angehörigen, Trauerbegleitung und die Implementierung von Seelsorge. Gleichzeitig gelang es, ehrenamtliche Hospizhelfer, die sich speziell für die Begleitung sterbender Menschen beim CHV vorbereitet hatten, in das stationäre Hospiz zu integrieren.

Das hatte ein wachsendes Interesse an den Themen Sterbebegleitung und Trauerbegleitung bei anderen Mitarbeitenden im Hause zur Folge.

Die Zusammenarbeit zwischen Aidshilfe und Hospizverein hatte neben den Fragen der Finanzierung auch andere positive Effekte. Die Kultur einer primär schwul geprägten Selbsthilfeeinrichtung und eines bürgerlichen Hospizvereins mit überwiegend ehrenamtlichen Mitarbeitenden standen in spannungsvollem Austausch. Das stationäre Hospiz im Haus der Aids-Hilfe trug nach Aussagen von Betroffenen dazu bei, dass der Stachel des Todes, den Aids trotz verbesserter Therapie und beständiger Präventionsarbeit immer noch hat, nicht plötzlich unsichtbar wurde.

Die Integration des Hospizes in ein Haus, das Unterstützung in vielen Lebenssituationen anbietet, verhinderte, dass ein isolierter Ort für das Sterben entstand. Sichtbar wurde das dann, wenn Hospizbewohner ihre Besucher in das Café Regenbogen im Haus einladen konnten, oder wenn Hinterbliebene das gemeinsame Essen nach der Beerdigung ihres im Hospiz verstorbenen Familienmitglieds im Café Regenbogen veranstaltet haben.

Im Jahr 2005 konnte der Christophorus Hospiz Verein nach langem Suchen und vielen Verhandlungen ein Haus erwerben, das ausschließlich der Hospizarbeit gewidmet sein sollte. Dort fand das stationäre Hospiz am 01.01.2006 – nunmehr in alleiniger Trägerschaft des Hospizvereins – zusammen mit dem ambulanten Hospiz- und Palliativ-Beratungsdienst ein neues Zuhause.

3.8 Ausblick

Der CHV hat sich in 35 Jahren nunmehr in ungeahnter Weise entwickelt, aus reinem bürgerschaftlichen Engagement sind nicht nur eigene Dienste und Einrichtungen entstanden, sondern die Ideen und Konzepte haben zudem tiefe Wurzeln in der allgemeinen Versorgung von Schwerkranken und Sterbenden geschlagen.

Bei allen Erfolgen bleibt die Frage, inwieweit es wirklich gelungen ist, die psychosozialen Aspekte und – im Zusammenhang dieses Beitrags – die Soziale Arbeit in den Teams und Prozessen zu verankern. Unser Gesundheitswesen unterliegt beständig und strukturell der Gefahr, den Menschen nicht multisondern monoperspektivisch zu betrachten und zu versorgen. Es wird auch weiterhin wesentlich auf systemkritische Kräfte ankommen, die einen weiten, auch sozialen Ansatz der Veränderung in der *End-of-Life Care* einfordern.

Leben bedeutet immer Abschied nehmen. Leben bedeutet immer leben bis zuletzt, bis zum letzten Augenblick. Leben bedeutet immer auch, gemeinsam auf der Suche nach Solidarität zu bleiben angesichts existenzieller Fragen.

4 Aktuelle Situation in Deutschland

Maria Wasner

4.1 Entwicklungsstand von Hospizarbeit und Palliative Care in Deutschland

Nach einer Pionierphase in den 1980er Jahren hat Palliative Care mittlerweile eine Stabilisierungs- bzw. Integrationsphase in Deutschland erreicht. Gerade im ambulanten Bereich haben sich viele Strukturen dabei ziemlich unkontrolliert und planlos entwickelt; unseres Wissens nach gibt es einzig in Bayern seit 2011 ein umfassendes Rahmenkonzept zur Hospiz- und Palliativversorgung (vgl. Bayerisches Staatsministerium für Umwelt und Gesundheit & Bayerisches Staatsministerium für Arbeit und Sozialordnung, Familie und Frauen 2011).

Ein Meilenstein der Entwicklung der Hospiz- und Palliativversorgung war die Verabschiedung des Hospiz- und Palliativgesetzes 2015. Dadurch existiert zum ersten Mal in Deutschland ein gesetzlicher Anspruch auf Zugang zu spezialisierten palliativmedizinischen Angeboten (vgl. dazu Kapitel 5).

4.2 Aus-, Fort- und Weiterbildung

Mit der Änderung der ärztlichen Approbationsordnung im Jahre 2009 wurde die Palliativmedizin als 13. Querschnittsfach verpflichtend in das studentische Curriculum eingeführt. Die Umsetzung dieser Änderung musste bis Oktober 2014 erfolgen. Bis heute gibt es aber nicht einmal bei der Hälfte der medizinischen Fakultäten einen Lehrstuhl oder eine Professur für Palliativmedizin.Zusätzlich gibt es noch einen Lehrstuhl für Kinderschmerztherapie und pädiatrische Palliativmedizin (Witten/Herdecke), eine Professur für Kinderpalliativmedizin (München), eine Professur für Soziale Arbeit in Palliative Care (München) und eine Professur für Spiritual Care (München).

Die Themen Sterben, Tod und Trauer sind in der Ausbildung von Pflegekräften und Seelsorgern fest verankert, im Studium der Sozialen Arbeit sind diese aber noch wenig präsent. Für alle Berufsgruppen, die im Palliative Care-Bereich tätig sind, gibt es mittlerweile zahlreiche Fort- und Weiterbildungsangebote.

4.3   Versorgung

Die europäische Palliativgesellschaft EAPC empfiehlt zwei spezialisierte Palliative Care Angebote (ein ambulantes Team und ein Krankenhausteam) pro 100.000 Einwohnern (Centeno et al. 2016). Deutschland hat in den letzten Jahren aufgeholt und befindet sich mit 1,1 im mittleren Bereich (Arias-Casais et al. 2019).

2019 gibt es in Deutschland bereits 330 Palliativstationen (davon drei Kinderpalliativstationen) und 250 stationäre Hospize (davon 17 Kinderhospize; Stand 3/2019; Deutscher Hospiz- und Palliativverband o.J.c). An viele Palliativstationen ist zudem ein palliativmedizinischer (Konsiliar-) Dienst angegliedert. Die personelle und fachliche Ausstattung sowie der zeitliche Umfang dieser Dienste variieren stark. In Bayern sind dafür Qualitätskriterien festgeschrieben worden. In diesen ist festgeschrieben, dass sich ein derartiger Dienst aus einem Facharzt mit Zusatzweiterbildung Palliativmedizin, einer Pflegekraft mit absolviertem Palliative-Care-Kurs und einem Sozialarbeiter bzw. Sozialpädagogen zusammensetzten muss (Bayerisches Staatsministerium für Umwelt und Gesundheit 2011).

Darüber hinaus existieren ca. 1.500 ambulante Hospiz- und Palliativdienste (davon ca. 150 Dienste für Kinder und Jugendliche) und 326 Teams der spezialisierten ambulanten Palliativversorgung (SAPV) (davon 31 für Kinder und Jugendliche; Stand 03/2019) (Deutscher Hospiz- und Palliativverband o.J.c).

Trotz der Dynamik in der Entwicklung reichen die vorhandenen Versorgungsangebote immer noch nicht aus, wenn man davon ausgeht, dass ca. 10–12 % aller schwerkranken und sterbenden Menschen einer spezialisierten Palliativversorgung bedürfen. Dies entspricht ungefähr 85.000–100.000 Menschen jährlich in Deutschland (Müller-Busch 2011, S. 7–14). Zudem sind die Angebote nicht gleichmäßig über das Land verteilt. In Großstädten finden sich mehr Angebote, der Entwicklungsstand variiert von Bundesland zu Bundesland. Erst seit einigen Jahren rücken auch nichtonkologische Patientengruppen in den Fokus von Palliative Care: Menschen mit schweren neurologischen, internistischen Erkrankungen profitieren ebenso von Palliative Care-Angeboten wie Menschen mit gerontopsychiatrischen Erkrankungen. In den nächsten Jahren wird gerade diese Zahl deutlich ansteigen. Darunter werden immer mehr alleinstehende Menschen sein mit unterschiedlichen kulturellen, ethnischen, religiösen und sozialen Hintergründen, sodass im Fall schwerer Krankheit mit einem steigenden Bedarf an kompetenten medizinischen, pflegerischen und psychosozialen Diensten zu rechnen ist. Mit diesen Entwicklungen kommen ganz neue Herausforderungen auf Palliative Care-Teams zu, neues Wissen und neue Kompetenzen müssen erworben werden. Entsprechend müssen bereits bestehende Curricula in der Aus-, Fort- und Weiterbildung der beteiligten Professionen angepasst bzw. ganz neuentwickelt werden. Im Leitsatz 3 der Handlungsempfehlungen zur Charta werden Anforderungen an die Aus-, Weiter- und Fortbildung beschrieben (Deutsche Gesellschaft für Palliativmedizin, Deutscher Hospiz- und PalliativVerband e. V., Bundesärztekammer 2016).

4.4 Bedeutung der Sozialen Arbeit in Palliative Care in Deutschland

Soziale Arbeit war von Beginn an ein integraler Bestandteil von Hospizarbeit und Palliative Care. Dennoch wird ihre Bedeutung bis heute zu wenig wahrgenommen. Zum Teil mag das daran liegen, dass in Deutschland kaum rechtliche Vorgaben für die Anwesenheit und strukturelle Einbindung von Sozialarbeitern auf Palliativstationen oder in stationären Hospizen existieren, zum anderen daran, dass Qualitätskriterien für diese Tätigkeiten fehlen.

4.5 Präsenz und Aufgaben

In den Empfehlungen der Deutschen Gesellschaft für Palliativmedizin zur Personalbesetzung auf Palliativstationen werden neben Medizin und Pflege mindestens zwei weitere Therapiebereiche (z. B. Sozialarbeit/Sozialpädagogik, Psychologie, Physiotherapie, künstlerische Therapie) genannt, die einer spezifischen Qualifikation bzgl. Palliative Care bedürfen und die insgesamt mindestens sechs Stunden pro Patient und Woche in patientenbezogenen unterschiedlichen Kombinationen eingesetzt werden. Dies entspricht exakt den Vorgaben, um die Komplexbehandlung Palliativmedizin (OPS 8–982) abrechnen zu können. Welche nichtmedizinischen/nichtpflegerischen Berufsgruppen dann tatsächlich in der Begleitung tätig sind, erscheint beliebig. Trotzdem haben fast alle Patienten auf einer Palliativstation Zugang zu einer Sozialarbeiterin (Wasner und Pfleger 2011, S. 219), entweder durch speziell für die Palliativstation angestellte Sozialarbeiter, durch Mitarbeitende des Krankenhaussozialdienstes oder durch andere Formen der Zusammenarbeit.

In der Rahmenvereinbarung zwischen dem GKV-Spitzenverband und den großen deutschen Wohlfahrtsverbänden zur stationären Hospizversorgung werden Sozialarbeiter als eine Berufsgruppe explizit genannt. Zugleich steht dort aber auch, dass Soziale Arbeit stundenweise extern abgedeckt werden kann. In der Realität scheint nur ungefähr in jedem zweiten stationären Hospiz eine Sozialarbeiterin zur Verfügung zu stehen (vgl. Allert 2010).

In vielen ambulanten Hospiz- und Palliativdiensten sind Sozialarbeiterinnen als Koordinatorinnen tätig, genaue Zahlen sind nicht bekannt. Ihre Aufgaben sind durch § 39a SGB V vorgegeben (SGB V). So erfreulich der Aufbau von spezialisierten ambulanten Palliativversorgungs-Teams auch erscheint, »so sind – wie auch bei stationären Hospizen und Palliativstationen – keine Vorgaben darüber gemacht, dass sie [die Soziale Arbeit] für bestimmte Aufgaben im Team zwingend notwendig sind« (Wilkening und Wichmann 2010). Es konnten keine Zahlen gefunden werden, in wie vielen SAPV-Teams ein Sozialarbeiter mitarbeitet.

Durch eine europaweite Befragung von Sozialarbeitern, die im Palliativbereich tätig sind, konnten folgende Erkenntnisse gewonnen werden: Die meisten Palliativsozialarbeiter in Deutschland sind weiblich, kaum Berufsanfänger und nur ca. ein Drittel arbeitet Vollzeit. Gut die Hälfte von ihnen hat eine spezielle Weiterbildung in Palliative Care absolviert. Die meisten von ihnen sind mit ihren Arbeitsbedingungen zufrieden (Bitschnau et al. 2020).

In Abhängigkeit von der Organisationsform, der Zusammensetzung des multi-professionellen Palliative Care Teams und den zeitlichen Ressourcen übernehmen Sozialarbeiterinnen dabei eine ganze Bandbreite unterschiedlicher Aufgaben; ganz zentral sind dabei aber die emotionale Unterstützung von Patienten und Zugehörigen, Information und Beratung zu organisatorischen Belangen und das Einbringen der sozialen Perspektive ins Team. Zudem gab ungefähr ein Viertel der deutschen Teilnehmer an, die meiste Zeit mit administrativen Tätigkeiten zu verbringen (Bitschnau et al. 2020).

4.6 Profilbildung und Wirkungsnachweis

Vielleicht liegt die ungenügende Wahrnehmung der Bedeutung der Sozialen Arbeit in diesem Feld in der mangelnden Darstellung der eigenen Tätigkeit durch die Sozialarbeiter selbst begründet. 2019 waren nur 178 Sozialarbeiter bzw. -pädagogen (und ähnliche wie z. B. Sozialwissenschaftler) in der Deutschen Gesellschaft für Palliativmedizin organisiert (Deutsche Gesellschaft für Palliativmedizin; Stand: 12/ 2019) – diese sind sicherlich nur ein kleiner Bruchteil der Sozialarbeiter, die in diesem Feld tätig sind. Erst 2012 wurde von der Sektion Soziale Arbeit der Deutschen Gesellschaft für Palliativmedizin ein Profil für die eigene Profession veröffentlicht. Darin werden Grundprinzipien, Auftrag, zentrale Aufgaben und Handlungsmethoden der Sozialen Arbeit in Palliative Care beschrieben. Daneben werden fachliche und persönliche Voraussetzungen für eine Tätigkeit in diesem Arbeitsfeld definiert (Deutschen Gesellschaft für Palliativmedizin- Sektion Soziale Arbeit 2012).

Zudem wurde in ganz Europa bis jetzt die Forschung zu Effekten einer kompetenten psychosozialen Begleitung in Palliative Care durch die Soziale Arbeit vernachlässigt; es existieren kaum Veröffentlichungen zur Effektivität sozialarbeiterischer Interventionen. Einerseits liegt dies sicherlich an der mangelnden Bereitstellung von Ressourcen, um Forschung in diesem Bereich durchführen zu können, andererseits aber auch an der immer noch ungenügenden Vermittlung des wissenschaftlichen Handwerkzeugs im Rahmen des Studiums der Sozialen Arbeit.

4.7   Fazit

Soziale Arbeit leistet im Hospizbereich und in Palliative Care schon heute einen unverzichtbaren Beitrag. Es mangelt aber an der Darstellung der Tätigkeiten und am Nachweis, dass die Unterstützung durch die Soziale Arbeit tatsächlich die Lebensqualität von Schwerkranken und Sterbenden und ihren Familien verbessert. In den nächsten Jahren kommen durch neue Zielgruppen wie Menschen mit nichtonkologischen Erkrankungen, mit einer geistigen Behinderung oder mit gerontopsychiatrischen Erkrankungen und mit unterschiedlichsten soziokulturellen Hintergründen und Wertvorstellungen ganz neue Herausforderungen auf den Hospizbereich und Palliative Care zu. Soziale Arbeit kann dazu einen bedeutsamen Beitrag leisten. Dies ist aber nur möglich, wenn …

- die Themen Sterben, Tod und Trauer mehr in die Ausbildung von Sozialarbeitern integriert werden.
- die bereits jetzt geleisteten Tätigkeiten der Sozialen Arbeit nach außen besser dargestellt werden.
- mehr und qualitativ hochwertigere Forschungsprojekte zur Darstellung der Wirksamkeit sozialarbeiterischer Interventionen und zur Abgrenzung zu anderen psychosozialen Berufsgruppen durchgeführt werden.
- existierende Aus-, Fort- und Weiterbildungsangebote ausgebaut und auf Grundlage neuer Erkenntnisse ständig angepasst werden.

Weiterführende Literatur

Arias-Casais et al. (2019). EAPC Atlas of Palliative Care in Europe 2019. Vilvoorde: EAPC Press.
Deutsche Gesellschaft für Palliativmedizin (o.J.b) Wegweiser Hospiz und Palliativmedizin. (https://www.wegweiser-hospiz-palliativmedizin.de/, Zugriff am 23.01.2020).

5 Das Hospiz- und Palliativgesetz (HPG) und die Bedeutung für die Soziale Arbeit

Heiner Melching

Für die Palliativversorgung wurden im Jahr 2015 wesentliche gesetzliche Regelungen in den Bereichen des SGB V, des SGB XI und des Krankenhausfinanzierungsgesetzes geschaffen, für die in Teilen weitere Ausführungsbestimmungen und Vereinbarungen erforderlich sind, damit die Regelungen in der Praxis zur Anwendung kommen können.

Dem HPG vorausgegangen und als wegbereitend zu bezeichnen waren intensive Diskussionen in der Politik sowie in weiten Teilen der Gesellschaft und Medien zu Regelungen der »Sterbehilfe«, an deren Ende die Schaffung des neuen § 217 StGB stand, welcher zwei Tage nach dem HPG, am 10.12.2015 in Kraft getreten ist. Auch wenn die unmittelbaren Auswirkungen dieses Gesetzes zum Verbot der geschäftsmäßigen Sterbehilfe auf die Hospiz- und Palliativversorgung als gering einzuschätzen sind, so hat die bereits seit Jahren sehr kontrovers geführte Diskussion zur »Sterbehilfe« zunehmend auch eine Verbesserung der Hospiz- und Palliativversorgung in den Blick genommen. Ursächlich hierfür war die sich herauskristallisierende Frage, ob bei optimaler Hospiz- und Palliativversorgung davon ausgegangen werden kann, dass sich konkrete Wünsche schwerstkranker Menschen nach assistiertem Suizid oder Tötung auf Verlangen deutlich verringern lassen. Auch wenn die gesamte Diskussion, die zur Schaffung des neuen § 217 StGB geführt hat, gekennzeichnet war von einem »Wirrwarr der Begrifflichkeiten und der Vermengung verschiedener Ebenen, wie z. B. ärztliches Berufsrecht und öffentliches Recht« (Melching 2015), so hat sie am Ende der Hospiz- und Palliativversorgung doch genützt, da die Politik sehr früh entschieden hat, dass es keine gesetzlichen Regelungen zur Sterbehilfe geben wird, ohne vorab oder zumindest parallel dazu die Verbesserung der Hospiz- und Palliativversorgung voranzutreiben. Somit hat sich das neue HPG quasi im Windschatten der Sterbehilfediskussion entwickelt, ist dann aus diesem Schatten herausgetreten und am Ende zwei Tage vor dem § 217 StGB im Ziel eingelaufen. Auch in dieser politisch gewollten Reihenfolge der Verabschiedung der beiden Gesetze liegt eine Aussage mit hohem Symbolgehalt: Zuerst kommt die Hospiz- und Palliativversorgung und erst dann das Nachdenken über Formen des assistierten Suizides.

5.1 Hospiz- und Palliativgesetz

Die wesentlichen Schwerpunkte des Hospiz- und Palliativgesetzes sind (Deutscher Bunderat 2015):

- Die allgemeine ambulante Palliativversorgung (insbesondere durch niedergelassene Haus- und Fachärzte) sowie die Vernetzung unterschiedlicher Angebote der Hospiz- und Palliativversorgung
- Die Bedeutung der häuslichen Krankenpflege für die allgemeine ambulante Palliativversorgung
- In ländlichen Regionen den weiteren Ausbau der spezialisierten ambulanten Palliativversorgung (SAPV) verbessern – durch selektivvertragliche Versorgungsformen
- Die finanzielle Ausstattung stationärer Hospize und ambulanter Hospizdienste
- Anspruch auf individuelle Beratung und Hilfestellung durch die gesetzlichen Krankenkassen
- Verbesserung der Hospizkultur und Palliativversorgung in stationären Pflegeeinrichtungen
- Stationäre Pflegeeinrichtungen sowie Einrichtungen der Eingliederungshilfe sollen ihren Bewohnerinnen und Bewohnern ein individuelles und ganzheitliches Beratungsangebot anbieten – individuelle Versorgungsplanung zum Lebensende
- Palliativeinrichtungen im Krankenhaus als besondere Einrichtung (Vergütung außerhalb des DRG-Systems)
- Förderung von Palliativdiensten im Krankenhaus

Neben zwei Änderungen im Krankenhausfinanzierungsgesetz haben alle Neuerungen und Änderungen des HPG ihren Wirkbereich im Sozialgesetzbuch (SGB) V und XI, und liegen somit in einem Kernkompetenzbereich der Sozialen Arbeit.

Aber auch vier Jahre nach Verabschiedung des Gesetzes sind noch nicht alle Regelungen umgesetzt, was daran liegt, dass für einige Teile des Gesetzes weitere Ausführungsbestimmungen und regionale Vereinbarungen geschaffen werden mussten, damit die Regelungen in der Praxis zur Anwendung kommen können. Aber auch unterschiedliche Interessen, Erwartungen und Vorstellungen auf Seiten der Leistungserbringer, die in einer sehr heterogenen Versorgungslandschaft aus den verschiedensten Strukturen heraus agieren, haben dazu beigetragen, dass Umsetzungsregelungen nicht in einem anvisierten Zeitrahmen entwickelt wurden.

Obwohl das Arbeitsfeld der Sozialen Arbeit im gesamten HPG an keiner Stelle explizit benannt wird, ergeben sich an einigen Stellen Möglichkeiten, die Sozialarbeit in besonderer Weise in die Palliativversorgung zu integrieren.

5.2 Regelungen des HPG mit besonderer Bedeutung für die Soziale Arbeit

5.2.1 Gesundheitliche Versorgungsplanung für die letzte Lebensphase (§ 132g SGB V)

Ziel dieses neuen Paragrafen ist es, unerwünschte und nicht indizierte Notarzteinsätze, Krankenhausweinweisungen und Therapien in Pflegeeinrichtungen zu vermeiden. Hierbei wird in Anlehnung an das Konzept des Advance Care Planning (ACP), jeder Pflegeeinrichtung die Möglichkeit gegeben, mit den Bewohnern eine individuelle Vorausplanung für Notfälle und Situationen der Nichteinwilligungsfähigkeit durchzuführen. Im Rahmen von Fallbesprechungen, mit Beteiligung des behandelnden Hausarztes und ggfs. weiterer Personen, soll nach den individuellen Bedürfnissen des Versicherten insbesondere auf medizinische Abläufe während des Sterbeprozesses eingegangen werden, mögliche Notfallszenarien besprochen und geeignete Maßnahmen der palliativmedizinischen, -pflegerischen und psychosozialen Versorgung dargestellt werden. Mögliche Notfallszenarien sollen zudem mit den relevanten Rettungsdiensten und Krankenhäusern abgestimmt werden.

Bis die hierfür erforderliche Vereinbarung geschlossen wurde, in der u. a. die Anforderungen an die Gesprächsbegleiter*innen, die diese Versorgungsplanung nach einer festgelegten Weiterbildung von mindestens 60 Stunden sowie sieben dokumentierten Beratungsprozessen durchführen dürfen, sowie der Umfang und die Finanzierung dieser Leistung, geregelt wurden, sind mehr als zwei Jahre vergangen. Am 13.12.2017 wurde diese 33-seitige Vereinbarung (GKV o.J.c) geschlossen, wodurch die Umsetzung erst möglich wurde. Zunächst müssen aber noch etliche Gesprächsbegleiter*innen qualifiziert werden, die berechtigt sind, diese Gesundheitliche Versorgungsplanung zum Lebensende durchzuführen.

Auch wenn in der Vereinbarung offenbleibt, aus welcher Berufsgruppe die Gesprächsbegleiter*innen rekrutiert werden sollen, so finden sich Hinweise und gute Gründe, weshalb sich hier für Sozialarbeiter*innen ein neues Arbeitsfeld in der Palliativversorgung auftun könnte.

So heißt es in der Vereinbarung unter »§ 12 Anforderungen an die Qualifikation der Beraterin/des Beraters« u. a.:

»Für die Ausübung der Tätigkeit als Beraterin/als Berater im Rahmen der gesundheitlichen Versorgungsplanung für die letzte Lebensphase sind fachliche und personale Kompetenzen und Erfahrungen notwendig. Die fachliche Kompetenz zeichnet sich insbesondere durch medizinisch-pflegerische einschließlich palliative Kenntnisse sowie Kenntnisse im Sozial- und Betreuungsrecht und psychische, soziale, ethische und kulturelle Kenntnisse im Kontext von Alter und Sterben aus. [...] Die personale Kompetenz zeichnet sich insbesondere durch eine Gesprächsführungskompetenz und Beratungshaltung aus,« (GKV o.J.c).

Als Eingangsvoraussetzung für diese Berater*innen gilt eine Grundqualifikation durch eine abgeschlossene Berufsausbildung im pflegerischen oder heilpädagogischen Bereich, oder ein Studienabschluss im Bereich der Gesundheits- und Pflegewissenschaften, oder der Geistes-, Sozial- und Erziehungswissenschaften (insbesondere als Pädagog*in, Heilpädagog*in, Sozialarbeiter*in, Sozialpädagog*in, Psycholog*, Theolog*in). Auch Ärztinnen und Ärzte mit einschlägiger dreijähriger Berufserfahrung in der gesundheitlichen Versorgung von schwerstkranken oder sterbenden Menschen können sich für diese Beratungstätigkeit weiterqualifizieren.

Bisher ist unbekannt, ob diese Leistung überhaupt, und wenn ja, in wie vielen Pflegeheimen angeboten wird. Bis zum 31.12.2020 soll der GKV-Spitzenverband dem BMG über die Entwicklung berichten. Das Besondere an dieser Regelung ist aber, dass erstmals regelhaft Leistungen von Pflegeinrichtungen durch die gesetzliche Krankenversicherung finanziert werden. Auch wenn die Höhe der Finanzierung nach Einschätzung der Deutschen Gesellschaft für Palliativmedizin (DGP) deutlich zu gering ausfällt, da der Gesetzgeber davon ausgegangen ist, dass für 50 Bewohner*innen einer Einrichtung eine Achtel Stelle ausreichend ist, um die umfangreichen Leistungen des § 132g zu erbringen, scheint hier ein wichtiger Schritt in die richtige Richtung gegangen worden zu sein. Nach den aktuellen Regelungen stellt sich die Finanzierung so dar, dass eine Einrichtung, die diese Leistung anbietet, pro Bewohner*in 14,38 Euro pro Monat erhält, sofern das Arbeitgeberbruttogehalt der Person, die für diese Beratungen eingestellt wurde, 60.000 Euro p. a. beträgt. Wichtig ist aber, dass alle infrage kommenden Einrichtungen über diese Möglichkeit informiert werden und so weit wie möglich diese Leistung angeboten wird, um dann im Rahmen einer Evaluation feststellen zu können, wo die Stärken und Schwächen des § 132g liegen (▶ Kap. 9.10 Rolle der SozArb in ACP).

5.2.2 Hospiz- und Palliativberatung durch die Krankenkassen (§ 39b SGB V)

Durch den neu geschaffenen § 39b haben Versicherte einen Anspruch auf individuelle Beratung und Hilfestellung durch die Krankenkasse zu den Leistungen der Hospiz- und Palliativversorgung. Dieser Beratungspflicht kommen die Krankenkassen auf unterschiedliche Weise nach. So hat die AOK Pflegeakademie für Berlin und Brandenburg, gemeinsam mit der DGP und dem DHPV ein entsprechendes Curriculum für Pflege- und Sozialberater (Kern et al. 2017) entwickelt und viele Mitarbeitende für diese Aufgabe geschult und weiterqualifiziert. Die Zielgruppe dieses Curriculums sind Sozial- und Pflegeberaterinnen und -berater der Kranken-/Pflegekassen und Pflegestützpunkte sowie weitere Mitarbeitende, die in diesem Bereich tätig sind. Dabei geht es im Wesentlichen um die die Sensibilisierung der Sozial- und Pflegeberaterinnen und -berater für die Themen Sterben, Tod und Trauer, die Vermittlung von Kenntnissen über die Verfügbarkeit und Inhalte regionaler Hospiz- und Palliativstrukturen sowie um die Erweiterung der Kommunikationskompetenz mit dem Schwerpunkt Information und Beratung zu Fragen am Ende des Lebens und bei Bedarf Weitervermittlung von Klientinnen und Klienten in die passende hospizlich/palliative Versorgungsstruktur.

Einige Kassen versuchen auch dieser gesetzgeberischen Verpflichtung durch eine Zusammenstellung von Informationsmaterialien und Webseiten gerecht zu werden. Entscheidend ist aber, dass die Kassen in erster Linie eine Lotsenfunktion (GKV o.J.a) haben und auf bestehende Angebote verweisen sollen. Deshalb sollten alle Anbieter von Leistungen der Hospiz- und Palliativversorgung die entsprechenden Beratungsstellen der Krankenkassen und Pflegestützpunkte über ihr jeweiliges Angebot proaktiv informieren und ggfs. Flyer und ähnliches zur Verfügung stellen, damit die Kassen im Falle von Anfragen an die richtigen Stellen verweisen können. Einen sehr umfassenden Überblick bietet der Wegweiser zur Hospiz- und Palliativversorgung in Deutschland (Deutsche Gesellschaft für Palliativmedizin o.J.b), auf den viele Beratungsstellen verweisen und in dem sich alle Leistungserbringer der Hospiz- und Palliativversorgung eintragen sollten.

5.2.3 Palliativdienste im Krankenhaus

Das HPG hat hierzu folgendes festgelegt:

»Zur Förderung der palliativmedizinischen Versorgung durch Palliativdienste ist die Kalkulation eines Zusatzentgelts zu ermöglichen; im Einvernehmen mit der betroffenen medizinischen Fachgesellschaft sind die hierfür erforderlichen Kriterien bis zum 29. Februar 2016 zu entwickeln.«

»Soweit für die palliativmedizinische Versorgung durch Palliativdienste noch kein Zusatzentgelt nach § 7 Absatz 1 Satz 1 Nummer 2 kalkuliert werden kann, ist hierfür ab dem Jahr 2017 unter Beachtung der nach § 17b Absatz 1 des Krankenhausfinanzierungsgesetzes für Palliativdienste entwickelten Kriterien ein gesondertes krankenhausindividuelles Zusatzentgelt zu vereinbaren; Satz 2 gilt entsprechend.« (Deutscher Bundesrat 2015)

Mit einiger Verzögerung ist es gelungen, die Kriterien für ein solches Zusatzentgelt im OPS-Katalog festzulegen (OPS 8-98h) festzulegen. Für die Soziale Arbeit ist dabei entscheidend, dass für diese Form der Palliativdienste, neben qualifizierten Ärztinnen, Ärzten und Pflegekräften eine dritte Berufsgruppe verpflichtend vorgesehen ist. Für diese dritte Berufsgruppe sieht der OPS 8-98h Mitarbeitende der Bereiche Sozialarbeit/Sozialpädagogik, Psychologie/Psychotherapie, Physiotherapie und Ergotherapie vor. In den meisten Fällen werden hier sicherlich Sozialarbeiter*innen zum Einsatz kommen, die über das umfangreichste Spektrum der für diese Tätigkeit erforderlichen Kompetenzen verfügen. Neben sozialrechtlichen Kenntnissen, Erfahrungen im Entlass- und Überleitungsmanagement sind hier auch in erheblichem Umfang Beratungs- und Entlastungsgespräche, sowie ein systemisches Verständnis von großer Bedeutung. Ursächlich für die zunehmende Bedeutung einer dritten Berufsgruppe im gesamten Bereich der spezialisierten Palliativversorgung ist die sich immer deutlicher herauskristallisierende Differenzierung von »allgemeiner« und »spezialisierter« Palliativversorgung, in der die Multiprofessionalität als strukturelle Voraussetzung betrachtet wird. Eine wichtige Referenz ist hierfür auch die S3 Leitlinie Palliativmedizin für Patienten mit einer nicht heilbaren Krebserkrankung (AWMF 2015).

Auch wenn die erhoffte quantitative und qualitative Entwicklung solcher Palliativdienste noch weit hinter den Erwartungen der Politik und der Fachgesellschaft (DGP) zurückliegt, was in erster Linie an missglückten Verhandlungen für eine auskömmliche Finanzierung liegt, ist davon auszugehen, dass für die Palliativversorgung im Krankenhaus die Entwicklung und der Ausbau multiprofessioneller Palliativdienste zukünftig erheblich an Bedeutung gewinnen wird. Diese Annahme begründet sich darin, dass der vermutete und durch eine Studie (Meffert et al. 2016) belegte Bedarf an palliativer Mitbehandlung ca. 7 % aller Patienten*innen im Krankenhaus betrifft, während eine Palliativstation im Durchschnitt nur ca. 1 % aller Patienten im Krankenhaus versorgen kann. Desweiteren zeigen Daten des Nationalen Hospiz- und Palliativregisters (Deutsche Gesellschaft für Palliativmedizin o.J. a), dass Palliativdienste auch Patientengruppen erreichen, die häufig nicht einer Palliativstation zugewiesen werden. Während z. B. auf Palliativstationen noch ca. 65 % aller Patienten*innen aufgrund einer Tumordiagnose behandelt werden, sind dies bei den Palliativdiensten (im Nationalen Hospiz- und Palliativregister als Konsil- oder Liaisondienste bezeichnet) nur ca. 45 %.

5.3 Aktuelle Diskussionen zu bevorstehenden gesetzlichen Regelungen zur Palliativversorgung mit Bedeutung für die soziale Arbeit

5.3.1 Spezialisierte ambulante Palliativversorgung (SAPV)

Aufgrund vergaberechtlicher Probleme sollte für die SAPV bereits bis zum 30.09.2019 ein bundesweit einheitlicher Rahmenvertrag entwickelt werden, der dann allen Leistungserbringern (SAPV-Teams), welche die darin festgelegten Voraussetzungen erfüllen, einen Zugang zur SAPV ermöglicht. Bisher sind die Regelungen zur SAPV in allen Bundesländern/Ärztekammerbereichen sehr unterschiedlich und es besteht kein Anrecht auf Vertragsabschluss, solange die Versorgung in einer Region gesichert ist. Es ist zu erwarten, dass dieser Rahmenvertrag im ersten Quartal 2020 in Kraft treten kann. Bei den aktuellen Verhandlungen zwischen dem GKV-Spitzenverband und den maßgeblichen bundesweiten Spitzenorganisationen der Hospiz- und Palliativversorgung (wozu auch einige Wohlfahrts- und Pflegeverbände gehören) ist einer der am intensivsten diskutierten Punkte, die Frage, ob auch in der SAPV eine dritte Berufsgruppe verpflichtet vorgeschrieben und somit auch finanziert werden soll. Von den vehementesten Befürwortern einer solchen Regelung (DGP, DHPV und BAG-SAPV) werden dafür in erster Linie Sozialarbeiter*innen und Psychologen*innen vorgesehen. Auch eine Abfrage unter allen Leistungserbringern der SAPV (SAPV-Teams) hat ergeben, dass eine überwiegende Mehrheit die Etablierung einer dritten Berufsgruppe in die SAPV befürwortet. Auch wenn zu befürchten ist, dass eine gesetzliche geregelte Einbindung der dritten Berufsgruppe in die SAPV am Widerstand einiger mächtiger Akteure scheitert, so ist doch durch die Diskussion die Bedeutung des Themas sichtbar geworden, und es ist davon auszugehen, dass die Bestrebungen SAPV Teams mit mehr als Ärztinnen, Ärzten und Pflegekräften auszustatten damit nicht abgeschlossen sind. Einzelne SAPV Verträge ermöglichen auch jetzt bereits die Beschäftigung von Sozialarbeiter*innen.

5.3.2 Palliativlotsen© – ein zukunftsweisendes Projekt?

Nicht zuletzt hervorgerufen durch das bisherige Fehlen an sozialarbeiterischer Kompetenz in der SAPV, ist in Bremen das Projekt »Palliativlotse©« (Förderverein der Palliativstation am Krankenhaus Links der Weser Bremen) entstanden und im Herbst 2019 an den Start gegangen. Zunächst noch finanziert durch einen Förderverein, steht dort eine Sozialarbeiterin zur Verfügung, um Palliativpatient*innen im Rahmen eines aufsuchenden Angebots bei allen sozialen Fragen und Angelegenheiten rund um die palliative Versorgung zu beraten. Die Stelle wird zunächst für drei Jahre gefördert, wobei das Projekt wissenschaftlich begleitet und die Auswirkungen untersucht werden sollen. Die dort gewonnenen wissenschaftlichen Erkenntnisse können im besten Fall auch dazu beitragen, die Soziale Arbeit langfristig in die SAPV und andere palliative Versorgungsformen zu integrieren.

5.3.3 Palliativbeauftragte – nicht im HPG, aber zunehmend in der Versorgungslandschaft

Trotz großer Bemühungen ist es der Deutschen Gesellschaft für Palliativmedizin nicht gelungen, die Funktion eines Palliativbeauftragten (DGP Stellungnahme zum Palliativbeauftragten 2015) sowohl für Krankenhäuser als auch für Pflegeeinrichtungen im HPG zu platzieren. Ziel eines Palliativbeauftragten sollte es unter anderem sein, in der jeweiligen Einrichtung den Auf- und Ausbau hospizlich/palliativer Strukturen zu befördern, Qualifizierungsmaßnahmen zu initiieren, und sowohl für Betroffene als auch für das Personal Informationen und Beratungen zur Hospiz- und Palliativversorgung anzubieten. Die breite Diskussion hatte hierzu aber zur Folge gehabt, dass inzwischen an vielen Orten Palliativbeauftragte in Krankenhäusern beschäftigt werden. So z. B. in Essen, Düsseldorf und Berlin, wo aktuell für alle Berliner Krankenhäuser Demenz- und Palliativbeauftragte nach einen von der DGP und Fachgesellschaft Palliative Geriatrie (FGPG) erstelltem Curriculum qualifiziert werden. Auch hier können Sozialarbeiter*innen eine gute Wahl für eine solche Position sein. An fünf Krankenhäusern der Paul-Gerhard Diakonie (PGD) in Berlin und Brandenburg sind bereits seit 2017 Palliativbeauftragte im Rahmen eines wissenschaftlichen Projektes eingesetzt, um die Auswirkungen für die Häuser, das Personal, die Patienten*innen und Angehörige zu untersuchen. Erste Ergebnisse werden im Jahr 2020 vorliegen.

5.3.4 HPG 2.0 Sozialarbeitende als Netzwerkende

Als Ergänzung zum HPG wurde im Koalitionsvertrag der aktuellen Bundesregierung festgelegt, dass regionale Hospiz- und Palliativnetzwerke gefördert werden sollen, um das Zusammenwirken der Akteure zu verbessern, eine immer wieder feststellbare Schnittstellenproblematik sowie Versorgungsbrüche beim Übergang zwischen verschiedenen Versorgungsformen abzumildern. Aktuell liegen dazu verschiedene Gesetzesvorschläge zu einem neuen § 39d SGB V beim Bundesministerium für Gesundheit (BMG) vor. Derzeitiger Stand (12/2019) ist, dass die Landesverbände der Krankenkassen und die maßgeblichen kommunalen Träger der Daseinsvorsorge gemeinsam und einheitlich in jedem Kreis oder jeder kreisfreien Stadt die Koordination in einem regionalen Hospiz- und Palliativnetzwerk durch einen Netzwerkkoordinator fördern bzw. finanzieren. Hierzu steht momentan eine Finanzierung zwischen 30.000 und 150.000 Euro pro Netzwerk und Jahr im Raum. Die Aufgabe des Netzwerkkoordinators soll dabei insbesondere die Förderung der Kooperation sowie die Abstimmung und Koordination der Maßnahmen der Mitglieder des regionalen Netzwerkes sein sowie die Information der Öffentlichkeit über die Versorgungsangebote des Netzwerkes und die Organisation regelmäßiger Netzwerktreffen zur stetigen bedarfsgerechten Weiterentwicklung der Netzwerkstrukturen und zur gezielten Weiterentwicklung der Versorgungsangebote. Spannend wird sein, ob ein solcher Gesetzesbeschluss, der im Jahr 2020 oder 2021 zum Tragen kommen könnte, tatsächlich die Vernetzung der Akteure befördert, oder ob die Schaffung einer weiteren neuen Struktur, nicht sogar die reale Vernetzung behindert und einen Wettbewerb um Fördermittel befördert. Zumindest ist bisher vorgesehen, dass die Auswirkungen eines solchen Gesetzes vom GKV-Spitzenverband evaluiert werden sollen.

5.4 Resümee

Nicht nur durch das HPG, sondern durch die gesamten Entwicklungen in der Hospiz- und Palliativversorgung, zeigt sich zunehmend ein wachsendes Betätigungspotenzial für die Soziale Arbeit. Wichtig wird es sein, dass die Soziale Arbeit sich den daraus erwachsenden Herausforderungen stellt und eigene Aus-, Fort- und Weiterbildungskonzepte entsprechend anpasst und die Themen der Hospiz- und Palliativversorgung als festen Bestandteil integriert. Zudem gilt es mit dem entsprechenden Selbstbewusstsein, die besonderen Kompetenzen der Sozialen Arbeit für das Feld der Hospiz- und Palliativversorgung sichtbar zu machen und eine Beteiligung an der Versorgung schwerstkranker und sterbender Menschen sowie deren Zugehörigen proaktiv einzufordern.

Weiterführende Literatur

Arbeitsgemeinschaft der Wissenschaftlichen Medizinischen Fachgesellschaften (2015) S3 Leitlinie Palliativmedizin für Patienten mit einer nicht heilbaren Krebserkrankung, Langversion 1.1 – Mai 2015, Stuttgart: Kohlhammer.
Deutsche Gesellschaft für Palliativmedizin (2015) Stellungnahme zum Palliativbeauftragten (2015). (https://www.dgpalliativmedizin.de/category/136-stellungnahmen-2015.html, Zugriff am 12.12.2019).

III Soziale Arbeit in Palliative Care

6 Zielgruppen

6.1 Patienten

Ulrike Wagner

6.1.1 Einführung

Zu jedem Zeitpunkt kann jeder Mensch unabhängig von soziologischen, sozialen, kulturellen, seelischen, körperlichen oder sonstigen Merkmalen plötzlich von schwerer Krankheit betroffen sein. Dies gilt nicht nur für Erwachsene aller Altersstufen, sondern auch für Babys, Kleinkinder, Kinder und Jugendliche. Auch gilt dies für Menschen, die bereits in einer besonderen Lebenssituation sind, wie Behinderte, ethnische Minderheiten, Gefangene, Obdachlose oder psychisch Kranke, bei denen dann Bedarfe an Unterstützung kumulieren.

Auch 25 Jahre nach Entstehung der Hospizbewegung in Deutschland werden in den Strukturen der Palliativversorgung überwiegend Patientinnen und Patienten mit Tumorerkrankungen begleitet. An unserem Beispiel bedeutet das: Wir begleiteten mit unserem ambulanten Hospiz- und Palliativdienst 2011 insgesamt 671 Menschen in ihrer häuslichen Umgebung, von denen 80 % an einem Tumor erkrankt waren, im stationären Hospiz sogar 96 % (Christophorus Hospiz Verein 2012a, S. 15–17).

Innerhalb von Palliative Care gibt es grundsätzlich keine Abgrenzung von bestimmten Patientengruppen mit bestimmten Krankheitsbildern. Vielmehr definieren die Art der Symptome, der Verlauf der Krankheit und noch optional bestehende kurative Ansätze, ob und mit welchen Angeboten Palliative Care einen Patienten begleitet. Zu den anderen Krankheitsbildern, die im Christophorus Hospiz Verein begleitet werden, gehören neurologische Erkrankungen, die eine irreversible Schädigung des Gehirns bedingen. Eine große Gruppe stellen Patienten, die an einer weit fortgeschrittenen Demenz leiden oder durch Schlaganfall, Hirnblutung oder akuten Sauerstoffmangel eine Schädigung des Gehirns erlitten haben. Zu den neurologischen Krankheitsbildern zählen auch degenerative Erkrankungen wie die Amyotrophe Lateralsklerose (ALS). Weiterhin sind internistische Erkrankungen zu nennen, die überwiegend im Alter auftreten und chronisch verlaufen, so zum Beispiel die chronisch obstruktive Lungenerkrankung (COPD) und Herz- oder Niereninsuffizienzen.

6.1.2 Die psychosoziale Situation schwerstkranker und sterbender Menschen

In der palliativen Betreuung kommt dem Verständnis des Begriffs Schmerz eine zentrale Bedeutung zu: Dame Cicerly Saunders prägte den Begriff des *Total Pain*, des allumfassenden, ganzheitlichen Schmerzes. Neben dem körperlichen Schmerz, den schwere Krankheiten verursachen, steht zentral der Schmerz im Blickfeld, der die Seele eines Menschen belastet. Die sozialen, psychischen und spirituellen Aspekte stehen dabei in der Begleitung und Betreuung eines Palliativpatienten ebenso im Mittelpunkt wie die medizinisch-pflegerischen. Aber nicht nur dieser ganzheitliche Blick ist entscheidend, vielmehr will das Konzept dafür sensibilisieren, dass die einzelnen Aspekte »nicht unverbunden nebeneinander stehen, sondern [sie] wirken aufeinander ein, bedingen die jeweils andere Intensität und Häufigkeit« (Müller 2007, S. 386). Anhaltende körperliche Symptome wirken sich negativ auf die psychische Verfassung aus, und umgekehrt kann die Angst und Sorge um die finanzielle Lage der eigenen Familie körperliche Symptome verstärken.

Auch wenn zwei Menschen an ein und derselben Erkrankung, wie einem Bronchialkarzinom, versterben werden, wird beispielsweise eine 36-jährige alleinerziehende Mutter von zwei kleinen Kindern ganz andere Ängste, Nöte und Sorgen haben als ein 82-jähriger Mann, der von seiner Familie liebevoll gepflegt wird und auf ein erfülltes Leben zurückblicken kann. Aber nicht nur die Lebenssituation, Lebensentwürfe und biografische Elemente bedingen unterschiedliche Bedürfnisse und Belastungen. Auch das Krankheitsbild und der Krankheitsverlauf beeinflussen die psychische und soziale Situation maßgeblich. So gaben in einer groß angelegten schottischen Studie nur knapp 8 % der Tumorpatienten an, schon einmal suizidale Gedanken gehabt zu haben (Walker et al. 2008, S. 4725–4730), während es in einer anderen Studie mit ALS-Patienten 19 % waren (Albert et al. 2005, S. 68–74).

Ein wichtiger Faktor ist auch die Frage nach der Zeit, die einem Menschen noch bleibt, um sich mit seiner Situation auseinanderzusetzen, Anpassungsleistungen an das Leben im Angesicht des nahenden Todes zu leisten und Dinge mit den zurückbleibenden Angehörigen zu klären und zu regeln. Vieles bleibt häufig unerledigt und nur die drängendsten Fragen können geklärt werden.

Welche spezifischen Bedürfnisse und Belastungen sind aber nun allen beziehungsweise den meisten schwerkranken und sterbenden Menschen gemein? Alle werden im Verlauf der Erkrankung auf verschiedenen Ebenen mit Verlusten konfrontiert, die sie zu einem tief trauernden Menschen machen.

Verlust der eigenen Zukunft

Tod und Sterben werden in der Wahrnehmung der Gesellschaft als Themen des hohen Alters gesehen. Das macht es leicht, die eigene Endlichkeit aus dem Blick zu verlieren und weit in die Zukunft hinein Lebenspläne zu schmieden. Meist sind sie verbunden mit der Hoffnung, erst dann zu sterben, wenn all diese verwirklicht werden konnten. Sieht man sich dann früher damit konfrontiert, wird der nahende Tod als zu früh, zu abrupt empfunden. Alle Pläne und Ziele, die auf später verschoben worden waren, werden als ungelebtes Leben wahrgenommen. Der Gedanke daran erfüllt die Menschen mit tiefer Trauer, Wehmut und Schmerz. Es wäre aber falsch anzunehmen, dass nicht auch Hochbetagte, die auf ein langes, erfülltes Leben zurückblicken können, in einem gewissen Maß ebenfalls den Verlust der eigenen Zukunft empfinden und betrauern.

Verlust sozialer Rollen

Aufgaben und Rollen, die ein Mensch im Beruf, in der Familie und in anderen sozialen Bezügen hat, kann er krankheitsbedingt Stück für Stück nicht mehr ausfüllen und wahrnehmen. Der (endgültige) Verlust von Arbeitsfähigkeit ist in einer Gesellschaft, die sich sehr stark über Leistung definiert, ein einschneidender Moment. Ein Stück Identität muss aufgegeben werden. Ebenso verhält es sich mit Rollen innerhalb der Familie beziehungsweise des nächsten Bezugssystems. Je nach Ausgestaltung der Rollen- und Aufgabenverteilung innerhalb einer Familie kann der Kranke nach und nach bestimmte Funktionen nicht mehr ausfüllen. Beispielsweise als derjenige, der für die administrativen Dinge wie Steuererklärung und Bankgeschäfte verantwortlich war, oder als derjenige, der überwiegend die Familie versorgt oder den Haushalt bestellt hat. Die Veränderungen bedingen, dass sich die Rollen und Aufgaben auf andere Mitglieder einer Familie oder das sonstige persönliche Bezugssystem verschieben müssen beziehungsweise sich vertauschen. Erwachsene Kinder, die ihre alten Eltern pflegen, erleben beispielsweise eine komplette Umkehr der Rolle in der Fürsorge und Verantwortung füreinander. Auch fällt es dem Kranken angesichts des Verlusts nicht immer leicht, seine Verantwortung für Aufgaben aus der Hand zu geben. Konflikte sind unausweichlich.

Verlust der sozialen Sicherung

In Deutschland bestehen umfassende soziale Sicherungssysteme, die ihre rechtliche Grundlage im Sozialgesetzbuch haben. Auch wenn diese große Not tatsächlich abfedern können, so ist doch für viele eine schwere Erkrankung mit finanziellen Einbußen und Engpässen verbunden. Eine durchaus realistische Angst vor sozialem Abstieg belastet die Erkrankten: Denn insbesondere wer noch erwerbstätig ist, wird mit Beginn der Arbeitsunfähigkeit und auch im weiteren Verlauf immer weniger Einkommen zur Verfügung haben. Auch die Frage nach vorhandenen Angeboten und der Finanzierung von notwendiger medizinischer und pflegerischer Versorgung stellt eine Belastung dar, denn viele Hilfen und Ansprüche sind den Patienten nur unzureichend oder gar nicht bekannt. Und selbst wenn die gesetzlichen und privatrechtlichen Ansprüche voll ausgeschöpft werden, bleiben in der Regel Kosten offen.

Verlust der Autonomie

Im Verlauf jeder Erkrankung gehen nach und nach körperliche Funktionen und körperliche Kraft verloren. Die selbständige Versorgung eigener körperlicher Be-

83

dürfnisse, die einem seit Kindesbeinen selbstverständlich waren, können nach und nach ohne fremde Hilfe nicht mehr erledigt werden. Die gewohnte Autonomie geht zunehmend in dem Gefühl der Abhängigkeit verloren. Insbesondere Patienten, die lange in hoher Abhängigkeit von fremder Pflege leben, entwickeln häufig ein Bestreben nach Autonomie, indem sie von den Pflegenden erwarten, dass sie die Dinge ebenso prompt und akkurat erledigen, wie man es selbst getan hätte.

Dies führt häufig zu Konflikten, da kein Pflegender auf Dauer diesen Ansprüchen genügen kann. Aber nicht nur die Erkrankung selbst schränkt die Autonomie in erheblichem Maße ein. Auch erfahren Patienten immer wieder, dass ihnen Entscheidungen, zum Beispiel über medizinische Behandlung oder über die Frage nach einer adäquaten Versorgungsstruktur, abgenommen werden, obwohl sie durchaus selbst dazu in der Lage wären. Die Kranken fühlen sich dann oftmals ohnmächtig und um ihre Einflussnahme und Mitgestaltung ihrer eigenen Belange und Entscheidungen gebracht. Nicht nur Angehörige neigen dazu, aus falsch verstandener Fürsorge die Autonomie eines Patienten einzuschränken. Auch die Betreuerteams in Kliniken, Hospizen und in der ambulanten Versorgung müssen immer wieder sensibel darauf achten, was die tatsächlichen Wünsche des Patienten sind.

Gestaltung der letzten Lebenszeit, Frage nach dem Ort des Sterbens

Einer der letzten und auch zentralen Wünsche von Patientinnen und Patienten ist, dass sie bis zuletzt zu Hause bleiben können. Nicht selten ist dieser Wunsch so stark, dass Patienten ihn mit aller Vehemenz gegen die Meinung ihres stationären oder ambulanten Betreuungsteams und mit wenig Rücksicht auf die Ressourcen ihrer Angehörigen durchsetzen wollen. Leider besagen die Zahlen, dass nur jeder Sechste zu Hause verstirbt, aber jeder Zweite in einer Klinik und jeder Vierte in einem Pflegeheim (Thorbrietz 2007, S. 136). Verschiedene gesellschaftliche Entwicklungen haben dazu beigetragen, dass Sterben immer mehr institutionalisiert und somit mehr von Fachpersonal und weniger vom privaten Umfeld begleitet stattfindet. Es entsteht ein Defizit an persönlichen Erfahrungen, das sich in Berührungsängsten niederschlägt. Eine adäquate medizinische und pflegerische Versorgung ist insbesondere angesichts der möglichen komplexen Symptome wichtig. Auch wenn dies in stationären Einrichtungen oftmals leichter zu bewerkstelligen ist als in der häuslichen Umgebung, so kann es durchaus für viele Menschen im Vordergrund stehen, ein Stück weit auf Komfort in der Versorgung zu verzichten, dafür aber in den eigenen vier Wänden versterben zu können.

Abschied von Angehörigen und vertrauten Menschen

Der Patient muss sich nach und nach von den Menschen verabschieden, die zu seinem sozialen Gefüge gehören. Wie schwer diese Abschiede fallen und in welcher Art und Weise sie gestaltet werden, hängt stark von der Art und Weise ab, wie die Beziehungen und Bindungen bisher gelebt wurden: Enge, vertrauensvolle Beziehungen machen den Abschied oft schwer. Der Abschied von Menschen, zu denen die Beziehung durch starke Differenzen und Konflikte geprägt ist, ist häufig ebenso schwer. Auch kommt es nicht selten vor, dass der Abschied von einem im persönlichen Bezugssystem bisher nicht präsenten Menschen eine zentrale Rolle spielt. Eng verbunden mit dem Abschied ist das Gefühl, seine Angehörigen und vertrauten Menschen zurückzulassen, d. h. ein Stück weit sicher auch das Gefühl, sie im Stich zu lassen. Der Patient richtet seine Ängste, Sorgen und Nöte nicht allein auf sich, sie betreffen auch die Menschen, die er zurücklassen muss. Ein Familienvater, dessen Rolle die des Ernährers war, wird sich z. B. immense Sorgen um die existenzielle Absicherung seiner Familie machen. Hinzu kommen noch psychische, soziale und spirituelle Nöte, die ihn belasten.

Letzte Dinge regeln, Wunsch nach einem Vermächtnis

Je näher das Sterben rückt, umso mehr stellt sich den Menschen die Frage nach der Regelung letzter Dinge. Die Errichtung eines Testaments als Ausdruck dieses Wunsches erscheint als durchaus sinnvoll. Doch die Auseinandersetzung mit dieser Frage wirft meist auch die Frage nach einem Vermächtnis auf: Bleibt etwas von mir auf dieser Welt? Müller beschreibt diesen Prozess als schwierigstes Verlusterlebnis eines Sterbenden: Sein gelebtes Leben, was ein Mensch erschaffen, erdacht, gefühlt, erlebt, erlitten hat, was ihn ausgemacht hat, wird für die Welt danach gegenstandslos werden, da er nicht mehr da sein wird, um es auszufüllen. Eng verbunden damit steht die Beschäftigung mit dem Lebenssinn. Die Gewissheit und Hoffnung, dass Angehörige und vertraute Personen das Vermächtnis weitertragen und pflegen, kann nur ein kleiner Trost sein. Für viele Sterbende rückt auch immer mehr die Frage nach dem *Danach* in den Mittelpunkt. Zunehmend beschäftigen sie sich mit einer spirituellen Suche nach dem Transzendentalen (Müller 2007).

6.1.3 Die Angebote der Sozialen Arbeit

Aus dieser Fülle an psychosozialen Bedürfnissen und Belastungen ergeben sich in der Betreuung eines Palliativpatienten viele Aspekte, die der Unterstützung durch das Betreuungsteam bedürfen. Soziale Arbeit nimmt von ihrem Grundverständnis her die Menschen ganzheitlich in den Blick. Als ausgebildete Generalisten gehören Sozialarbeiterinnen und Sozialarbeiter einer Profession an, die darauf vorbereitet, viele dieser Aufträge in der Betreuung eines Palliativpatienten zu übernehmen. Fachkräfte der Sozialen Arbeit können dabei nicht nur für die Menschen vielfältige Aufgaben erfüllen, sondern auch innerhalb der Versorgungsstrukturen wichtige Funktionen übernehmen.

Ziele und Selbstverständnis

Soziale Arbeit im Kontext von Palliatve Care versteht sich als Teil eines multiprofessionellen Teams und bringt psychosoziale Aspekte und Perspektiven ein, denn eine gelungene Begleitung eines Palliativpatienten hängt maßgeblich von einer guten Zusammenarbeit der Professionen im Team ab (Wasner 2010, S. 6–8). Im Mittelpunkt steht dabei die Befähigung des Menschen, sich gemäß seinen persönlichen Fähigkeiten, den Zugang zu privaten und öffentlichen Ressourcen zu sichern und sich selbst zu helfen.

Dabei ist das Selbstbestimmungsrecht des Patienten ein zentraler Moment. Es ist unbedingt zu beachten und zu bewahren. Nur soweit bestimmte Formen der Unterstützung und Hilfe seitens des Patienten angenommen und zugelassen werden können, sind diese auch durchzuführen. Gegen den Willen des Patienten zu handeln, bedarf der sorgfältigen Prüfung und Abwägung. Die psychosozialen Unterstützungsleistungen müssen stark prozessorientiert angelegt sein, um flexibel auf Veränderungen im Verlauf der Begleitung reagieren zu können.

Aufgaben und Methoden

Grundvoraussetzung für sozialarbeiterisches Handeln ist die Aufnahme der Mitteilung seitens des Patienten. Selten werden alle Ängste, Nöte und Sorgen vom Patienten direkt angesprochen. Oftmals werden Botschaften verklausuliert, zwischen den Zeilen mitgeteilt, oder der Patient ist sich wegen der Fülle aufbrechender Emotionen selbst vieler Problemlagen nicht bewusst. Fachkräfte der Sozialen Arbeit haben die Aufgabe, diese Bedürfnisse und Belastungen der Betroffenen offen aufzunehmen, zu entwirren und zu sortieren, um patientenorientierte Unterstützungsangebote entwickeln zu können. Die Erstellung eines sozialarbeiterischen Assessments beziehungsweise eine Sozialanamnese helfen, aktuelle Problemlagen, aber auch aktuelle Ressourcen zu erfassen.

Eine wichtige Aufgabe ist die Information über und die Beratung zu den verschiedenen öffentlichen Ressourcen, die dem Patienten und seinem Betreuungssystem zur Verfügung stehen. Insbesondere die umfassende Kenntnis von sozialrechtlichen Ansprüchen und Hilfen sind für die Soziale Arbeit unerlässlich. Auch die Kenntnis über die vor Ort vorhandenen Betreuungsangebote, von denen Palliativpatienten profitieren könnten, ist wichtig. Ferner sollte über die Regelung der gesetzlichen Vertretung informiert werden können. Insbesondere bei voranschreitender Krankheit ist nicht mehr unbedingt gegeben, dass der Patient für sich sprechen und nach außen handeln kann.

Die psychosoziale Begleitung des Patienten bezieht sich zum großen Teil auf die Unterstützung bei der Krankheitsbewältigung. Patienten sind bis zu ihrem Tod mit permanent fortschreitenden Verlusterlebnissen konfrontiert, trauern über und sorgen sich um die Zukunft. Immer wieder löst dies aufs Neue heftige Gefühle von Trauer, Wut, Schmerz und Angst aus. Um die Entlastung von diesen heftigen Emotionen und deren Bewältigung zu ermöglichen, braucht es weniger lösungsorientierte Strategien als vielmehr einen Raum, in dem alle Gedanken, Gefühle und Schmerzen sein und auch ausgedrückt werden dürfen. »Die Leistung in einem Gespräch liegt nicht im Ablenken und Lösen, sondern im Verstehen als Wiedergeben des Verstandenen und somit in der bekundeten Anteilnahme und Solidarität« (Müller 2001, S. 389). Ferner können Sozialarbeiter in akuten Krisensituationen mit einer entsprechenden Krisenintervention zur Stabilisierung beitragen.

Die psychosoziale Betreuung eines Palliativpatienten wird in der Hospizbewegung von jeher aber nicht alleine durch Professionelle geleistet. Darüber hinaus haben Patienten das Bedürfnis in ihrer Situation mitmenschlichen Beistand und alltagspraktische Unterstützung zu erfahren, die fernab professionell geleisteter Hilfe angesiedelt ist. Da soziale Isolation nicht nur dann entsteht, wenn familiäre oder freundschaftliche Unterstützung fehlt oder wegbricht, sondern auch wenn das vorhandene private Unterstützungssystem aus Familie und Freunden wegen seiner eigenen Belastung emotional schnell überfordert ist. Professionelle der Sozialen Arbeit haben hier die Aufgabe, Ehrenamtliche zu werben, zu schulen und zu begleiten. Ferner ist es auch ihre Verantwortung, den Einsatz Ehrenamtlicher zu koordinieren.

Angesichts dieser Belastung ist es nicht verwunderlich, dass Sprachlosigkeit und Missverständnisse in der Kommunikation entstehen können. Fachkräfte der Sozialen Arbeit haben hier die Aufgabe, unter allen Beteiligten den Kommunikationsfluss zu fördern und Kommunikationsblockaden aufzulösen. Dies gilt nicht nur für die Kommunikation zwischen dem Patienten und seinem persönlichen und fachlichen Bezugssystem, sondern auch für die Kommunikation innerhalb dieser Bezugssysteme. Soziale Arbeit hat hier die Funktion eines Übersetzers, der die mit Fachbegriffen gespickte Terminologie der Professionellen den Menschen erläutert und nahebringt. Dies wird häufig nach Gesprächen mit behandelnden Ärzten nötig.

Weiterhin ist die Koordination der Versorgungsstrukturen im Rahmen eines Case Managements eine entscheidende Aufgabe Sozialer Arbeit. Bei den Übergängen von einer stationären Einrichtung in eine weiterversorgende stationäre Einrichtung können Sozialarbeiterinnenpassende Einrichtungen vermitteln und die Übergänge begleiten. Insbesondere aber beim Übergang von stationären in ambulante Versorgungsstrukturen ist die Organisation und Koordinierung der weiterversorgenden Dienste unerlässlich. Fachkräfte der Sozialen Arbeit helfen, ein funktionierendes privates und fachliches Unterstützungssystem aufzubauen. Im weiteren Verlauf kann Soziale Arbeit beim Management und der Abstimmung der professionellen Dienste und auch privater Hilfen unterstützen.

6.1.4 Ausblick

Menschen, die von Tod und Sterben betroffen sind, haben eine Vielzahl spezifischer psychosozialer Bedürfnisse und Belastungen, die in ihrer Vielfältigkeit einer besonderen Beachtung und Begleitung bedürfen. Die Soziale Arbeit kann aufgrund ihres Selbstverständnisses und ihrer Kompetenzen im multiprofessionellen Palliativteam einen wichtigen Beitrag zu einer gelingenden Begleitung von Palliativpatienten leisten. Dies gilt auch, wenn jede der beteiligten Berufsgruppen für sich den Anspruch erhebt, psychosozialen Beistand zu leisten. Außerdem kommt Soziale Arbeit in vielen Bereichen und Einrichtungen der palliativen Versorgungsstrukturen nicht vor. Dass Sozialarbeiterinnen und Sozialarbeiter da und dort nach wie vor als entbehrlich betrachtet werden, liegt u. a. daran, dass sie sich und ihre Wirkung nicht ausreichend darstellen. Für die weitere Entwicklung ist deshalb ausschlaggebend, ein eigenes Profil zu bilden und Standards zu entwickeln. Forschung, Theoriebildung und Lehre sind dafür unentbehrlich (Wasner 2011a, S. 116–119).

Weiterführende Literatur

Müller M (2007) Total Pain. In: Knipping C (Hrsg.) Lehrbuch Palliative Care. 2. Aufl. Bern: Hans Huber. S. 386–392.
Wasner M (2010) Ist das nicht meine Aufgabe? Zur Rolle der Sozialen Arbeit im multiprofessionellen Palliative Care-Team. Forum sozialarbeit + gesundheit 2: 6–8.
Wasner M (2011a) Soziale Arbeit in Palliative Care. Gestern, heute und morgen? Zeitschrift für Palliativmedizin 12: 116–119.

6.2 Angehörige

Monika Brandstätter

Zur Gruppe der Angehörigen oder Zugehörigen zählen neben der unmittelbaren Familie wie Partner, Eltern, Kinder und Geschwister auch weitere Verwandte, beispielsweise Tanten oder Cousinen und der Freundes- und Bekanntenkreis. In der Palliativversorgung haben Angehörige eine Sonderstellung, da sie laut WHO Definition (vgl. World Health Organization 2002b) mit zur Behandlungseinheit gehören, also selbst Betroffene (*care recipients*) sind. Andererseits bestreiten Angehörige einen Großteil der Patientenversorgung selbst und sind damit auch *care givers*. Dadurch ergibt sich eine Doppelrolle, die mit diversen Spannungen verbunden sein kann. Trotz der Doppelbelastung Angehöriger, also selbst Betroffene zu sein und sich um den erkrankten Angehörigen zu kümmern, besteht häufig Ambivalenz hinsichtlich der Inanspruchnahme von Unterstützungsmöglichkeiten. In Deutschland werden lt. Pflegebericht von 2015 insgesamt 73 % der 2,9 Mio. pflegebedürftigen Menschen von Angehörigen gepflegt (vgl. Thelen 2017). Die Bedeutung der Angehörigen bei der Versorgung von Patienten in *End-of-Life Care* – auch volkswirtschaftlich gesehen – ist unumstritten (Grande et al. 2009, S. 339–344). Die Pflege von Angehörigen ist jedoch für die Betroffenen häufig mit vielfältigen nachteiligen Konsequenzen verbunden, sowohl hinsichtlich der eigenen Gesundheit und des Wohlbefindens als auch bezogen auf finanzielle und karrierebezogene Einbußen. Hier präventiv einzugreifen, Risiken zu minimieren und die Angehörigen in ihrer Rolle als Pflegende und Betroffene zu unterstützen, ist das Hauptziel der Angehörigenarbeit, wie sie – nicht nur, aber auch – von Fachkräften der Sozialen Arbeit geleistet wird.

Aus England, Nordamerika und Australien liegen einige Befunde zu den speziellen Bedürfnissen von Angehörigen vor, die im Folgenden eingehend dargestellt werden. Jedoch ist nach wie vor wenig klar, wie Angehörige in ihrer schwierigen Rolle zur rechten Zeit im richtigen Ausmaß unterstützt werden können (Grande et al. 2009, S. 339–344; Stajduhar et al. 2010, S. 573–593; Funk et al. 2010, S. 594–607). Eine neuere Übersichtsarbeit aus Deutschland fasst zusammen, dass ein alarmierend hoher Anteil der Bedürfnisse von Angehörigen nach wie vor unerfüllt bleibt, allen voran stehen unerfüllte Informationsbedürfnisse (Oechsle 2019). Unterstützungsprogramme mit unterschiedlichen Schwerpunkten (Psychoedukation,

Respite Care, Massagebehandlung, emotionale und soziale Unterstützung etc.) wurden entwickelt. Verschiedene Überblicksarbeiten zur Effektivität dieser Programme stellen fest, dass der häufig von den Rezipienten beschriebene qualitative Nutzen (Es hat mir gut getan!) quantitativ mittels Fragebögen zur Pflege- oder Symptombelastung nicht oder nur unzureichend abgebildet wird (Harding und Higginson 2003, S. 63–74; Hudson et al. 2010, S. 19–25). Als Erklärung für dieses Defizit führen Grande et al. (2009, S. 339–344) den Mangel an methodisch stringenter Evaluationsforschung und fehlende konzeptuelle Modelle, wie negative Folgen präventiv verhindert werden können, an. Auch ein Cochrane Review aus dem Jahr 2011 fasst zusammen, dass in den eingeschlossenen Interventionen nur eine geringe Reduktion der psychischen Belastung und eine nichtsignifikante marginale Verbesserung der Copingstrategien und Lebensqualität beobachtet wurde, in allen Fällen wird die Evidenzqualität jedoch als niedrig klassifiziert (Candy et al. 2011, S. 1–65). Eine in München entwickelte und in einer randomisierten Studie evaluierte manualisierte Intervention, die Existenziell-Behaviorale Therapie (EBT), unterstützt Angehörige von Patientinnen in der Terminalphase und frühen Trauerzeit in sechs geschlossenen Gruppentreffen über den Zeitraum von ca. einem Monat. Inhalte sind neben dem Austausch mit anderen Betroffenen das Erlernen von Achtsamkeitsübungen und die Unterstützung bei der Neuorientierung und dem Umgang mit existenziellen Themen. Teilnehmer der Intervention zeigten im Vergleich zu einer randomisierten Kontrollgruppe am Ende der Intervention eine bessere Lebensqualität und Lebenszufriedenheit sowie geringere Angstbelastung, sogar ein Jahr später zeigten sie noch eine geringere Depressionsbelastung und bessere Lebensqualität (Fegg et al. 2013, S. 2079–2086). Dabei berichteten die Teilnehmenden, dass die wiederholt eingeübten Achtsamkeitsübungen hilfreich waren, Gedankenkreise zu unterbrechen (Kögler et al. 2013, S. 1410–1416). Eine höher ausgeprägte dispositionale Achtsamkeit zu Beginn der Studie ging außerdem bei allen Angehörigen mit besserer emotionaler Anpassung zu den späteren Messzeitpunkten einher, was dafür spricht, Achtsamkeit als Ressource bzw. effektive Copingstrategie zu fördern (Kögler et al. 2015).

6.2.1 Welchen Belastungen sind Angehörige ausgesetzt?

In ihrer Rolle als Unterstützer lassen Angehörige ihren erkrankten Familienmitgliedern nach Lang et al. (2008) vier Formen der sozialen Unterstützung zuteilwerden (▸ Formen der Unterstützung von Patienten durch Angehörige; vgl. auch Aoun et al. 2005). Im fortgeschrittenen Krankheitsstadium steigt der Bedarf an instrumenteller Unterstützung immens an, sodass eigene Bedürfnisse der Angehörigen zunehmend in den Hintergrund treten (Balck et al. 2008, S. 183–191; Baider 2006, S. 192–201).

Formen der Unterstützung von Patienten durch Angehörige

- Emotionale Unterstützung: Vermitteln von Verständnis, Vertrauen, Zuneigung und Zugehörigkeit

---

- Instrumentelle Unterstützung: praktische Hilfen, Übernahme von Tätigkeiten, Unterstützung bei Körperpflege und Versorgung etc.
- Informative Unterstützung: Austausch über Informationen, Unterstützung des Erkrankten, sich zu orientieren, Rat einzuholen und Entscheidungen zu treffen
- Evaluative Unterstützung: Feedback, insbesondere auch Anerkennung und Wertschätzung in Bezug auf den Umgang mit der Erkrankung und Symptomen

Zusätzlich zur Bereitstellung dieser vielfältigen Unterstützungsformen für den Erkrankten, müssen Angehörige die Aufrechterhaltung anderer eigener Lebensbereiche (z. B. Kinder versorgen, Berufstätigkeit, Umgang mit eigenen Erkrankungen) sowie die Auseinandersetzung mit der Krankheit und dem bevorstehenden Tod des Patienten bewältigen. Es wundert nicht, dass sich daraus vielfältige Belastungsfaktoren ergeben können (▶ Belastungsfaktoren Angehöriger; vgl. Brandstätter und Fischinger 2012). Ein wichtiger Gesichtspunkt dabei ist, dass sich der Grad der Belastung bei Patient und Angehörigen wechselseitig beeinflusst und verstärkt (Hodges et al. 2005, S. 1–12).

Belastungsfaktoren Angehöriger

- *Äußere Belastungsfaktoren Angehöriger*
  - Rollenveränderungen, Übernahme weiterer Aufgaben
  - Bedrohte Zukunftsplanung
  - Einschränkung eigener positiver Aktivitäten und Kontakte
  - Finanzielle Schwierigkeiten, karrierebezogene Nachteile
- *Emotionales Erleben Angehöriger als Belastungsfaktor*
  - Ungewissheit bezüglich Krankheitsverlauf
  - Angst vor Trennung, Verlust, Zukunft, Existenzangst
  - »Gewissensbisse«, auftretende Klärungsbedürfnisse
  - Hilflosigkeit, Schuldgefühle, Wut
  - Konfrontation mit eigener Sterblichkeit, Sinnfragen
- *Mögliche Probleme im Umgang zwischen Patient und Angehörigen*
  - Schwierigkeiten, eigene Belastung/Überforderung einzugestehen
  - Vernachlässigen eigener Bedürfnisse
  - Schwierige (evtl. unterdrückte) Gefühle (Wut, Angst, Trauer)
  - Unsicherheit im Umgang mit dem Patienten
  - Kommunikationsprobleme, gegenseitiges Schonen
  - Unterschiedliche Stufen der Krankheitsakzeptanz

Bei ca. einem Drittel der erwachsenen Angehörigen entstehen als Folge dieser vielfältigen Belastungen diagnostizierbare psychische Störungen (nach Selbsteinschätzungsverfahren: 30–50 %, bei Fremdeinschätzung durch geschulte Interviewer: 33 %; Pitceathly und Maguire 2003, S. 1517–1524; vgl. Oechsle 2019, S. 1–16). Kissane et al.

(1994, S. 47–56) berichten bei Palliativpatienten Depressionsprävalenzen von 49 %, bei deren Partnern 35 % und bei jugendlichen oder erwachsenen Kindern 28 %. Einige Studien deuten darauf hin, dass die psychische Beeinträchtigung (Angst, Depression, teils auch Demoralisation) bei Angehörigen gleich oder sogar höher ausgeprägt ist als bei den Palliativpatienten selbst (Pitceathly und Maguire 2003, S. 1517–1524; Grunfeld et al. 2004, S. 1795–1801; Braun et al. 2007, S. 4829–4834). Areia et al. (2018, S. 1–8) beobachten ein hohes Risiko für Depression bei 69 % und für Angst bei 72 % der Familienangehörigen von Patienten mit terminaler Krebsdiagnose. Auch der individuell erlebte Lebenssinn scheint bei Angehörigen von Palliativpatienten stark gefährdet zu sein. In einem Vergleich zu einer repräsentativen deutschen Bevölkerungsstichprobe sind alle drei Lebenssinnindizes des Schedule for Meaning in Life Evaluation (SMiLE) bei trauernden Angehörigen signifikant niedriger ausgeprägt. Das heißt, sowohl die Sinnerfüllung als auch der Rahmen für das Sinnerleben (die Einschätzung der Wichtigkeit der selbst genannten Sinnbereiche) sind deutlich beeinträchtigt (Brandstätter et al. 2014). Die Lebenssinnwerte der Angehörigen sind darüber hinaus augenscheinlich deutlich niedriger als die in anderen Studien berichteten Werte von Palliativpatienten (Fegg et al. 2010a, S. 502–509) und ALS-Patienten (Fegg et al. 2010b, S. 469–474).

Das Ausmaß der Beeinträchtigung wird beeinflusst von der erlebten (subjektiven) Belastung (*burden*) der pflegenden Angehörigen (Grunfeld et al. 2004, S. 1795–1801; Braun et al. 2007, S. 4829–4834), dem Ausmaß der Pflegebedürfnisse des betreuten Patienten (Brazil et al. 2003, S. 69–78; Kenny et al. 2010, S. 35–48) sowie von bindungsbezogenen Variablen wie ängstliche oder vermeidende Bindung und Partnerschaftszufriedenheit (Braun et al. 2007, S. 4829–4834).

Cameron et al. (2002, S. 521–527) berichten, dass negative Auswirkungen der Pflegesituation insbesondere dann entstehen, wenn durch die Pflege zentrale Aspekte der gewohnten Lebensweise (*lifestyle*) der Angehörigen beeinträchtigt werden. Auch Hudson et al. (2011, S. 522–534) zeigten, dass Auswirkungen der Pflege auf die eigenen gewohnten Abläufe (*impact on schedule*) mit der Beeinträchtigung der Gesundheit, fehlendem Optimismus und besonders mit Angst und Depression bei Angehörigen einhergehen. Diese Befunde unterstreichen die Notwendigkeit von Entlastungsmöglichkeiten für pflegende Angehörige (z. B. Hauskrankenpflege, Respite Care), sodass es gelingen kann, wichtige Hobbys und andere Aspekte der gewohnten Lebensweise auch in der Pflegesituation aufrechtzuerhalten. Eine umfangreiche australische Studie (McNamara und Rosenwax 2010, S. 1035–1041) ergab, dass eine Verschlechterung des Gesundheitszustandes bei trauernden Angehörigen vor allem dann eintrat, wenn sie die erhaltene Unterstützung in der Zeit der Pflege als unzureichend wahrgenommen haben und der Patient nicht im vom Angehörigen bevorzugten Setting versterben konnte. Zusätzlich zeigten Angehörige bis 60 Jahre, weibliche Angehörige und solche, die einen Partner verloren haben, eine weniger gute Bewältigung.

6.2.2 Was sind Risikofaktoren und Ressourcen bei Angehörigen?

Trotz der beschriebenen Mehrfachbelastungen gelingt es einem Teil der Angehörigen, die Anforderungen der Begleitung und Pflege ohne gravierende eigene Gesundheitseinbußen zu bewältigen. Die Betreuung eines erkrankten Angehörigen kann sogar positive Konsequenzen haben, z. B. die Stärkung des eigenen Lebenssinns durch die Fürsorge für den anderen oder die Vertiefung persönlicher Beziehungen. Dabei spielen individuelle Risikofaktoren, eigene Ressourcen und die adäquate Unterstützung seitens des privaten und professionellen Umfelds eine wichtige Rolle. Im nachfolgenden Kasten (▶ Risiko-/protektive Faktoren und Ressourcen Angehöriger) sind wichtige Risiko- und protektive Faktoren sowie Ressourcen zusammengestellt. Ob die zum Teil deutlich höheren Belastungen bei weiblichen Pflegenden eher auf kulturelle Rollenerwartungen, eine Tendenz zu mehr emotionaler Involviertheit und stärkere Selbstreflexion zurückzuführen ist, oder Frauen tatsächlich weniger effektive Copingstrategien nutzen, ist nicht geklärt (Hodges et al. 2005, S. 1–12; vgl. auch Oechsle 2019, 1–16).

Risiko-/protektive Faktoren und Ressourcen Angehöriger (vgl. Brandstätter und Fischinger 2012; Hodges et al. 2005; Pitceathly und Maguire 2003)

- *Risikofaktoren*
  - Psychische Beeinträchtigung des Patienten
  - Belastete Beziehung zum Patient, beeinträchtigte Partnerschaftsqualität
  - Mangel an sozialer Unterstützung
  - Psychische Störung in der Vorgeschichte
  - Negative Sicht auf die Erkrankung und deren Auswirkungen auf das eigene Leben (kognitive Bewertung)
  - Weibliches Geschlecht
  - Jüngeres Alter
- *Protektive Faktoren/Ressourcen Angehöriger*
  - Informelle soziale Unterstützung
  - Angemessene Information und Einbezug in medizinische Entscheidungen (auf Wünsche der Angehörigen abgestimmt)
  - Resilienz, Hardiness, Lebenserfahrung
  - Adäquate individuelle Copingstrategien (z. B. Lesen, Kunst, Natur, Sport, Arbeit, die Spaß macht, Achtsamkeit)
  - Sich »Zeit weg vom Patienten« erlauben, Auszeiten
  - Unterstützung annehmen und einfordern

6.2.3 Was sind die zentralen Bedürfnisse der Angehörigen?

Osse et al. (2006, S. 378–390) erhoben per Fragebogen 67 potenzielle Probleme von pflegenden Angehörigen. Dabei wurde deutlich, dass Angehörige in vielen Bereichen weitgehend zufrieden sind mit dem Ausmaß und der Qualität der Betreuung. In zwei Bereichen ist jedoch weitergehende Unterstützung gewünscht: Dies betrifft einerseits den Umgang mit den Symptomen des Patienten, andererseits Unterstützung bei der Koordination und Information hinsichtlich verfügbarer Angebote und Unterstützungsmöglichkeiten (z. B. Koordination der in die Betreuung eingebundenen Professionen und Dienste; Hilfe bei finanziellen Belastungen durch zusätzliche Ausgaben und verringertes Einkommen; Schwierigkeiten, Hilfe von Dienstleistern und professionellen Organisationen zu erhalten; ungenügende Anpassung der im Krankenhaus erhaltenen Pflege auf die Situation zu Hause; Unsicherheit, ob bei akutem Bedarf eine schnelle Aufnahme ins Krankenhaus möglich ist). Dieser zweite Problembereich ist ein spezifischer Aufgabenbereich der Sozialen Arbeit in Palliative Care. In Oechsles (2019) Überblicksarbeit wird »Information« als zentrales Thema unerfüllter Bedürfnisse angegeben. Hier ist darauf hinzuweisen, dass die Informationsbedürfnisse und auch Informationsfähigkeit von Angehörigen individuell variiert, sowohl interpersonell als auch im Zeitverlauf. So berichten Nielsen et al. (2017, S. 2048–2056), dass sowohl zu wenig Kommunikation über Sterben als auch »zu viel« prognostische Information mit höherer antizipatorischer Trauer einherging.

Docherty et al. (2008, S. 153–171) berichten in einem Literaturreview zu den Informationsbedürfnissen von pflegenden Angehörigen in Palliative Care, dass die konkreten Informationsbedürfnisse hinsichtlich finanzieller und sozialer Unterstützungsmöglichkeiten eher wenig erforscht sind, weisen jedoch gleichzeitig darauf hin, dass der Erhalt adäquater Informationen (z. B. zum Bereich *social welfare*) zu den zentralen Copingstrategien von Angehörigen zählen. Sind diese Bedürfnisse adäquat erfüllt, geht dies mit weniger Angst und höherer Kontrollüberzeugung einher. In einer weiteren Umfragestudie (Brazil et al. 2005, S. 69–78) gaben pflegende Angehörige an, dass sie sich mehr Unterstützung vor allem im Bereich der Pflege zu Hause wünschen. Dies umfasst sowohl Unterstützung durch professionelle Krankenpflege und bei den routinemäßigen Pflegearbeiten (Waschen, Anziehen des Patienten) als auch Respite Care und Hilfe im Haushalt. Darüber hinaus wünschten sich Angehörige mehr Selbsthilfe- und Unterstützungsgruppenangebote.

Soothill et al. (2003, S. 5–13) fanden heraus, dass eine ausgeprägte Übereinstimmung zwischen den psychosozialen Bedürfnissen von Patienten und ihren Angehörigen besteht. 75 % oder mehr Patienten und deren Angehörige haben folgende Bedürfnisse als wichtig eingeschätzt: schneller Zugang zu und Vertrauenswürdigkeit von Ärzten und anderen Professionen, wobei die betreuenden Professionen sich Zeit nehmen, zuhören und Informationen ehrlich, einfühlsam und respektvoll vermitteln sollen. Informationen wünschen sich sowohl Patienten als auch Angehörige zur geplanten Behandlung, zu Medikamenten und deren Nebenwirkungen, und darüber, was zu erwarten ist. Darüber hinaus wünschen sie sich Unterstützung seitens der Familie und von Freunden. 43 % der befragten Pflegenden gaben an, dass wichtige Bedürfnisse unerfüllt blieben. Die berichteten Mängel betrafen die Bereiche Alltagsmanagement (z. B. Hilfe im Umgang mit Erschöpfung, Finanzen, Hausarbeit, Transport), Umgang mit Gefühlen (z. B. Angst, Schuld, Traurigkeit, Unsicherheit) und Unterstützung hinsichtlich sozialer Identität und Beziehungen (z. B. Hilfe im Umgang mit Veränderungen bzgl. Identität und Aussehen, Einsamkeit, sozialer

Aktivitäten, sexueller Bedürfnisse). Oechsle (2019, S. 1–16) berichtet, dass intrinsische Spiritualität und höheres spirituelles Wohlbefinden mit besserer physischer und psychischer Gesundheit bei Angehörigen einhergeht, jedoch spirituelle Unterstützung im professionellen Umfeld teils niedrigere Priorität erhält und dadurch spirituelle Unterstützungsbedürfnisse unerfüllt bleiben.

6.2.4 Ambivalenz und Barrieren, Unterstützung in Anspruch zu nehmen

Aoun et al. (2005, S. 551–555) berichten, dass hinderliche Faktoren hinsichtlich der Inanspruchnahme von Unterstützungsmöglichkeiten u. a. in fehlendem Wissen über verfügbare Angebote, mangelnder Flexibilität der Angebote und ungünstigen Bewertungen der Inanspruchnahme durch die Angehörigen selbst (z. B. Schuldgefühle dem Patienten gegenüber, Ambivalenz) liegen. Nach Hudson et al. (2004, S. 19–25) sind die Herausforderungen im Umgang mit den Unterstützungsbedürfnissen von Angehörigen einerseits im Gesundheitssystem begründet (z. B. ungenügende Ressourcen, mangelnde Kontinuität in der Betreuung, mangelnde Planung und Evaluation von benötigter Unterstützung), andererseits liegen Barrieren auch aufseiten der Familien selbst. Hier werden u. a. Schwierigkeiten und Streitigkeiten innerhalb der Familie, divergierende Bedürfnisse von Patienten und Angehörigen, Kommunikationsbarrieren, beeinträchtigte Aufnahmefähigkeit der Angehörigen, *Schweigegebote* innerhalb der Familie und das Widerstreben der Angehörigen, Ressourcen des Gesundheitssystems von der Patientenversorgung abzuzweigen, genannt. Dass Angehörige dazu tendieren, sich voll und ganz auf das Wohl des Patienten zu konzentrieren und Hilfsangeboten ambivalent gegenüberstehen (Harding und Higginson 2001, S. 63–74), führt häufig zu einer Chronifizierung der Belastungssymptome (Morris und Thomas 2001, S. 87–95). Dionne-Odom et al. (2018, S. 969–976) berichten, dass nur 32 % der Angehörigen von Menschen mit fortgeschrittener Krebserkrankung Unterstützungsangebote annahmen, obwohl weitere 28 % »überwiegend« oder »äußerst« interessiert waren. Im Rahmen der oben erwähnten Münchner Evaluationsstudie der Existenziell-Behavioralen Therapie wurden auch die Gründe der Nichtinanspruchnahme der angebotenen Intervention untersucht. Dabei wurden als Hauptablehnungsgründe neben »kein Bedarf« und »andere Unterstützung vorhanden« logistische Barrieren wie »zu wenig Zeit« und »Ort/Zeit des Angebots nicht praktikabel« angegeben (Thurn 2011; Thurn et al. 2015).

6.2.5 Schlussfolgerungen für die Praxis der Sozialen Arbeit in Palliative Care

Aus den bisherigen Ausführungen geht hervor, dass sich Angehörige von palliativ erkrankten Patienten in einem Spannungsfeld der Doppelrolle *care giver* und *care receiver* befinden, das mit teils enormen Belastungen und häufig mit ausgeprägter Ambivalenz hinsichtlich der Inanspruchnahme professioneller Unterstützung einhergeht. Eine Reihe von protektiven Faktoren als auch Risikofaktoren beeinflussen die Vulnerabilität einzelner Angehöriger, in dieser Situation eine höhere Symptombelastung bis hin zur diagnostizierbaren psychischen Störung zu entwickeln. Für die (sozialpädagogische) Praxis ist es wichtig, einen Blick für erschwerende Faktoren zu entwickeln, damit Angehörige mit besonderem Risiko einer Überbelastung frühzeitig erkannt und speziell unterstützt werden können. Hinsichtlich der gewünschten Unterstützung scheinen Bedürfnisse sehr individuell zu sein, allerdings kann es hilfreich sein, ein Augenmerk auf die Berücksichtigung häufig genannter – und oft unerfüllter – Bedürfnisse zu legen.

In der Praxis sind die Zuständigkeitsbereiche für die Profession Soziale Arbeit gegenüber anderen Berufsgruppen im psychosozialen Bereich teils klar abgegrenzt (z. B. Beratung hinsichtlich finanzieller Unterstützung, Anschaffung von Hilfsmitteln, Vermitteln von Anlaufstellen), während andere Bereiche von unterschiedlichen Professionen abgedeckt werden können (z. B. Vermittlung und Förderung der Kommunikation zwischen Patient und Angehörigen bzw. zwischen verschiedenen Familienmitgliedern, Anregung zur Selbstfürsorge, Vermitteln von Anerkennung für die Rolle und Leistungen in der Pflege).

Gerade die Berufsgruppe der Sozialen Arbeit hat die Möglichkeit, Angehörige erst einmal in ihrer Rolle als *care giver* anzusprechen, indem sie Informationen und Unterstützung zu Themen rund um Pflegehilfsmittel, Finanzen etc. anbietet. Über diesen sogenannten Fuß in der Tür kann es in einem zweiten Schritt gelingen, Sensitivität für Themen der Selbstfürsorge/des Ausgleichs etc. mit Angehörigen anzusprechen, für welche evtl. im Erstkontakt seitens der Angehörigen eine geringere Bereitschaft besteht. Damit können Angehörige dann auch mit ihren Bedürfnissen als Betroffene gesehen und unterstützt werden, und es kann der häufig bestehenden Ambivalenz gegenüber Unterstützung entgegengewirkt werden.

Aus den beschriebenen Bedürfnissen lassen sich im Weiteren allgemeine Empfehlungen für die Praxis ableiten, die von allen beteiligten Berufsgruppen umsetzbar sind (Brandstätter und Fischinger 2012).

Allgemeine Empfehlungen für die Praxis

- *Angehörige von Anfang an in den Prozess einbeziehen:* Viele Patienten sind froh, wenn Angehörige Informationen aus erster Hand erfahren.
- Angebotene Informationen und Teilnahme an Behandlungsentscheidungen auf die individuellen *Wünsche und Bedürfnisse der Angehörigen und Patienten abstimmen.*
- *Raum schaffen für Informationsbedürfnisse:* klar kommunizieren, dass Angehörige mit zur Behandlungseinheit gehören; Informationsbedürfnisse erfragen, mögliche Ansprechpartner vermitteln.
- *Vermitteln, dass die Situation eine große Belastung für alle Beteiligten darstellt:* konkrete Angebote und Unterstützungsmöglichkeiten unterbreiten.
- *Nach Ausgleich und eigenen Erholungsmöglichkeiten fragen:* anregen, eigene Bedürfnisse wahrzunehmen und als legitim anzuerkennen.

- *Ambivalenz berücksichtigen:* Angehörige sehen sich primär als Unterstützer, nicht als Zu-Unterstützende; Zeitproblem ansprechen, dennoch Wichtigkeit der Selbstfürsorge betonen.
- *Individualität berücksichtigen:* Nicht jeder hat die gleichen Bedürfnisse.
- *Wertschätzung geben:* die Belastungen in der Rolle als Angehörige und den Umgang damit würdigen.

Weiterführende Literatur

Candy B, Jones L, Drake R, Leurent B, King M (2011) Interventions for supporting informal caregivers of patients in the terminal phase of a disease. Cochrane Database of Systematic Reviews Issue 6. Art. No.: CD007617. doi:10.1002/14651858.CD007617. pub2.

Haslbeck J, Scheffer D (2006) Palliative Care und Familie. Unterstützungsbedürfnisse von Angehörigen in der häuslichen Sterbebegleitung. Krankendienst 2: 33–41.

Hudson P, Payne S (Hrsg.) (2009) Family Carers in Palliative Care: A Guide for Health and Social Care Professionals. New York: Oxford University Press.

Oechsle K (2019) Current advances in palliative & hospice care: Problems and needs of relatives and family caregivers during palliative and hospice care – an overview of current literature. Medical Sciences 7: 1–16.

Ventura AD, Burney S, Brooker J, Fletcher J, Ricciardelli L (2014) Home-based palliative care: A systematic literature review of the self-reported unmet needs of patients and carers. Palliative Medicine 28: 391–402.

6.3 Teammitglieder

Hans Nau

In welcher Weise Soziale Arbeit mit ihren Kompetenzen auch dem Team und der Institution Nutzen bringen kann, spielt bisher eine untergeordnete Rolle. Ausgehend vom spezifischen ganzheitlichen Ansatz ist es das breite Spektrum an Wissen, das Vertreterinnen und Vertreter der Sozialen Arbeit auszeichnet. Die Ausbildung vermittelt Kenntnisse in verschiedenen Fächern als Grundlage für vernetztes Denken und Handeln. Die Absolventen sind spezialisierte Generalisten. Daraus lassen sich Leistungen generieren, die auf die Versorgungsqualität Einfluss nehmen und zur Unterstützung des Teams beitragen können.

6.3.1 Das Palliativteam

Der Erfolg einer palliativmedizinischen Behandlung ist abhängig vom Gelingen der Zusammenarbeit der einzelnen Disziplinen und Berufsgruppen. Teamarbeit mit unterschiedlichen Berufsgruppen stellt grundsätzlich eine große Herausforderung für alle Beteiligten dar. Zunächst müssen alle Teammitglieder sich selbst und ihre Rolle im Dialog definieren.

Dabei können die im Team arbeitenden Experten*innen sich nicht auf ihr Spezialwissen beschränken. Erben beschreibt die Herausforderungen aller Teammitglieder mit dem Prinzip der Interkompetenzen, ohne die Palliative Care nicht realisierbar ist. Dazu gehört, »[…] den ganzen Menschen zu sehen, den Kontext im Blick zu haben und die Anschlüsse und Brücken zwischen den Personen und Professionen denkend und handelnd einzubeziehen« (Erben 2001, S. 137).

Aus dem Nebeneinander, wie es ansonsten im Berufsalltag üblich ist, wird ein Miteinander. Dies bedeutet regelmäßiger Austausch von Wissen und Einschätzungen, auch gegenseitiges Erleben im Kontakt mit Patienten*innen und Zugehörigen. Unter den Bedingungen großer Nähe trifft das Rollenselbstverständnis des einzelnen Teammitglieds auf Rollenerwartungen der anderen Teammitglieder und muss sich damit auseinandersetzen.

Die permanente Konfrontation mit Sterben und Tod ist für alle Beteiligten eine große Herausforderung. Es können enge Beziehungen zu Patient*innen oder auch Zugehörigen entstehen, und manche Sterbeprozesse werden als sehr belastend erlebt.

In einer 2010 veröffentlichten Studie wurde bei der Frage nach Belastungsfaktoren an erster Stelle der »nichterfüllte Anspruch der Palliativmedizin« genannt und innerhalb dieser Rubrik am meisten die nicht ausreichende Berücksichtigung des psychosozialen Aspekts aufgeführt (Müller et al. 2010, S. 277–233).

6.3.2 Der spezifische Ansatz Sozialer Arbeit und seine Bedeutung für das Team

Das Potenzial Sozialer Arbeit basiert auf der ganzheitlichen Perspektive und einer multiplen Arbeitsweise. Es befähigt durch spezifische Methoden wie soziale Gruppenarbeit, systemisches Arbeiten sowie professionelle Kompetenzen, darunter z. B. Kommunikationsfähigkeit, Gesprächsführung und Krisenintervention, prozessorientiert zu begleiten, zu aktivieren, zu befähigen, zu vernetzen (Student et al. 2004, S. 103).

Die verschiedenen Professionen haben unterschiedliche Zugänge zur gemeinsamen Aufgabenstellung. Der Zugang der Sozialen Arbeit unterscheidet sich von dem der anderen Berufsgruppen, auch wenn diese mit der ganzheitlichen Sichtweise vertraut sind. Andere Berufsgruppen nehmen meist nur einen bestimmten Ausschnitt wahr, z. B. Mediziner körperliche Symptome. Das Spezifische an Sozialer Arbeit ist die fehlende Festlegung auf einen Standort (Wasner 2011a, S. 116–119). Das Augenmerk Professioneller der Sozialen Arbeit liegt auf der Verknüpfung der Betrachtungen und sie gleichen diese mit realen Hilfsmöglichkeiten, z. B im Wohnumfeld des Patienten, ab (welches Hilfenetz gibt es, wie können Hilfen finanziert werden u. ä.). Aus diesem Profil erschließen sich spezifische Leistungen für das Team.

gemeinsame Reflektion und Bewertung von Informationen verbessern die Qualität von Diagnose und Therapie.

6.3.6 Moderation von Gesprächen mit Patienten*innen und Zugehörigen

Sozialarbeiter*innen können Gespräche unter erschwerten Bedingungen führen (Student et al. 2004, S. 152). Um ganzheitlich wahrnehmen zu können, ist eine neutrale Haltung Voraussetzung. Dies gilt auch für Krisengespräche des Palliativteams mit Patient*innen bzw. Zugehörigen.

Bitschnau schreibt Sozialer Arbeit u. a. eine mediatorische Funktion zu, weil sie zwischen Personen und Systemen vermittelt, Widersprüche ausbalanciert und Mängel ausgleicht (Bitschnau 2017).

Fallbeispiel 6.3

Herr A. wird auf der Palliativstation betreut. Er ist Muslim und bekommt täglich Besuch von seiner Familie, teilweise bis spätabends. Aus Sicht des Teams sollte Herr A. mehr Ruhe haben und die ständige Anwesenheit der Familie stört auch die Abläufe auf Station. Die Söhne wurden auf das Problem schon mehrfach hingewiesen, geändert hat sich nichts. Der Umgang mit der Familie ist gespannt. Es wird deshalb ein Gespräch mit der Familie vereinbart, das vom Sozialarbeiter moderiert werden soll.

Der Sozialarbeiter nimmt Kontakt mit dem Sohn auf und erläutert das Anliegen. Der Sohn stimmt dem Gespräch zu. Teilnehmer: die beiden Söhne des Patienten, der zuständige Arzt, eine Palliative-Care-Schwester und der Sozialarbeiter als Moderator.

Der Sozialarbeiter erläutert den Anlass des Gesprächs und gibt zunächst Arzt und Krankenschwester Gelegenheit ihr Anliegen darzulegen. Arzt: »Ihrem Vater geht es schlecht. Er braucht zwischendurch dringend Ruhe. Der Kontakt zur Familie ist uns sehr wichtig. Wenn aber ständig jemand da ist, dann ist das zu viel.« Krankenschwester: »Die Nachtwache hat mir berichtet, dass ihr Vater sehr unruhig schlafe; das kann damit zusammenhängen, dass er nie Ruhe hat.«

Dann gibt der Sozialarbeiter den Söhnen Gelegenheit, ihre Position dazulegen. Der älteste Sohn: »Wissen Sie, meine Eltern kommen aus einem Kulturkreis, in dem es Pflicht ist, dass die Familie einen Zugehörigen besucht, wenn er bald sterben wird. Das ist bei uns Würde.« Im Dialog wird die Sinnhaftigkeit der Handlungsweise der Familie deutlich und die Söhne erkennen, dass sich das Behandlungsteam um das Wohlbefinden des Vaters aus einem anderen Blickwinkel sorgt. Es werden Vereinbarungen zur Begrenzung der Besuche getroffen, die auch eingehalten werden.

6.3.7   Voraussetzungen

Mandat und Rollenklärung

Für die Ausweitung der Leistungen, die Sozialarbeiter*innen innerhalb des Teams erbringen, ist die feste Verankerung der Profession der Sozialen Arbeit im Kernteam des Palliativteams (u. a. Teilnahme bei Erstgesprächen, kontinuierliche Teilnahme an Teambesprechungen usw.) Voraussetzung. Soziale Arbeit benötigt ein Mandat von der ärztlichen Leitung für direkte Teamleistungen, wie Unterstützung und Entlastung des Teams bei schwierigen Betreuungskonstellationen, und ebenso, wenn sie Gespräche oder Teamsitzungen moderieren bzw. auf die Einhaltung von Strukturen achten sollen. Dies gilt auch für kollegiale Supervision als Maßnahme zur Entlastung einzelner Teammitglieder.

Fort- und Weiterbildung

Auch wenn man bei Abschluss des Studiengangs »Soziale Arbeit« methodische Grundkompetenzen und den ganzheitlichen Blick voraussetzen kann, ist eine Palliative-Care-Weiterbildung für Sozialarbeiter*innen Voraussetzung, wenn Leistungen für das Team angeboten werden. Dies fördert die allgemeine Akzeptanz Sozialer Arbeit im Kreis der etablierten Berufsgruppen. Tod und Sterben sind Grenzthemen, die die persönliche Auseinandersetzung voraussetzen, um empathische Reaktionen, Prozesse bei anderen wahrnehmen und Hilfestellung geben zu können.

Moderations- und Mediationsleistungen erfordern spezifische Kompetenzen, die mit dem Studium Sozialer Arbeit abgedeckt sein können, wenn persönliche und fachliche Anerkennung vorhanden ist. Entsprechende Weiterbildungen können die Kompetenzen jedoch festigen.

Persönliche Kompetenzen

Wenn Sozialarbeiter*innen bereit sind, auch dem Team Leistungen zur Verfügung zu stellen, übernehmen sie eine aktive Rolle in der Aufgabenbewältigung und in der Entwicklung des Teams und damit eine neue, herausgehobene Funktion. Es erfordert Durchsetzungsvermögen und Beharrlichkeit, eingebunden in eine wertschätzende Kommunikation mit allen Beteiligten, für die Blickrichtung Sozialer Arbeit zu werben.

Grenzen

Soziale Arbeit hat das Potenzial, mit ihren Leistungen die Teamentwicklung zu fördern, Belastungssituationen abzubauen und die Betreuung und Behandlung zu optimieren. Da Sozialarbeiter*innen aber Teil des Teams sind, müssen sie als Vermittler und Unterstützer über das faktische Mandat hinaus anerkannt sein. Letztendlich bedarf es der Anerkennung als neutraler Berater. Die Übernahme dieser

Funktion ist als Teammitglied möglich, sofern die Rolle transparent und er/sie nicht Teil des Konflikts ist.

6.3.8 Zusammenfassung

Borasio stellt fest, dass Soziale Arbeit zu den am meisten unterschätzen Berufen in der Betreuung Schwerstkranker und Sterbender gehört (Borasio 2011, S. 82). Dies hängt sicherlich damit zusammen, dass die aktiven, gestalterischen Fähigkeiten von Fachkräften Sozialer Arbeit im Team kaum zur Geltung kommen, da das positive Wirken eher im Stillen geschieht. Das zu ändern, ist eine zentrale Aufgabe der Akteure der Sozialen Arbeit. Dazu muss Sozialarbeitern*innen aber auch offiziell das Mandat erteilt werden, um ihre Leistungen dem Team anzubieten.

In der Sozialen Arbeit Tätige wirken mit ihren Anmerkungen zunächst manchmal eher störend, da sie den raschen Entscheidungsprozess verlangsamen.

Sofern es gelingt, transparent zu machen, dass ihre Interventionen – orientiert an dem ganzheitlichen, vernetzenden Ansatz – zu einer Verbesserung der Betreuung und Versorgung der Patient*innen führen sowie sich positiv auf die Teamentwicklung auswirken, und wenn es gelingt, dass die einzelnen Teammitglieder Reflexionshilfe bekommen, werden Professionelle der Sozialen Arbeit eine wichtige Rolle im Palliative-Care-Team einnehmen.

Weiterführende Literatur

Balz H, Spieß E (2009) Kooperation in sozialen Organisationen. Grundlagen und Instrumente der Teamarbeit. Stuttgart: Kohlhammer.
Kriz J (2011) Chaos, Angst und Ordnung. Göttingen: Vandenhoeck & Ruprecht.

7 Praxis der Sozialen Arbeit abhängig von Versorgungsstrukturen

7.1 Ambulanter Bereich

7.1.1 Soziale Arbeit im ambulanten Hospizdienst

Josef Raischl

Ambulante Versorgungsstrukturen

Die Krankenversorgung ist in Deutschland sektoral gegliedert, d. h. die verschiedenen Leistungen werden in wenig miteinander verzahnten Bereichen erbracht. Dies führt zum Nebeneinander in der Leistungserbringung.

In einer palliativen Situation wird dies zu einem besonderen Problemfall, da es von entscheidender Bedeutung ist, die einzelnen Leistungen gut aufeinander abzustimmen. Die große Mehrheit der Patientinnen und Patienten wünschen sich, bis zuletzt in ihrer gewohnten Umgebung leben zu können. Dieses Ziel kann häufig nur dann verwirklicht werden, wenn an die Seite der allgemeinen ambulanten Palliativversorgung (AAPV) – im engeren Sinn die niedergelassenen Ärzte und ambulanten Pflegedienste – ambulante Hospizdienste sowie spezialisierte Palliativteams (SAPV) treten.

Der AAPV stellen sich in der palliativen Situation im Wesentlichen drei Herausforderungen: ein erhöhter Aufwand nicht so sehr im Hinblick auf die Komplexität der Symptome bzw. Situation, sondern im Hinblick auf die Kommunikation innerhalb des Betreuungsnetzes, auf Koordinations- und Zeitaufwand und schließlich auf Kompetenz.

Ambulante Hospizdienste, die 2001 im Sozialgesetzbuch V einen Platz in der Förderung durch die Krankenkassen gefunden haben, setzen zunächst bei diesen sehr lückenhaften Versorgungssituationen an und übernehmen Aufgaben in den Bereichen Beratung, Koordination und lebenspraktische Unterstützung, insbesondere im Hinblick auf das bürgerschaftliche Engagement. In Deutschland gibt es etwa 1.500 ambulante Hospizdienste. Die Zahl der Ehrenamtlichen wird auf mehr als 120.000 geschätzt.

Definition ambulanter Hospizarbeit

Die geltenden Rahmenvereinbarungen auf Bundesebene zu § 39a halten fest: »Ziel der ambulanten Hospizarbeit ist es, die Lebensqualität sterbender Menschen zu verbessern. Im Vordergrund [...] steht die ambulante Betreuung mit dem Ziel, sterbenden Menschen ein möglichst würdevolles und selbstbestimmtes Leben bis zum Ende zu ermöglichen sowie die Familie in diesem Prozess zu begleiten, zu entlasten und zu unterstützen. Die Wünsche und Bedürfnisse der sterbenden Menschen und ihrer Angehörigen stehen im Zentrum der Hospizarbeit. Wesentlicher Bestandteil ist das Engagement Ehrenamtlicher. Durch ihr qualifiziertes Engagement leisten sie ebenso wie professionelle Mitarbeitende einen unverzichtbaren Beitrag zur Teilnahme des sterbenden Menschen und der ihm nahe Stehenden am Leben« (Rahmenvereinbarung, Präambel).

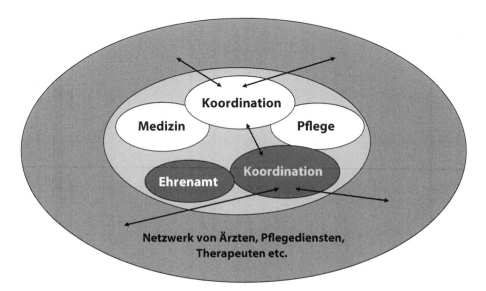

Abb. 7.1: Der innere Kreis kennzeichnet die Leistungen der SAPV, nämlich medizinische, pflegerische und koordinatorische Aufgaben, darunter die Bestandteile von ambulanten Hospizdiensten gemäß § 39a Abs. 2 SGB V. Im äußeren Kreis, der die Basis bildet, ist die AAPV dargestellt

Qualifizierung

Die Dienste müssen, wollen sie gefördert werden, mit palliativ-medizinisch erfahrenen Pflegediensten und Ärzten zusammenarbeiten. Auch müssen sie unter der fachlichen Verantwortung einer qualifizierten Person stehen, die über mehrjährige Erfahrung in der palliativ-medizinischen Pflege oder über eine entsprechende Weiterbildung verfügt und eine Weiterbildung als verantwortliche Pflegefachkraft oder in Leitungsfunktionen nachweisen kann. Der ambulante Hospizdienst erbringt palliativ-pflegerische Beratung durch entsprechend ausgebildete Fachkräfte und stellt die Gewinnung, Schulung, Koordination und Unterstützung der ehrenamtlich tätigen Personen, die für die Sterbebegleitung zur Verfügung stehen, sicher (§ 39a Abs. 2 SGB V).

Zum ambulanten Hospizdienst gehört neben einer Gruppe von mindestens 15 qualifizierten Ehrenamtlichen, die im häuslichen Bereich, zu dem auch die stationären Pflegeeinrichtungen zählen, tätig sind, mindestens eine halbtags tätige Einsatz- oder Koordinationskraft. Diese muss zusätzlich zur Palliative-Care-Schulung, bestehend aus 120 (psychosoziale Berufsgruppen mit Hochschulabschluss) oder 160 Stunden (bei Pflegekräften), drei Wochen Qualifizierungskurse in Koordination und Leitungskompetenz sowie Berufserfahrung vorweisen (Rahmenvereinbarung § 5).

Leistungen der Hospizdienste

Nach § 39a Abs. 2 SGB V und dessen Rahmenvereinbarungen von 2010 sind die zentralen Leistungen der Hospizdienste die ehrenamtliche Sterbebegleitung (einschließlich Gewinnung, Schulung, Begleitung und Koordination der Hospizhelfer), die Vernetzung mit medizinisch-pflegerischer Kompetenz (SAPV und Pflegedienste) sowie palliativ-pflegerischer Beratung – mehr im Sinne von sozial-pflegerischer als gezielt palliativ-fachpflegerischer Beratung, Behandlung und Begleitung! Die gewachsenen Strukturen zeigen, dass:

- viele Hospizdienste aufgrund der unsicheren Förderung nur sehr zögerlich Koordinationsfachkräfte einstellen, Ehrenamtliche deshalb in einer sensiblen Entwicklungsphase lange Zeit sich selbst überlassen bleiben,
- Fachpflegekräfte als Koordinatoren sehr bald feststellen müssen, dass eine gute und beständige Stützung des Ehrenamtes Zeit, Kraft und berufliche Qualifikation benötigt, aber vor allem keine ausreichende Zeit für die notwendige palliativfachpflegerische Beratung bleibt,
- psychosoziale Berufsgruppen als Koordinationsfachkräfte eine bunte Mischung von beruflichen Hintergründen mitbringen, was sicherlich bereichernd ist, allerdings auch mit sich bringt, dass keinerlei homogener Ansatz möglich ist.

Fazit: Es gibt ambulante Hospizdienste nach § 39a Abs. 2 SGB V, die:

- noch keine sind (!), obwohl sie weit mehr als 15 Ehrenamtliche im Einsatz haben, da sie keine Koordinationskräfte anstellen,
- geleitet werden von Palliative-Care-Pflegefachkräften (monoprofessionell, Pflege),
- geleitet werden von psychosozialen Palliativfachkräften (monoprofessionell, sonstige),
- fachpflegerische, allgemeine Palliativberatung ergänzend zu qualifizierter Koordination durch psychosoziale Berufsgruppen anbieten (multiprofessioneller ambulanter Hospiz- und Palliativberatungsdienst).

Es gibt sicherlich noch viele andere Varianten auf diesem sehr lebendigen, bewegten Feld. Die Einführung der SAPV im Jahr 2007 hat in Deutschland deutlich gemacht, dass § 39a Abs. 2 SGB V keine spezialisierte, fachpflegerische Beratung begründen kann. Freilich bleibt weiterhin nicht nur die AAPV ungeregelt, sondern auch die fachpflegerische und psychosoziale Qualität in den ambulanten Hospizdiensten. Auch nach der Erfahrung im Christophorus Hospiz Verein in München ist es realistisch, dass ein SAPV-Team (seit Oktober 2009) von 8 Vollzeitkräften etwa 250 Patienten im Jahr betreuen kann. Mindestens, zugegebenermaßen vage geschätzt, doppelt so viele Menschen benötigen allerdings ebenso palliative Beratung und Begleitung durch ambulante Hospizdienste, da sie die strengen Kriterien für die SAPV nicht erfüllen, die AAPV-Möglichkeiten aber übersteigen. Ambulante, multiprofessionelle Hospizdienste (sog. ambulante Hospiz- und Palliativberatungsdienste) tragen über durchschnittlich zwei bis drei Monate, also etwa die dreifache Zeitspanne gegenüber der bei SAPV-Teams, zur Lebensqualität der Patienten bei. Im Einzelfall helfen sie sogar, SAPV zu vermeiden, da es durch präventive Maßnahmen gar nicht zu heftigen Krisen kommt.

Ehrenamtliche Helferinnen und Helfer sind ein großer Schatz, da sie die natürliche, alltägliche Lebenswelt mit sich bringen, die sich in achtsamer Mitmenschlichkeit einbringen sollte – nicht als kostengünstiger Ersatz für fachliche und regelmäßige Leistungen (z. B. pflegerisch oder hauswirtschaftlich). Gerade darin liegt für viele Patienten und ihre Angehörigen eine wesentliche Hilfe in der letzten Lebensphase: Es geht um eine Signalwirkung: »In dieser Gesellschaft bin ich anderen etwas wert – nicht nur, wenn ich dafür bezahlen kann, auch wenn ich schwerkrank bin oder dem Tod nahe.« Dieses Hoffnungselement sollte nicht unterschätzt werden, weit über die konkrete Hilfestellung hinaus – auch im Hinblick auf die beteiligten beruflich Tätigen. Auch sie leiden nämlich unter der sozialen Isolierung ihrer Hilfeleistung! Im Besonderen gilt das für die Pflegekräfte in stationären Hospizen, auf Palliativstationen und in Altenpflegeeinrichtungen.

Ehrenamtliche Sterbe- und Lebensbegleitung kann durchaus sehr praktische Unterstützung leisten, aber nicht für den Abbau oder Ersatz von professionellen Diensten herhalten. Ihre Qualität besteht gerade nicht in der Professionalisierung (vgl. Klie et al. 2019). Die Rahmenvereinbarung führt aus: »Die Tätigkeit der Ehrenamtlichen erstreckt sich insbesondere auf Aufbau einer vertrauensvollen Beziehung, Begleitung der sterbenden Menschen sowie deren Angehörigen und Bezugspersonen, Hilfen beim Verarbeitungsprozess in der Konfrontation mit dem Sterben, Unterstützung bei der Überwindung von Kommunikationsschwierigkeiten, Hilfe bei der im Zusammenhang mit dem Sterben erforderlichen Auseinandersetzung mit sozialen, ethischen und religiösen Sinnfragen« (Rahmenvereinbarung § 3 Abs. 4). Insbesondere die psychosozialen und spirituellen Kompetenzen in der Begleitung können von Hospizdiensten beigetragen werden.

Bei aller Euphorie um eine der größten Bürgerbewegungen wird es in den nächsten Jahren der Konsolidierung und weiteren Integration in die bestehenden Systeme darum gehen, dass die großen Schätze des Ehrenamtes gut koordiniert werden (Raischl 2012b).

Vernetzungsqualität

Hospizdienste sind mit den lokalen Netzwerken von Hospiz- und Palliativversorgung vernetzt, also auch immer gute Anlaufstellen für Beratung. Ihre Leistungen sind, wenn die psychische Schwelle überschritten werden kann, niederschwellig abzurufen. Diese sind für die Betroffenen nicht mit Kosten verbunden und müssen auch nicht verordnet werden. Konzeptionell ist eine sehr enge Zusammenarbeit von SAPV und Hospizdiensten wünschenswert (► Abb. 7.1). Erst die nächsten Jahre werden zeigen, inwieweit diese Kooperationen auch zu verlässlichen Strukturen der abgestimmten Hilfeleistung führen werden. Die Aufgabe der Koordination wird gelingen, wenn diese Drei – AAPV, ambulante Hospiz- und Palliativberatungsdienste und SAPV-Teams – in gegenseitiger Abstimmung und im Dialog mit den Betroffenen diese Funktion flexibel und verlässlich klären können. Die Koordinationsfachkräfte der ambulanten Hospizdienste garantieren eine über den Fall einer spezialisierten Versorgung hinaus qualifizierte Beratung und Vernetzung.

Ambulante Hospizarbeit und Soziale Arbeit

Soziale Arbeit steht als Profession für die ganzheitliche und multiperspektivische Sichtweise. Die Selbstbestimmung und das Selbstmanagement der betroffenen Klienten sollen auch in dieser sehr speziellen Endphase des Lebens bewahrt werden. Es gehört zur Hauptaufgabe von Sozialer Arbeit, die Koordination im Sinne einer Förderung und zugleich Abstimmung der Selbsthilfekräfte in einem Patientensystem mit den zur Verfügung stehenden fachlichen Hilfen abzugleichen (vgl. Rahmenvereinbarung § 4 Abs. 3).

Hospiz- und Palliative-Care-Mitarbeitende werden gut darauf achten müssen, dass sie das Sterben in der Gesellschaft nicht zu einer Spielwiese für Besserwisser, Selbstheiler, missionarische Pseudo-Erlöser in Laien- oder Profigewand verkommen lassen, sondern die Haltung der Hochachtung vor den Betroffenen aufbringen, selbst vor deren nicht selten zerbrochenen und verstrickten privaten Bezugssystemen.

Palliative Care ohne diese gesellschaftliche Rückbindung könnte sehr schnell zu einer vertieften Entfremdung von Leben und Sterben beitragen, was den Motiven der internationalen Hospizbewegung geradezu konträr gegenüberstünde. Der Erfolg von Palliative Care beruht wesentlich auf der Verbindung von fachlich optimaler Hilfe mit bürgerschaftlichem Engagement und Stärkung der Eigenverantwortung sowie einer Selbstbestimmung, die das fürsorgliche Gegenüber nicht ausgrenzt, sondern einbezieht, und zu geteilter Verantwortung beiträgt.

Neben der psychosozialen Beratung und Begleitung, einschließlich der sozialrechtlichen Unterstützung, möchte ich die für Betroffene so zentrale Frage der Gestaltung von Übergängen in den Versorgungssektoren hervorheben. Sterben ist ähnlich dem Geborenwerden ein fundamentaler Lebensübergang, eine Schnittstelle, vielleicht die Schnittstelle schlechthin im menschlichen Leben. Betroffene Kranke sprechen vom *Heimgehen* – und es schwingt die geballte Unsicherheit, aber auch häufig stille Sehnsucht eines so gewagten Übergangs mit.

Besondere Berücksichtigung sollte die Unterstützung für die Familie, die Angehörigen und Freunde finden, insbesondere die Hauptbetreuungspersonen im häuslichen Bereich sowie die Aspekte der engen Zusammenarbeit von Basis- und Spezialversorgung. Die Vermeidung von Krankenhausaufenthalten ist ein wichtiges, allerdings kein absolutes Ziel.

In Palliative Care spielen die Coaching-Funktion im Sinne einer Vernetzung aller wirkenden Kräfte, die Priorisierung der anliegenden Probleme, die Planung der Hilfen und Interventionen mit dem Ziel der bestmöglichen Lebensqualität des Patienten eine zentrale Rolle. Für den Coach ist das Entscheidende, für das individuelle *Spielfeld* die nötigen Ressourcen zu erschließen und zur Verfügung zu stellen. So sollen sich Menschen entfalten können, womöglich mit dem Ziel der Linderung aller belastenden Symptome und einer Verbesserung der Lebensqualität der Hauptbetroffenen (vgl. Raischl 2003). Dies ist ganz sicher eine Stärke der Profession der Sozialen Arbeit, getragen von der Intuition für das, was passt. Die passgenaue Hilfe (*matching*) für die so individuell geprägten Szenarien der letzten Lebens- und Abschiedsphase kann ein wesentlicher Beitrag Sozialer Arbeit in Palliative Care und ambulanter Hospizarbeit sein.

Ausblick

Die nächsten Jahre werden zeigen, wie die einzelnen Bundesländer, insbesondere die jeweiligen Verbände der Krankenkassen sowie die verantwortlichen Träger, die Versorgung von Palliativpatienten zwischen allgemeiner und spezialisierter Hilfe umsetzen und voranbringen werden. Die aus dem Konzept von Palliative Care gespeiste Vision eines Teams, die eine ganzheitliche Sichtweise widerspiegelt, wird auch davon leben, dass sich Fachkräfte Sozialer Arbeit in die regionalen und lokalen Netzwerke einschalten, sie pflegen und weiterentwickeln.

Die fachlichen Voraussetzungen Sozialer Arbeit sind geeignet, auf wichtigste Bedürfnisse von Schwerstkranken und Sterbenden zu antworten. Soziale Arbeit wird nicht nur in der ambulanten Hospizarbeit, sondern auch in der Vernetzung von Hospizdiensten, AAPV und SAPV dringend gebraucht.

Zusammenfassend stelle ich fest, dass ambulante Hospizarbeit sich im Netz der Versorgung von Palliativpatienten in den letzten 20 Jahren zu einer festen Größe entwickelt hat, dort einen weder von AAPV noch von SAPV vertretenen Platz einnimmt und für beide ein wichtiger Partner in der Versorgung sein kann. Sie steht für eine kontinuierliche und organisierte gesellschaftliche Integration des Themas und gegen eine Absonderung des Sterbens. Diese Entwicklung hat das Hospiz- und Palliativgesetz des Jahres 2015 konsequent fortgesetzt. (vgl. Deutscher Bundestag 2015). Soziale Arbeit sollte aufgrund ihrer fachlichen Schwerpunkte dabei eine zentrale Rolle in Praxis und Weiterentwicklung übernehmen. Eine ideale Weiterentwicklung wäre es, SAPV flächendeckend auszubauen, die AAPV fachlich und finanziell zu stärken sowie die ambulanten Hospiz- und Palliativberatungsdienste multiprofessionell zu besetzen. Der gesetzliche Auftrag von § 39a Abs. 2 SGB V, der von palliativpflegerischer Beratung spricht, muss auch 10 Jahre nach Einführung der SAPV neu definiert und umgesetzt werden.

Weiterführende Literatur

Gronemeyer R (2007) Sterben in Deutschland – Wie wir dem Tod wieder einen Platz in unserem Leben einräumen können. Frankfurt a.M.: S. Fischer Verlag.

Schneider W (2010) Der Umgang mit Sterben als gesellschaftspolitische Herausforderung – Zur Bedeutung ambulanter Hospizarbeit. Festvortrag am 08.10.2010 (http://www.dhpv.de/ak tuelles_ehrenpreise_2010/articles/ehrenpreis_2010_vortrag.html, Zugriff am 06.05.2020).
Seul M (2007) Ein Abschied in Würde. Sterbebegleitung, Hospiz, Palliativbetreuung. München: Knaur.
Student J-C, Mühlum A, Student U (2016) Soziale Arbeit in Hospiz und Palliative Care. München: Ernst Reinhardt.
von Hayek J (2006) Hybride Sterberäume in der reflexiven Moderne. Eine ethnographische Studie im ambulanten Hospizdienst. Studien zur interdisziplinären Thanatologie, Band 8. Hamburg: LIT.

7.1.2 Spezialisierte ambulante Palliativversorgung (SAPV)

Christian Schütte-Bäumner

Soziale Arbeit am Ende des Lebens

Am Eigensinn lebenszeitbegrenzt erkrankter, sterbender Menschen und an deren sozialem Umfeld orientierte Gestaltungsspielräume für das Ende des Lebens zu schaffen, gilt als ethische An- und Herausforderung einer Gesellschaft gleichermaßen. In diesem Zusammenhang gewinnen wohlfahrtsstaatlich gerahmte Diskussionen über chronische Erkrankungen sowie das Älterwerden zusehends an Bedeutung. Die modernen Umgangsweisen mit dem Sterben sind vor allem durch *Institutionalisierung* und *Professionalisierung* determiniert, weil überwiegend nicht mehr im privat-familiären Kontext gestorben wird. Stattdessen übernehmen immer häufiger Expertinnen und Experten die *Organisation des Sterbens am Ende des Lebens*. Unter dem Label *Palliative Care* werden Beratungs- und Behandlungsdienstleistungen zusammengefasst, die im Kontext lindernder statt heilender Fürsorge (Care Work) stehen. Werden die Konzepte *Terminal Care* und *Hospice Care* hinzugenommen, spricht man terminologisch von *End-of-Life Care*. Die Formulierung *End-of-Life Care* steht für

> »alle praktischen, politischen oder auch wissenschaftlichen Aktivitäten unterschiedlicher Akteure auf der Mikro-, Meso- oder Makroebene zur Gestaltung und Verbesserung von Lebens- und Sterbensbedingungen in einem konkreten gesellschaftlichen Umfeld. Dies schließt die Bemühungen der bürgerschaftlichen Hospizbewegung und der professionellen Leistungsanbieter ein, geht allerdings darüber hinaus und nimmt auch übergeordnete politische und wissenschaftliche Aktivitäten in den Blick« (Ewers und Schaeffer 2005, S. 7–17).

Palliative Care bezieht sich maßgeblich auf ein verändertes Behandlungs- und Versorgungskonzept im Gesundheitssystem. Wenn Heilung nicht mehr möglich ist, stehen systematische Symptomkontrolle, effektive Symptomlinderung (z. B. von Schmerzen, Atemnot und Übelkeit) sowie insgesamt die Optimierung von Lebensqualität im Vordergrund. In den Kontexten Sozialer Arbeit, die sich theoretisch sowie methodisch besonders dezidiert mit gesundheitsbezogenen, klinischen Fragestellungen auseinandersetzen, wird von einem bio-psycho-sozialen Modell ausgegangen (vgl. Pauls 2013, Schütte-Bäumner 2019). Im Unterschied zum biomedizinischen Krankheitsmodell, das den menschlichen Körper als Maschine interpretiert und Beschwerden, Schmerzen und Symptome lediglich auf organische Defekte zurückführt, greift das bio-psycho-soziale Modell – gewissermaßen als Gegenentwurf – das Zusammenspiel von individuellem Verhalten und gesellschaftlichen Verhältnissen auf. Körper, Psyche und Sozialität stehen diesem Verständnis nach in kontinuierlicher Wechselwirkung zueinander. Damit verändert sich die Haltung in Bezug auf Gesundheit und Krankheit grundlegend. Das Erkenntnisinteresse wechselt von sozialepidemiologischen Untersuchungen zur Frage, wie eine »allgemein verfügbare soziale Infrastruktur zum Betreiben des eigenen Lebens« (Steinert 2005, S. 51–67) gesellschaftlich etabliert, wie Lebensqualität in das Zentrum wohlfahrtsstaatlicher Bemühungen gerückt werden kann. Ähnlich wie es die Pionierinnen der europäischen Hospizbewegung, einerseits Cicely Saunders im Konzept des *Total Pain* (vgl. Saunders und Baines 1991; Müller 2007, S. 386–393) sowie andererseits Elisabeth Kübler-Ross im Ansatz der Sterbephasen (vgl. Kübler-Ross 2018) verdeutlichen, dass körperliche, psychische, soziale und spirituelle Aspekte als Geflecht von Schmerzerfahrung interpretiert werden sollten und dass es darum gehen muss, im Gespräch mit den Sterbenden zu sein, formuliert die Soziale Arbeit ihr Selbstverständnis vor allem in *psychosozialen Zusammenhängen*. Neben Alice Salomon, Jane Addams und Ilse Arlt sind es vor allem die Arbeiten von Mary Richmond zur methodischen Einzelfallhilfe und sozialen Diagnose, die das Social Case Work als zentrales Charakteristikum der klinischen Sozialarbeit ganz selbstverständlich ausweisen. Richmond blickt mit einem doppelten Fokus auf das Erbringungsverhältnis Sozialer Arbeit. Im Konzept des *Person-in-Environment*, also einer Interpretation sozialer Probleme auf personaler Ebene sowie auf der Ebene von Umwelt, Gesellschaft und Sozialem sieht sie stets beide Dimensionen –Verhaltens- und Verhältnisdimension – miteinander verbunden. Methodisch orientiert sich Richmond an der direkten Einzelfallhilfe, die ihre Informationen durch soziale Diagnosen in Erfahrung bringt. Soziale Fallarbeit bedeutet die Arbeit mit Einzelpersönlichkeiten, so auch mit sogenannten *hard-to-reach-clients*, in deren sozialer Umgebung wissenschaftlich zu begleiten (vgl. Pauls 2013). Dieser Aspekt, den *doppelten Fokus von Person und Situation* als grundlegenden Reflexionsrahmen klinischer Sozialarbeit in der Sozialen Arbeit anzunehmen, ist mir besonders wichtig für eine Beschreibung Sozialer Arbeit im stationären und ambulanten Versorgungssystem der Palliative Care (vgl. Schütte-Bäumner 2009).

Spezialisierte ambulante Palliativversorung (SAPV)

Dass Menschen den Wunsch formulieren, das Ende ihres Lebens zu Hause erleben und organisieren zu wollen, auch wenn eine ärztliche, pflegerische und psychosoziale Unterstützung erforderlich wird, ist mittlerweile eine verbindliche Erkenntnis in palliativer Praxis und Theorie.

> »75 % der Palliativpatienten wollen am Lebensende zu Hause versorgt werden. Ein Teil von ihnen benötigt beispielsweise aufgrund einer komplizierten Schmerz- und Symptomsituation eine besonders aufwendige Betreuung. Neben stationären Einrichtungen wie Palliativstationen und Hospizen ist deshalb ein ambulantes Palliativversorgungsangebot notwendig.« (Jansky et al. 2011, S. 165)

Im Zuge der Professionalisierung der Palliative Care, insbesondere hinsichtlich des Ausbaus der ambulanten Versorgungsstruktur für schwerstkranke Menschen und deren soziales Umfeld, hat der Gesetzgeber die infrastrukturelle Konsolidierung im »Gesetz zur Stärkung des Wettbewerbs in der gesetzlichen Krankenversicherung (GKV-Wettbewerbsstärkungsgesetz – GKV-WSG), gültig ab 1. April 2007, rechtlich geregelt (vgl. Deutscher Bundesrat 2007). Sozialrechtlich ist die SAPV im Sozialgesetzbuch V, dort in den Paragrafen 37b sowie 132d, geregelt. Hier wird auch die Verordnungsfähigkeit der SAPV durch einen Vertragsarzt oder Krankenhausarzt festgelegt. In einer entsprechenden Richtlinie hält der Gemeinsame Bundesausschuss (G-BA) die Rahmenbedingungen dieser Versorgungsleistung fest (vgl. Richtlinie zur Verordnung von spezialisierter ambulanter Palliativversorgung durch den G-BA vom 20. Dezember 2007, veröffentlicht im Bundesanzeiger 2008, S. 911). Diese beziehen sich im Wesentlichen darauf, dass Leistungen der SAPV von gesetzlich Versicherten in Anspruch genommen werden können, wenn eine nicht heilbare, fortschreitende und so weit fortgeschrittene Erkrankung vorliegt, dass dadurch die Lebenserwartung begrenzt ist und zudem die Notwendigkeit einer besonders aufwendigen Versorgung (komplexe Symptomatik) besteht, sodass eine besonders aufwendige Versorgung zu erwarten ist. Die Kostenübernahme von Leistungen der SAPV durch private Krankenversicherungen stellte sich zu Beginn der SAPV-Leistungserbringung als (noch) deutlich komplizierter dar: Privatversicherte Patienten standen grundsätzlich vor dem Problem, dass die Entscheidung einer Refinanzierung der SAPV im Einzelfall geklärt werden musste, da entsprechende Versorgungsverträge bisher fehlten. Mittlerweile kann allerdings auch hier von einer grundsätzlichen Gewährung der SAPV-Leistungen ausgegangen werden.

Im Jahr 2007 wurden Verhandlungen zwischen Leistungserbringern der SAPV (Palliativteams) und den Kostenträgern (gesetzliche Krankenkassen) aufgenommen und Verträge über die Erbringung der SAPV geschlossen, sodass die SAPV als neue, ergänzende Infrastruktur zur Behandlung und Begleitung schwerstkranker Menschen etabliert werden konnte, für die Bundesrepublik Deutschland bisher allerdings nicht flächendeckend. Vor allem in ländlichen Regionen, wie beispielsweise im hessischen Vogelsbergkreis oder der Uckermark, ist das Ziel des 2015 in Kraft getretenen Gesetzes zur Verbesserung der Hospiz- und Palliativversorgung in Deutschland (HPG) noch nicht eingelöst: Das Gesetz enthält einen umfänglichen Maßnahmenkatalog, der den flächendeckenden Ausbau der Hospiz- und Palliativversorgung in ganz Deutschland fördern soll. Insbesondere gilt dies für die strukturschwachen und ländlichen Regionen, in denen umfassende Formen hospizlich-palliativer Hilfen sichergestellt werden soll.

Als besonders entscheidendes Kriterium eines SAPV-Teams gilt die 24-Stunden-Rufbereitschaft/-Einsatzbereitschaft sowie das umfassende Qualifikationsprofil der interdisziplinär und multiprofessionell tätigen Fachkräfte. Erst durch die garantierte Erreichbarkeit einer Fachkraft des SAPV-Teams ist es möglich, akute Krisen ambulant aufzufangen und patientenorientiert zu «bearbeiten«. Eine notfallmäßige Krankenhauseinweisung kann auf diese Weise verhindert werden, was maßgeblich zur Entspannung der Gesamtsituation und zur Vertrauensbildung der Patienten beiträgt. SAPV ersetzt damit nicht bereits etablierte Versorgungssysteme der allgemeinen ambulanten Palliativversorgung (AAPV), die sich als kooperatives Netzwerk von Hausärztinnen und Hauärzten, ambulanten Hospizgruppen und -initiativen sowie Pflegediensten darstellen. Vielmehr ergänzen Interventionen der SAPV bestehende Versorgungskonzepte durch schmerztherapeutische und symptomkontrollierende, psychosoziale Begleitung schwerstkranker Menschen in ihrem sozialen Umfeld zu Hause, auch wenn es sich hierbei um ein stationäres Altenpflegeheim oder ein stationäres Hospiz handelt. SAPV wird demzufolge stets mit Blick auf und die Zusammenarbeit mit der AAPV betrieben. Damit ist die infrastrukturelle Konsolidierung der Palliative Care einen erheblichen Schritt weitergekommen, weil sich die professionelle Unterstützung auf ein medizinisch-pflegerisches Gesamtkonzept erstreckt, welches den Bereich der psychosozialen Interventionen allerdings nur gelegentlich systematisch einbezieht, denn: Für die professionelle Umsetzung ist bisher keine explizit sozialarbeiterische Kompetenz gefordert.

Zwar regen fachpolitische Stellungnahmen, so beispielsweise Forderungen der Bundesarbeitsgemeinschaft Spezialisierte Ambulante Palliativversorgung (BAG SAPV) immer wieder eine notwendige fachwissenschaftliche Auseinandersetzung zur dritten Struktur der SAPV-Leistungserbringer an, womit jenseits der medizinisch-pflegerischen Intervention eine psychosoziale Kompetenz in SAPV verbindlich etabliert werden soll.

Palliativteams ist bisher freigestellt, Sozialarbeiterinnen und Sozialarbeiter in das multiprofessionelle Team einzubinden. Aus meiner Sicht ist hier über die Zeit eine beachtliche Leerstelle entstanden, und zwar einerseits für die konkrete Praxis und andererseits für die auf Gesundheit bezogene sozialwissenschaftliche Forschung Sozialer Arbeit. Anhand des Fallbeispiels 7.1 einer älteren Patientin im Krankenhaus möchte ich im Folgenden begründen, warum der Einsatz gesundheitsbezogener, klinischer Sozialarbeit in der SAPV sowie eine begleitende empirische Untersuchung dieser Unterstützungsform notwendig ist. Welche Rolle spielt die Soziale Arbeit für den Bereich der SAPV, ein Feld, das sich als zusehends biprofessionelle Praxis entwickelt, weil sich die Leistungen der SAPV auf ärztliche und pflegerische Maßnahmen konzentrieren (Wunder 2010, S. 42 f.)?

Fallbeispiel 7.1: Überleitung vom Krankenhaus in die SAPV

Frau Anna Müller ist 75 Jahre alt und wohnt seit 40 Jahren am Stadtrand von A-Stadt. Seit sechs Jahren lebt sie verwitwet allein in einer Zweizimmerwohnung, die sie von einer kleinen Rente als Büroangestellte und ergänzender Sozialhilfe (Grundsicherung im Alter) finanziert. Zu ihren drei Töchtern, die alle im Ausland beruflich tätig sind, hat sie ein sehr gutes Verhältnis. Gemeinsame Treffen finden allerdings immer seltener statt, was sie zusehends traurig und mutlos macht. Frau Müller ist weitestgehend auf sich selbst gestellt, gelegentlich unterstützt sie eine Nachbarin. Eines Morgens rutscht Frau Müller in ihrer Küche aus und bricht sich den linken Schenkelhals. Im Krankenhaus konfrontiert sie der behandelnde Stationsarzt bereits vor der Operation des Oberschenkels mit einer schlechten Nachricht: Im Zuge der Voruntersuchungen wurde der Befund eines Bronchialkarzinoms mit ausgeprägten Metastasen (Tochtergeschwülsten) festgestellt. Die zu Rate gezogenen Onkologen schließen eine kurative Therapie (mit dem Ziel der Heilung) aus und empfehlen ein palliatives, linderndes Vorgehen. Frau Müller hatte diese Entwicklung bereits seit langem befürchtet, weil sie immer häufiger unter Symptomen wie Husten, Luftnot, Schmerzen und Appetitlosigkeit litt. Nach der Operation entscheidet sich Frau Müller gegen weitere onkologische (Chemo-)Therapien sowie gegen eine Anschlussheilbehandlung, hadert aber mit ihrem Schicksal. Trotz der großen psychischen Belastung und zunehmender Symptome ist ihr größter Wunsch, zu Hause in ihrer gewohnten Umgebung zu sein. Die älteste Tochter ist bereits eingetroffen, begleitet ihre Mutter nach Hause und unterstützt sie bei der Organisation des häuslichen Verbleibs. Sie folgt dem Rat der Krankenhaussozialarbeiterin und kontaktiert das örtliche SAPV-Team, nachdem sie zuvor ausführlich mit dem Hausarzt ihrer Mutter über diese Versorgungsform gesprochen und dieser eine entsprechende Verordnung der SAPV vorgenommen hat. Einen Tag später kommt der Sozialarbeiter gemeinsam mit einer ärztlichen Kollegin des ambulanten Palliativteams (SAPV) zum Erstbesuch, um die aktuelle Situation zu besprechen. Zunächst geht es um eine umfassende Schmerztherapie mit unterschiedlichen Analgetika (Schmerzmitteln). Sodann kommen sie überein, dass mit Unterstützung des Sozialarbeiters ein Antrag auf Leistungen der Pflegeversicherung gestellt wird. Ebenfalls werden Hilfsmittel, wie ein Toilettenstuhl und ein Rollator, von ihm organisiert und er nimmt Kontakt mit einem Pflegedienst auf, der Frau Müller wenige Tage später grundpflegerisch betreuen wird. Im Verlauf der nächsten Tage finden auf Wunsch von Frau Müller weitere Gespräche alternierend mit dem Sozialarbeiter und einer Palliative-Care-Pflegekraft des ambulanten Palliativteams statt, weil sie über ihre Angst vor dem Sterben sprechen möchte, was sie allerdings nicht wortwörtlich mitteilt, sondern indirekt und andeutungsweise. Ziel Sozialer Arbeit in dieser Versorgungssituation ist es, sowohl den individuellen Leidensdruck von Frau Müller, auch in Bezug zum familiären System, durch eine *empathische Gesprächsführung* aufzugreifen als auch die unterschiedlichen, bereits vom Krankenhaussozialdienst durch eine Sozialberatung aufgeworfenen Unterstützungsformen zu *koordinieren* (vgl. Rogers 1995, Müller 2017). Es kommen Methoden der psychosozialen Anamnese und Begleitung (▶ Kap. 8.1), aber auch der sozialrechtlichen Beratung (▶ Kap. 8.2) zum Einsatz. Grundsätzlich ist eine *doppelte Aufmerksamkeit* erforderlich, um psychosoziale Unterstützungsprozesse in der SAPV professionell zu entwickeln. Es geht immer um beide Perspektiven: *Person und Situation*. Auf diese Weise ist es erst möglich, an das sozialwissenschaftlich fundierte Konzept der *Reflexivität* (Cremer-Schäfer 2008, S. 161–178; Cremer-Schäfer 2010, S. 239–246) anzuschließen. Zugleich kann die Traditionslinie (psycho)therapeutischer Sozialarbeit (vgl. Deloie 2011) im Rahmen *klinischer Sozialarbeit* (in Bezug auf *Fallintervention* und *sozialarbeiterische Konzeptentwicklung*) angemessen genutzt werden.

Soziale Arbeit und SAPV: Beratung und Koordination

Am Beispiel der Situation von Frau Müller lässt sich zusammenfassen, dass das Handlungsspektrum Sozialer Arbeit in einem durchaus spezialisierten Bereich der Palliative Care im Sinne einer spezialisierten Generalistin (vgl. Wasner 2011a, S. 116–

119) erforderlich ist, wenn es darum geht, soziale Hilfen am Bedarf der Patientin abzustimmen. Dieser Aspekt ist aufgrund der erfahrungsgemäß kurzen Verweildauer der Patienten in der SAPV-Versorgung besonders wichtig. Meine Erfahrungen beziehen sich einerseits auf die psychosoziale Praxis im PalliativTeam Frankfurt gGmbH sowie auf entsprechende Forschungsarbeiten (vgl. May und Schütte-Bäumner 2019; Schütte-Bäumner 2017). Im Durchschnitt beträgt die Versorgungszeit der Patienten ab Aufnahme bis zum Versterben ca. 24 Tage[1]. Die hierfür notwendigen Handlungsschritte werden in einem Planungsprozess in eine logische Reihenfolge gebracht. Bevor beispielsweise Situationen eingeschätzt und bewertet werden können, also soziale Diagnosen erstellt werden, um daraufhin konkrete Maßnahmen durchzuführen, ist es notwendig, Informationen, die die Krise charakterisieren, zusammenzutragen. Dies ist auch unter dem Begriff *(psychosoziale) Anamnese* bekannt. Burkhard Müller (2017) hat diesen Viererschritt in seinem Konzept der *multiperspektivischen Fallarbeit* detailliert erläutert.

Andererseits ist eine spezialisierte sozialdiagnostische Kompetenz erforderlich, sodass die biopsychosoziale Falldynamik angemessen erschlossen werden kann. Die massive Symptomlast von Frau Müller macht eine empathische, dialogische Haltung der Fachkräfte Sozialer Arbeit erforderlich (vgl. Straumann 2007). Eng verbunden mit dieser Grundhaltung der Empathie ist der personenzentrierte Gesprächsführungsansatz nach Carl R. Rogers. Den Fokus im Beratungsgespräch auf eine, wie ich es nenne, *unvoreingenommene Achtsamkeit* zu lenken, charakterisiert ein zentrales Moment dieses Beratungskonzepts. Auf diese Weise wird es möglich, in enger Zusammenarbeit mit anderen Fachkräften in klinischen Kontexten, die existenziellen Krisenverläufe und die häufig als bedrohlich erlebte Auseinandersetzung mit dem Ende des Lebens behutsam, aber auch systematisch aufzugreifen und im Sinne einer ressourcenorientierten Hilfeplanung zu bearbeiten. In der Begleitung schwerstkranker, sterbender Menschen und ihrer Zugehörigen, muss es Sozialer Arbeit ein besonderes Anliegen sein, das Selbstbestimmungsrecht und den Eigensinn der Menschen zu würdigen. Im Dialog zu sein, erscheint hierbei Herausforderung, Ziel und Haltung zugleich.

Weiterführende Literatur

Schütte-Bäumner C (2017) Psychosoziale Arbeit in der spezialisierten ambulanten Palliativversorgung. Umsorgende Netzwerke gestalten, dialogisch beraten. Die Hospiz-Zeitschrift 73 (2): 24–27.
Schütte-Bäumner C (2019) Handlungswissen und Methodenkompetenz gesundheitsbezogener Sozialer Arbeit. In: Dettmers S, Bischkopf J (Hrsg.) Handbuch gesundheitsbezogene Soziale Arbeit. Ernst Reinhardt Verlag. S. 65–72.

---

1 Ich danke meiner Kollegin Almut Stolte aus dem Sozialdienst des PalliativTeam Frankfurt gGmbH für die aktuellen Angaben aus dem Jahr 2019.

7.2 Stationärer Bereich

7.2.1 Palliativstation

Karla Steinberger

Allgemeine Definitionen

>»Das Sterben wird meist aus dem Lebensalltag ausgegliedert und findet in den Gedanken der Menschen keinen Platz.« (Student et al. 2004, S. 14)

Um die vielfältigen Probleme und Herausforderungen einer Palliativstation zu verstehen, ist zu Beginn ein kurzer Einblick in die vorherrschenden Strukturen hilfreich.

Eine Palliativstation ist eine an ein Krankenhaus angebundene Station, die schwerstkranke Menschen mit unterschiedlichen Krankheitssymptomen aufnimmt und betreut. Oberstes Ziel ist dabei das Erreichen einer guten Symptomkontrolle, um Lebensqualität für die Patient*innen und ihrem sozialen Umfeld zu schaffen. Die durchschnittliche Aufenthaltsdauer beträgt 14 Tagen, eine Entlassung zurück in das häusliche Umfeld bzw. in eine pflegereische Einrichtung wird anangestrebt, eine erneute Aufnahme bei Symptomverschlechterung ist möglich.

Die Voraussetzungen für eine stationäre Aufnahme sind in der nachfolgenden Liste am Beispiel der Palliativstation am Klinikum der LMU, Campus Großhadern zusammengefasst und sollen den Patient*innen, ihren Zugehörigen und den überweisenden Ärzt*innen als Orientierungshilfe dienen.

Aufnahmekriterien

- Es liegt eine fortgeschrittene progrediente Erkrankung mit begrenzter Lebenserwartung vor, die einer palliativmedizinischen Behandlung inkl. qualifizierter Palliativpflege bedarf. Eine Festlegung auf bestimmte Krankheitsbilder besteht nicht.
- Eine medizinische Indikation (Symptomkontrolle) und/oder eine psychosoziale Indikation liegen vor.
- Die Lebensqualität kann nur mit Maßnahmen der Palliativstation verbessert oder erhalten werden; dies kann auch eine Behandlung und Begleitung in der Terminalphase einschließen.
- Die Patient*innen ist mit der Aufnahme auf der Palliativstation einverstanden und ist darüber aufgeklärt, dass keine kurative Therapie mehr möglich ist und in der Regel keine lebensverlängernden Therapien (einschließlich sogenannter palliativer Chemotherapien) erfolgen.
- Die Patient*innen und die Angehörigen sind vor Aufnahme auf die Palliativstation darüber informiert worden, dass nur eine begrenzte Aufenthaltsdauer geplant ist und eine Entlassung nach Hause oder in eine andere Einrichtung nach Besserung oder Stabilisierung der Beschwerden angestrebt wird.

- Es werden in der Regel nur erwachsene Patienten betreut.
- Patient*innen aus der ambulanten Versorgung haben Vorrang vor stationären Patient*innen.

Neben den häufig sehr ausgeprägten medizinischen Symptomen spielt auch eine Vielzahl an psychosozialen Problemen eine wesentliche Rolle, die sich gegenseitig bedingen und nicht voneinander trennbar sind.

Die medizinischen Gründe, die sich dabei in den Vordergrund drängen, machen es nicht immer leicht, die schwerstkranken Menschen als Ganzes zu sehen und nicht den Blick auf die Krankheit zu reduzieren. Um ein breitgefächertes Angebot für die Patient*innen und deren Zugehörigen anzubieten, kann eine Mischung von Begleiterinnen aus verschiedenen Berufsgruppen hilfreich sein. Multiprofessionelle und interdisziplinäre Zusammenarbeit ist gefordert, um Probleme zu erkennen, anzusprechen und einen Beitrag zur Verbesserung leisten zu können. *Interdisziplinär* bedeutet in diesem Zusammenhang eine fachübergreifende Zusammenarbeit verschiedener medizinischer Disziplinen, zum Beispiel von Internist*innen, Neurolog*innen, Anästhesist*innen, Strahlentherapeut*innen usw.

Die *Multiprofessionalität* beinhaltet hingegen die Zusammenarbeit verschiedener Berufsgruppen, die auf einer Palliativstation gefordert sind. Die Abgrenzung der einzelnen Berufsgruppen ist klar definiert, der fließende Übergang der einzelnen Berufsgruppen kann jedoch in der Begleitung der Patient*innen zu einer mangelnden Trennschärfe führen.

Das Palliativteam

Das Team der Palliativstation setzt sich neben den Pfleger*innen und Ärzt*innen aus verschiedensten Berufsgruppen zusammen. Es sind die Psycholog*innen, die Sozialarbeiter*innen, Athemtherapeut*innen, Seelsorger*innen und Physiotherapeut*innen die gemeinsame als Unterstützung dienen und einen sehr wichtigen Aspekt bei der Begleitung leisten. Während des stationären Aufenthaltes kommt es zu einer gleichberechtigten Herangehensweise der verschiedenen Berufsgruppe in der Begleitung der Patien*innen. Patient*innen fühlen sich dadurch geborgen und haben, oft erstmalig seit Krankheitsbeginn, das Gefühl, als Mensch im Vordergrund zu stehen und nicht als eine Aneinanderreihung von Symptomen gesehen zu werden.

Weitere Versorgung

Bei den Sozialarbeiter*innen liegt die Letzverantwortung desweiteren Versorgungsprozesses, bestehend aus der Planung, Sicherung und der Bereitstellung von Dienstleistungen. Von Sozialarbeiter*innen werden neben den Qualitäten als Beraterin vor allem auch die Fähigkeiten als Koordinatorin und Moderatorin gefragt. Sozialrechtliche Fragestellungen nehmen dabei einen wesentlichen Teil der Arbeit ein, wechseln aber im Beratungsgespräch immer wieder mit der Thematsierung von allgemeinen Ängsten und Sorgen.

Bei einer durchschnittlichen zweiwöchigen Aufenthaltsdauer müssen schon kurz nach erfolgter Aufnahme mit den Patient*innen Überlegungen zur weiteren Versorgung angesprochen und geplant werden. Das hohe Maß an Betreuung und Versorgung, das Patient*innen auf einer Palliativstation erfahren, macht es den Sozialarbeiter*innen häufig nicht leicht, die weitere Versorgung anzusprechen und zu planen. Um Patient*innen und deren Zugehörigen dennoch ein Gefühl der Sicherheit und Geborgenheit zu vermitteln, kann als erster Schritt die Erstellung einer Checkliste hilfreich sein. Zusammengefasst ergeben sich die nachfolgenden Punkte, die patientenunabhängig bei einer Entlassung ins häusliche Umfeld durchgesprochen werden sollten.

Checkliste Entlassmanagement

- Leistungen aus der Pflegeversicherung (Pflegeschnelleinstufung)
- Ambulanter Pflegedienst
- Pflegehilfsmittel
- Hausarzt
- Hausnotruf
- Spezialisierte ambulante Palliativversorgung (SAPV)
- Ambulanter Hospizdienst
- Ggf. Hospizanmeldung für den stationären Bereich
- Vorsorgevollmacht/Patientenverfügung/BVP (Behandlung im Voraus planen)
- Weitere psychosoziale Anbindung
- Hilfestellung bei sozialrechtlichen Fragestellungen

Hinzu kommt ein individueller Bedarf, der auf die jeweiligen Patient*innen abgestimmt werden muss und die eigentliche Herausforderung bei der Entlassung darstellt. Der Planungsaufwand für die häusliche Versorgung ist, gemessen an der Aufenthaltsdauer, nicht selten unverhältnismäßig hoch, rechnet man die Gesprächszeit mit den Angehörigen ein.

Probleme ergeben sich nicht zuletzt aus den unterschiedlichen Versorgungsstrukturen der jeweiligen Regionen und der Bereitschaft/Fähigkeit des näheren sozialen Umfelds, die komplexen Versorgungskonstrukte mit zu tragen. Der häufigste Grund für ein Scheitern der häuslichen Versorgung liegt darin, dass viele der Angehörigen beruflich sehr eingespannt sind und damit den zeitlichen Aufwand, den die Betreuung fordert, gar nicht leisten können. Es stellt sich die Frage, warum die meisten Patientinnen erst zu so einem späten Zeitpunkt auf die Palliativstation kommen, wo das Ziel der Symptomkontrolle und der damit verbundenen Verbesserung der Lebensqualität doch klar definiert ist. Wo liegen die Vorbehalte? Ist es nur die Angst davor, die Endlichkeit zu akzeptieren, oder spielt vielmehr die Konfrontation mit anderen schwerstkranken Menschen eine Rolle? Der nachfolgende Fall soll darstellen, mit welchen Schwierigkeiten eine Entlassung verbunden sein kann.

Fallbeispiel 7.2

Herr P. (türkischer Staatsbürger) war gerade mal 29 Jahre alt und hatte seine Heimat vor drei Jahren verlassen, als er kurz nach seinem Geburtstag die erschütternde Diagnose eines Hirntumors bekam. Geahnt hatte er schon seit einigen Monaten, dass irgendetwas mit ihm nicht stimmte, war aber durch seinen Alltag gut eingespannt und konnte diese Gedanken daran erfolgreich verdrängen.

Die Diagnose war eindeutig und erfüllte die gesamte Familie mit Angst, Wut und Verzweiflung zugleich. Eine Krankschreibung folgte auf die andere und machte Herrn P. sehr schnell klar, dass er auch der Rolle des Familienvaters nur noch bedingt gerecht werden konnte. Herr P. brauchte zunehmend mehr Hilfe im Alltag und konnte nur noch teilweise allein zu Hause sein. Er spürte, dass er zunehmend eine Belastung für seine Ehefrau und vor allem auch für seine beiden Kinder darstellte. Der intensive Familienzusammenhalt ermögichte es jedoch allen Familienmitgliedern möglichst lange »die Normalität« aufrechtzuerhalten.

Der Hausarzt von Herrn P. erkannte die Not der Familie und empfahl eine stationäre Aufnahme auf eine Palliativstation. Herr P. wurde kurze Zeit später in einem reduzierten Allgemeinzustand und mit starken Kopfschmerzen auf die Palliativstation aufgenommen. Das Ziel einer Entlassung nach Hause wurde mehrfach von dem Patienten, seinen Eltern und Geschwistern angesprochen, die Ehefrau hingegen begegnet diesem Wunsch mit Angst und Sorge.

Kurze Fallzusammenfassung:

- 30-jähriger türkischer Patient mit einem Glioblastom
- Ehefrau hat den Patienten bis dato zu Hause versorgt, arbeitet im Schichtdienst
- 2 Kinder (5 und 8 Jahre)
- Eltern und Brüder des Patienten leben in der Nähe
- Symptome bei Aufnahme: reduzierter Allgemeinzustand, Kopfschmerzen,
- wesensverändert, intermittierend, verwirrt
- Situation: Patient will nach Hause, Ehefrau kann sich dies nicht vorstellen

Aus Sicht der Sozialarbeit ist grundsätzlich eine Entlassung zurück ins häusliche Umfeld denkbar, zumal der stationäre Aufenthalt auf der Palliativstation eine deutliche Besserung der Symptome bei Herrn P. bewirkt hatte. Bezogen auf das Fallbeispiel 7.2 sollten daher folgende Fragen angesprochen und geklärt werden:

Psychosoziale Fragestellung:

- Wie steht die Familie (Kinder) hinter dem Wunsch des Patienten, nach Hause entlassen zu werden?
- Räumliche Möglichkeiten?
- Welche Versorgung kann wohnortnah geleistet werden (Pflegedienst, Hausarzt, SAPV, Physiotherapie, Hospizdienst etc.)?
- Welche Hilfsmittel sind notwendig?
- Wer leistet was (Telefonate/Anträge bei den Kostenträgern)?

- Wie kann die ganze Familie unterstützt werden – wo gibt es Unsicherheiten, Ängste?

Anhand der daraus abgeleiteten Herangehensweise und unter Zuhilfenahme der vorhandenen Checkliste wurde für die Familie schnell klar, wo die Zuständigkeitsbereiche liegen und in welchem Umfang die jeweilige Beteiligung bei der häuslichen Versorgung liegen muss.

Herangehensweise/weitererVerlauf

- Empfehlung: stationäres Hospiz, was für die Ehefrau nach einem Besuch dort gut vorstellbar ist, aber nicht für die restliche Familie des Patienten
- Ehefrau (Vorsorgevollmacht): »Wenn mein Mann ins Hospiz geht und dort schnell stirbt, wird mir seine Familie immer Stress machen.«
- Gespräche mit der Familie des Patienten über andere Versorgungsmöglichkeiten, vor allem über einen möglichen Beitrag der einzelnen Familienmitglieder
- Patient zieht zu seinen Eltern in die Wohnung, alle Familienmitglieder leisten ihren Beitrag zur Betreuung des Patienten (SAPV-Team, ambulanter Hospizdienst, Pflegehilfsmittel, aber kein ambulanter Pflegedienst)
- Wenn die Ehefrau frei hat, holt sie ihren Mann zu sich nach Hause
- Psychologische Betreuung für die Kinder
- Parallel dazu Voranmeldung in einem stationären Hospiz

Wie das Fallbeispiel 7.2 verdeutlicht, spielen gerade kulturelle Aspekte eine nicht unerhebliche Rolle und bedürfen viel Feingefühl, um eine Versorgungsstruktur zu schaffen, die für alle Beteiligten gut tragbar ist. Die Planung einer lückenlosen Betreuung ist dabei erlässlich und verdeutlicht bereits im Vorfeld die möglichen Schwierigkeiten.

Herr P. konnte für einen längeren Zeitraum zu Hause von seiner Familie betreut werden, bis er dann aufgrund einer medizinischen Komplikation erneut auf die Palliativstation aufgenommen wurde. Herr P. verstarb auf der Palliativstation im Beisein seiner Familie. Seine beiden Kinder konnten während der gesamten Erkrankung gut in die Betreuung eingebunden werden.

Fazit

»Erst wenn man den Blick auf die tatsächlichen Bedürfnisse und Wünsche dieser schwerkranken Menschen richtet und daraus eine Verbindung zu den Angeboten der sozialen Arbeit herstellt, kann eine optimale Versorgung und Unterstützung entstehen, fernab von gesellschaftlichen Vorgaben und Erwartungen.« (Student et al. 2004, S. 49)

Darauf sollte eine palliative Begleitung immer ausgerichtet sein, denn »sterben ist in jedem Fall ein höchst persönlicher und – was lange Zeit in Vergessenheit zu geraten schien – ein sozialer Prozess, der Raum, Zeit und sensible Begegnung braucht« (Student et al. 2004, S. 14). Eine Palliativstation und die dort arbeitenden Menschen aller Professionen versuchen diesen Bedürfnissen gerecht zu werden.

Weiterführende Literatur

Altilio T, Otis-Green S (Hrsg.) (2011) Oxford Textbook of Palliative Social Work. New York: Oxford University Press.

7.2.2 Palliativdienst im Krankenhaus

Sabine Lacour-Krause

Die klinische Sozialarbeit bzw. die Krankenhaussozialberatung oder der Krankenhaussozialdienst ist innerhalb einer Klinik meist der Krankenhausverwaltung oder der Pflegedirektion unterstellt und wird von den einzelnen Stationen ausschließlich zur Unterstützung bei der Einleitung von Reha- oder Rentenanträgen, bei Hilfsmittelverordnungen und bei sozialrechtlichen Fragestellungen hinzugezogen.

Palliativdienst

Steht einem Krankenhaus ein Palliativdienst (auch Palliativmedizinischer (Konsiliar-)Dienst) zur Verfügung, so nehmen sozialarbeiterische Mitarbeitende innerhalb dieser Einrichtung wesentlich vielseitigere Aufgaben wahr als das reine Case Management. Dieser Dienst besteht aus mindestens einem Arzt mit palliativmedizinischer Zusatzausbildung, einer Palliative-Care-Fachpflegekraft und einer Vertreterin der Sozialen Arbeit, wobei meist noch weitere Mitarbeitende der psychosozialen, seelsorgerischen und therapeutischen Berufsgruppen dazu gehören können. Eingebunden in den Palliativdienst sind die Sozialarbeiterinnen nicht nur für die Entlassvorbereitung oder die Weiterversorgung von Patienten verantwortlich, sondern auch für die Begleitung und psychosoziale Betreuung von schwerstkranken Menschen und ihren Zugehörigen. Dabei ist die Zusammenarbeit und regelmäßige Absprache der einzelnen Berufsgruppen, wie auch beim multiprofessionellen Team einer Palliativstation, unabdingbar.

Generell kann der Palliativdienst von allen Kliniken und Stationen des Krankenhauses angefordert werden, sobald die Mitbehandlung und Begleitung von Patientinnen mit einer nichtheilbaren Erkrankung indiziert ist. Die Voraussetzungen für die konsiliarische Unterstützung lauten wie folgt:

- Der Patient leidet an einer nichtheilbaren fortschreitenden Erkrankung mit begrenzter Lebenserwartung.
- Begleitende Symptome, die behandlungswürdig sind (physischer, psychischer, psychosozialer oder spiritueller Art), schränken die Lebensqualität ein.
- Die Patientin ist über ihre Erkrankung informiert und mit der palliativmedizinischen Behandlung einverstanden.

Häufig gelingen durch die Mitbetreuung durch das Palliativteam eine weitgehende Schmerz- und Symptomlinderung sowie eine merkliche Verbesserung der psychosozialen Situation des Patienten und gleichzeitige Entlastung von Angehörigen und Freunden.

Aufnahmeprozedere von Patienten in den Palliativdienst

Aufnahmeprozedere, wenn die Patientin auf der Normalstation im Krankenhaus liegt:

- Alle Anfragen gehen per Konsilschein an den zuständigen Arzt des Palliativteams.
- Der Konsiliararzt und die Palliativpflegekraft nehmen Kontakt zu den behandelnden Ärzten der Normalstation auf und lernen den Patienten kennen.
- Beratung bei der Symptomkontrolle und pflegerischen Fragestellungen.
- Eventuell psychosoziale Begleitung von Patientin und Angehörigen durch Sozialarbeiter und sonstige therapeutische Berufsgruppen des Palliativteams.
- Bei nichtbeherrschbaren Symptomen kann der Patient auf die Palliativstation der Klinik (soweit vorhanden) übernommen werden.

Der Palliativdienstdient stets der Beratung und Unterstützung bei der medizinischen und psychosozialen Behandlung von Patienten; die Entscheidung über die Umsetzung von Empfehlungen und Interventionen bleibt jedoch in der Verantwortung der primär behandelnden Ärztinnen der einzelnen Stationen.

> »Der palliative Konsildienst leistet spezialisierte palliative Fachberatung und Unterstützung für das weitere Klinikpersonal, für Patienten und deren Familien sowie für zusätzliche Behandler in der Versorgungsstruktur des Krankenhauses. Er bietet formelle und informelle Ausbildung an und vernetzt sich mit anderen Diensten innerhalb und ausserhalb des Krankenhauses. Des Weiteren soll die Expertise in Palliativmedizin und Versorgung in diesem Umfeld zur Verfügung gestellt werden.« (Radbruch und Payne 2011b, S. 266)

Wenn möglich, kann nach Abschluss der Behandlung die Entlassung von der Normalstation in die Wege geleitet werden, da die ambulante Begleitung mit den notwendigen palliativen und hospizdienstlichen Angeboten durch die Sozialarbeiter des Konsiliardienstes vorbereitet wurde.

Meist können in einem Krankenhaus durch den palliativmedizinischen Konsildienst mehr Patienteninnen mitversorgt werden, als tatsächlich auf einer Palliativstation in Behandlung sind.

Dies unterstützt die These, dass nicht der grenzenlose Aufbau von Palliativstationen das Ziel sein sollte, sondern im Vordergrund eine gute palliativmedizinische, pflegerische und multiprofessionelle Begleitung von Patienten auf den Normalstationen steht.

Jeder Mediziner sollte deshalb bereits im Studium fundierte palliativmedizinische Kenntnisse vermittelt bekommen, um so eine weitreichende allgemeine Basisversorgung von palliativen Patienten zu ermöglichen (Borasio 2011).

Nur in einzelnen Fällen ist die tatsächliche Übernahme auf eine Palliativstation angebracht; beispielsweise, wenn es die Schwere und Komplexität der Symptome oder die außergewöhnliche psychosoziale Belastung von Patient*in und sozialem Umfeld wirklich erfordern.

Ein palliativer Konsiliardienst sollte an jede Palliativstation angegliedert sein und bei Bedarf jedem Krankenhaus zur Verfügung stehen. Für ein Krankenhaus mit 250 Betten sollte mindestens ein palliativmedizinisches Team vorhanden sein (Staatsministerium für Umwelt und Gesundheit 2011).

Multiprofessionelle Zusammenarbeit

Die Grundlage des Palliative-Care-Gedankens ist die Zusammenarbeit verschiedener Berufsgruppen. Dies entspricht der gesetzlichen Qualitätsanforderung für palliativmedizinische Dienste. Sie arbeiten in einem Krankenhaus multiprofessionell und interdisziplinär und setzen sich aus speziell qualifizierten Ärztinnen, Pflegenden und Mitarbeitenden der Sozialen Arbeit zusammen. Zudem wird eine regelmäßige Teambesprechung gefordert, um auf die aktuelle Situation der Patienten eingehen zu können und die weitere Planung anzupassen.

Zusätzliche Therapeutinnen wie Psycho- und Kunsttherapie, Atem- oder Physiotherapie ergänzen das multiprofessionelle Team des palliativmedizinischen Konsiliardienstes und helfen mit, die individuellen Bedürfnisse der Patienten zu erfüllen.

Die Interaktionen zwischen den unterschiedlichen Berufsgruppen stellen eine Besonderheit und Herausforderung für alle Mitglieder dar, die innerhalb des Arbeitsfeldes Krankenhaus sonst nicht üblich sind und zunächst eingeübt, gepflegt und auch regelmäßig supervidiert werden sollten (Bayerisches Staatsministerium für Umwelt und Gesundheit 2011).

Welche Rolle die Soziale Arbeit innerhalb des multiprofessionellen Konsilteams einnimmt, soll im Fallbeispiel 7.3 deutlich werden:

Fallbeispiel 7.3

An das palliativmedizinische Team der Klinik geht eine Konsilanforderung von einer chirurgischen Station mit der Bitte um Beratung bei der Symptomkontrolle und Unterstützung der psychosozialen Situation einer betagten Patientin ein.

Die betroffene Patientin ist 84 Jahre alt und leidet an einem metastasierten Pankreas-Karzinom mit Peritonealkarzinose, Aszites und Schmerzen. Hinzu kommen Unruhe und Angst. Die Patientin ist alleinstehend und gibt an, kein tragendes soziales Netz zu haben.

Frau H. war bis zu ihrer Pensionierung vor 19 Jahren Oberstudienrätin gewesen, ist unverheiratet und hat keine Kinder. Ihr Beruf war ihr ganzer Lebensinhalt; sie lebte für ihre Schüler und legte immer viel Wert auf ihre Eigenständigkeit. Im Erstgespräch mit dem Palliativmediziner und der Fachpflegekraft berichtete sie, wie viel Freude ihr das Lehrerinnensein gemacht hatte und wie wichtig es für sie gewesen war, die Schülerinnen und Schüler zu kritischen Menschen zu erziehen und sie gut auf das Abitur vorzubereiten. All ihre sozialen Kontakte standen stets im Zusammenhang mit ehemaligen Lehrerkollegen und Schülern.

Frau H. hatte sich bis zu diesem Krankenhausaufenthalt selbst in ihrer Wohnung versorgt und war stolz darauf, niemals auf fremde Hilfe angewiesen gewesen zu sein.

Ein Bruder von ihr lebte noch; allerdings war er selbst hinfällig und auf die Pflege seiner Frau angewiesen. Frau H. und er telefonierten regelmäßig miteinander.

Frau H. war noch nicht vollständig darüber informiert, dass es für ihre Erkrankung keine Therapieoptionen mehr gab, als sich das palliativmedizinische Konsilteam bei ihr vorstellte.

Gemeinsam mit dem behandelnden Arzt der chirurgischen Station wurden ihre Situation und die rasch fortschreitende Erkrankung besprochen. Frau H. war zunächst erschrocken über die absehbar schnelle Verschlechterung ihres Zustands und betonte dann vehement, baldmöglichst nach Hause entlassen werden zu wollen.

Da sie ganz allein lebte, wurde dieser Wunsch kritisch aufgenommen. Sie solle sich doch besser mit einem Umzug in ein Pflegeheim vertraut machen, meinten die behandelnden Ärzte der Station.

Der Sozialarbeiter des palliativmedizinischen Konsiliardienstes zeigte Frau H. im Gespräch die verschiedenen Optionen der Weiterversorgung auf und ging auf ihren Wunsch nach Fortführung der selbständigen Lebensweise ein. Zunächst könne man die Entlassung nach Hause mit guter Vorbereitung und der Einbindung eines ambulanten Krankenpflegedienstes und der AAPV, der Allgemeinen Ambulanten Palliativmedizinischen Versorgung, versuchen.

Falls dies nach einiger Zeit nicht mehr ausreichend sei und Frau H. mehr Pflege bei fortschreitender Verschlechterung des Zustands benötigte, könne man an einen Umzug in das stationäre Hospiz in der Stadt denken.

Dieser Plan wurde von den behandelnden Ärzten der chirurgischen Station zunächst sehr skeptisch bewertet; sie wollten Frau H. sofort in eine stationäre Pflegeeinrichtung verlegen, da sie hochbetagt und alleinstehend sei und in absehbarer Zeit versterben würde.

Schließlich konnten sich die Mitarbeiteden des Konsiliarteams und die Stationsärzte auf die Planung der häuslichen Entlassung entsprechend den Wünschen der Patientin verständigen, und der Sozialarbeiter begann rasch, die Lieferung der notwendigen Hilfsmittel zu organisieren, regte die entsprechenden Anträge bei der Pflegeversicherung an und trat mit den ambulanten Diensten in Kontakt.

Parallel dazu konnten die quälenden Symptome der Patientin durch die Einleitung einer kontinuierlichen Schmerztherapie und die Mitbehandlung durch die Atemtherapeutin des Konsiliardienstes zufriedenstellend gelindert werden.

Spezielles Wissen aus den Bereichen von Palliative Care erweitert den Handlungsspielraum für die Weiterversorgung entsprechend den persönlichen Vorstellungen schwerstkranker Patienten, wobei die zeitnahe Einbindung dieser Disziplin wichtig ist, um die Betroffenen auch davon profitieren zu lassen, da die verbleibende Lebenszeit meist nur noch sehr begrenzt ist.

»Der Erfolg sozialer und gesundheitlicher Maßnahmen hängt wesentlich davon ab, dass sie rechtzeitig erfolgen. Bedürftige und leistungsberechtigte Menschen verfügen oft nicht über hinreichend Informationen, dass ihnen geholfen und wie ihnen geholfen werden kann.« (Wendt 2010, S. 132)

So war es möglich, Frau H. bald nach Hause zu entlassen und den Kontakt zu ihr über den ambulanten Palliativberatungsdienst und über die Hausärztin aufrechtzuerhalten, um bei einer weiteren Verschlechterung des Allgemeinzustands die Patientin auf die Palliativstation der Klinik aufzunehmen oder die Verlegung in ein stationäres Hospiz zu organisieren.

Festgehalten werden soll abschließend die Notwendigkeit einer flächendeckenden Ausstattung aller Krankenhäuser mit palliativmedizinischen Konsiliardiensten, die durch ihre spezifischen Kenntnisse und die besonderen psychosozialen Angebote eine weitreichende Verbesserung der Lebensqualität von Palliativpatienten bewirken können.

Weiterführende Literatur

Österreichische Palliativgesellschaft (Hrsg.) (2018) Soziale Arbeit in Hospiz und Palliative Care. Standards Kompetenz- und Tätigkeitsprofil (https://www.palliativ.at/index.php?eID=tx_securedownloads&p=996&u=0&g=0&t=1615631991&hash=e1f0b833cfaa43dfe1e6bfebaca25657bdd395ac&file=/fileadmin/redakteur/downloads/Standards_Pall._DSA_final.pdf, Zugriff am 11.02.2021).
Regnard C, Mervyn D (2010) Praktische Palliativmedizin. Bern: Huber.
Reith M, Payne M (2009) Social Work in end-of-life and palliative care. Bristol: Policy Press.
Staatsministerium für Umwelt und Gesundheit, Bayerisches Staatsministerium für Arbeit und Sozialordnung, Familie und Frauen (Hrsg.) (2011) Begleitung und Versorgung Schwerstkranker und Sterbender sowie ihrer Angehörigen in Bayern.
Stark D (2011) Teamwork in Palliative Care: An integrative approach. In: Altilio T, OtisGreen S (Hrsg.) Oxford Textbook of Palliative Social Work. UK. S. 415–424.

7.2.3 Stationäre Hospize als letzte Heimat – Beiträge der Sozialen Arbeit

Elfriede Fröhlich

Die zurzeit gültigen Rahmenvereinbarungen nach § 39a Abs. 1 Satz 4 SGB V beschreiben im § 3 den Versorgungsumfang stationärer Hospize u. a. im Absatz 5:

> »Im Rahmen der psychosozialen Begleitung stehen im Vordergrund Hilfen beim Verarbeitungsprozess, in der Konfrontation mit dem Sterben, Krisenintervention und Unterstützung bei der Überwindung von Kommunikationsschwierigkeiten. Die Patientin bzw. der Patient benötigt unter Umständen auch Hilfestellung bei der örtlichen und zeitlichen Orientierung. Die Sozialen und seelsorgerlichen Leistungen umfassen die Begleitung von Sterbenden und deren Angehörigen und Bezugspersonen (einschließlich Trauerarbeit), die Hilfe bei der Auseinandersetzung mit Lebenssinn- und Glaubensfragen und bei der Suche nach Antworten …«

Im stationären Hospiz werden Menschen mit einer unheilbaren fortschreitenden Erkrankung, die in absehbarer Zeit zum Tode führen wird, also Menschen, die aufgrund der Schwere ihrer Symptomatik einer ständigen medizinischpflegerischen Versorgung bedürfen, aufgenommen. Diese beinhaltet im Hospiz ausschließlich palliative Maßnahmen, d. h. Maßnahmen zur Symptomlinderung, und keine lebensverlängernden Behandlungen und Therapien. Ein weiteres entscheidendes Kriterium zur Aufnahme im stationären Hospiz ist gegeben, wenn das soziale Bezugssystem die Versorgung zu Hause nicht mehr bewältigen kann. Ziel ist eine ganzheitliche Betreuung der Kranken und ihrer Zugehörigen.

Das führt zu der hier zu diskutierenden Frage: Sind stationäre Hospize eine letzte Heimat, ein letztes Zuhause – oder sind sie vielmehr die letzte hochspezialisierte Versorgungseinheit vor dem Tod?

Heimat ist laut Duden eine alte Ableitung von Heim und beinhaltet die Begriffe *Haus, Wohnort, Aufenthaltsort* und *Ort, wo man sich niederlässt*. Mit Heimat wird aber auch *heimgehen* und der *Heimgang* assoziiert, was im übertragenen Sinn auch sterben bedeutet.

Im Hospiz sollen sich die Menschen wie *zu Hau*se fühlen, können ihr mit Basis-Möbeln ausgestattetes Zimmer individuell gestalten, für sie wichtige Dinge mitbringen. Damit soll ein kleines Stück Heimat erzeugt werden. Die Erfahrung zeigt aber, dass das Hospiz von den Betroffenen viel mehr als Abschied vom Leben, sozusagen als letzte Lebens- oder sogar Sterbens-Station empfunden wird. Dem Einzug ins Hospiz geht der meist sehr schmerzliche Abschied von der eigenen Wohnung, dem Zuhause voraus. Da das Hospiz nur ein *Zuhause* auf absehbare Zeit sein wird, vollziehen viele Betroffene den Einzug sehr konsequent ohne Liebgewonnenes ihres bisherigen Zuhauses, da sie dies sowieso nicht *mitnehmen* können.

Für Angehörige wird der Einzug ins Hospiz oft mit eigenem Versagen assoziiert, der Unfähigkeit, den letzten Wunsch des schwerstkranken Angehörigen, zu Hause sterben zu dürfen, erfüllen zu können. Sie werden von Schuldgefühlen geplagt.

Oft sind es deshalb eher die Zugehörigen, die aus ihrem Wunsch heraus, den Umzug zu erleichtern, Anstrengungen unternehmen, dem Hospizzimmer den Anstrich eines Zuhauses zu geben.

Der Auftrag Sozialer Arbeit im stationären Hospiz

Im zweiten Leitsatz der *Charta zur Betreuung schwerstkranker und sterbender Menschen in Deutschland* werden die Bedürfnisse der Betroffenen und die Anforderungen an die Versorgungsstrukturen wie folgt definiert:

> »Jeder schwerstkranke und sterbende Mensch hat ein Recht auf eine umfassende medizinische, pflegerische, psychosoziale und spirituelle Betreuung und Begleitung, die seiner individuellen Lebenssituation und seinem hospizlich-palliativen Versorgungsbedarf Rechnung trägt. Die Angehörigen und ihm Nahestehenden sind einzubeziehen und zu unterstützen. Die Betreuung erfolgt durch haupt- und ehrenamtlich Tätige soweit wie möglich in dem vertrauten bzw. selbst gewählten Umfeld. Dazu müssen alle an der Versorgung Beteiligen eng zusammenarbeiten.« (Deutsche Gesellschaft für Palliativmedizin, Deutscher Hospiz- und Palliativ-Verband, Bundesärztekammer 2015, S. 6)

Dieser Leitsatz beschreibt sehr gut den Ansatz der Sozialen Arbeit als psychosoziale Betreuung und Begleitung im stationären Hospiz.

Durch die zum Zeitpunkt des Einzugs ins Hospiz weit fortgeschrittene Erkrankung muss der Schwerkranke körperliche Veränderungen, Schmerzen und Einschränkungen aushalten und damit verbundene psychosoziale Belastungen ertragen. Auftrag der Fachkräfte der Sozialen Arbeit ist es hier, ihm dabei zu helfen und die Zugehörigen in ihrem Bemühen, ihren Sterbenden in seinem letzten Zuhause zu begleiten, zu stützen. Dabei orientieren sie sich an der Selbstbestimmung der Bewohner und ihrer Zugehörigen, unterstützen deren Ressourcen und stärken ihre Handlungsfähigkeit oder tragen zu deren Wiedererlangung bei. Sozialpädagogische Fachkräfte können und sollen zwischen den Betroffenen und dem professionellen Team vermitteln und psychosoziale Aspekte und Perspektiven in die gemeinsame Betreuung und Begleitung einbringen (Wasner 2010).

Darüber hinaus koordinieren Sozialpädagogen und Sozialpädagoginnen die Einsätze ehrenamtlicher Mitarbeitender auf Station und wirken an deren Weiterbildung mit.

Aufgaben Sozialer Arbeit im stationären Hospiz

Psychosoziale Beratung und Begleitung von Bewohnern und deren Zugehörigen: Der Einzug ins Hospiz wird fast immer sowohl von den Kranken als auch von ihren Zugehörigen mit dem Näherrücken von Sterben und Tod assoziiert. Angehörige leiden nicht selten unter Schuldgefühlen, weil sie der oftmals rapide fortschreitenden Erkrankung nicht mehr gewachsen sind und die Versorgung zu Hause nicht mehr leisten können. Sie können den Wunsch ihres Angehörigen, zu Hause sterben zu dürfen, nicht erfüllen. Unbewältigte Verlust- und Sterbesituationen in der Familiengeschichte verstärken die psychische Belastung und führen unter Umständen dazu, dass pflegende Angehörige selbst erkranken, auch psychisch erkranken. In dieser Situation haben Sozialpädagogen und Sozialpädagoginnen die Aufgabe, Angehörige und Patienten zu entlasten, indem sie ihnen in Gesprächen die Möglichkeit geben, ihre Ängste, Schuldgefühle und Belastungen auszusprechen und sie in ihrer Entscheidung für den Einzug ins stationäre Hospiz bestätigen. Falls notwendig vermitteln sie therapeutische Unterstützung und stellen Kontakte zu anderen Fachstellen her.

Förderung der Kommunikation zwischen Bewohnern und deren Zugehörigen: Das Familien- und Bezugssystems konzentriert i. d. R. über einen sehr langen Zeitraum sämtliche Energie auf die Krankheit und die Therapiebemühungen, mit dem Ziel, die Krankheit zu überwinden. Der Einzug ins Hospiz wird in diesem Zusammenhang oft von allen Betroffenen als ein Scheitern dieser Bemühungen bewertet. Sie sehen sich nun mit der Unausweichlichkeit des Todes konfrontiert, schaffen es aber oft nicht, darüber zu sprechen und wichtige Entscheidungen, beispielsweise für die Zukunft der Hinterbliebenen, zu treffen. Sowohl der Kranke als auch seine Zugehörigen geraten dadurch oftmals in eine Isolation und nicht selten in eine Depression, die zu bewältigen sie dringend professioneller Hilfe bedürfen.

> »Sozialarbeit kann an dieser Stelle mit Hilfe des verstehenden Gesprächs ein Wegbegleiter sein. Dabei hilft sie, bestehende Kommunikationsbarrieren zu überwinden und gegebenenfalls zwischen Patienten und Angehörigen zu vermitteln, um einer emotionalen Vereinsamung des Patienten entgegenzuwirken.« (NRW-Qualitätskonzept 2006, S. 14 f.)

In wertschätzenden und anerkennenden Gesprächen mit den Angehörigen können bestehende Ressourcen des sozialen Umfelds aktiviert und dadurch eine drohende Überlastung der nächsten Bezugspersonen vermieden werden.

Sozialrechtliche Beratung und Unterstützung bei behördlichen Angelegenheiten: Besonders junge Familien geraten durch die Krankheit eines Elternteils und den damit verbundenen Einkommensverlust oft in erhebliche finanzielle Not, zu deren Bewältigung sozialrechtliche Beratung und Hilfestellung bei Anträgen und im Kontakt zu Behörden beitragen können. Fachkräfte der Sozialen Arbeit übernehmen neben der Beratung zu Hilfsangeboten auch deren Koordination und verweisen an geeignete Fachstellen. Wenn Kinder als nächste Angehörige betroffen sind, erfordern deren Bedürfnissen besondere Aufmerksamkeit. Die Krankheit des Elternteils und die Notwendigkeit des Weiterfunktionierens des Alltags absorbiert oftmals sämtliche Energie und Aufmerksamkeit des gesunden Elternteils. Für die besonderen Bedürfnisse der Kinder in dieser auch für sie sehr schwierigen Situation fehlt sowohl die notwendige Zeit als auch die gebotene Aufmerksamkeit. Sie werden in der Kommunikation über den Krankheitsverlauf und im Hinblick auf ihre Sorgen und Ängste oft nahezu vergessen. Es besteht große Unsicherheit, ob sie zu Besuchen ins Hospiz mitgenommen werden können, da man ihnen den Anblick des kranken Elternteils ersparen möchte. Aufgabe der Sozialen Arbeit ist es hier, Eltern zu beraten, sie in der Kommunikation mit den Kindern zu unterstützen und gegebenenfalls Besuche zu begleiten. Bei Bedarf werden Angebote der Jugendhilfe oder therapeutische Hilfe vermittelt.

Psychosoziale Begleitung der Angehörigen in der Sterbephase und unmittelbar nach dem Tod: »Sterben ist in jedem Fall ein höchst persönlicher und – was lange Zeit in Vergessenheit zu geraten schien – ein sozialer Prozess, der Raum, Zeit und sensible Begegnung braucht« (Student 2016, S. 14).

Auch wenn der Einzug ins Hospiz die Unausweichlichkeit des bevorstehenden Todes impliziert, ist der Weg dahin mit großem Leid für die Zugehörigen verbunden. Zusehen zu müssen, wie der körperliche und vielleicht auch geistige Verfall fortschreitet und der geliebte Mensch täglich schwächer wird, ist für nahe Angehörige emotional sehr belastend und kräftezehrend. Sie sind oft zerrissen zwischen den Anforderungen der Familie, des Berufs und den Bedürfnissen des Sterbenden und kommen an die Grenzen ihrer psychischen und physischen Belastbarkeit. Der Eintritt des Todes wird dann oft als Schock erlebt.

Während dieser Zeit ist psychosoziale Begleitung besonders wichtig, um emotionale Entlastung durch Gespräche zu ermöglichen, beim Abschiednehmen zu unterstützen und Hilfestellung bei der Organisation stützender Maßnahmen oder der Bestattung zu geben.

Einsatz und Koordination ehrenamtlicher Helfer: Die Wurzeln der Hospizbewegung liegen im ehrenamtlichen Engagement von Menschen, die sich dem Hospizgedanken verbunden fühlten und tatkräftig zu deren Verwirklichung beigetragen haben. Durch ihr Engagement und ihre Zeit tragen die ehrenamtlichen Hospizhelfer wesentlich zum Gelingen von Palliative Care bei und sind ein wichtiger Bestandteil des Hospizteams. Sie kommen aus den unterschiedlichsten gesellschaftlichen Bereichen und Berufen und sind mit ihrem ganz persönlichen Hintergrund eine Bereicherung für die Arbeit. Im stationären Hospiz unterstützen sie die Pflegekräfte mittags und abends beim Verteilen und Eingeben der Mahlzeiten. Sie bringen Zeit mit für Gespräche, Aktivitäten und kleinere Unternehmungen mit den Bewohnern. Durch ihre Besuche stellen sie eine Verbindung zur Außenwelt her, ermöglichen es den Bewohnern, von ihrem Leben, ihren Wünschen und Hoffnungen zu sprechen. Sie vermitteln dadurch ein Stück Alltag und ermöglichen durch gemeinsame Unternehmungen ein Kennenlernen und Eingewöhnen in das neue *Zuhause*. Sie haben ein offenes Ohr für die Sorgen und Nöte der Zugehörigen. Dadurch unterstützen sie auch die Pflege und erweitern durch ihre Rückmeldungen den Blick auf die Bewohner und ihre Zugehörigen.

Aufgabe Sozialer Arbeit ist neben der Gewinnung, Ausbildung und Fortbildung der Ehrenamtlichen die Koordination ihrer Tätigkeit im Hospiz. Es ist wichtig, dass sie ein klar umschriebenes Aufgabenfeld zugewiesen bekommen und die für ihr Ehrenamt notwendigen Informationen im Rahmen aktueller Übergaben erhalten. Im Rahmen ihrer Tätigkeit als Hospizhelfer entwickelt sich häufig eine große Nähe zum Bewohner und dadurch eine große Betroffenheit. Aufgabe von Fachkräften Sozialer Arbeit ist es hier, die Ehrenamtlichen ihrerseits aufmerksam zu begleiten, sie in Gesprächen zu entlasten und Angebote der Reflexion in Praxisbegleitung und Supervision bereitzustellen.

Bei der Sozialen Arbeit im Hospiz stehen Einzelgespräche mit den Bewohnern und mit ihren Zugehörigen im Vordergrund, aber auch gemeinsame Gespräche aller Beteiligten des Bezugs- und Betreuungssystems finden statt. Natürlich spielen der aktuelle Gesundheitszustand des Kranken und seine Fähigkeit, Gespräche zu bewältigen, dabei eine wesentliche Rolle.

Netzwerkarbeit, d. h. Zusammenarbeit mit anderen Berufsgruppen, Institutionen und Fachstellen, ist ein weiterer wichtiger Bestandteil dieser Arbeit.

Auf die Bedeutung von Gremien- und Öffentlichkeitsarbeit als wichtige Aufgabe Sozialer Arbeit in Palliative Care sei nur hingewiesen (▶ Kap. 8.10).

Interdisziplinäre Zusammenarbeit im Team

>»Sozialarbeit ist ein wesentlicher und unverzichtbarer Baustein der palliativen Versorgung. Palliative Care ohne Sozialarbeit wäre unvollständig, denn ein ganzheitlicher Ansatz ohne Beachtung der (psycho-)sozialen Dimension würde seinem eigenen Anspruch nicht gerecht.
>
> Weil Sozialarbeit aber viele Gesichter hat und viele unterschiedliche Ausformungen kennt, ist sie für die anderen Professionen in ihren Möglichkeiten und Leistungen nicht immer leicht einzuschätzen. Am besten gelingt dies wohl in der direkten Zusammenarbeit im Rahmen eines interdisziplinären Teams.« (Bitschnau 2007, S. 99)

Im stationären Hospiz stehen Schmerzen und belastende Symptome der Schwerstkranken und Sterbenden wie Atemnot, Übelkeit und Erbrechen bei der Aufnahme oft im Vordergrund, die schnell zu lindern sich Ärzte und Pflegekräfte als wichtige Aufgabe gesetzt haben. Dabei gerät die Bedeutung psychosozialer und sozialer Aspekte im Krankheitsverlauf häufig in den Hintergrund. Um eine ganzheitliche Versorgung und Begleitung der sich im Hospiz aufhaltenden Menschen und ihrer Zugehörigen zu gewährleisten, dürfen psychosoziale Sorgen und Nöte nicht unterschätzt werden. Dafür können Sozialarbeiter und Sozialarbeiterinnen mit ihrem spezifischen Know-how im multiprofessionellen Team sensibilisieren. Im bewohnerbezogenen Austausch kann darüber hinaus die sozialarbeiterische Perspektive eingebracht und Kollegen können zu psychosozialen Fragen beraten werden. Eine weitere wichtige Aufgabe der Fachkräfte Sozialer Arbeit in diesem Kontext ist die Koordination der geplanten Interventionen und die Vernetzung mit beteiligten Fachstellen und Institutionen.

Ausblick

Im stationären Hospiz steht die medizinisch-pflegerische Versorgung im Vordergrund und Sozialpädagogen und Sozialpädagoginnen sind bisher oft nicht oder nicht ausreichend vertreten. Der Bedeutung des psychosozialen Aspekts als wesentlichem Bestandteil der ganzheitlichen Betreuung schwerstkranker und sterbender Menschen und ihrer Zugehörigen wird nicht durch eine ausreichende Anzahl von Sozialarbeitsstellen Rechnung getragen. Dies führt dazu, dass Soziale Arbeit über zu geringe Kapazitäten verfügt, um mit jedem Hospizbewohner und dessen Zugehörigen Kontakt aufnehmen und ein eigenes Assessment, ergänzend zur Pflegeanamnese, erstellen zu können. Vielmehr müssen die wenigen Fachkräfte bereits bei der Aufnahme von Bewohnern selektieren, sich auf Problemsituationen konzentrieren und können oft erst auf Anforderung anderer Berufsgruppen, beispielsweise der Pflege, reagieren.

Das bedeutet, dass aufgrund der begrenzten zeitlichen Kapazitäten bisher andere Berufsgruppen definieren, wann Soziale Arbeit benötigt wird. Dies ist insofern problematisch, als Ärzte und Pflegekräfte die Bedürfnisse ihrer Patienten anders wahrnehmen als Sozialarbeiter, z. B. Unruhe als Ausdruck von Schmerzen werten und oft außer Acht lassen, dass auch ungeklärte soziale Probleme hierfür ursächlich sein können. Soziale Arbeit mit ausreichenden zeitlichen Kapazitäten trägt zur Entlastung der Pflegekräfte bei, die durch ihren pflegerischen Kontakt sehr intensiv mit dem Sterben konfrontiert werden.

Damit Fachkräfte der Sozialen Arbeit nicht nur auf Problemsituationen *reagieren*, sondern ihrem Selbstverständnis gemäß im Sinne einer ganzheitlichen Palliative Care *agieren* können, sei hier nochmals die Wichtigkeit einer ausreichenden Anzahl von Stellen betont.

Interprofessionelle Zusammenarbeit ist unverzichtbar für eine gelingende Zusammenarbeit, benötigt aber auch Zeit für regelmäßigen Austausch und verbindliche Absprachen, die es in den Stationsablauf zu integrieren gilt. Entscheidend für die Zusammenarbeit ist die Fähigkeit aller Teammitglieder, ihre eigenen Grenzen zu erkennen (Wasner 2010), und sie braucht eine Kultur der gegenseitigen Wertschätzung unter den Berufsgruppen.

Wirken all diese Faktoren zusammen, kann das stationäre Hospiz – nicht zuletzt durch die wichtigen Beiträge, die die Soziale Arbeit auf der Praxis- und Reflexionsebene beitragen kann – tatsächlich noch so etwas wie eine Heimat werden, in der sich Menschen respektiert fühlen und ihre letzte Lebensstation *beheimatet* annehmen, auch wenn das Hospiz niemals so sein kann wie die Heimat.

Weiterführende Literatur

Fässler-Weibel P (1991) Nahe sein in schwerer Zeit: Zur Begleitung der Angehörigen von Sterbenden. Fribourg: Paulusverlag.
Knipping C (Hrsg.) (2007) Lehrbuch Palliative Care. Bern: Hans Huber.

7.2.4 Pflegeheime

Cornelia Schmedes, Jochen Becker-Ebel und Karin Wilkening

Pflegeheime im Wandel

Heime haben sich in den vergangenen Jahren zunehmend von Orten des SeniorenWohnens zu Pflegeeinrichtungen für chronisch Kranke am Lebensende entwickelt (Schäffer und Wingenfeld 2004). Für ältere Menschen kommt mittlerweile ein Einzug ins Pflegeheim erst in Betracht, wenn die Pflegebedürftigkeit in der Häuslichkeit nicht mehr bewältigt werden kann. Obgleich die Bereitschaft zu familienbezogener Pflege und häuslicher Versorgung in Deutschland sehr groß und häufig ist, schaffen viele Angehörigen es nicht, die lange, komplexe Pflege bis zum Tod des Betroffenen durchzuführen – insbesondere bei gleichzeitigem Auftreten einer Demenz.

Die Stärkung der ambulanten Versorgungssysteme für häusliche Pflege, der medizinische Fortschritt und auch die große Bereitschaft zur familiären Pflege hat zur Folge, dass alte Menschen erst spät und somit zunehmend im höheren Alter in ein Pflegeheim einziehen (Heimerl et al. 2003; Backes und Clemens 2008). Derzeit verbringen mehr als 30 % der pflegebedürftigen Menschen ihren letzten Lebensabschnitt in Pflegeheimen und werden auch dort sterben, mit steigender Tendenz (Statistisches Bundesamt 2011). Jeder fünfte Heimbewohner verstirbt jetzt schon innerhalb der ersten sechs Monate nach Einzug. Insgesamt ein Drittel verstirbt innerhalb des ersten Jahres nach Einzug (Schneekloth und Wahl 2007). Bei der absoluten Zahl der Verstorbenen pro Kalenderjahr ist kaum noch ein Unterschied zwischen einem durchschnittlichen Pflegeheim und einem Hospiz zu beobachten.

Allerdings arbeiten Pflegeheime unter wesentlich ungünstigeren personellen und räumlichen Rahmenbedingungen. Meistens sind sie konzeptionell wenig darauf ausgerichtet, einen so hohen Anteil schwerstkranker und sterbender Bewohner adäquat zu betreuen (Schröppel 2009). Diese Aufgabe wird immer wichtiger (Wilkening und Kunz 2005; Becker-Ebel 2019). Das Modell von Palliative Care muss deshalb auf weitere Krankheitsbilder und den Versorgungskontext Pflegeheim ausgeweitet werden (Bundesarbeitsgemeinschaft Hospiz 2005b; Becker-Ebel 2019).

Pflegeheime sind Orte impliziter Palliativversorgung

Altenpflegeheime sind in Bau, Ausstattung und Personalbesetzung darauf ausgerichtet, verbliebene Ressourcen der alten Menschen durch gezielte aktivierende Pflege mit externer ärztlicher Hilfe zu erhalten. Dabei sollen die im Alter noch vorhandenen Ressourcen möglichst lange erhalten werden. Leider stehen Altenheime in der Gesellschaft für die Marginalisierung des Alters, speziell des hochbetagten, kranken und pflegebedürftigen Menschen. Doch gelten sie als jene Versorgungsform, die auch dann *noch* trägt, wenn alle anderen Versorgungsoptionen versagen (vgl. Schneekloth und Wahl 2007). Eine weitere Verbesserung von Pflegequalität und verbesserter öffentlicher Selbstdarstellung steht noch an.

Pflegeheime sehen sich bislang nicht als typische Palliativ-Versorgungseinrichtungen. Der Schwerpunkt der Einrichtung ist nicht die *Sterbebegleitung*, sondern z. B. Gesunderhaltung, Rehabilitation, Wohnen und Pflege – für manche alte Menschen ein guter Grund, gerade diesen Ort als letzten Lebensort zu wählen (vgl. Wilkening und Wichmann 2010). Die Tages- und Freizeitgestaltung sollte weiterhin ein wichtiges Element in der stationären Altenversorgung bleiben, doch zusätzlich werden Konzeptionen zu einem verbesserten Umgang mit Schwerstkranken und Sterbenden an Bedeutung gewinnen (Falkenstein 2001).

Heime zählen zwar nicht explizit, jedoch implizit als hospizähnliches Versorgungsfeld. Als *implizites* Versorgungsfeld wird hier ein Bereich bezeichnet, in dem Mitarbeitende zwar auch mit Tod, Sterben und Trauer laufend konfrontiert werden, dies aber nicht offiziell/explizit als *palliative* Aufgabenstellung gesehen und finanziert bzw. abgerechnet wird.

Im Heim fallen somit gleichzeitig der Bedarf für die bislang nicht speziell vergütete sogenannte allgemeine Palliativversorgung (APV) als auch – bei besonders aufwendiger Versorgung – der Bedarf für spezialisierte ambulante Palliativversorgung an (SAPV im § 37b, SGB V; ▸ Kap. 7.1.2) und palliative Versorgungs-Planung gemäß § 132g SGB V.

Die Integration von Palliative Care in stationäre Pflegeeinrichtungen stellt somit weiterhin das Leben in den Mittelpunkt, gibt aber gleichzeitig Tod und Sterben darin Raum. Der Bundesrat fordert am 27.11.2015 (Drucksache 519/15) »Lösungsvorschläge zur bedarfsgerechten Berücksichtigung des palliativen und hospizlichen Leistungsangebotes in vollstationären pflegerischen Einrichtungen«. Ein derartiger Organisationsentwicklungsprozess hin zu einer gemeinsam getragenen *Abschiedskultur* entlastet Betroffene, Angehörige, Mitbewohner und Mitarbeitende und ermöglicht so die Optimierung der gesamten Versorgungsqualität (Wilkening und Kunz 2005).

Sozialarbeit als Nischenaufgabe im Pflegeheim

In Pflegeheimen wird die Pflege maßgeblich durch die Berufsgruppe der Pflegekräfte gestaltet. Darüber hinaus können Ergotherapeuten, Bewegungstherapeutinnen/Krankengymnasten, Sozialarbeiter, Sozialpädagoginnen und andere den Pflegeprozess unterstützen. Die Anstellung von therapeutischem Personal ist in den Pflegeheimen oft nicht möglich. Deshalb wird deren Leistung durch vernetzte Systeme oder punktuelle Aufträge erbracht.

In vielen Einrichtungen der stationären Altenpflege sucht man vergebens nach Sozialarbeiterinnen und Sozialpädagogen. Sofern die Sozialarbeit in Altenpflegeheimen verortet ist, findet sie ihre Anwendungsgebiete vor allem im sogenannten

Begleitenden Dienst. Dieser steht in Konkurrenz zu Ergotherapie, ehrenamtlichem Engagement, Betreuungskräften und geschulten Pflegekräften mit geragogischer Fachkompetenz.

Oft wird Sozialarbeit auch auf administrative Arbeiten bei der Heimaufnahme oder auf die Organisation von Veranstaltungen oder Beschäftigungsangebote für Bewohner reduziert (Wilkening und Kunz 2005).

Professionelle Sozialarbeit mit ihren fundierten Kenntnissen und Kompetenzen in den Bereichen der Einzelfall-, Gruppen- und Gemeinwesenarbeit könnte vielschichtiger eingesetzt werden. So könnte neben der Einzelfallhilfe und den verwalterischen Tätigkeiten wie der Heimaufnahme, der Begleitung beim Umzug und der Eingewöhnungsphase auch die Beratung zu sozialrechtlichen Fragen stehen, die Krisenintervention und psychosoziale Beratung etc. Zu dem Bereich der sozialen Gruppenarbeit könnte die Integration neuer Bewohner in die Gemeinschaft zählen sowie die Organisation von Kultur- und Freizeitangeboten, sozialer und kultureller Gruppenarbeit und die Leitung und Moderation von Angehörigengruppen. Unter dem Begriff der Gemeinwesenarbeit werden Aufgaben wie die Mitwirkung im Heimbeirat, die Initiierung einer hausinternen Kooperations- und Kommunikationsstruktur, die Gewinnung von Ehrenamtlichen, Informations- und Öffentlichkeitsarbeit, Vernetzung mit externen Diensten, Zusammenarbeit mit Schulen, Vereinen und Organisationen und die Weiterentwicklung der hausinternen Konzeption, z. B. auch im Bereich Palliative Care, gefasst.

Insgesamt ist das Feld stationäre Altenhilfe noch ein Bereich, der zukünftig für die Sozialarbeit immer interessanter werden könnte. Leider stehen Altenpflegeeinrichtungen unter enormem wirtschaftlichem Druck. Und so werden in Zeiten knapper Kassen oftmals zuerst Stellen im Bereich der Sozialen Arbeit gestrichen oder mit günstigeren, angelernten Pflegekräfte besetzt, obgleich jeder weiß, dass die soziale Begleitung im Alter von hoher Bedeutung ist.

Sozialarbeiterinnen sind geborene Palliative-Care-Koordinatoren für Pflegeheime

Wenn man die Grundprinzipien der Palliative Care betrachtet, sind die Berührungspunkte zur professionellen Sozialarbeit unübersehbar. Als palliative Grundprinzipien gelten die Ganzheitlichkeit, die konsequente Klientenorientierung, der multimodale Ansatz entlang der vier Dimensionen des Schmerzes – physisch, psychisch, sozial und spirituell –, die Interprofessionalität, die Betonung ethischer Standards gerade in der Sterbehilfediskussion, die Einbeziehung des sozialen Umfelds und speziell der Angehörigen, das vernetzte Arbeiten, der Einbezug von Ehrenamtlichen, die nachgehende Begleitung auch in Krisen und die Begleitung in Zeiten der Trauer.

Auch wenn der Schwerpunkt von Palliative Care in Deutschland immer mehr auf medizinische und pflegerische Aspekte gelegt wird, so sind doch die Berücksichtigung von sozialen Facetten und besonders die Gestaltung eines berufsgruppenübergreifenden Zusammenarbeitens mit der Einbindung von ehrenamtlichen Helfern eine zentrale Aufgabe. Dafür ist die Sozialarbeit sehr gut qualifiziert. Sozialarbeiter werden gemeinhin als *Spezialisten für das Allgemeine* bezeichnet. Als

Generalisten sind sie besonders geeignet, zwischen den Spezialisten zu vermitteln. Dabei geht es um Unterstützung von Menschen bei der Problembewältigung, gleich ob es individuelle Beeinträchtigungen sind, situative Anforderungen oder strukturelle Benachteiligungen. Besonders weil die Ausbildung von Sozialarbeiterinnen zahlreiche der geforderten Kompetenzen vermittelt, ist es sinnvoll, diese Berufsgruppe effektiv und effizient einzusetzen. Sozialarbeiter haben in ihrer Ausbildung das Methodenrepertoire der Einzelfallhilfe, Gruppenarbeit und Gemeinwesenarbeit in vielfältiger Weise vermittelt bekommen. Psychosoziale Unterstützung, Krisenbewältigung, Arbeit mit Ehrenamtlichen, Vernetzung sowie Konzepterstellung sind Schwerpunkte ihres beruflichen Handelns. Die geforderten Aufgaben im Bereich Palliative Care im Pflegeheim fallen auf vier unterschiedlichen Ebenen an:

- Tätigkeiten, die direkt den Bewohnern und ihren Angehörigen zugutekommen
- Tätigkeiten, die sich hauptsächlich an haupt- und ehrenamtliche Begleiter richten
- Tätigkeiten, die in erster Linie der Organisationsentwicklung zugutekommen, darunter Konzeptentwicklung, Qualitätssicherung und Öffentlichkeitsarbeit
- Tätigkeiten, die vom Pflegeheim aus dem Gemeinwesen zugutekommen

Um einen Überblick über ein mögliches Aufgabenrepertoire der Sozialarbeit im Pflegeheim mit Schwerpunkt Palliative Care zu erhalten, möchten wir folgende Auflistung von Aufgabenbereichen vorstellen:

Bewohner- und Angehörigenzentriert

- Unterstützung beim Einzug: Begleitung des Bewohners und seiner Angehörigen beim Einzug, Begleitung im Vorfeld bei der Entscheidungsfindung zum Einzug, Dokumentation und Ermittlung von biografischen Daten
- Sozialarbeiterisches Assessment/Sozialanamnese
- Brückenfunktion und Vermittlung: zwischen Patienten und Angehörigen sowie anderen beteiligten Professionen und Institutionen
- Begleitung der Angehörigen: Angehörigennachmittage und Gesprächskreise – auch zu krankheitsspezischen Themen
- Unterstützung bei finanziellen Fragen: z. B. Pflegestufenermittlung, Fördergelder in Krankheitssituationen, z. B. Krebshilfe, sozialrechtliche Beratung
- Zusammenstellung und Erläuterung medizinischer und sozialrechtlicher Daten: u. a. Patientenverfügung, Vorsorgevollmacht und Betreuungsverfügungen, Erklärung zu Entscheidungen des medizinischen Dienstes der Krankenkassen
- Vorausplanung von Interventionen bei Krisen: z. B. Vermeidung von Krankenhauseinweisungen, die der Bewohner nicht mehr will und die medizinisch nicht zwingend angezeigt sind
- Beratung Sterbender: Vermittlung von Informationen, Beratung und Begleitung in Konfliktfällen, Entscheidungshilfen geben, Autonomie stärken; Stärkung der Handlungsfähigkeit der Betroffenen etc.
- Administrative Tätigkeit bei Todesfällen
- Beratung/Begleitung Trauernder und Hinterbliebener: Einzelberatung, Trauer-Kaffee, Rituale des Abschieds, Jahresgedenkfeiern

Mitarbeiterzentriert

- Psychosoziale Unterstützung der Mitarbeitenden: Anleitung und Begleitung von Reflexion und Introspektion, Erarbeitung und Durchführung von Praxisreflexionen, Anleitung neuer Mitarbeitende in der heimeigenen Sterbekultur, Aufzeigen von systemischen Zusammenhängen, Unterstützung bei Gefühls- und Kommunikationsblockaden in der Betreuungssituation sowie im Umgang mit »schwierigen« Patientinnen und Angehörigen, Unterstützung der Mitarbeitenden bei eigener Trauer oder bei Vermeidung/Blockade von erwartbaren Trauerreaktionen, Entwicklung von heimeigenen Ritualen zur Entlastung der Mitarbeitenden
- Fortbildungen: z. B. zu Palliative Care und Hospizkultur, gemeinsame Veranstaltungen mit Netzwerkpartner, Selbsterfahrungsseminare für Mitarbeitende, Organisation von Fallbesprechungen und Supervision
- Begleitung des Einsatzes ehrenamtlicher Helfer im Pflegeheim: Motivationsklärung freiwilliger Helfer im Rahmen eines Anmeldeprozesses, Qualifizierung der ehrenamtlichen Mitarbeitenden durch spezifische Schulungen für den Einsatz im Heim, Anleitung; Reflexion und Supervision der ehrenamtlichen Praxis; Weiterbildung der ehrenamtlichen Helfer, Schulung der hauptamtlichen Mitarbeitenden zum Thema Umgang und Einsatz von ehrenamtlichen Helfern, Förderung der Kooperation zwischen beruflichen und ehrenamtlichen Helfern, Gründung von heimspezifischen Hospizdiensten bzw. Kooperationen mit bestehenden ambulanten Hospizdiensten (Feldhammer et al. 2008), Finanzierung dieser Arbeit gemäß § 39a Abs. 2 SGB V
- Koordination der Begleitungen: Auswahl passender Begleiter entlang des Bewohnerwillens, Hinzuziehen von Ehrenamtlichen, Koordination des Einsatzes weiterer Therapeuten/Berufsgruppen

Organisationszentriert

- Qualitätsmanagement und Organisationsentwicklung: Palliative-Care-Bedarfserhebung, Prozessanalyse, Ziele formulieren, bewerten, abstimmen, entscheiden, operationalisieren, in der Praxis erproben und ggf. korrigieren, Entwicklung von Qualitätsstandards, Starten von neuen Vorgehensweisen (z. B. Ausstattung des Hauses eventuell auch bei der Schaffung von Übernachtungsmöglichkeiten für Angehörige), Schaffung sicherer sozialrechtlicher Basis hospizlicher und palliativer Leistungen
- Öffentlichkeitsarbeit und Netzwerkarbeit: Medienarbeit, Spendengelder akquirieren, bestehendes Netzwerk nutzen, ggf. ein neues aufbauen, Wissen verfügbar halten, Kontakte aufbauen, pflegen und vermitteln, Schnittstellenoptimierung
- Initiierung/Moderation von ethischen Fallbesprechungen: für ethische Fragen sensibilisieren, Vorgehensweisen bei ethischen Konflikten klären und abstimmen, Konzept für ethische Fallgespräche im Heim entwickeln und bekannt machen, Ansprechpartner sein für ethische Konflikte, ethische Konflikte moderieren
- Abschiedskultur: Kenntnisse von weltanschaulichen und religiösen Orientierungen weitergeben, Vorschläge für Abschiedsrituale und hospizliche Angebote des Hauses entwickeln und bei der Umsetzung helfen

Gemeinwesenzentriert

- Organisationsübergreifende Zusammenarbeit fördern und unterstützen: Integration hospizlicher Maxime in andere Versorgungskontexte, Integrationsmöglichkeiten zeigen, Vernetzung im Krankenhausentlassungsmanagement
- (Palliativ-)Netzwerkgründung/Netzwerkförderung: Pflegeheime bei der Vernetzung unterstützen, Unterstützung bei der Gründung lokaler Palliativnetze sowie aktive Mitarbeit in Palliativnetzwerken
- SAPV: Pflegeheime als Orte der 24 h-wachen Fachpersonalpräsenz bieten sich an als räumliche und telefonische Zentrale für ein SAPV-Netzwerk, z. B. Northeim, Stadtoldendorf
- Information der Öffentlichkeit zum Thema Sterben und Tod: Enttabuisierung der Themen Tod und Sterben, Haus öffnet sich hierzu für öffentliche Vortragsreihen

Um diese Aufgaben zu bewältigen und die Potenziale der Berufsgruppe der Sozialarbeit gut einzusetzen, macht es unserer Einschätzung nach berufspolitisch und inhaltlich Sinn, für Sozialarbeiterinnen der Zukunft eine (neue) Stelle im Pflegeheim zu schaffen: die Palliative-Care-Koordinatorin/den Palliative-Care Koordinator.

Wo stehen wir und wo geht es hin? Zehn Thesen für palliative Sozialarbeit im Pflegeheim

In Pflegeheimen leben immer ältere, immer pflegebedürftigere Menschen und immer mehr Schwerkranke und Schwerstkranke. Und sie werden dort auch sterben. Deshalb fordern wir:

Für immer mehr Menschen ist das Heim der Sterbeort. Das ist wahrzunehmen!
Die Tendenz zum Heimeinzug wird gerade bei Schwerkranken und Schwerstkranken weiter zunehmen. 2010 gab es bereits 320 000 Heimbewohner mit Pflegestufe II und 160 000 mit Stufe III. In nur einer Generation, in 28 Jahren (2040), werden es nach übereinstimmenden Prognosen 560 000 Schwerpflegebedürftige und 270 000 Schwerstpflegebedürftige sein. Dies ist eine Steigerung um 20 % pro Jahrzehnt. Entsprechend müssen auch die Mitarbeiterzahlen der (Palliativ-) Pflegenden und Sozialarbeiter wachsen sowie die Zahl all derjenigen, die sich in
Palliative Care auskennen, denn: Parallel zur erhöhten Pflegebedürftigkeit sinkt die Überlebenszeit bei den Schwerkranken und Schwerstkranken dramatisch. Sie liegt bei Pflegestufe II bei nur noch 5 Monaten (Median bei Männern) bzw. 13
Monaten (Median bei Frauen). Bei Pflegestufe III sind es sogar nur noch 2 Monate (Median bei Männern und Frauen; alle Zahlen: Deutscher Bundestag 2009, S. 495–506). Damit unterschreitet die tatsächliche Überlebensdauer in den meisten Fällen jene, die bislang für eine Hospizaufnahme vorgesehen ist – gemäß Rahmenvereinbarungen (SGB V, § 39a, Abs. 1) wird von 6 Monaten ausgegangen. Das Pflegeheim wird der häufigste deutsche Sterbeort bzw. für viele Menschen der letzte Lebensort werden.

Sterben ist im Heim immer noch ein Tabu. Das ist aufzuweichen!
In Pflegeeinrichtungen sind Sozialarbeiterinnen mehr als in den expliziten Versorgungsfeldern von Palliative Care (Hospiz, Palliativstation, SAPV-Team, amb. Hospizdienst) mit all den Tabus konfrontiert, die auch zu Beginn der Hospizbewegung zu beobachten waren: Tod und Sterben werden zum Teil tabuisiert, Mitarbeitende wollen sich nicht gern mit dem ungeliebten Thema beschäftigen, Bewohner und Angehörige angeblich auch nicht. Und als Werbung für eine Einrichtung traut man sich noch nicht, mit Begriffen wie *Palliativkompetenz* oder *Hospizkultur* an die Öffentlichkeit zu treten. Sozialarbeiter werden also hier auch im Bereich der Öffentlichkeitsarbeit und für die Enttabuisierung der Themen Sterben, Tod und Trauer in der Organisation tätig werden müssen.

Leitlinien müssen erneuert werden!
Derzeit ist die Qualität der palliativen Versorgung bzw. einer *Abschiedskultur* in Pflegeheimen sehr unterschiedlich. Es gibt immer noch Häuser, in denen es zumindest keine ausdrückliche schwerpunktmäßige, längerfristige, konzeptionelle Beschäftigung mit dem Thema Palliativversorgung am Lebensende gibt und auch kaum Einbeziehung externer Palliativkompetenz. Daneben stehen zunehmend vorbildliche Einrichtungen, die gut mit weiteren Leistungserbringern im Bereich Palliative Care vernetzt sind, die mehrere Mitarbeitenden im Bereich Palliative Care ausgebildet haben und die sich in ihrer Arbeit an den Grundsätzen von Palliative Care orientieren. Der Medizinische Dienst der Krankenkassen in NRW hat seit 2011 derartige palliative Angebote und hauseigene Leitlinien in den Prüfungen eingefordert. Das Wohn- und Teilhabegesetz Nordrhein-Westfalen (WTG NRW) vom 02.10.2014 sieht diese nun zwingend für NRW vor. In Österreich und der Schweiz ist man da schon weiter (Hospiz Österreich 2017; Curaviva Schweiz, Caritas Schweiz 2007).

Für Menschen mit Demenz sind spezielle Angebote bereitzuhalten!
Spezielle Instrumente zur Schmerzerfassung bei Menschen mit Demenz und besondere Akzente bei der Begleitung von Hochbetagten mit Demenz im Sterben sind noch umzusetzen, z. B. basale Stimulation, Musiktherapie, spezifische Hilfe bei der Nahrungsaufnahme und Lösung von ethischen Konflikten.

Palliativversorgung ist auch bei nichtonkologischen Erkrankungen angebracht
Häufig fehlt eine klare Definition, die den Beginn der *palliativen Versorgungsphase* kennzeichnet. Die Engführung auf bestimmte Krankheiten greift zu kurz.

Die Unterscheidung zwischen ausgeprägten und nichtausgeprägten Symptomen ist schwammig. Dies verunsichert alle beteiligten Akteure inkl. der Kostenträger. Und es führt zu Nichtanerkennung des besonderen Leidens der Hochbetagten im Sterben und damit zu einer Marginalisierung. Alte Menschen sterben häufig an Herz-Kreislauf-Erkrankungen, die das Resultat von mehrfachen (multiplen) und chronischen Erkrankungen sind. Die Sterbephase ist dadurch lang und ausgedehnt und in keiner Weise gut aushaltbar oder angenehm.

Ehrenamtliche sind unverzichtbar als Teil der Abschiedskultur
Ehrenamtliche können nicht nur die Zeit aufbringen, die viele Pflegekräfte derzeit für ein längeres Sitzen am Bett nicht mehr haben. Sie verbessern durch ihre Anwesenheit auch die gesamte Atmosphäre. Und sie sind positive Multiplikatoren für den Ruf einer Pflegeeinrichtung im sozialen, lokalen Umfeld. Dies sind sie aber nur, wenn sie speziell auf die Heimsituation hin geschult und nachher in ihrem Einsatz gut begleitet werden.

Ethische Konflikte müssen sprechbar gemacht werden
Besondere ethische Entscheidungsdilemmata aufgrund von krankheitsbedingten Kommunikationsschwierigkeiten entstehen zwischen Sterbenden und ihren Behandlern. Hier braucht es die Entschlossenheit aller Beteiligten, damit in jeder Einrichtung letztlich ein würdiges Sterben stattfinden kann.

Mitarbeitende brauchen Entlastung!
Sterben im Heim darf kein Betriebsunglück mehr sein. Es gehört zum Heimalltag dazu. Und Pflegende können auf Dauer nur bei ihrer Tätigkeit gesund bleiben, wenn sie diese Aufgabe aktiv und wertschätzend annehmen können. Dabei sollte ihnen möglichst viel Mitgestaltungsrecht und Gestaltungsfreiraum gegeben werden. Das beugt Belastungen vor. Konkrete Zielvorgaben schützen vor Belastungen durch Selbstüberforderungen bei der Sterbebegleitung.

Sozialarbeit ist geborene Weichenstellerin im palliativen Netzwerk
Sozialarbeit müsste im Kontext Palliative Care in den Pflegeheimen stärker auf ihre Fähigkeiten aufmerksam machen und sich für dieses Feld engagieren. Sozialarbeiter, die heute schon eine Stelle im Altenpflegeheim bekleiden, sollten hier die Weichen stellen. Über Initiativbewerbungen sollten andere ihre Chance in diesem kreativen, sich neu entwickelnden Arbeitsfeld nutzen.

Pflege im Alter ist finanziell besserzustellen.
Solange wir uns dies gesellschaftlich nicht leisten wollen, wollen auch wir selbst nicht gerne alt werden.

Weiterführende Literatur

Becker-Ebel J (Hrsg.) (2019) Palliative Care in Pflegeheimen und Diensten. 6. Aufl. Hannover: Schlütersche.
Becker-Ebel J et al. (Hrsg.) (2007–2017) Palliativkompetenz und Hospizkultur entwickeln. Bewährte Mustervorlagen, Arbeitshilfen und Erfahrungsberichte für Pflegeheime und Pflegedienste. Hamburg: Behrs.
Bundesarbeitsgemeinschaft Hospiz (Hrsg.) (2005a) Hospizkultur im Alten- und Pflegeheim – Indikatoren und Empfehlungen zur Palliativkompetenz. (https://www.dhpv.de/tl_files/public/Themen/Stationaere%20Altenpflege/BAG_broschuere_hospizkultur-im-alten-u-pflegeheim.pdf, Zugriff am 27.09.2020).
Wilkening K, Kunz R (2005) Sterben im Pflegeheim – Perspektiven und Praxis einer neuen Abschiedskultur. Göttingen: Vandenhoeck & Ruprecht.

8 Zentrale Aufgaben der Sozialen Arbeit

8.1 Psychosoziale Anamnese – Methoden

Birgit Fischer

In der sozialpädagogischen Palliativarbeit werden – angepasst an die spezifische Situation und Bedürfnisse – klassische Methoden und Arbeitsweisen der Sozialen Arbeit eingesetzt. Dazu gehört die psychosoziale Anamnese.

Ursprünglich stammt der Begriff der Anamnese von dem altgriechischen Wort *anámnēsis*, was übersetzt Erinnerung heißt. Die Anamnese fand lange Zeit hauptsächlich in der Medizin ihre Anwendung. Dort wird sie zur Ermittlung von Beschwerden und der bisherigen Leidensgeschichte des Patienten genutzt. Dabei interessieren vor allem körperliche Symptome, die mittels verschiedener Klassifikationen wie Intensität, Ausprägung, Häufigkeit etc. bewertet werden. Die Erhebung der Familienanamnese wird in der Medizin ausschließlich zur Feststellung erblicher Vorbelastungen genutzt.

Wie unterscheidet sich davon die psychosoziale Anamnese, die im Bereich der Sozialen Arbeit angewandt wird? Hier erweitert sich der Fokus: Zusätzlich zu den Patientinnendaten interessieren Beruf, Wohnumgebung, soziale Bezüge und Beziehungen sowie das Familiensetting. Dafür werden Methoden angewandt, die im Kontext der Sozialen Arbeit entwickelt wurden. Viele davon haben wiederum ihren Ursprung in der psychotherapeutischen Anamnese.

Im Folgenden werden exemplarisch zwei Methoden der Anamnese und ihre Anwendungsmöglichkeiten in der sozialpädagogischen Palliativarbeit vorgestellt.

8.1.1 Genogramm

Um sich einen schnellen Überblick über das Familiensystem zu verschaffen, bietet sich das Genogramm als darstellende Methode an (► Abb. 8.1).

> »Unter einem Genogramm verstehen wir die [visuelle] Darstellung eines Familienstammbaums, der – über mindestens drei Generationen hinweg – die vielfältigsten Informationen über die Mitglieder einer Familie und ihre Beziehungen enthält. Sie geben einem daher einen raschen Überblick über komplexe Familienstrukturen.« (McGoldrick und Gerson 2000, S. 13)

Das bei einem Erstkontakt angefertigte Genogramm kann über den sozialpädagogischen Beratungs- und Begleitungsverlauf hinweg immer wieder herangezogen,

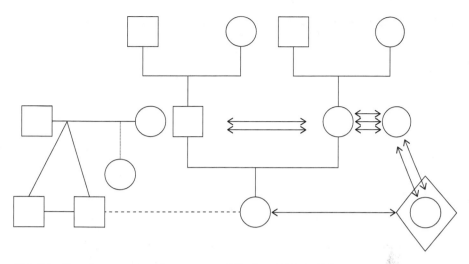

Abb. 8.1: Grundmuster eines Genogramms (Ritscher 2020, S. 290)

ergänzt und ausgebaut werden. Es ist hilfreich, um die Geschichte des Patienten und sein soziales Netz kennenzulernen und erste Ideen für eine Intervention zu bekommen. Das Genogramm kann zudem um die wahlverwandtschaftlichen Beziehungen (Freundeskreis) ergänzt werden. Freunde können oft wichtige Bezugspersonen sein, die entsprechend der Theorien der sozialen Unterstützung (Röhrle 2009) sozialpädagogisch als Ressource verstanden und genutzt werden können.

8.1.2 Biografiearbeit

Eine andere Methode zur Erhebung der psychosozialen Anamnese ist die Biografiearbeit. Eine Definition dieses Begriffs ist schwer, da es sich nicht um eine einzige Methode oder einen Arbeitsansatz handelt. Unter der Überschrift Biografiearbeit lassen sich vielmehr viele verschiedene Konzepte und Einsatzfelder zusammenfassen, deren gemeinsame Basis die Beschäftigung mit dem Leben von anderen Personen ist.

Die Biografie stellt einen erweiterten Lebenslauf dar. Das heißt, es werden nicht nur wie im Lebenslauf die reinen Fakten (Geburtstag, Schuleintritt, Eheschließung, etc.) ermittelt, sondern es interessiert darüber hinaus die jeweilige subjektive Bedeutung für den Einzelnen. Dabei entwickelt sich eine sogenannte Erinnerungsarbeit über das gelebte Leben. Wichtige Daten werden in der Biografiearbeit mit den eigenen Erinnerungen, Gefühlen und Gedanken verknüpft. Dabei wird die Erinnerung auch immer von der aktuellen Situation – Miethe nennt das *Gegenwartschwelle* – beeinflusst. Dies muss bei der Auswertung bedacht werden. War z. B. der Schuleintritt für eine Person von geringer Bedeutung, wird sich daran nicht mehr erinnert. Ist jedoch an diesem Tag die Großmutter verstorben, hat der 1. Schultag eine ganz andere Bedeutung (Miethe 2011).

Die Arbeit mit der Biografie unter pädagogischer Anleitung kann zusammengefasst als ein »strukturiertes, angeleitetes Erinnern« (Miethe 2011, S. 23) verstanden werden. Somit stellt die Biografiearbeit eine intensive Auseinandersetzung mit der Vergangenheit dar, um die weitere Zukunft zu gestalten. Das erscheint in der Palliativsituation paradox, ist es aber nicht: Durch die Aufarbeitung und Beschäftigung mit der eigenen Geschichte wird ein Abschiednehmen und Loslassen möglich.

Weiterhin können durch den Einsatz dieser Methode Ressourcen und Copingstrategien ermittelt und für die aktuelle Situation nutzbar gemacht werden. Wie auch die Genogrammarbeit ist die Biografiearbeit hilfreich beim Erlangen eines Zugangs zu den Patienten. Beide Methoden bieten sich als fundiertes diagnostisches Instrument an, da sie inzwischen teilweise standardisiert und in vielen anderen Bereichen der psychosozialen Arbeit (v. a. in der Seniorenarbeit) bereits seit langem erprobt und eingesetzt werden.

8.1.3 Anwendung in der Palliativsituation

Alle Methoden müssen unbedingt auf die Besonderheiten einer Palliativ-Care Situation zugeschnitten werden. Dabei stellt sich die Frage, was anders ist und welche Punkte zu beachten sind.

Die Anwendung aller Methoden verlangen im Palliativbereich von den Professionellen mehr als nur technische Kompetenzen: Im Rahmen der psychosozialen Anamnese werden immer die Standards der Sozialen Arbeit wie Empathie, Allparteilichkeit, Neutralität, Interesse, Offenheit, Respekt und Wertschätzung wirksam. Ergänzend dazu muss die eigene Auseinandersetzung mit der Thematik Tod/Sterben erwähnt werden. Nur wenn eine Selbstreflexion zu diesem elementaren Thema stattgefunden hat, kann dem Patienten mit der notwendigen Offenheit und Empathie in der Palliativsituation gegenübergetreten werden.

Grundsätzlich ist der Zeitpunkt der Anwendung zu beachten: Handelt es sich um eine chronisch kranke Patientin, die dem Behandlungsteam schon lange bekannt ist (z. B. durch eine angeborene Erkrankung), oder ist es ein neuer, noch unbekannter Patient?

Betrachtet man beispielsweise die Betreuung von an Mukoviszidose erkrankten Patienten, wachsen diese mit der fortschreitenden Erkrankung auf und bleiben oftmals bis zum Lebensende in der Behandlung desselben Ärzte- und Versorgungsteams. Erkrankt hingegen z. B. eine onkologische Patientin erst im Erwachsenenalter, so bleibt sie teilweise auch in der Behandlung ihrer Ärzte. Häufig kommt es aber zu einem Wechsel in eine Palliativeinrichtung (Palliativstation, Hospiz oder Versorgung im häuslichen Umfeld) mit komplett neuen Ansprechpartnerinnen.

Eine weitere Frage stellt sich im Zusammenhang mit der Anamnese: Welche Dinge bewegen die Menschen am Lebensende wirklich? Welche Informationen können für ein friedliches Sterben wichtig sein? Was müssen Professionelle oder Angehörige wissen und was nicht? Was geht die Professionellen nichts (mehr) an?

Im Fokus aller Methoden muss in der Palliativsituation eine Gesprächsatmosphäre stehen, die einen flexiblen Rahmen zum Antworten und Erinnern bietet. Die Sozialpädagoginnen müssen hier besonders sensibel und offen bei der Fragestellung vorgehen und gemeinsam mit dem Betroffenen die Sinnhaftigkeit für das Hier und Jetzt erarbeiten.

Fallbeispiel 8.1

A. kam aus dem Nahen Osten nach Deutschland in der Hoffnung eine bessere medizinische Versorgung für ihre angeborene Stoffwechselerkrankung zu erhalten. Diese Hoffnung konnte über einige Jahre hinweg erfüllt werden. So wurde ihr eine neue Lunge transplantiert und anschließend begann sie eine Ausbildung.

Drei Jahre nach der Transplantation ist jedoch klar, dass A. aufgrund von massiven Abstoßungsreaktionen nicht weiterleben wird. Sie gibt Ängste vor dem Sterben an, viel mehr beschäftigt sie aber, dass sie ihre Familie zurücklassen muss. Immer wieder drängt sie darauf, verschiedene Anträge bei Behörden und der Krankenkasse zu stellen. Im Verlauf wird klar, dass sie für ihre Eltern und Geschwister vorsorgen möchte, damit diese nach ihrem Tod abgesichert sind und ein weiteres Bleiberecht für Deutschland haben. Sie will alles organisiert hinterlassen und hat dabei sehr hohe Ansprüche an sich und das Behandlungsteam. Erst nachdem alle Anträge gestellt und abgeschickt sind, kann A. loslassen und stirbt im Beisein ihrer Eltern.

Wie der Bericht zeigt, stellt sich in einer derartigen Situation immer wieder die Frage nach dem Sinn von Handlungen und Wünschen der Patienten. Gerade am Lebensende gewinnen noch einmal Dinge an Bedeutung, die für die Außenstehenden zunächst nicht nachvollziehbar sind. Anträge und Behördenangelegenheiten würde man sicherlich nicht an die erste Stelle in einer Palliativsituation stellen. Jedoch verdeutlicht das Beispiel, dass die Sinnhaftigkeit für den Betroffenen selbst erkennbar sein muss. Eine ausführliche Anamnese zu Beginn der Behandlung kann und muss diese Punkte sichtbar machen.

Der Fall veranschaulicht auch, dass ein systemischer Blickwinkel und somit der Einbezug aller Systemmitglieder gerade in der Palliativsituation von großer Bedeutung ist, denn auch die Angehörigen sind tragende Akteure in dieser Situation. Zum einen bleiben sie nach dem Tod des Patienten zurück, zum anderen gestalten sie zusammen mit ihrem Angehörigen das Lebensende und können so zu einem gelingenden Prozess sowohl für den Patienten als auch für sich selbst beitragen.

8.1.4 Zusammenfassung und Herausforderungen

Im Hinblick auf die Besonderheiten der psychosozialen Anamnese im Kontext der Palliativ-Care-Situation gibt es mehrere fachliche und methodische Herausforderungen.

Um den sozialpädagogischen Prozess der Begleitung von Anfang an gestalten zu können, muss das Setting, in dem die Erhebung der psychosozialen Anamnese stattfindet, offen und angenehm gestaltet sein. Zunächst müssen Kontext und Auftrag des Kontakts zwischen Patientin/Familie und Sozialpädagogen gut geklärt sein, um ein Erinnern und Sammeln von Biografieelementen zu ermöglichen: Existiert bereits eine Bekanntschaft zu dem Palliativpatienten oder ist es eine neu kennengelernte Patientin, über die das sozialpädagogische Team/die Fachkraft erst noch Informationen sammeln muss? Darüber hinaus besteht auch ein Unterschied bzgl.

141

des Alters des Patienten: Handelt es sich um ein Kind, einen Jugendlichen oder einen Erwachsenen? Auch kann es zum einen aufschlussreich sein, wie es zu dem Gespräch kam (Gab es eine entscheidende Verschlechterung, Therapiezieländerung, steht eine Verlegung an etc.?). Zum anderen ist es von Bedeutung, wer (Patient, Angehörige, Ärztin, Pflegepersonal etc.) den Anstoß zum Gespräch gegeben hat. Gibt es schon Vorerfahrungen oder Vorurteile bzgl. psychosozialen Mitarbeitenden/Therapeutinnen/Psychologinnen? Außerdem sollten die Erwartungen ermittelt und deren Realisierbarkeit besprochen werden. Darüber hinaus hat der Zeitfaktor in mehreren Hinsichten hohe Relevanz. Vor allem in einem Krankenhaussetting ist die Zeit aufgrund der Fülle an Patientinnen häufig knapp, für ein Erst- und Anamnesegespräch ist dies aber von großer Bedeutung. Dauer und Zeitrichtigkeit des Gesprächs (*der richtige Moment*) sind zentrale Faktoren für ein gutes Gelingen. Dazu kommt der für die Palliativsituation spezifische Umstand, dass das Ende der professionellen Beziehung verknüpft ist mit dem absehbaren Tod der Klientin – oft bei unvorhersehbarer Dauer der Hilfebeziehung.

Die Methoden der psychosozialen Anamnese in der Palliative Care Situation müssen den Besonderheiten dieser Situation angepasst sein. So kann beispielsweise in einer Palliativsituation eher nicht auf das *Erzählcafé*, einer bekannten Methode der Biografiearbeit im Bereich der Altenhilfe, zurückgegriffen werden. Viele Patienten sind am Lebensende in ihrer Kommunikation stark eingeschränkt und die Auseinandersetzung mit anderen schwerkranken Personen stellt eine große Herausforderung dar. Daher sollte die psychosoziale Anamnese besser im Einzelbzw. Familiensetting erhoben werden. Wenn das Sprechen in der Palliativsituation schwerfällt oder nicht mehr möglich ist, muss auf andere, kreative Methoden zurückgegriffen werden, die trotzdem ein Erinnern möglich machen. Hierbei können Fotos, Tagebücher oder alte Zeitungen hilfreich sein. Dabei muss der Patient das Erinnern steuern und selbst bestimmen dürfen, wann und wo seine Grenzen erreicht sind.

Zusammenfassend lässt sich feststellen, dass die psychosoziale Anamnese im Kontext der Palliativsituation zum einen als Beginn und zum anderen als Vorbereitung des Endes der professionellen Beziehung und somit als Teil der Abschiedsarbeit verstanden werden kann. Durch die intensive, systematische Erhebung relevanter Daten kann Unerledigtes bewusst gemacht und der Mut zur Festlegung eines letzten Willens gefunden werden, wie das im Fallbeispiel 8.1 sichtbar wurde. Außerdem werden dem Helfersystem familiäre Ressourcen bekannt, die im Rahmen der Palliativsituation genutzt werden und später für die Hinterbliebenen von großer Bedeutung bei der Trauerbewältigung sein können.

Weiter ist es wichtig, frühzeitig die psychosozialen Mitarbeitenden in die Behandlung der Patientinnen einzubeziehen. So können von Anfang an bedeutende Punkte für die Familie herausgearbeitet und für den Behandlungsprozess genutzt werden. Wie das obige Beispiel zeigt, ist eine ausführliche Erhebung der Familienkonstellation für den weiteren Verlauf der Palliativsituation von großer Bedeutung. Sind unerledigte Dinge noch offen, ist ein Abschiednehmen oft nur schwer möglich.

Fazit

Aufgrund der beschriebenen Überlegungen und Herausforderungen sollten mehrere Instrumente zur Erhebung der psychosozialen Anamnese für die PalliativCare-Situation entwickelt werden, um den Besonderheiten der Situation gerecht zu werden. Die Deutsche Gesellschft für Palliativmedizin hat beispielsweise eine Genogrammvorlage zum Patientenumfeld erstellt (https://www.dgpalliativmedizin. de/images/stories/Patientenumfeld_mitLegende_V2-3.pdf).

Weiterführende Literatur

Levold T, Wirsching M (2016) Systemische Therapie und Beratung – das große Lehrbuch. 2. Aufl. Heidelberg: Carl-Auer Verlag GmbH.
McGoldrick M, Gerson R (2000) Genogramme in der Familienberatung. 2. Aufl. Bern: Huber.
Miethe I (2011) Biografiearbeit. Lehr- und Handbuch für Studium und Praxis. Weinheim: Juventa.
Ritscher W (2020) Systemische Modelle für die Soziale Arbeit. Ein integratives Lehrbuch für Theorie und Praxis. 6. Aufl. Heidelberg: Carl-Auer-Systeme.

8.2 Sozialrechtliche Beratung und Information

Astrid Schneider-Eicke und Ulrike Wagner

Im Folgenden soll gezeigt werden, welche Bedeutung die sozialrechtliche Beratung und Information im Kontext von Palliative Care hat. Ferner werden drei ausgewählte Leistungsansprüche, die für die Betreuung von Palliativpatienten von großer Relevanz sind, vorgestellt.

8.2.1 Auftrag und Aufgaben der Sozialen Arbeit im Kontext von Palliative Care

Die Deutsche Gesellschaft für Palliativmedizin (DGP) – Sektion Soziale Arbeit formuliert 2012 in einer Stellungsnahme zum Profil der Sozialen Arbeit im Pallaitivbereich, »Menschen in besonderen sozialen Problemlagen« – wie der Situation, die Auswirkungen schwerer Krankheit und dem nahenden Tod bewältigen zu müssen – »bei der Partizipation in der Gesellschaft zu unterstützen, ihre Ressourcen zu stärken, ihre Selbstbestimmung zu fördern und soziale Härten zu vermeiden.«

Menschen, die von schwerer Krankheit betroffen sind, können laut dem 5. Armutsbericht der Bundesregierung (2017) armutsgefährdet sein. »Gesundheitsstörungen und Krankheiten, insbesondere wenn sie länger andauern, können sich [...] nachteilig auf die [...] Einkommenschancen auswirken und die gesellschaftliche Teilhabe beeinträchtigen«. Der Medizinsoziologe Prof. Matthias Richter unterscheidet bei der objektiven finanziellen Belastung durch die Erkrankung zwischen Einkommensverlusten, »direkten medizinischen Kosten (etwa Zuzahlungen zu Medikamenten, Heil- und Hilfsmitteln) und direkten nicht-medizinischen Kosten wie Haushaltskosten und Fahrtkosten. Sein Fazit lautet: [...] »Das Armutsrisiko ist real«. – Das reale Armutsrisiko kann bei den Betroffenen die krankheitsbedingte Angst vor Kontrollverlust noch verstärken und zu dem Gefühl führen, einem undurchschaubaren System aus Kassen, Leistungserbringern und Behörden ausgeliefert zu sein.

Viele belastende Ängste, Sorgen und Nöte von Palliativpatienten ergeben sich aus der Frage nach der sozialen Absicherung. Gedanken um die Absicherung des Einkommens und Gedanken um eine ausreichende medizinische und pflegerische Versorgung bis zuletzt münden meist in den Fragen, welche Angebote es überhaupt gibt, wer zu diesen vermittelt, wer die Versorgung organisiert und wie all das finanziert werden kann. Auf diese drängenden Anliegen kann grundsätzlich geantwortet werden, dass es an verschiedensten Leistungsansprüchen nicht mangelt. Allerdings ist der Zugang zu diesen Leistungsansprüchen durch ihre Ausdifferenzierung, Segmentierung und Fragmentierung in diverse Zuständigkeiten der Leistungsträger (Ämter, Behörden, Kassen) und demnach gegliederte verschiedenste Leistungserbringer (ambulante Dienste, teil- und vollstationäre Einrichtungen), erheblich erschwert (Klie 2006b). Hier greift der von der DGP formulierte Auftrag, den Betroffenen und ihren Zugehörigen Partizipation zu ermöglichen und ihre Ressourcen zu stärken, konkret. Soziale Arbeit ist zum Teil schon und sollte deshalb in Zukunft noch verstärkt in den verschiedensten Bereichen palliativer Versorgung Teil des Angebots eines Leistungserbringers sein, z. B. in der zum Beispiel auch in der spezialisierten ambulanten Palliativversorgungbetreuung (SAPV), der Koordination ambulanter Hospizdienste, im Palliativmedizinischen Konsildienst/Sozialdienst im Krankenhaus und in stationären Hospizen. Ein maßgeblicher Auftrag, den Soziale Arbeit hat, ist die Förderung und Wiederherstellung von sozialer und gesellschaftlicher Teilhabe durch die Nutzbarmachung der verschiedenen Leistungsansprüche im Sozialleistungsrecht.

Um dieser Aufgabe gerecht werden zu können, sind neben den grundlegenden Kenntnissen im Sozialleistungsrecht auch Kenntnisse über spezifische Leistungsansprüche von Palliativpatienten erforderlich.

8.2.2 Ausgewählte Leistungsansprüche von Palliativpatienten

Um dieser Aufgabe gerecht werden zu können, sind entsprechend einer Stellungnahme der Deutschen Gesellschaft für Palliativmedizin zur Notwendigkeit von Sozialarbeit in der ambulanten Hospiz- und Palliativmedizin neben den grundlegenden Kenntnissen im Sozialleistungsrecht auch Kenntnisse über spezifische Leistungsansprüche von Palliativpatienten erforderlich. Die hier vorgestellten ausgewählten Leistungsansprüche beziehen sich ausschließlich auf Menschen, die in den folgenden benannten gesetzlichen Pflichtversicherungen versichert sind. Sie stellen die größte Gruppe an Patienten im Rahmen von Palliative Care. Für verbeamtet oder privatversicherte Patienten gelten die entsprechenden Rechtsvorschriften der Versorgungsregelungen für Beamte beziehungsweise die Leistungskataloge der privaten Versicherungsverträge.

Das Sozialleistungsrecht ist im sogenannten Sozialgesetzbuch (SGB) geregelt. Es gliedert sich in zwölf Teile, die mit römischen Ziffern benannt werden (SGB I–XII). Im Prinzip finden sich in fast allen dieser zwölf Teile Vorschriften und Leistungen, die im Kontext von Palliativ Care relevant werden können. Bei manchen, wie dem der gesetzlichen Krankenversicherung (SGB V) und der gesetzlichen Pflegeversicherung (SGB XI), erschließt sich die Relevanz auf den ersten Blick. Doch bestimmte Krankheitsbilder bedingen, dass Patienten Anspruch aus verschiedenen anderen Teilen haben können. So zum Beispiel die Gruppe der Palliativpatienten, die an einem Lungentumor nach berufsmäßigem Kontakt mit Asbest leiden. Wenn diese Erkrankung als Berufskrankheit anerkannt worden ist, haben die Menschen Anspruch auf Leistungen nach der gesetzlichen Unfallversicherung (SGB VII). Beispielweise ist der Pflegebegriff hier (vgl. § 44 SGB VII) wesentlich weiter gefasst als in der gesetzlichen Pflegeversicherung, sodass die Patienten weitaus mehr Pflegeleistungen erhalten können. Ein weiteres Beispiel ist die Möglichkeit, dass Menschen, die an Amyotropher Lateralsklerose (ALS) erkrankt sind, Leistungen zur Teilhabe behinderter Menschen (SGB IX) erhalten können.

Im Folgenden greifen wir mehrere Leistungsansprüche aus den verschiedenen Teilen des Sozialgesetzbuches heraus, die unserer Einschätzung nach im Kontext von Palliative Care besonders wichtig sind.

Aufforderung zur Antragsstellung auf medizinische Rehabilitation und Teilhabe am Arbeitsleben während des Bezugs von Krankengeld

Menschen, die in einem regulären Arbeitsverhältnis stehen und aufgrund von Krankheit arbeitsunfähig werden, erhalten nach Antrag und Prüfung der Leistungsberechtigung Krankengeld seitens der Krankenkasse (§ 44 ff SGB V). Im Kontext von Palliative Care ist eine große Gruppe von Patienten von einer Regelung betroffen, die es der Krankenkasse erlaubt, den Bezug von Krankengeld vor Ablauf der maximalen Bezugsdauer von 78 Wochen zu überprüfen. Für alle anderen Fragen im Zusammenhang mit dem Bezug von Krankengeld wird auf die genannte weiterführende Literatur verwiesen. Sieht die Krankenkasse die Erwerbsfähigkeit eines Versicherten, der Krankengeld bezieht, als erheblich gefährdet oder gar als gemindert an, kann sie diesen auffordern, einen Antrag auf medizinische Rehabilitation und Teilhabe am Arbeitsleben zu stellen (§ 51 SGB V). Dabei darf sie dem Patienten eine Frist von zehn Wochen setzen und nach Verstreichen der Frist die Zahlung des Krankengeldes beenden. Wird der Antrag auf eine Reha-Maßnahme fristgerecht gestellt, kann nach höchstrichterlicher Rechtsprechung dieser nicht mehr zurückgenommen werden.

Einige Patienten deuten diese Aufforderung als Hoffnungszeichen, dass bezüglich ihrer Erkrankung »doch noch etwas zu machen ist«. Jeder eingereichte Antrag wird aber auf das tatsächlich vorhandene Rehabilitationspotenzial des Patienten geprüft und darf vom Rententräger bei negativer Beurteilung als Rentenantrag umgedeutet werden, was bei Palliativpatienten i. d. R. geschieht. Die damit implizite Bestätigung,

145

die Erwerbsfähigkeit endgültig verloren zu haben, erleben viele Palliativpatienten als schockierende Kränkung im Sinne von »Jetzt werde ich aussortiert«. Professionelle der Sozialen Arbeit sollten hier weniger die Anfechtung dieser Bescheide als vielmehr die psychosoziale Begleitung im Blick haben.

Oftmals wird die Meinung vertreten, dass die Bezüge eines Patienten in der Erwerbsminderungsrente niedriger seien als der Bezug von Krankengeld, und der Patient damit immer schlechter gestellt sei. Ein Hinweis zu dieser Frage ist nur nach sorgfältiger Prüfung des Einzelfalls und niemals pauschal zu beantworten. Je nach Alter, Beitragszeiten in der Rentenversicherung und zuletzt vereinbarter Arbeitszeit, kann die Verrentung den Patienten finanziell besserstellen. Stets sollte an dieser Stelle auch der Hinweis erfolgen, privat abgeschlossene Versicherungen zu überprüfen. Viele Menschen haben für die Zeit der Rente privat vorgesorgt, erinnern sich aber konkret nicht mehr an den Umfang und die Bedingungen, die zum Eintritt des Leistungsfalls führen.

Einstufung in die Pflegeversicherung, Sonderregelung für Palliativpatienten

Nach schriftlichem Antrag auf Feststellung der Pflegebedürftigkeit an die gesetzliche Pflegekasse hat diese durch den medizinischen Dienst der Krankenkassen prüfen zu lassen (§ 18 SGB XI), ob Pflegebedürftigkeit im Sinne des Gesetzes vorliegt. Mit Einführung des Zweiten Pflegestärkungsgesetzes Anfang 2017 wurde ein neuer Pflegebedürftigkeitsbegriff und ein neues Prüfverfahren (§ 15 SGB XI) eingeführt, durch welches geistig und psychisch Erkrankte zukünftig mit körperlich Erkrankten gleichgestellt werden. Die bisherige Einstufung in die Pflegestufen null bis drei wurde dabei von den neuen sogenannten »Pflegegraden« eins bis fünf abgelöst. Ausschlaggebend für die Einstufung in einen dieser Pflegegrade ist nun die Selbstständigkeit der Erkrankten in den Bereichen Mobilität, kognitive und kommunikative Fähigkeiten, Verhaltensweisen und psychische Problemlagen, Selbstversorgung, Bewältigung von und selbstständiger Umgang mit krankheits- und therapiebedingten Anforderungen und Belastungen sowie Gestaltung des Alltagslebens und sozialer Kontakte (§ 14 SGB XI). Um dem meist dringenden Versorgungsbedarf von Palliativpatienten gerecht zu werden, hat der Gesetzgeber den Pflegekassen auferlegt, dass Menschen, die in einem Hospiz aufgenommen oder ambulant palliativ versorgt werden, binnen einer Woche nach Eingang des Antrags bei der Pflegekasse begutachtet und unverzüglich über das Ergebnis der Begutachtung informiert werden müssen. Unserer Erfahrung nach findet diese Vorschrift seitens der Pflegekasse angemessen Beachtung, wenn die Dringlichkeit wegen Vorliegen einer palliativen Situation auf dem Antrag schriftlich ergänzt wurde. In der Praxis empfiehlt es sich, als beratende Fachkraft mit Einwilligung des Patienten direkt Kontakt mit dem Medizinischen Dienst der Krankenkasse aufzunehmen, auf die palliative Situation hinzuweisen und per Fax einen aktuellen Arztbericht des Patienten vorzulegen. Die Begutachtung wird dann meistens innerhalb weniger Tage durch ein Telefonat mit der den Patienten vertretenden Fachkraft durchgeführt. Der Medizinische Dienst der Krankenkasse muss im Anschluss unverzüglich den Antragsteller und die Pflegekasse darüber zu informieren, welche Empfehlung er an die Pflegekasse geben wird. Weiterhin muss die Pflegekasse ihre Entscheidung unverzüglich dem Antragssteller mitteilen (§ 18 SGB XI).

Besteht aufgrund einer akuten Verschlimmerung der Erkrankung ein dringender Hilfebedarf bei noch nicht vorliegendem Pflegegrad, kann von einem Arzt nach § 37 SGB V häusliche Krankenpflege – die Grundpflege und hauswirtschaftliche Hilfe umfassen kann – als Übergangslösung verordnet werden. Diese wird von den Krankenkassen aber regelmäßig nur bei einer gleichzeitigen Verordnung von Behandlungspflege z. B. für Medikamentengabe, Wund- oder Stomaversorgung, Anlegen von Kompressionsstrümpfen etc. bewilligt und muss normalerweise von einem zugelassenen Pflegedienst durchgeführt werden.

Finanzierung stundenweiser Entlastung für die pflegenden Angehörigen

Andreas Kruse benennt die »Notwendigkeit ständiger Anwesenheit« (Kruse 2019) als eine der zentralen psychischen Belastungen pflegender Angehöriger. Dies hat auch der Gesetzgeber erkannt und im Rahmen der Änderungen durch das Zweite Pflegestärkungsgesetz (PSG II) allen Pflegebedürftigen, die zu Hause gepflegt werden, einen sogenannten »Entlastungsbetrag« von 125 € monatlich zugesprochen (§ 45b SGB XI). Er kann für Leistungen zur Entlastung pflegender Angehöriger (z. B. die stundenweise Inanspruchnahme von Betreuungsdiensten/den Einsatz einer Haushaltshilfe) und zur Förderung der Selbstständigkeit und Selbstbestimmung des Pflegebedürftigen bei der Gestaltung des Alltags eingesetzt werden, aber auch flexibel zur zusätzlichen Finanzierung des ambulanten Pflegedienstes oder von Tages-/Nachtpflege oder Kurzzeitpflege genutzt werden. Die Leistungserbringer – meist ehrenamtliche Helferkreise, die gegen Aufwandsentschädigung tätig werden – benötigen eine Zulassung durch die zuständige Landesbehörde. Alle Pflegekassen müssen eine diesbezügliche Liste mit allen Angeboten, inklusive Preisen und Anbieterinformationen, vorhalten. Derzeit kann leider noch nicht von einem flächendeckenden Angebot gesprochen werden.

Bei Inanspruchnahme von Leistungen müssen die Pflegebedürftigen zuerst in Vorleistung gehen und die Belege dann bei der Pflegekasse zur Erstattung einreichen. Nicht in Anspruch genommene Gelder des Entlastungsbetrages werden von der Pflegekasse automatisch ins nächste Kalenderjahr übertragen und verfallen erst am 30.06. des Folgejahres.

Der Pflegebedürftige kann auch nicht zugelassene Leistungserbringer, z. B. Nachbarn, Freunde oder Verwandte (die nicht 1. oder 2. Grades mit dem Pflegebedürftigen verwandt/verschwägert sind und nicht mit ihm in einem Haushalt leben) für stundenweise Hilfestellungen in Anspruch nehmen, bezahlen und die Ausgaben bei der Pflegekasse zur Erstattung einreichen. Dafür kann aber nur das Budget der sogenannten »Ersatzpflege«/»Verhinderungspflege« (§ 39 SGB XI) verwendet werden, das dem Pflegebedürftigen 1.612 € im Kalenderjahr zur Verfügung stellt, wenn er seit mindestens sechs Monaten in Pflegegrad 2 oder höher eingestuft ist und in seiner häuslichen Umgebung gepflegt wird. Ergänzend können auch noch nicht in Anspruch genommene Mittel der Kurzzeitpflege (§ 42 SGB XI) bis zu einer Höhe von 801 € für diesen Zweck eingesetzt werden.

Auch hier gilt wieder, dass die Pflegebedürftigen zuerst in Vorleistung gehen und die Belege dann bei der Pflegekasse zur Erstattung einreichen müssen. Viele Kassen haben für ihre Versicherten ein einfaches Abrechnungsformular zur Inanspruchnahme von Verhinderungspflege entwickelt. Trotzdem lässt sich in der Praxis beobachten, dass diese offizielle Rechnungsstellung für stundenweise Betreuung durch Nachbarn/Freunde bei diesen oft viele Ängste auslöst, im Sinne von: Muss ich das erhaltene Honorar dem Finanzamt melden, ist das eventuell gar ein meldepflichtiges Beschäftigungsverhältnis? Hierzu lässt sich anmerken, dass »sonstige Einkünfte« bis zu 256 €/Jahr nach § 22 Einkommensteuergesetz nicht der Steuerpflicht unterliegen, und gemäß dem Sozialverband VdK Deutschland ein melde- und beitragspflichtiges Beschäftigungsverhältnis erst dann gegeben sein kann, wenn der/die Helfer/in ein Verwandter zweiter oder dritter Grades oder familienfremd ist und die finanzielle Entschädigung höher liegt als das dem Pflegebedürftigen entsprechend seinem Pflegegrad zustehende Pflegegeld.

An dieser Stelle sei auch noch auf die Möglichkeit der Unterstützung pflegender Angehöriger durch den Einsatz ehrenamtlicher Hospizhelfer*innen verwiesen. Dies ist nicht nur kostenlos, sondern die Helferinnen und Helfer sind nach § 39a Abs. 2 Satz 6 SGB V auch durch eine intensive Schulung auf die Bedürfnisse und Nöte schwerkranker Menschen und ihrer Angehörigen vorbereitet.

Freistellung von der Arbeit für pflegende Angehörige nach dem Pflegezeitgesetz (PflegeZG) und dem Familienpflegezeitgesetz (FPfZG)

Der Gesetzgeber hat 2015 in einer Aktualisierung der Gesetzesgrundlagen mehrere Freistellungsmöglichkeiten für berufstätige Angehörige schwerkranker Menschen geschaffen:

- Begleitung in der letzten Lebensphase (§ 3 Abs. 6 PflegeZG): Bei einer Betriebsgröße von mehr als 15 Beschäftigten haben Arbeitnehmer das Recht auf eine bis zu drei Monate dauernde Freistellung ohne Lohnausgleich, um eine/n nahe/n Angehörige/n in der letzten Lebensphase begleiten zu können. Dies ist auch möglich, wenn der oder die Angehörige in einem Hospiz oder einer anderen Einrichtung versorgt wird, da es darum geht, noch ein letztes Mal gemeinsame Zeit zu verbringen. Deshalb ist auch das Vorliegen eines Pflegegrades keine Voraussetzung für diese Form der Freistellung.
- Pflegezeit (§ 3 Abs. 3 PflegeZG): Bei einer Betriebsgröße von mehr als 15 Beschäftigten und einer von der Pflegekasse bestätigten Pflegebedürftigkeit eines/einer von nahen Angehörigen besteht die Möglichkeit einer vollständigen oder teilweisen Freistellung für die Höchstdauer von sechs Monaten am Stück ohne Lohnausgleich.
- Familienpflegezeit (§ 2 FPfZG): Bei einer Betriebsgröße von mehr als 26 Beschäftigten besteht die Möglichkeit einer teilweisen Freistellung mit mindestens 15 Wochenarbeitsstunden für die Höchstdauer von 24 Monaten ohne Lohnausgleich.

Alle Freistellungsmöglichkeiten nach dem PflegeZG und dem FPfZG können miteinander kombiniert werden, die Gesamtdauer beträgt dabei aber höchstens 24 Monate (§ 4 PflegeZG/§ 2 Abs. 2 FPfZG). Der Wunsch nach Freistellung im Rahmen von Pflegezeit muss dem Arbeitgeber mindestens zehn Arbeitstage vorher schriftlich angekündigt werden, bei der länger dauernden Familienpflegezeit mindestens acht Wochen vorher. Zur finanziellen Abfederung des Lohnausfalls kann beim Bundesamt für Familie und zivilgesellschaftliche Aufgaben ein zinsloses Darlehen (§ 3 FPfZG, § 2 PflegeZG) beantragt werden.

Bei akut eingetretenen Pflegesituationen haben berufstätige Angehörige im Rahmen der sog. »kurzzeitigen Arbeitsverhinderung« (§ 2 PflegeZG) unabhängig von der Betriebsgröße das Recht, bis zu zehn Tage pro Patient sofort der Arbeit fernzubleiben. Diese zehn Tage können sowohl zeitlich als auch zwischen mehreren Personen aufgeteilt werden. Die Dauer der Arbeitsverhinderung muss dem Arbeitgeber unverzüglich mitgeteilt werden. Er kann auch eine ärztliche Bescheinigung über die Notwendigkeit der Arbeitsverhinderung verlangen. Die Pflegekasse des Patienten zahlt den Angehörigen in dieser Zeit auf einen unverzüglich zu stellenden Antrag hin das sog. »Pflegeunterstützungsgeld« als Lohnersatzleistung (§ 44a SGB XI).

Während der kurzzeitigen Arbeitsverhinderung und der Pflegezeit darf der Arbeitgeber in der Regel das Beschäftigungsverhältnis nicht kündigen (§ 5 PflegeZG). Während der Pflegezeit/Familienpflegezeit ist die Pflegeperson über die Pflegeversicherung sozial abgesichert. Die Pflegekasse führt teilweise Beiträge an gesetzliche Sozialversicherungen ab, trotzdem sollten alle Angehörigen bei Interesse an einer Freistellung vorab seinen/ihren Sozialversicherungsstatus, v. a. den Krankenversicherungsschutz, sorgfältig klären.

Vielen Angehörigen ist dies in einer Zeit zahlreicher Herausforderungen zu anstrengend und sie wählen bei Bedarf den einfacheren Weg einer Krankschreibung, z. B. wegen psychischer Belastung. So fühlen sich 77 % der Hauptpflegepersonen nach einer Studie von TNS Infratest Sozialforschung im Auftrag des Bundesgesundheitsministeriums von 2017 stark belastet, nur 4 % der erwerbstätigen Pflegepersonen nutzten aber die Pflegezeit/Familienpflegezeit. Dies liegt auch daran, dass die finanziellen Belastungen durch den Lohnausfall weiterhin bei den Pflegepersonen belassen werden (Schneekloth et al. 2017, S. 29).

Sozialhilferechtliche Ansprüche auf Pflegeleistungen in der häuslichen Pflege[2]

Aufgrund der Nachrangigkeit der Sozialhilfe wird »Hilfe zur Pflege« nach § 61 bis § 66a SGB XII nur gewährt, wenn der Patient mindestens in Pflegegrad 2 eingestuft ist und der Bedarf nicht oder nicht vollständig durch Leistungen anderer Versicherungen (Pflegeversicherung; private Pflegezusatzversicherung) gedeckt werden kann und die Pflegebedürftigen selbst oder deren unterhaltspflichtige Ehegatten oder Verwandte 1. Grades nachgewiesenermaßen über kein bzw. kein ausreichendes

---

2 unter Mitarbeit von Annette Rabben-Storch

Einkommen oder Vermögen verfügen. Mit dem Inkrafttreten des Angehörigen-Entlastungsgesetz am 01.01.2020 werden Unterhaltszahlungen von Angehörigen dabei aber erst ab einem Jahresbruttoeinkommen von 100.000 Euro verlangt.

Förderberechtigt ist, wer die Einkommensgrenze nach § 85 SGB XII unterschreitet. Diese errechnet sich aus dem doppelten Sozialhilfe – Regelsatz (seit 01.01.2020 beträgt der Regelsatz 432 € monatlich) zuzüglich den angemessenen Kosten der Unterkunft (einzelfallabhängig, ohne Heizkosten) zuzüglich eines eventuellen Familienzuschlags von 70 % des Regelsatzes für nicht getrennt lebende Ehe- bzw. Lebenspartner sowie für jeden vom Sozialhilfesuchenden bzw. dessen Ehe-/Lebenspartner überwiegend unterhaltenen Angehörigen. Darüber hinaus gehendes Einkommen muss in »angemessenem Umfang« entsprechend einer Ermessensentscheidung des Sozialamtes eingesetzt werden.

Auch die Vermögensverhältnisse des Patienten und seiner unterhaltspflichtigen Angehörigen werden geprüft. (§ 90 SGB XII). Dabei sind Barbeträge oder sonstige Geldwerte bis zu einem Betrag von 5.000 € pro Person geschützt, sonstige Vermögenswerte müssen genutzt werden. Dabei gibt es aber zahlreiche Ausnahmen z. B. für Grundstücke, Hausrat oder Familien- und Erbstücke.

Nach § 64 SGB XII besteht ein Vorrang der häuslichen Pflege gegenüber stationären Leistungen, um die Kosten möglichst niedrig zu halten. Wenn ein Pflegebedürftiger aber durch private oder professionelle Pflegepersonen im ambulanten und teilstationären Rahmen nicht ausreichend versorgt werden kann, hat er Anrecht auf Pflege in stationären Einrichtungen.

Die »Hilfe zur Pflege« ist neben der Zielgruppe pflegeversicherter, aber bedürftiger Palliativpatienten besonders wichtig für Menschen, die nicht krankenversichert waren oder nicht mindestens zwei Jahre Vorversicherungszeit in der Pflegeversicherung vorweisen können und deshalb keine Leistungen durch die Pflegeversicherung (SGB XI) erhalten.

Für die Gewährung der »Hilfe zur Pflege« ist seit 01.03.2018 nicht mehr der örtliche Träger der Sozialhilfe (Landkreis/kreisfreie Städte), sondern der Bezirk zuständig, was eine schnelle und am individuellen Bedarf von Palliativpatienten mit rasch fortschreitenden Erkrankungen orientierte Leistungsgewährung eher erschwert.

8.2.3 Standards und Methoden Sozialer Arbeit im Kontext von Palliative Care

Grundsätzlich kann festgehalten werden, dass Sozialarbeiter*innen im Kontext von Palliative Care nicht den Anspruch haben müssen, jedes Detail des für jeden Palliativpatienten relevanten Sozialleistungsrechts zu kennen und dazu ausführlich beraten zu können. Die Gruppe der Patienten ist dazu zu heterogen und die Ansprüche sind je nach Lebenssituation zu differenzieren. Grundlegende Kenntnisse sind aber notwendig, um mögliche Leistungsansprüche zu erkennen und Kontakte zu entsprechenden Ämtern, Behörden und Beratungsstellen zu vermitteln. Der Christophorus Hospiz Verein München beispielsweise hat Standards zur sozialrechtlichen Beratung entwickelt, die situationsbezogen diese Abgrenzung beschreiben.

Beratung und Information

Sozialrechtliche Beratung im Kontext von Palliative Care muss sich immer eng an den Bedürfnissen und Belastungen des Patienten und seines Umfeldes orientieren. So sehr Leistungen zur Entlastung aller Beteiligten beitragen können, können sie aber auch schnell überfordern und auf Ablehnung stoßen. Ein Patient muss das Selbstbild eines pflegebedürftigen, abhängigen, vielleicht auch armen Kranken zulassen können, um mit der Beantragung von Leistungen einverstanden zu sein. Viele Menschen lehnen aber Hilfen ab, da sie von staatlicher Unterstützung nicht abhängig sein wollen. Diese Einstellung ist in der Bevölkerung weit verbreitet. Sozialrechtliche Beratung orientiert sich natürlich auch hier am Willen und der Akzeptanz seitens des Patienten. Die individuelle Unterstützung sucht Wege zwischen Überforderung und Gestaltung von Autonomie. Auch entscheidet die individuelle Lage des Patienten und die seines privaten Umfeldes, wie umfangreich die Beratungsleistung sein sollte.

Was kann der Patient realistisch noch selbst erledigen? Wozu benötigt er bereits umfassendere Hilfe? Je nach Situation kann das Gefühl, nochmals etwas selbst erledigt zu haben, für den Patienten und seine Angehörigen sehr ermutigend sein. Im Mittelpunkt sozialarbeiterischer Beratung steht die Befähigung zur Selbsthilfe. Aber viele Patienten und Angehörige fühlen sich schlicht überfordert, denn ihre Kräfte reichen nicht mehr für solche bürokratischen Tätigkeiten aus. Sie möchten sich angesichts ihres Schicksals nicht mehr damit auseinandersetzen. In diesem Fall ist die Übernahme einer »advokatorischen Funktion« durch die Sozialarbeiter*innen unter Beachtung der entsprechenden juristischen Grenzen erforderlich (Klie 2006a). In diesen Situationen sollte im Hinblick auf die begrenzte Lebenserwartung eines Palliativpatienten genau geprüft werden, welches Antragsverfahren von welchen Leistungsansprüchen angesichts der verbleibenden Zeit tatsächlich noch zum Wohlbefinden des Patienten beiträgt. Für Tumorpatienten, deren Krankheitsverlauf zum Ende hin eher schnell sein wird, lohnt es sich zum Beispiel häufig nicht mehr, die Feststellung des Grades einer Behinderung (Schwerbehindertenausweis) zu beantragen.

Ein wichtiger Standard in allen Einrichtungen von Palliative Care sollte sein, dass Gesetzesänderungen und allen voran Neuerungen im Sozialleistungsrecht konsequent ermittelt und in der Beratung und Information umgesetzt werden. Neben dem Nutzen und Vorteil für Betroffene hat dies auch eine gesellschaftliche und politische Wirkung. Nachfrage zeigt Bedarfe auf, die weitere Änderungen nach sich ziehen können

Förderung von Kommunikation unter allen Beteiligten

Die bereits benannte Segmentierung und Fragmentierung des Sozialleistungsrechts machen vieles unübersichtlich und für Laien unverständlich. Hinzu kommt, dass Fachsprache für Außenstehende schwer bis gar nicht verständlich ist. Fachkräften der Sozialen Arbeit kommt hier die Funktion eines Übersetzers zu, damit der Kommunikationsfluss aller Beteiligter reibungsloser funktionieren kann. Meistens können Patienten und ihre Angehörigen wenig mit Bescheiden verschiedener Leitungsträger anfangen. Oftmals ist für die Menschen nicht einmal ersichtlich, um welche Leistung es sich handelt und ob diese nun bewilligt oder abgelehnt wurde. Der Bescheid über die Genehmigung häuslicher Krankenpflege nach dem SGB V z. B. wirft diese Fragen bei vielen Patienten auf. Nur wenige wissen, dass ihr Pflegedienst z. B. das Duschen mit der Pflegekasse, die Gabe der Tabletten aber mit der Krankenkasse abrechnen muss. Auch Mitarbeitende von Behörden, Ämtern und Kassen wissen wenig darüber, was sich hinter Diagnosen wie beispielweise einem Non-Hodgkin-Lymphom verbirgt und welche Einschränkungen die verschiedenen Krankheitsbilder mit sich bringen. Das bloße Nennen von Diagnosen ist wenig zielführend. Erst die Beschreibung, wie es dem Menschen geht, lässt ein Bild entstehen, womit Sachbearbeiter und Berufskollegen an anderen Fachstellen etwas anfangen können. Unserer Erfahrung nach gestaltet sich dann die Erlangung diverser Leistungen wesentlich einfacher.

Gremienarbeit, politische Arbeit

In den letzten Jahren werden viele Leistungsträger kritisiert, sie würden den Menschen Leistungen vorenthalten. Eine Form dieses Vollzugsdefizits beschreibt Klie wie folgt: »Bei der Ausgestaltung und Umsetzung der Leistungserbringung verhandeln Leistungsträger und Leistungserbringer. Sie einigen sich über Leistungsinhalte (Niveaus und Entgelte), auf die die Betroffenen kaum Einfluss haben.« (Klie 2006a, S. 2) Als Beispiel sei hier die Situation der Spezialisierten Ambulanten Palliativversorgung (SAPV) nach § 37b SGB V in ländlichen Regionen genannt. Von einer flächendeckenden Versorgung ist man teilweise noch weit entfernt. Vertreter*innen der Sozialen Arbeit sind hier aufgefordert, sich politisch zu engagieren, um nicht nur einzelnen Klienten bei der Durchsetzung von Ansprüchen behilflich zu sein, sondern auch dort Teilhabe zu sichern, wo der Einzelne gar keinen Einfluss mehr nehmen kann.

8.2.4 Ausblick

Kompetente und umfassende sozialrechtliche Beratung ist grundlegend für eine adäquate und umfassende Versorgung von Palliativpatienten. Professionelle der Sozialen Arbeit in Palliative Care sollten daher insbesondere auch um weniger offensichtliche Leistungsansprüche im Dickicht der Sozialgesetzgebung wissen. Soziale Arbeit ist die Berufsgruppe, die aufgrund ihres Auftrags möglichst umfassende Kenntnisse im Sozialleistungsrecht haben sollte.

Dazu bedarf es auch einer entsprechenden Lehre, die der Entwicklung Rechnung trägt, dass die Lebenserwartung aufgrund der medizinischen Entwicklung auch im Angesicht einer schweren Krankheit weiter steigen wird.

Ferner bedarf es der standardmäßigen Beteiligung von Fachkräften Sozialer Arbeit im Bereich von Palliative Care.

Weiterführende Literatur:

beta Institut gGmbH (Hrsg.) (o.J.) Betanet. Portal für psychosoziale und sozialrechtliche Informationen im Gesundheitswesen. (www.betanet.de) Augsburg.

Bundesgesetzblatt-Amtliches Verkündungsblatt der Bundesrepublik Deutschland. Jahrgang 2015 Teil I Nr. 54: Zweites Gesetz zur Stärkung der pflegerischen Versorgung und zur Änderung weiterer Vorschriften (https://www.bgbl.de/xaver/bgbl/start.xav?startbk=Bundes anzeiger_BGBl&start=//*%5B@attr_id=%2527bgbl115s2424.pdf%2527%5D#__bgbl__%2 F%2F*%5B%40attr_id%3D%27bgbl115s2424.pdf%27%5D__1580915988965, Zugriff am 06.02.2020) Köln: Bundesanzeiger Verlag.

Bundesgesetzblatt-Amtliches Verkündungsblatt der Bundesrepublik Deutschland Jahrgang 2019 Teil I Nr. 46: Gesetz zur Entlastung unterhaltsverpflichteter Angehöriger in der Sozialhilfe und in der Eingliederungshilfe (Angehörigen-Entlastungsgesetz) (https://www.bgbl. de/xaver/bgbl/start.xav?startbk=Bundesanzeiger_BGBl&jumpTo=bgbl119s2135.pdf#__bgbl__%2F %2F*%5B%40attr_id%3D%27bgbl119s2135.pdf%27%5D__1581604598356, Zugriff am 13.02. 2020) Köln: Bundesanzeiger Verlag.

Bundesministerium der Justiz (Hrsg.) (o.J.) Gesetze im Internet (http://www.gesetze-im-internet.de/, Zugriff am 06.02.2020).

8.3 Psychosoziale Begleitung

Heike Forster

8.3.1 Im Mittelpunkt der Mensch in seinem Umfeld

Psychosoziale Begleitung ist ein Aspekt Sozialer Arbeit und eine der Säulen der Hospizarbeit. Sie richtet sich nach den Bedürfnissen und Bedarfen des sterbenden Menschen innerhalb seines sozialen Umfelds sowie denen seines sozialen Umfelds selbst und stellt gleichzeitig ein Bindeglied zwischen den beteiligten Professionen dar. Soziale Arbeit stellt den Menschen innerhalb seines Umfelds in den Mittelpunkt, das immer auch als Zielgruppe einbezogen wird. An dieser Stelle sei darauf hingewiesen, dass das soziale Umfeld keine statische Größe darstellt, sondern sich mit Diagnosestellung und dem eingeleiteten Trauerprozess wandeln kann. Von Verfestigung tragfähiger Beziehungen über Entfremdung bis zu Zerwürfnissen und neuen Bündnissen mit Menschen, die in dieser Zeit zu Freunden werden, ist alles zu beobachten. Selbst weitreichende Entscheidungen, wer beispielsweise Vollmachten innerhalb eines Systems wahrnehmen soll, sind zuweilen sozialen Verpflichtungen und diplomatischen Erwägungen geschuldet und werden infrage gestellt, wenn sich Bindungen mit dem Prozess der Erkrankung wandeln.

Wesentliches Merkmal Sozialer Arbeit ist es, sich allparteilich innerhalb verschiedener Interessensgruppen bzw. innerhalb verschiedener manchmal auch widerstreitender Parteien zu bewegen und dabei den sogenannten Indexpatienten im Auge zu behalten. Losgelöst von seinem Umfeld – soweit ein solches existiert – kann Psychosoziale Begleitung nicht gelingen. Die Gestaltung von Beziehung interinstitutionell und multiprofessionell unter allen an einer Versorgung Beteiligten ist daher zentraler Inhalt Sozialer Arbeit. Sie ist gleichermaßen Methode, Instrument und Ziel. Sie dient der Kommunikation, dem Informationsfluss, der Verlässlichkeit durch Absprachen und der Interessenabwägung. Sie sorgt für Balance zwischen Bedürfnissen nach Versorgung und Sicherheit, die ein schwerkranker Mensch braucht, und seiner Autonomie, die weitestgehend aufrechterhalten werden möchte. Sie behält die Möglichkeiten und Grenzen des Umfelds im Blick.

8.3.2 Begleithaltung

Die Begleithaltung ist durch den Artikel 1, Absatz 1 des Grundgesetzes »Die Würde des Menschen ist unantastbar« grundgelegt. Einem Begleitangebot sollte darüber hinaus das Bewusstsein zugrunde liegen, dass jeder Mensch Grundbedürfnisse hat, deren Befriedigung die Basis für seine Würde ist. Alle Menschen des westlichen Kulturkreises gleichen sich darin weitgehend. Glück und Gelingen menschlichen Miteinanders hängen davon ab, wie sich Individuen in der Gesellschaft mit diesen Bedürfnissen begegnen. Um ein Bündnis mit Klienten einzugehen, ist zunächst die Basis für den Alltag des Lebens oder Sterbens zu schaffen.

Im Hospizbereich sind Professionelle mit Menschen konfrontiert, deren mühsam erworbene Fähigkeiten und Fertigkeiten Stück für Stück verloren gehen und deren Selbstwert und Würde in Gefahr sind. Auf weitere Herausforderungen wies bereits Cicely Saunders hin:

> »Es ist [...] selten, dass Schmerzen ausschließlich von nicht-körperlichen Faktoren ausgelöst werden. Emotionale und soziale Probleme verschlimmern jedoch häufig die Schmerzen, und es entwickelt sich ein richtiger Teufelskreis, in dem der körperliche Schmerz zu Angst und Depressionen führt. Diese wiederum erniedrigen die Schmerzschwelle. Die mangelnde Kommunikation zwischen Patient*in, Familie und Personal ist oft Schlüssel zu dem Problem [...]. Familien widerstrebt es oft, schmerzliche Fragen zu diskutieren, und reden lieber über aufheiternde Belanglosigkeiten. Diese Verschwörung des Stillschweigens führt dazu, dass der Patient sich isoliert und verlassen fühlt, gefangen in seinen persönlichen Ängsten.« (Saunders 1993, S. 43)

Solche Gefühle sollten durch eine annehmende Begleithaltung aufgefangen werden.

8.3.3 Denkmodelle

In der psychosozialen Begleitung in Palliative Care sind bestimmte Denkmodelle hilfreich, die die komplexe Palliativsituation reflektieren, um damit besser umgehen zu können. Dazu gehören beispielsweise:

- Die *Bedürfnishierarchie* nach Maslow verdeutlicht die Notwendigkeit einer Versorgung von unten her, also aufbauend auf basalen Bedürfnissen, die das Überleben sichern (▶ Abb. 8.2).
- Das *Selbstmandala* nach Satir zeigt, wie Körper, Seele, Gedanken, Gefühle, Sinne, Beziehungen, Lebenszusammenhang, Ernährung, Spiritualiät ineinanderwirken und sich gegenseitig durchdringen. Bei Schwächung eines dieser Bereiche kann ein anderer erstarken (▶ Abb. 8.3).
- Das *Mobile*, z. B. nach Satir, veranschaulicht, wie die Bewegung jedes Einzelnen eines Systems alle anderen Beteiligten mitbewegt.
- Die *Systemblüte* zeigt das Selbst in der Mitte, das mit allen äußeren Lebensbereichen in Wechselwirkung steht.

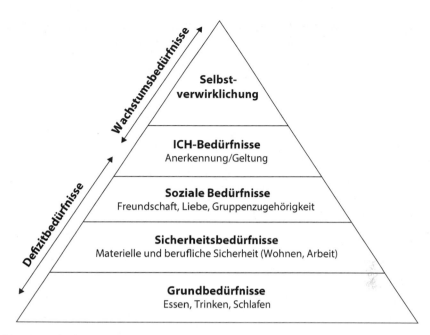

Abb. 8.2: Bedürfnispyramide nach Maslow

Die universellen menschlichen Ressourcen

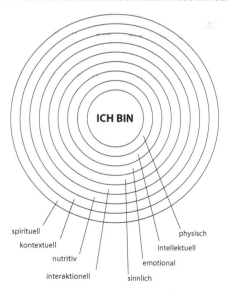

Abb. 8.3: Selbstmandala

8.3.4 Möglichkeiten und Aufbau einer psychosozialen Begleitung

Psychosoziale Begleitung findet in der persönlichen Begegnung und im Kontakt mit Betroffenen statt. Sie gestaltet sich in verschiedenen Phasen.

Ein Erstkontakt findet auf verschiedenen Ebenen statt:

- *Sachliche Ebene* (Fakten, Prozedere): Wer ist der Anrufer? In welchem Verhältnis steht er zum Patienten? Hat er einen Auftrag zur Kontaktaufnahme? Von wem? Um wen geht das Anliegen? Diagnose? Zustand? Derzeitiger Aufenthaltsort? Versorgungssituation? Dringlichkeit? Vereinbarung über weiteres Vorgehen?
- *Emotionale Ebene*: In welchem Zustand ist die Anruferin? Unsicherheit, Verzweiflung, Trauer, Wut, Schuldzuweisungen, Hilflosigkeit? Angst ernst nehmen, Druck aushalten, Unsicherheit lindern durch Benennen und Einleiten nächster Schritte, Wut und Aggression mit Verständnis begegnen, Erschöpfung, Überforderung würdigen, Trauer und Verlustangst berücksichtigen.
- *Appellebene*: Suche nach einem Hospizplatz, Hilferuf in Notsituation; Was möchte der Anrufer erreichen? Was soll/kann ich zusichern und einhalten? Wo muss ich auf andere im Netz der Möglichkeiten von Palliative Care zurückgreifen (Vernetzung)?

Die sachliche Ebene ist im Erstkontakt ebenso wichtig wie das Eingehen auf den emotionalen Zustand. Sie wirkt regulierend und Sicherheit stiftend auf den Hilfesuchenden. Die Fragestellung, das Sich-Zeit-Nehmen, die Sorge zu hören und die spezifische Situation zu verstehen, legen einen ersten Grundstein für ein mögliches Vertrauensverhältnis, dessen Werkzeuge Verlässlichkeit, Wertschätzung und Würdigung des Gegenübers sind. Die Zusicherung und nötigenfalls Einleitung sofortiger Schritte und das Wissen um ein entsprechendes Vorgehen gibt Sicherheit und verringert Angst. Der Übergang von sozialer Beratung hin zur psychosozialen Begleitung gestaltet sich fließend.

8.3.5 Der persönliche Gesprächstermin, das Familiengespräch mit oder ohne Patienten

Die erste Verabredung bedeutet eine Intervention von großer Tragweite. Die Konstellation dieser ersten Zusammenkunft hat Aussagekraft. Wer hat sie in die Wege geleitet? Wer führt das Wort? Wie ist der Kommunikationsstil? Wessen Bedürfnisse werden in den Vordergrund gestellt? Wie wird mit dem Patientenwillen umgegangen? Wie offen und klar darf über die Unheilbarkeit, über eine eventuelle Absage an lebensverlängernde Maßnahmen gesprochen werden?

Als hilfreiche Orientierung in der Arbeit mit Familien, mit oder ohne die lebensbedrohlich erkrankte Person, erweisen sich in diesem Zusammenhang die Merkmale einer *nährenden*, funktionierenden Familienkommunikation nach Satir:

> »Die Menschen, die diesen [relativ ungestörten] Familien angehörten, haben ein starkes Selbstwertgefühl, die Kommunikation zwischen den Mitgliedern ist direkt, klar, spezifisch und ehrlich. Die gültigen Regeln sind flexibel, menschlich, angemessen und veränderbar. Die Verbindung zur Gesellschaft ist offen, hoffnungsvoll und basiert auf Wahlfreiheit.« (Satir 2004, S. 19)

In manchen Fällen können genau diese Merkmale innerhalb des *erkrankten* Systems als gefährdet betrachtet werden. In der täglichen Praxis im Rahmen von Palliative Care begegnen Sozialarbeiter*innen Menschen, deren Selbstwert durch körperliche Schwächung, Entstellung oder durch den Verlust von beruflicher und sozialer Bedeutung schwer leidet. Die Kommunikation ist durch Ängste, Schuldgefühle, latente oder offene Schuldzuweisungen gestört. Bisher gültige Regeln sind außer Kraft gesetzt oder werden rigide festgehalten, das Verhältnis zur Außenwelt ist oftmals durch Misstrauen und Angst vor Grenzüberschreitung gekennzeichnet. Die Wahlfreiheit ist deutlich eingeschränkt. Eine Regel kann beispielsweise sein, dass ein Familienmitglied vor der Wahrheit geschützt werden muss. Als Begleiter*innen bewegen sich die Professionellen im Spannungsfeld, einerseits die Regeln einer Familie erkennen und respektieren zu müssen, gleichzeitig aber nicht Merkmale *nährender Beziehung* erfüllen zu können (oder auch nicht zu wollen), wenn sie sich einer Kommunikation anschließen, die es an Direktheit und Wahrhaftigkeit fehlen lässt. Insofern ist darauf zu achten, dass sich Fachkräfte der Sozialen Arbeit unter höchstem Respekt vor dem So-Sein einer Familie die Erlaubnis aller holen, offen zu sprechen. Auf diesen Aspekt weist Imber-Black explizit hin:

> »Wer hat ein Recht darauf, das Geheimnis zu erfahren? Der Inhalt mancher Geheimnisse trifft den Lebensnerv anderer Menschen. Geheimnisse über die Herkunft [...], über ärztliche Diagnosen ... sowie über unheilbare Krankheiten – sie alle betreffen das Recht anderer auf Information. Obwohl Geheimnisse wie diese die Beziehungen zu anderen Menschen tiefgreifend beeinflussen, gehören sie dennoch in erster Linie in den Bereich der persönlichen Autonomie. Wenn solche Geheimnisse einer Person vorenthalten werden, die direkt von ihnen betroffen ist, handelt der Geheimnisträger nach der anmaßenden Devise: ›Ich weiß am besten, was du wissen darfst – selbst in den wichtigen Angelegenheiten deines Lebens‹.« (Imber-Black 1999, S. 163)

Darstellung einer psychosozialen Begleitung im Kontext eines Hospizes anhand eines reflektierenden Fallbeispiels über einige Wochen:

Der telefonische Erstkontakt:

Frau L., Tochter eines 67-jährigen Patienten, Herrn R., hochmalignes Sarkom, seit Monaten in verschiedenen Kliniken, ruft im Hospiz an, um sich nach einem Platz zu erkundigen. Der Vater wisse nichts über diesen Anruf. Auch die bevollmächtigte Mutter dürfe nichts von diesem Anruf erfahren. Die Tochter bittet, ihren Vater auf die Warteliste des Hospizes zu setzen.

Der Kontakt besteht über längere Zeit in vereinbarten Telefonaten im 14-tägigen Abstand mit Informationscharakter: »Mein Vater ist jetzt in der geriatrischen Reha. Eigentlich hoffen alle, dass er noch nach Hause kann.« Nach sieben Wochen rückt ein Entlassungstermin näher. Tochter und Sohn wollen zum Termin kommen, noch immer soll die Mutter vor dem Mitkommen verschont bleiben. Sie habe am Vortag des Termins Geburtstag und man wolle ihr nicht diesen Tag verderben. Meine Bedingung, sich nun entweder gemeinsam einzufinden oder den Termin vorerst fallen zu lassen, wird angenommen.

Das erste Familiengespräch ohne Patient:

Es finden sich Tochter, Sohn und Ehefrau des Patienten ein, letztere in Abwehrhaltung. Frau R. fasst Vertrauen, nachdem ihr nicht der Druck begegnet, mit dem sie gerechnet zu haben scheint. Als die Familie einig zu werden beginnt, den Patienten im Hospiz unterbringen zu wollen, zeigt sich, dass dieser über den heutigen Besuch immer noch nicht unterrichtet ist. Die Familie fürchtet, ihm damit »jede Hoffnung zu nehmen«. Dies widerspricht einer unserer Aufnahmebedingungen: Wir setzen Aufgeklärtsein und das Einverständnis des Patienten voraus. Man wollte den Patienten »schonen«. Wir einigen uns darauf, Herrn R. noch etwas Zeit zu geben. Familie R. will sich melden, wenn sie miteinander gesprochen haben. Zwei Stunden später, nach meiner Einschätzung erstaunlich früh, unterrichtet mich die Kollegin vom Sozialdienst der Klinik, die Familie säße bei ihr, hätte jetzt mit ihm gesprochen und er sei mit einer Aufnahme einverstanden. Vom Arzt erfahre ich, dass die Reha zu Ende ist (es ist Donnerstag), Herr R. also am Montag entlassen werden muss, notfalls auf die Akutstation. Er, der Arzt, weiß nichts davon, dass der Patient bisher vom Entscheidungsprozess ausgeschlossen war, obwohl er voll ansprechbar und klar ist.

Für ein solches Familiengespräch bieten sich folgende Gesprächsführungsmethoden an:

- Im Mittelpunkt der Patient (dem Patienten einen Platz und eine Stimme geben: »Was würde Ihr Mann jetzt dazu sagen, wenn er hier wäre? Was glauben Sie, würde ihr Vater an dieser Stelle davon halten?«)
- Allparteilichkeit (die Bedürfnisse jedes Einzelnen werden gehört)
- Wertschätzung, Empathie, aktives Zuhören
- Zirkuläres Fragen (»Was denken Sie, bewegt Ihren Sohn, wenn er sich so einsetzt für ..., wessen Interesse vertritt er?«) – Fragen über einen der Anwesenden stellen, anstatt ihn selbst zu fragen
- Wert- und prioritätenfreies Erwägen von Alternativen

Besuch am Krankenbett mit Patient allein:

Herr R. ist den zweiten Tag im Hospiz. Eine Schwester bittet mich, zu ihm zu gehen. Sie habe den Eindruck, dass er weder seine Situation richtig einschätze noch eigentlich wisse, wo er sei bzw. was das bedeute. Ich erkläre ihm, wo er ist und für wen dieses Haus ist, auch den Weg hierher, den seine Familie für ihn gegangen sei. Er verstehe das nicht, keiner habe mit ihm geredet. Auf Nachfrage räumt er ein, möglicherweise sei ihm schon erklärt worden, wie es um ihm stehe; dies sei vielleicht nicht eingesunken. Dass er das nicht verstanden habe, sei vielleicht damit zu erklären, dass er »völlig deppert« sei. Er wirkt bedrückt, ungläubig. Wenn es richtig bei ihm angekommen sei, stehe er jetzt vor einer schwarzen Wand, hinter der sei nichts. Er brauche jetzt Zeit, dies zu verarbeiten.

Andacht in der Kapelle, einige Patienten und Angehörige im Raum anwesend:

Zur Verwunderung seiner Frau wünscht Herr R. noch am selben Tag an unserer Andacht für Patienten und Angehörige teilzunehmen. Seine Frau begleitet ihn. Als er seine Kerze entzündet, bittet er um »gute Gedanken und um Wahrhaftigkeit unter den Menschen«. Bei der Musik wendet er sich bewegt seiner Frau zu, sucht ihren Blick und greift nach ihren Händen. Beide weinen.

Nach einigen Tagen im Krankenzimmer mit Patient allein:

Herr R. gibt an, er fühle sich »zur Seite geschoben, weggeworfen«. Er sei doch immer noch ein Mensch und habe doch den Bund der Ehe geschlossen »in guten und in schlechten Zeiten«. Er sei doch nur krank. Das mit dem Krebs wisse er schon, aber eigentlich fühle er sich gar nicht so. Ob es Heimweh sei und die Trauer, es zu Hause nicht versucht zu haben? Er bejaht und stimmt meinem Vorschlag zu, das nie wirklich stattgefundene Gespräch nachzuholen.

Familiengespräch mit Patient am Krankenbett:

Innerhalb von wenigen Tagen kommt ein gemeinsamer Termin zustande. Jeder kommt zu Wort. Alles war »gut gemeint«, man wollte dem Patienten ersparen, nach Hause zu kommen und womöglich nach drei Tagen wieder eingeliefert zu werden. Alle hatten unterschätzt, was es für Herrn R. bedeutete, nach etlichen Operationen und zerschlagenen Hoffnungen jetzt übergangslos im Hospiz zu liegen. Die Familie versteht, dass ein Versuch versäumt wurde, dass Herr R. die Grenze seiner Möglichkeiten noch nicht erprobt hat. Mit allen denkbaren Hilfsmaßnahmen soll eine Entlassung geplant werden mit der Zusicherung der Möglichkeit einer Wiederaufnahme. Herr R. scheint glücklich, gehört worden zu sein.

Herr R. wird in die SAPV (spezialisierte ambulante Palliativversorgung) entlassen und verbringt noch sechs Wochen unter dem äußersten Einsatz seiner Familie und ambulanter Hilfen zu Hause, bis er in deutlich verschlechtertem Zustand zurückkommt und im Kreis seiner Familie hier verstirbt. Die ganze Familie findet, sie hätten diese Zeit gebraucht und seien nie im Leben verbundener gewesen. Am meisten sei ihnen eine Last abgefallen, nachdem sie ihr »Versteckspiel« aufgegeben hätten.

8.3.6 Zusammenfassung

In diesem Beitrag stelle ich anhand eines Fallbeispiels einige Aspekte einer psychosozialen Begleitung im stationären Hospiz vor. Jede Begleitung bewegt sich im Spannungsbogen zwischen einem »Auftrag«, der von der Familie gegeben wird, und der gemeinsamen und transparenten Abwägung bezüglich der Machbarkeit und der tatsächlichen, die Wahlfreiheit teilweise einschränkenden Möglichkeiten. Jede gelungene Begleitung richtet sich daran aus, dass wir innerhalb unseres Systems (z. B. Träger, Arbeitgeber, Institution) die Regeln und Werte des Systems, dem wir begegnen, zu erfassen suchen, ihnen mit dem höchsten Respekt begegnen und uns die Erlaubnis für einen möglichst wahrhaftigen Umgang erarbeiten. Die Würdigung der Bedürfnisse jedes Einzelnen und das Ziel, diese miteinander soweit in Einklang zu bringen, dass Handlungsfähigkeit entsteht, sind die Herausforderungen, die gleichzeitig zu Verständnis, Versöhnung und Trost führen können.

Unter meinen weiterführenden Literaturhinweisen erlaube ich mir, ein Jugendbuch zu nennen, das in besonderer und eindrücklicher Weise ein Thema immer wieder anklingen lässt, nämlich die Würdigung und den Respekt vor dem Gegenüber. Es ist jederzeit darauf zu achten, dass der andere »das Gesicht nicht verliert«.

Weiterführende Literatur

Bowlby J (1983) Verlust, Trauer und Depression, Geist und Psyche. Frankfurt am Main: Fischer.
Mühlenweg F (1998) Großer Tiger und Christian. München: DTV Junior.
Satir V (2004) Kommunikation Selbstwert Kongruenz. 7. Aufl. Paderborn: Junfermann.
Stierlin H, Rücker-Embden I, Wetzel N, Wirsching M (2005) Das erste Familiengespräch. 8. Aufl. Stuttgart: Klett-Cotta.
Weiss T, Haertel-Weiss G (1995) Familientherapie ohne Familie. München: Serie Piper.

8.4 Spirituelle Begleitung

Traugott Roser

Die drei Professionen – Psychologie, Soziale Arbeit und Seelsorge – bilden laut Allwinn, Schneider-Harpprecht und Skarke gemeinsam die »vierte Säule im Krankenhaus« – neben Medizin, Pflege und Verwaltung –, denn »professionelle empathische Unterstützung emotionaler und alltagsbezogener Bewältigungsprozesse ist [ihre] gemeinsame Kernkompetenz« (Allwinn et al. 2005, S. 233). Soziale Arbeit zeichnet sich zudem durch »Ressourcenorientierung« und einen »systemischen Blick« aus, der »den Kranken nie isoliert, sondern immer in der Einbettung in seinem sozialen Umfeld« (Borasio 2011, S. 82) sieht. Neben der Patienten- und Angehörigenbetreuung ist es die Aufgabe der vierten Säule, zu einer »Alltagskultur« beizutragen, ethische und organisationsethische Aspekte ebenso zu berücksichtigen wie den Bewältigungsspielraum des medizinischpflegerischen Personals. Laut Allwinn et al. ergeben sich damit zwischen Sozialer Arbeit und Seelsorge beträchtliche Schnittfelder für Kooperation, aber auch potenzielle Konfliktbereiche, in denen Abgrenzung und Zuständigkeiten geklärt werden müssen. Dazu gehört in Palliative Care vor allen anderen Bereichen das Aufgabenfeld spirituelle Begleitung, das als einer der vier Kernbereiche palliativer Betreuung »notwendiger Bestandteil der Hospizarbeit« (Graupner 2008, S. 104) ist. Dieser Anspruch ist bereits in Cicely Saunders Konzept ganzheitlicher Pflege (»total pain«-Konzept) gegeben (Wasner 2011a) und findet sich außer in der WHO-Definition von Palliative Care mittlerweile auch im deutschen Sprachraum in wichtigen Lehrbüchern zu Palliative Care wider (Kränzle et al. 2018; Schnell und Schulz 2019; s. Anmerkung bei Lamp 2010a, S. 78). Während an der Berücksichtigung spiritueller Aspekte in einem psychosozial-spirituellen Betreuungskonzept kein Zweifel besteht und dies bedeutet, dass dies auch für die Soziale Arbeit gilt, bleibt unklar, was mit Spiritualität gemeint ist (1.), wie spirituelle Begleitung in der Sozialen Arbeit operationalisiert und Zuständigkeiten geregelt werden können (2.) und wie der Erwerb von Kompetenz für Spiritual Care in Aus- und Weiterbildung gestaltet wird (3.). Mit diesen zu klärenden Fragestellungen folgen die Ausführungen grundsätzlich der von Tobias Graupner (2008) vorgelegten Systematik.

8.4.1 Zur Bestimmung von Spiritualität in spiritueller Begleitung

Den Ausgangspunkt spiritueller Begleitung in Palliative Care und Hospiz bildet die Annahme von Spiritualität als einer anthropologischen Grundkonstante. Dies spiegelt sich wider in einem zunehmenden Interesse für Spiritualität und Religiosität in Forschungen zu Sozialer Arbeit. Ein 2006 vorgelegter systematischer Review konnte belegen, dass zwischen 1995 und 2000 13 % der quantitativen Studien in den zentralen englischsprachigen Journals zu Sozialer Arbeit mindestens eine Variable für Spiritualität und/oder Religiosität untersuchten (Modesto et al. 2006). Dies entspricht auch dem Trend innerhalb medizinischer, psychologischer und pflegewissenschaftlicher Forschung, die allesamt zunehmendes Interesse für Spiritualität in den Gesundheitswissenschaften erkennen lassen (Frick und Roser 2011). Problematisch ist jedoch, dass in der großen Mehrheit der sozialarbeiterischen Forschung lediglich eine Variable für Spiritualität/Religiosität (z. B. Mitgliedschaft oder Konfessionszugehörigkeit) abgefragt wird und damit ein verengtes, einer bestimmten (meist christlichen) Tradition verpflichtetes Konstrukt vorliegt, das einem notwendig offenen Spiritualitätsbegriff nicht entsprechen kann. Soweit wissenschaftstheoretisch möglich, muss jedoch in einer pluralistischen Gesellschaft eine Bevorzugung bestimmter religiöser oder kulturspezifischer Traditionen oder Gruppen vermieden werden (eine Vorstellung, die wiederum ihre Herkunft aus einem bestimmten Gesellschaftsbild nicht verbergen kann). Zu bedenken ist zudem bei der Rezeption entsprechender Literatur der letzten zehn bis fünfzehn Jahre, dass sich gerade im Deutschen der Sprachgebrauch verändert: Gegenüber einer anfänglichen Dominanz des Religions-/Religiositätsbegriffs legt aktuell der Spiritualitätsbegriff zu, insbesondere in psychologischer Literatur (Utsch und Klein 2011).

8.4.2 Offener Spiritualitätsbegriff

In Palliative Care hat sich mittlerweile ein multidimensionales Verständnis von Spiritualität durchgesetzt, das von einer prinzipiellen Unbestimmbarkeit einer allgemeinen Spiritualität und zugleich von der Aufgabe einer Bestimmbarkeit individueller Spiritualität im Rahmen psychosozial-spiritueller Begleitung ausgeht. Dies entspricht einem pragmatischen Zugang, der die »begriffliche Unschärfe« (Roser 2011) als Chance begreift, um die Varianz auf der Mikroebene (individuell bestimmbare Spiritualität des Patienten, des Angehörigen, des Betreuers), der Mesoebene (Spiritualität und kulturelle Kontextualität des Familiensystems, des Betreuungsteams) sowie der Makroebene (weltanschauliches oder konfessionelles Profil der Einrichtung und ihres Trägers) offen zu halten.

Es scheint ein Konsens zu bestehen, dass Spiritualität in der Versorgung kranker Menschen eine medizinisch-anthropologische Kategorie ist, die ihren Ort in der Reflexion des Umgangs mit existenziellen Fragen hat (Frick und Roser 2011). Entsprechend heißt es auf der Homepage der Deutschen Gesellschaft für Palliativmedizin:»Unter Spiritualität kann die innere Einstellung, der innere Geist wie auch das persönliche Suchen nach Sinngebung eines Menschen verstanden werden, mit dem er Erfahrungen des Lebens und insbesondere auch existenziellen Bedrohungen zu begegnen versucht« (Deutsche Gesellschaft für Palliativmedizin – Arbeitskreis Spirituelle Begleitung 2007). Diese Beschreibung ist für Soziale Arbeit insofern anschlussfähig, weil sie die radikale Subjektzentrierung von Palliative Care nachvollzieht und angesichts einer existenziellen Krise sich an den Ressourcen des Einzelnen orientiert.

Ein stärker multidimensionales Konzept ist ein Vorschlag der Task Force on Spiritual Care im Rahmen der European Association for Palliative Care, indem es auch die Meso- und Makroebene berücksichtigt und zu kognitiven, sozialen und Praxisaspekten die Erfahrungsebene hinzunimmt:»Spiritualität ist die dynamische Dimension des Menschsein, die sich darauf bezieht, wie Personen (individuell oder in Gemeinschaft) Sinn, Bedeutung und Transzendenz erfahren, ausdrücken und/oder suchen, und wie sie mit dem Augenblick, dem Selbst, dem/den Anderen, der Natur, dem Bedeutsamen und/oder dem Heiligen verbunden sind« (Nolan et al. 2012, Übersetzung T. R.).

8.4.3 Funktion von Spiritualität in Palliative Care

Aus soziologischer Betrachtung kommt der Spiritualität in der gesundheitlichen Versorgung damit die Funktion zu, Individualität, Subjektivität und Authentizität zu gewährleisten, »denn spirituelle Kommunikation scheint dort anzusetzen, wo von Individuen an schwierigen biografischen Entscheidungen Selbstthematisierung verlangt wird – und zwar dort, wo eindeutige Entscheidungskriterien womöglich fehlen« (Nassehi 2001, S. 36). Palliative Care findet medizinsoziologisch gesehen statt im»Diskurs um Entscheidungen am Lebensende [als einem] Diskurs um den Willen des Sterbenden« (Nassehi 2001, S. 41). Gerade weil im Krankenhaus wie überall im Gesundheitswesen eine Asymmetrie zwischen Patient und Behandelndem (meist dem Arzt) herrscht, leistet die Thematisierung von Spiritualität die Stärkung von Individualität und Subjektivität des Patienten: »Die Palliativmedizin scheint eine Instanz zu sein, der es gelingt, aktiv mit jener Asymmetrie umzugehen und deshalb etwa auch auf Spiritualität zu setzen – auf Sätze, deren Eindeutigkeit in ihrer Uneindeutigkeit liegen und die den Willen des Patienten nicht einfach voraussetzen, sondern in seinen Brüchen kommunizierbar machen« (Frick und Roser 2011, S. 41). Diese Fokussierung entspricht dem Selbstverständnis von Sozialer Arbeit: »Soziale Arbeit nimmt also nicht nur die psychosoziale Dimension wahr, sondern sie erfasst das Individuum, das es umgebende System und seine Lebenswelt« (Wasner 2011a, S. 118). Gerade im Zusammenhang mit der Forderung nach kultureller Kompetenz und Kultursensitivität palliativer und hospizlicher Versorgung ist die Achtung individueller Spiritualität als eine gemeinsame Haltung von Bedeutung, weil sie davor schützt, den Einzelnen auf seine Zugehörigkeit zu einer bestimmten ethnischen oder religiösen Gruppe zu reduzieren (Paal 2012).

8.4.4 Spirituelle Begleitung in ethischer Perspektive

Damit kommt spiritueller Begleitung durch Soziale Arbeit (wie auch durch Seelsorge) eine explizit ethische Dimension zu: Spiritualität verbürgt die Unverfügbarkeit des Patienten ganz im Sinne des Grundrechts auf Religionsfreiheit in einer multikulturell diversifizierten Gesellschaft auch gegenüber den Religionsgemeinschaften und gegenüber den Zugriffen des Gesundheitswesens (Roser 2011, S. 51 ff.). Dieser sozialethische Aspekt bedarf in Forschung und Praxis verstärkt Beachtung. Die Berücksichtigung spiritueller Bedürfnisse von Patienten in Palliativversorgung ist nicht eine Frage persönlicher Einstellungen der Begleiter oder religiöser Affiliation der Einrichtung, sondern ist in einem Rechtsanspruch des Patienten begründet, dessen Missachtung ethisch problematisch ist (Graupner 2008, S. 110). Ein 2009 publizierter Literaturbericht konnte zeigen, dass die Inklusion von Spiritual-Care-Interventionen im Rahmen Sozialer Arbeit in der Realität von ganz unterschiedlichen Faktoren abhängt – nicht zuletzt von der eigenen Praxis und Einstellung zu Spiritualität/Religiosität –, aber kaum Bewusstsein dafür vorhanden ist, dass solche Interventionen einer Legitimation sowohl nach ethischen als auch nach Kriterien professioneller Standards bedürfen: »Findings revealed that most participants were not basing their decisions on ethical principles, with the majority of responses either going beyond or falling below guidelines in terms of both personal comfort and opinions regarding ethical use. [...] overand underutilization of various activities can result in unethical and ineffective practice« (Sheridan 2009, S. 115).

8.4.5 Operationalisierung spiritueller Begleitung in Sozialer Arbeit, Zuständigkeit

Während weitgehend Konsens besteht, dass die Wahrnehmung spiritueller Bedürfnisse zu den Aufgaben Sozialer Arbeit gehört, hält die – zumindest deutschsprachige – Literatur »überraschend wenige praktische Hinweise zur spirituellen Begleitung schwerkranker und sterbender Menschen« (Graupner 2008, S. 121) bereit. Auch

Graupner beschreibt eher Kompetenzen, die die Voraussetzung spiritueller Begleitung darstellen (wie kommunikative Kompetenz, Kenntnis der Symbolsprache Sterbender, persönliche Hingabe, Staunen etc.; Graupner 2008, S. 123–135) und sich als Gespräch, biografische Arbeit, Rituale und schließlich spezifisch christlich-spirituelle Begleitung (Graupner 2008, S. 140–155) konkretisieren. Während bei Graupner die Unbestimmtheit der Formen spiritueller Begleitung die Grenzen der Zuständigkeiten zwischen den oben genannten Berufsgruppen verwischt, insbesondere zur Seelsorge (z. B. bei Ritualen), mahnt Wasner explizit ein Bewusstsein für Grenzen an, auch wenn sie meint, »dass es eine Aufgabe der Sozialen Arbeit sein sollte, dem Menschen funktionierende Methoden, Techniken oder Wege spiritueller Sinnsuche nahe zu legen und sie vor möglichen Gefahren aufzuklären. Dabei müssen sich die Sozialarbeiter ihrer Grenzen bewusst sein und bei Bedarf an einen Fachmann weitervermitteln« (Wasner 2011b, S. 252).

Untersuchungen unter Sozialarbeitern im englischen Sprachraum zeigen ein breites Spektrum der Praxis spiritueller Begleitung, darunter eine in die Tiefe gehende spirituelle Anamnese, die Zusammenarbeit mit und Überweisung an externe spirituelle oder religiöse Unterstützung, die Empfehlung spiritueller und religiöser Aktivitäten außerhalb der unmittelbaren Beratung oder die Praktizierung spiritueller und religiöser Handlungen (Gebet, Meditation, Übung, Ritual) innerhalb der sozialarbeiterischen Beratung (Sheridan 2009, S. 102 ff.). Es ist allerdings fraglich, inwiefern diese Praxis auf Ausbildung fußt (vgl. Modesto et al. 2006, S. 83) und ethisch legitimiert ist. Prinzipiell lassen sich nach Modesto et al. (2006) grob vier Kategorien in englischsprachigen Untersuchungen ausmachen: die Unterstützung und der Schutz spiritueller und religiöser Anteile in der Krankheitsverarbeitung (*Coping*), Dienstleistungen durch religiöse Gemeinschaften und Einrichtungen, soziale Unterstützung und schließlich kulturelle Kompetenz.

Holloway und Moss differenzieren in ihrem »Fellow Traveller Model for Spiritual Care« (siehe Universities of Hull, Staffordshire und Aberdeen 2011, S. 88) vier Schritte im Bereich Sozialer Arbeit: Zunächst kommt es darauf an, durch Achtsamkeit als spiritueller Begleiter akzeptiert zu werden (*Joining*), bevor man über eine spirituelle Anamnese die individuelle Spiritualität und ihre Bedeutung für die Krankheitssituation erkundet (*Listening*). Während diese Formen spiritueller Begleitung jedem Sozialarbeiter (wie jedem anderen Mitglied eines Hospiz- oder Palliative-Care-Teams) aufgetragen sind, bedarf es hermeneutischer Kompetenz und der Reflexion der eigenen Spiritualität, wenn sich ein Vertreter Sozialer Arbeit empathisch um ein Verstehen der Spiritualität des Klienten bemüht (*Understanding*) und schließlich vertieft in Deutungsarbeit einsteigt (*Interpreting*).

Das Modell von Holloway und Moss (2010) zeigt, dass die Operationalisierung spiritueller Begleitung im Rahmen Sozialer Arbeit zum einen auf abgestufte Weise – entsprechend der Qualifizierung und Kompetenz des Begleiters – erfolgen muss und zum andern angewiesen ist auf multiprofessionelle und interdisziplinäre Zusammenarbeit (vgl. Hagen und Raischl 2011). Dies entspricht dem eingangs erwähnten Konzept psychosozialer Dienste und Seelsorge als vierter Säule im Gesundheitswesen. Zugleich bedarf es verstärkter Anstrengung zur Profilbildung spiritueller Begleitung durch die verschiedenen Berufsgruppen. Hilfreich ist dabei die Kenntnis der geschichtlichen Entwicklung nicht nur des Begriffs Spiritualität (vgl. Frick und Roser

2011), sondern auch der Sozialen Arbeit, ihrer Entstehung im Rahmen kirchlicher und weltanschaulich geprägter sozialer Bewegungen sowie der Ausdifferenzierung karitativer, beratender und seelsorglicher Tätigkeiten (Modesto et al. 2006; Universities of Hull, Staffordshire and Aberdeen 2011, S. 16 ff.).

Die Grundlage jeglicher Operationalisierung im Rahmen Sozialer Arbeit muss die Achtung individueller Spiritualität sein, was wiederum Kompetenz und Verwendung eines offenen Begriffs von Spiritualität bedingt: Spiritualität im Palliativkontext ist »genau – und ausschließlich – das, was der Patient dafür hält«. An dieser Stelle verknüpfen sich medizinische Versorgung und spirituelle Begleitung und verfolgen, zeitgleich und am gleichen Menschen, eine gemeinsame Linie, denn auch Schmerz ist das, was der Patient als solchen in der konkreten Situation benennt« (Gratz und Roser 2011, S. 211).

8.4.6 Ausbildung und Training

»Professionelle Sozialarbeit erfordert die Beschäftigung mit Spiritualität, um ihre mögliche Bedeutung für den Klienten erfassen zu können und einen reflektierten Umgang mit ihr zu ermöglichen« (Graupner 2008, S. 125). Während dies in der Ausbildung ehrenamtlicher Hospizhelfer in Deutschland selbstverständlich ist (Lang et al. 2008; Bundesarbeitsgemeinschaft Hospiz 2005a; Planalp und Trost 2009), scheint dies in der Ausbildung zu Sozialer Arbeit zumindest in Deutschland, aber auch andernorts nicht der Fall zu sein. Sheridan (2009, S. 120 f.) fordert entsprechend: »Both undergraduate and graduate social work programs need to develop and implement means for incorporating content on religion and spirituality into the curriculum. [...] Social work programs and agencies should be engaged in continuing education efforts in the area of spiritually sensitive social work practice.«

Die Begleitung schwerkranker und sterbender Menschen und ihrer Angehörigen erfordert in gleichem Maß Fachwissen und persönliche Haltung. Die dauernde und wiederholte Konfrontation mit existenzieller Bedrohung, Sterben und Trauer bedarf der Fähigkeit zum Rückgriff auf eigene spirituelle Ressourcen und professionelle Kompetenz (z. B. Distanzfähigkeit), was ebenso der Schulung bedarf wie andere Bereiche des Wissens und der Haltung. In den Curricula zur Qualifikation in Palliative Care sind deshalb Einheiten zu Spiritualität enthalten. Diese beziehen sich neben inhaltlicher Wissensvermittlung auch auf die Bereiche Reflexion und Pflege eigener Spiritualität in der individuellen Biografie sowie auf Training in Kommunikation und kultureller Kompetenz. Eine Untersuchung von Wasner et al. (2005) hat zeigen können, dass ein Training in Spiritual Care für hauptamtlich in Palliative Care Tätige signifikante Effekte erzielen kann, etwa eine Steigerung der Arbeitszufriedenheit, Burn-out-Prophylaxe und Reduktion von arbeitsbedingtem Stress.

Soll Soziale Arbeit tatsächlich einen Beitrag zu einer Alltagskultur in Palliative Care, einer verbesserten Aufmerksamkeit für ethische Fragestellungen und einer Ressourcenorientierung zur Bewältigung schwerer Krankheit leisten, wie dies durch Allwinn et al. postuliert wird, muss dies eine transparente und qualitative Inklusion spiritueller Aspekte in Aus- und Fortbildung nach sich ziehen.

Weiterführende Literatur

Büssing A, Kohls N (Hrsg.) (2011) Spiritualität transdisziplinär. Wissenschaftliche Grundlagen im Zusammenhang mit Gesundheit und Krankheit. Berlin: Springer.
Frick E, Roser T (Hrsg.) (2011) Spiritualität und Medizin. Gemeinsame Sorge für den kranken Menschen. 2. Aufl. Stuttgart: Kohlhammer.
Koenig HG (2012) Spiritualität in den Gesundheitsberufen. Ein praxisorientierter Leitfaden. Stuttgart: Kohlhammer.
Weiher E (2011) Das Geheimnis des Lebens berühren – Spiritualität bei Krankheit, Sterben, Tod. Eine Grammatik für Helfende. 3. Aufl. Stuttgart: Kohlhammer.

8.5 Unterstützung bei der Sinnfindung

Martin Fegg

Palliativpatienten und ihre Angehörigen sehen sich mit existenziellen Fragen, Ängsten und Zukunftssorgen konfrontiert, z. B.: Wieso trifft mich diese Erkrankung? Wieso ausgerechnet jetzt? Wie gehe ich mit der Situation am besten um? Wie kann ich die verbleibende Zeit sinnvoll nutzen? Wie geht es weiter, auch wenn ich nicht mehr da bin?

Die Frage nach dem Lebenssinn rückt dabei zunehmend in den Fokus palliativmedizinischer Betreuung, wobei die multiprofessionelle Zusammenarbeit in diesem Kontext besonders wichtig ist. Das Zusammenspiel von Ärzten, Pflegenden, Psychologen, Seelsorgern und Sozialarbeitern kann helfen, Menschen in der Sinnfindung am Lebensende zu unterstützen und ihnen eine hohe Lebensqualität bis zuletzt zu ermöglichen.

8.5.1 Palliative Care und die Sinnfrage

Zunächst muss die Frage nach dem »Sinn *im* Leben« von der Frage nach dem »Sinn *des* Lebens« unterschieden werden. Letztere verweist auf metaphysische, weltanschauliche und theologische Sinnzusammenhänge, wie es z. B. Leibniz pointiert formuliert: »Wieso gibt es etwas und nicht nichts?«. In der Begleitung von Palliativpatienten ist es wichtig, Offenheit gegenüber diesen Fragestellungen zu signalisieren und die Bereitschaft zu zeigen, individuelle bzw. tradierte Sinnkonstruktionen verstehen und ggf. auch hinterfragen zu wollen.

Dass Sinnverlust erhebliche Auswirkungen auf das psychosoziale Wohlbefinden hat, beschreiben Breitbart und Heller (2003) mit ihrem Konstrukt »Verzweiflung am Lebensende«. Kissane und Kollegen (1997) sprechen von Demoralisierung, welche durch die Trias von Hoffnungslosigkeit, Sinnverlust und existenziellem Stress gekennzeichnet sei. Beide Syndrome können mit Suizidgedanken und Wünschen nach aktiver Sterbehilfe einhergehen (Meier et al. 1998; Kissane und Kelly 2000).

Die Bedeutung der Sinnthematik haben auch Moadel und Kollegen in ihrer Untersuchung an Krebspatienten gezeigt: Nach den wichtigsten Bedürfnissen befragt, gaben 40 % der Patienten an, dass sie Unterstützung benötigen, um Lebenssinn zu finden (Moadel et al. 1999). Patienten mit hohem Lebenssinn konnten körperliche Symptome im Zusammenhang mit ihrer Erkrankung leichter ertragen (Brady et al. 1999).

8.5.2 Lebenssinn in Medizin und Psychologie

Der Wiener Neurologe und Psychiater Viktor Frankl hat sich in besonderem Maße der Sinnfrage gewidmet. Aus der persönlichen Erfahrung als KZ-Überlebender entwickelte er die Logotherapie (Frankl 1976) und definierte Sinn als die Verwirklichung von Werten, was auf drei Hauptwegen geschehe: durch Kreativität (z. B. Arbeit, Hobbies etc.), Erfahrung (z. B. Natur, Humor, Liebe, Beziehungen) und Einstellung (z. B. gegenüber Leiden und existenziellen Problemen). Frankl vertritt dabei folgende Thesen (Breitbart 2002):

- Das Leben hat immer Sinn, selbst im letzten Moment hört der Sinn nicht auf.
- Das Bedürfnis nach Sinn ist eine grundsätzliche Motivation im menschlichen Leben.
- Es besteht eine Freiheit des Willens – wir alle haben die Freiheit, Sinn in der eigenen Existenz zu finden und unsere Einstellung gegenüber Leiden zu wählen.

Allerdings wurde die Logotherapie auch kritisiert (Wong 1998):

- Ihre Terminologie sei philosophisch und metaphorisch,
- unpräzise Formulierungen würden eine wissenschaftliche Überprüfung erschweren,
- Werte und Spiritualität würden in ihrer Bedeutung überschätzt,
- Frankls Schriften würden von vielen Schülern unkritisch rezipiert und
- es gäbe in der logotherapeutischen Bewegung nur wenig Raum für kritische Selbstreflexion.

Bis heute gibt es keinen einheitlichen Konsens hinsichtlich einer Definition von Lebenssinn.

Baumeister und Vohs (2002) unterscheiden niedrigere und höhere Ebenen: Niedrigere Ebenen beinhalten konkreten, unmittelbaren und spezifischen Sinn, wohingegen höhere Ebene längere Zeitspannen und breitere Konzepte umfassen. Reker und Kollegen (1987) betrachten Lebenssinn strukturell als ein individuelles, dreidimensionales Konstrukt aus kognitiven, motivationalen und affektiven Komponenten:

- Die *kognitive* Komponente beinhaltet das individuell konstruierte Wertesystem, innerhalb dessen der Mensch sich und seine Umwelt als sinnvoll ansieht.
- *Motivational* bedeutet das Auswählen und Verfolgen von Aktivitäten und Zielen im Leben, die von einem Menschen innerhalb seines Wertesystems als wertvoll erachtet werden.

- Die *affektive* Komponente umfasst schließlich die Gefühle von Zufriedenheit und Erfüllung, die der Mensch aus seinen Erfahrungen, durch das Erreichen seiner Ziele als auch durch eine positive Lebenseinstellung erlangt.

Diesem mehrdimensionalen Ansatz folgend wurde Lebenssinn definiert als »individuell konstruiertes, kulturell basiertes kognitives System, das die Auswahl von Aktivitäten und Zielen des Individuums beeinflusst und das Leben mit Zweck, persönlichem Wert und Erfülltheit erfüllt« (Wong und Fry 1998, S. 406 f.).

Die Bewältigungsform, einem Ereignis Sinn zu geben, war Ausgangspunkt für Modifikationen des klassischen Coping-Modells (Lazarus und Folkman 1984). Folkman und Greer (2000) erweiterten das Modell um das sog. »meaning-based coping«, das dann einsetze, wenn nichterreichbare Ziele aufgegeben und neue, ab dann erstrebenswerte formuliert werden. In kritischen Lebenssituationen kann es das Wiedererlangen von Kontrolle bedeuten, sobald einem Ereignis ein Sinn gegeben wird (Snyder und Pulvers 2001; Fegg 2004).

8.5.3 Wie kann Lebenssinn patientenzentriert erfasst werden?

Beginnend mit den 1960er Jahren wurden Messinstrumente zur Erfassung von Lebenssinn entwickelt. Hierbei können nomothetische und idiografische Verfahren unterschieden werden: Nomothetische Instrumente (vom griechischen *nomos*, Gesetz, und *tithenai*, legen, aufstellen) geben vorab entwickelte Sinnbereiche vor und lassen diese durch die untersuchte Person quantifizieren. Bei den idiografischen Instrumenten hingegen (vom griechischen *idios*, eigen, und *graphein*, beschreiben) soll die Person die für sie maßgeblichen Sinnbereiche selbst generieren und im Anschluss ggf. quantitativ bewerten (Rapkin et al. 1994).

In den vergangenen Jahren wurde von unserer Arbeitsgruppe ein idiografisches Instrument entwickelt, der sog. »Schedule for Meaning in Life Evaluation« (SMiLE), um Lebenssinn in der Palliativsituation patientennah erfassen zu können. Der SMiLE kann von allen Berufsgruppen nach einer Schulung eingesetzt und leicht in den klinischen Alltag integriert werden (nähere Informationen finden sich unter www.meaninginlife.info).

Zunächst wird die befragte Person gebeten, bis zu sieben Bereiche zu benennen (n = Anzahl der Bereiche), die ihrem Leben Sinn geben (1. Benennen der Bereiche). Danach wird die Wichtigkeit jedes Bereichs auf einer achtstufigen Skala (0 »nicht wichtig« bis 7 »äußerst wichtig«) angegeben (2. Gewichtung der Bereiche). Schließlich bewerten die Befragten ihre aktuelle Zufriedenheit mit den genannten Bereichen auf einer siebenstufigen Likert-Skala (–3 »sehr unzufrieden« bis +3 »sehr zufrieden«) (3. Zufriedenheit mit den Bereichen).

Die individuellen Bereiche sollen nicht nur stichwortartig angegeben, sondern möglichst genau beschrieben werden, da erst so ein inhaltlich adäquates Bild der sinnstiftenden Bereiche entstehen kann.

Aus den quantitativen Ratings werden folgende Scores berechnet: Der Index of Weighting (IoW) gibt die mittlere Gewichtung der Bereiche wieder (Range 0–100, höhere Werte bedeuten stärkere Wichtigkeit). Der Index of Satisfaction (IoS) bildet die durchschnittliche Zufriedenheit oder Unzufriedenheit mit den Bereichen ab (Range 0–100, höhere Werte bedeuten höhere Zufriedenheit). Im SMiLE-Gesamtindex (gewichtete Zufriedenheit, IoWS) werden die Werte für Zufriedenheit und Wichtigkeit kombiniert (Range 0–100, höhere Werte bedeuten höheren Lebenssinn).

Die Zufriedenheit und Wichtigkeit der jeweiligen Bereiche sind prinzipiell voneinander unabhängig: Eine Person kann beispielsweise mit einem sinnstiftenden Bereich sehr zufrieden sein, aber diesem nur eine geringe Wichtigkeit zuweisen. Hingegen kann ein anderer Bereich sehr wichtig sein, wobei die Person mit diesem sehr unzufrieden ist. Damit wird auch deutlich, dass – obwohl der IoWS in beiden Fällen zu ähnlichen Ergebnissen führen würde – alle drei Outcome-Maße getrennt voneinander berücksichtigt werden müssen.

Der SMiLE wurde nach seiner Entwicklung und initialen Erprobung an mehreren Stichproben validiert (Fegg et al. 2008).

8.5.4 Wie können Patienten und Angehörige im Prozess der Sinnfindung unterstützt werden?

Die genaue Analyse des Antwortverhaltens auf die SMiLE-Befragung kann Schwierigkeiten oder Probleme im Sinnbereich identifizieren helfen.

Fallbeispiel 8.2

Zum Beispiel gibt ein 53-jähriger Patient mit metastasiertem Bronchialkarzinom fünf Bereiche an, die für ihn sinnstiftend sind: seine Frau, Freunde, sein (katholischer) Glaube, Jazz-Musik und seine Kinder. Frau und Kinder werden hierbei als »äußerst wichtig« eingestuft, gefolgt von Glaube, Freunde und Jazz-Musik (in absteigender Wichtigkeit). Auffällig ist, dass er bei Frau und Freunden Zufriedenheitswerte im negativen Bereich angibt. Die Pflegekraft, welche initial das Gespräch mit dem Patienten über seinen Lebenssinn geführt hat, gibt diese Information an das multiprofessionelle Team weiter. Die ohnehin bereits involvierte Sozialarbeiterin führt daraufhin eine ausführliche Sozialanamnese mit dem Patienten: Hierbei wird klar, dass sich seit der Erkrankung mehrere, bislang wichtige Freunde von ihm zurückgezogen haben und es außerdem einen aktuellen Konflikt mit der Ehefrau gibt, welche durch die Erkrankung und rapide Verschlechterung des Gesundheitszustands in den letzten Wochen überfordert ist. In der Folge wird daher vermehrt die Ehefrau in das psychosoziale Betreuungskonzept einbezogen. Der Rückzug der Freunde wird ausführlich besprochen: Dabei kann die ursprüngliche Interpretation des Patienten (»Die finden mich abstoßend!«) in die realistischere Perspektive (»Manche wissen vielleicht nicht, wie sie mit der Situation umgehen sollen«) verändert werden, was seinen Leidensdruck verringert. Die Ehefrau profitiert von der Betreuung und findet darin für sich Entlastung, was wiederum die Beziehung stärkt.

Neben individualisierten Vorgehensweisen wurden in der letzten Zeit aber auch strukturierte Interventionsprogramme für den Erhalt bzw. die Verbesserung von Sinn und Würde am Lebensende entwickelt.

In der *Dignity Psychotherapy* (Chochinov 2002; Chochinov et al. 2011) wird den Patienten die Möglichkeit gegeben, über Ereignisse und Lebensinhalte zu sprechen, die ihnen sehr wichtig sind, so z. B. Erlebnisse auf die sie besonders stolz sind, Dinge die sehr sinnvoll sind oder waren, Ereignisse in der persönlichen Geschichte, die erinnert werden sollten; oder Hinterlassenschaften an die Familie und Freunde, wie z. B. Hoffnungen, Wünsche, Ratschläge für diejenigen, die sie bald zurücklassen müssen. Die Therapiesitzungen werden auf Tonband aufgezeichnet, transkribiert, editiert und dem Patienten schriftlich übergeben. Ergebnisse inzwischen vorliegender Studien zeigen Verbesserungen im Lebenssinn, Würde und dem Lebenswillen. Depressive Symptome reduzierten sich und es waren positive Auswirkungen auf die Familie nachweisbar (Chochinov et al. 2005).

Die sinnzentrierte Gruppenpsychotherapie wurde entwickelt, um Patienten mit fortgeschrittenem Krebs zu helfen, weiterhin Sinn, Frieden und Ziele im Leben zu erfahren (Breitbart und Rosenfeld. 2010). Das auf acht Wochen ausgelegte Programm (1,5 Stunden pro Woche) beinhaltet folgende Sitzungen: 1. Zusammenfassung von sinnstiftenden Quellen und Wegen zum Sinn, 2. Krebs und Sinn, 3. und 4. Sinn durch den historischen Lebenskontext, 5. Sinn durch Einstellungswerte, 6. Sinn durch kreative Werte und Verantwortung, 7. Sinn durch Erfahrungswerte, 8. Abschluß und Feedback. Dabei handelt es sich um eine Mischung aus psychoedukativen Elementen, Diskussionen und erfahrungsorientierten Übungen zu krebs- und sinnbezogenen Themen. In dem manualisierten Gruppenprogramm werden Patienten auch Hausaufgaben und Lektüre zwischen den Sitzungen aufgegeben, die das jeweilige Thema vertiefen. Diese werden in der nächsten Sitzung diskutiert. Die Teilnehmer sollten motiviert sein, Sinn für sich selbst wie auch für die anderen Gruppenteilnehmer zu finden.

8.5.5 Zusammenfassung

Zusammenfassend besteht die Bedeutung der Sozialen Arbeit im Kontext der Lebenssinn-Unterstützung für Patienten und Angehörige in Palliative Care zum einen in der patientenzentrierten Erfassung von Lebenssinn in einem multiprofessionellen Kontext. Hier ist die Zusammenarbeit mit Psychologen, Psychotherapeuten, Seelsorgern, Ärzten und Pflegepersonal besonders wichtig. Zum anderen können sowohl individualisierte, psychosoziale Interventionen ermöglicht als auch strukturierte Interventionsprogramme angeboten werden, um Würde und Lebenssinn am Lebensende bestmöglichst zu erhalten.

Weiterführende Literatur

Fegg M (2012) Lebenssinn am Lebensende. In: Bormann FJ, Borasio GD (Hrsg.) Sterben. Dimensionen eines anthropologischen GrundphänomenS. Berlin: De Gruyter. S. 65–81.

Fegg M, Gramm J, Pestinger M (Hrsg.) (2012) Psychologie und Palliative Care. Aufgaben, Konzepte und Interventionen in der Begleitung von Patienten und Angehörigen. Stuttgart: Kohlhammer.

Heußner P, Pouget-Schors D, Riedner C, Mehl U, Besseler M, Dietzfelbinger H, Fegg MJ, Lang K (Hrsg.) (2009) Manual Psychoonkologie. 3. Aufl. München: Zuckschwerdt.

8.6 Hilfestellung bei ethischen Fragestellungen

Ulla Wohlleben

8.6.1 Ethische Entscheidungssituationen

Ethische Entscheidungssituationen am Lebensende stellen hohe Anforderungen an Angehörige, Bevollmächtigte, rechtliche Betreuer, Ärzte und weitere beteiligte Fachdienste. Die Aufgabe besteht darin, anstelle eines schwerkranken Menschen, der nicht mehr selbst für sich sprechen kann, eine Behandlungsentscheidung zu treffen, die der medizinischen Situation gerecht wird und dem (mutmaßlichen) Willen des schwerkranken Menschen entspricht. Auch wenn klare schriftliche oder gut dokumentierte Willensäußerungen vorliegen und die rechtliche Situation damit eindeutig ist, kann die Entscheidungssituation zu einer enormen emotionalen Belastung führen (Bickhardt 2010, S. 31–37). Insbesondere wenn Rechtsgrundlagen ungenügend bekannt sind, Rollenunklarheit besteht, Konfliktsituationen oder ungeklärte Beziehungen (z. B. zwischen nahen Angehörigen) vorliegen, kann sich der Entscheidungsprozess sehr komplex gestalten.

Hierbei haben Fachkräfte der Sozialen Arbeit den Auftrag, mit ihrer spezifischen Beratungs- und Prozesskompetenz an der Gestaltung gelingender Entscheidungsprozesse mitzuwirken. Mit einer professionstypischen Orientierung an der Lebenswelt und systemischen Einbeziehung der jeweiligen Perspektiven und Bedürfnisse der Beteiligten sind Sozialpädagoginnen und -pädagogen sensibilisiert für relevante psychosoziale Fragestellungen und Belastungen, die einer tragfähigen Entscheidung im Wege stehen (können).

Folgende Inhalte stehen dabei im Fokus:

- Befähigung von Stellvertretern zur Wahrnehmung ihrer rechtlichen Verantwortung
- Unterstützung bei der Eruierung des mutmaßlichen Willens
- Mitwirkung bei Vorbereitung, Planung und Moderation des Entscheidungsprozesses unter dem Blickwinkel, die Bedürfnisse der Beteiligten einzubeziehen
- Unterstützung der Kommunikation, besonders in konflikthaften Situationen
- Psychosoziale Beratung und Begleitung der Angehörigen sowie
- bei Bedarf Organisation rechtlicher bzw. palliativmedizinischer Beratung

Soziale Arbeit wird dabei in der Regel in enger interprofessioneller Zusammenarbeit mit Palliativmedizinern und Palliativfachkräften der Pflege tätig werden.

8.6.2 Beratung und Unterstützung der Angehörigen

Angehörige, die die Verantwortung für weitreichende Behandlungsentscheidungen tragen – sei es als Bevollmächtigte oder als rechtliche Betreuer –, sind immer auch Trauernde. Ihre Situation ist häufig von ambivalenten Gefühlen bestimmt.

> »Sie sind gesetzlich verpflichtet, einzig und allein das Wohl und den Willen des Betroffenen zu vertreten, unterliegen jedoch – je nach Beziehung – ihrer jeweils sehr persönlichen Belastung, ihren Grenzen und können oft nicht frei von eigenen Interessen handeln.« (Raischl 2012a, S. 270)

Um ihrer Aufgabe gerecht werden zu können, benötigen sie zunächst einen empathischen Beratungsrahmen, in dem ihre Bedürfnisse ernst genommen werden und Raum eröffnet wird, widerstreitende Gefühle wahrzunehmen und auszudrücken. In einem zweiten Schritt kann es dann leichter gelingen, auf die Frage nach dem (mutmaßlichen) Willen des schwerkranken Menschen zu fokussieren.

Fachkräfte der Sozialen Arbeit haben hierbei die Aufgabe, Stellvertreter zu befähigen, ihrer Aufgabe und Verantwortung gerecht zu werden. Gleichzeitig wird die Basis für einen gelingenden Trauerprozess gelegt. Besondere Aufmerksamkeit benötigen dabei die nachfolgenden Beratungsinhalte.

Unterstützung bei der Unterscheidung von eigenen Vorstellungen und dem Willen des schwerkranken Menschen

Bei der Formulierung des (mutmaßlichen) Willens eines anderen Menschen kommt es entscheidend darauf an, sich in die Wertvorstellungen des kranken Menschen hineinzuversetzen und zu kommunizieren, was er gewollt hätte. In Situationen starker emotionaler Belastung kann die erforderliche Distanzierung von der eigenen Person jedoch erschwert sein und bedarf der Hilfestellung von qualifizierten Beratern.

Eine solche wichtige Hilfestellung ist beispielsweise die Formulierung von Behandlungswünschen und mutmaßlichem Willen aus der Lebensgeschichte heraus mit konkreten biografischen Bezügen. Der Dialog mit anderen wichtigen Bezugspersonen (z. B. bei einem *ethischen Gespräch am runden Tisch*) kann dabei unterstützen, sich der Person des nichtäußerungsfähigen Menschen narrativ anzunähern (Heller 2008).

Die Distanzierung von eigenen Vorstellungen kann gelingen, wenn der schwerkranke Mensch mit seiner Persönlichkeit und Biografie und der spezifischen Beziehungsgeschichte im Gespräch lebendig werden darf, und Unterschiede zu eigenen Lebenserfahrungen und Wertvorstellungen zugelassen werden können. Dieser Prozess der Distanzierung geht häufig mit dem Gewahrwerden des sich ankündigenden Verlusts einher und kann sehr schmerzhaft sein.

Zentrale Fragen zur Ermittlung des mutmaßlichen Willens formuliert Bickhardt (2010, S. 29 f.) in seiner praxisorientierten Arbeitshilfe zu diesem Themenbereich. (vgl. auch Raischl 2012a, S. 273 f.)

Schuldgefühle

Ein häufiges Problem besteht darin, dass sich Stellvertreter, die die Entscheidungen des Sterbenden kommunizieren und umsetzen sollen, sich an dem Tod des geliebten Menschen »schuldig« fühlen, auch wenn sie nur dessen ausdrücklichen Willen wiedergeben. Insbesondere im Hinblick auf lebenserhaltende Maßnahmen ist dieser Aspekt bedeutsam. Schuldgefühle sind sehr ernst zu nehmen. Sie können sich in ambivalenten Haltungen äußern und müssen bearbeitet werden, da sonst der Wille des nichtentscheidungsfähigen Menschen nur schwer zum Tragen kommen kann (Raischl und Wohlleben 2012; Wohlleben 2006).

Bickhardt (2010, S. 31 f.) formuliert hierzu: »Von der Rechtslogik her ist klar: Betreuer/Bevollmächtigter und Arzt sprechen kein Todesurteil, sind nicht Herr über Leben und Tod, wenn sie in Übereinstimmung mit dem Patientenwillen lebenserhaltende Maßnahmen durchführen oder unterlassen. Der Patient selbst hat sich für oder gegen die Maßnahmen entschieden oder er würde so entscheiden,

wenn er denn könnte. Der Tod wird auch nicht durch Dritte herbeigeführt, sondern durch die Krankheit, die dem Leben ein Ende setzt.«

Psychosoziale Beraterinnen und Berater haben hier neben der emotionalen Entlastung den Auftrag, sich mit der Perspektive der Verantwortung des Stellvertreters auseinanderzusetzen, ihn in dieser Verantwortung anzufragen und zu stützen.

Die Frage nach der »Schuld« am Tod des geliebten Menschen endet nicht mit der Behandlungsentscheidung. Auch danach benötigen Stellvertreter möglicherweise die Rückversicherung, dass sie im Sinne des schwerkranken Menschen gehandelt haben. Hilfreich kann hierbei ebenfalls eine schriftlich formulierte Behandlungsentscheidung aus der Biografie des schwerkranken Menschen heraus sein. Entlastend wirken auch Entscheidungen, die von wichtigen Bezugspersonen gemeinsam verantwortet werden, auch wenn die rechtliche Verantwortung allein beim Stellvertreter liegt.

Insbesondere wenn Behandlungsentscheidungen immer wieder infrage gestellt werden (z. B. beim Wechsel des Betreuungskontextes) oder wenn belastende Symptome den Sterbeprozess erschweren, darf die Frage nach Schuldgefühlen der Angehörigen nicht vernachlässigt werden.

Begleitung in der Trauer

Wenn Angehörige sehr für die Umsetzung des Willens kämpfen (müssen), wird der sich ankündigende Verlust des geliebten Menschen häufig nicht ausreichend wahrgenommen und die Zeit des Abschiednehmens wird nicht gestaltet. In der Folge kann der Trauerprozess sehr erschwert sein. Im Beratungsprozess ist es wichtig, Angehörige bei der Realisierung des bevorstehenden Verlustes zu unterstützen und den Trauerprozess mit in den Blick zu nehmen. Dieser kann bereits bei der Formulierung des mutmaßlichen Willens aus der Lebens- und Beziehungsgeschichte heraus beginnen (Paul und Müller 2007).

Wälde (2012) eröffnet in seinen Reflexionen zur antizipatorischen Trauer einen wertvollen Blick auf diesen Aspekt in der Begleitung von Entscheidungsprozessen:

»Unser Bemühen, Angehörige zu unterstützen, sollte daher – über den gesamten Zeitraum unseres Kontaktes zu ihnen – deren Äußerungen und Verhaltensweisen auch unter der Rücksicht im Blick haben, dass sich Trauerreaktionen darin spiegeln könnten. Diese als solche wahrzunehmen, zu benennen und zu würdigen, eröffnet nicht selten ein besseres Verständnis für auftretende Spannungen und Konflikte in palliativen Betreuungssituationen.« (Wälde 2012, S. 212)

Gestaltung des Entscheidungsprozesses

Ethische Entscheidungsprozesse am Lebensende zu steuern, setzt neben Beratungskompetenz fundierte Rechtskenntnisse und Palliativkompetenz voraus. Komplexe oder konfliktreiche Entscheidungsprozesse müssen sorgfältig geplant und begleitet werden. Wichtig dabei ist, dass die Perspektiven aller Beteiligten einbezogen werden und sie Gelegenheit erhalten, ihre Bedürfnisse und Nöte zu formulieren. Je mehr es gelingt, Verantwortung zu teilen und einen empathischen Beratungskontext zu schaffen, umso tragfähiger wird die getroffene Entscheidung sein. Das erfordert geschulte und erfahrene Gesprächbegleiter sowie meist mehrteilige Gesprächsprozesse.

Die Gestaltung des Entscheidungsprozesses kann sich an folgenden Leitfragen orientieren (vgl. dazu Steil und Wohlleben 2012):

- Sind Indikation und damit der individuelle Nutzen einer vorgeschlagenen Behandlung ausreichend geklärt?
- Liegen eine Patientenverfügung oder sonstige schriftliche Dokumente zu Behandlungswünschen vor (z. B. Begleitdokumentation von Gesprächen zur gesundheitlichen Versorgungsplanung für die letzte Lebensphase nach § 132g SGB V)? Treffen sie auf die aktuelle Situation zu oder ist der mutmaßliche Wille zu eruieren? Sind relevante mündliche Äußerungen bekannt?
- Ist die rechtliche Vertretung geregelt? Mit welchem Wirkungskreis? Wer muss/darf entscheiden?
- Sollen weitere Angehörige oder wichtige Bezugspersonen in den Entscheidungsprozess einbezogen werden, um zu einer tragfähigen Entscheidung zu gelangen und zusätzliche Belastungen für die Beteiligten zu verringern?
- Sind (weiter)betreuende Fachdienste (z. B. stationäre Pflegeeinrichtungen), die die Behandlungsentscheidung umsetzen müssen, ausreichend in den Entscheidungsprozess einbezogen?
- Besteht bei allen Beteiligten (Hausarzt, rechtlicher Betreuer und beteiligte Fachdienste) ausreichende Kenntnis zur Rechtslage? Ist juristische Beratung erforderlich?
- Ist allen Beteiligten die Tragweite der Entscheidung klar?
- Gibt es belastende Vorstellungen zum Sterbeprozess? Ist eine palliativmedizinische Beratung zum Sterbeprozess erforderlich?
- Liegen ungeklärte Konfliktsituationen vor (z. B. zwischen Fachdiensten und Angehörigen oder zwischen rechtlichem Vertreter und nicht entscheidungsberechtigten Angehörigen)?
- Welche Handlungsalternativen gibt es?

- Wer leidet und benötigt besondere Aufmerksamkeit im Entscheidungsprozess?
- Wer kann stabilisierend wirken?
- Welche Entlastungsmöglichkeiten stehen zur Verfügung?
- Ist die Behandlungsentscheidung ausreichend dokumentiert und kommuniziert?
- Besteht Handlungssicherheit für alle Beteiligten?
- Welche Fragen sind offen?

Berufsübergreifende Zusammenarbeit

Nicht immer sind es die Angehörigen, die primär psychosoziale Beratung und Begleitung benötigen. Auch Pflegekräfte und Hausärzte sind mitunter emotional sehr belastet, wenn es um Entscheidungen zur Beendigung von Behandlungen geht. Rechtsunsicherheiten und fehlende Palliativkompetenz bzw. fehlendes Fachwissen zum Sterbeprozess wirken sich aus. Im Prozess der Entscheidungsfindung wird dies deutlich, wenn Angehörige massiv unter Druck gesetzt werden, in einer bestimmten Weise zu entscheiden, oder wenn sie mit Begriffen wie »Verhungern und Verdursten lassen« unter Druck gesetzt werden. Allerdings werden diese Berufsgruppen Beratung durch Sozialpädagoginnen und -pädagogen aufgrund der Hierachisierung des Gesundheitsbereichs in der Regel nicht akzeptieren. Hier sind medizinisch-pflegerische Fachleute der Palliativbetreuung besser geeignet. Fachkräfte der Sozialen Arbeit können jedoch ihre Wahrnehmungen kommunizieren, kollegiale Beratung im multiprofessionellen Team leisten und in der Prozesssteuerung diese Aspekte in den Blick nehmen (Wasner 2010).

8.6.3 Ausblick

Die systemische Herangehensweise von Sozialpädagoginnen und -pädagogen mit ihrer Beratungs- und Prozesskompetenz stellt eine wichtige – allerdings vielfach ungenutzte – Ressource für ethisch-rechtliche Entscheidungsfindung dar. Perspektiven der Fachkräfte Sozialer Arbeit können einen wichtigen Beitrag dazu leisten, das Verständnis für psychosoziale Prozesse bei ambivalenten oder konflikthaften Gefühlslagen zu fördern, tragfähige Lösungsstrategien zu entwickeln und die Beteiligten durch Beratung zu entlasten. Der Ansatz der Sozialen Arbeit kann darüber hinaus einen wichtigen präventiven Beitrag zu gelingenden Trauerprozessen leisten.

Vor allem im stationären Rahmen spielen Fachkräfte Sozialer Arbeit in diesem Aufgabenbereich bisher häufig kaum eine Rolle. Sozialpädagoginnen und -pädagogen bringen sich nicht offensiv genug mit ihren Kompetenzen ein. Soziale Arbeit als Profession muss sich hier stärker profilieren, indem Prozessqualitäten beschrieben und geeignete Beratungskonzepte und Standards entwickelt werden. Darüber hinaus sollte sie mehr am Aufbau ethischer Entscheidungsstrukturen mitwirken und sich aktiv in Ethikkomitees bzw. ethische Fallbesprechungen einbringen.

Weiterführende Literatur

Christophorus Hospiz Verein (Hrsg.) (2015) Für ein würdevolles Leben bis zuletzt. Das Spannungsfeld Selbstbestimmung, Fürsorge und Sterben im Alten- und Pflegeheim. (https://www.chv.org/fileadmin/data/downloads/broschueren/02_2015_Wuerdevoll.pdf, Zugriff am 12.06.19).

Coors M, Jox RJ, In der Schmitten J (Hrsg.) (2015) Advance Care Planning. Von der Patientenverfügung zur gesundheitlichen Vorausplanung. Stuttgart: Kohlhammer.

Fuchs C, Gabriel H, Raischl J, Steil H, Wohlleben U (Hrsg.) (2012) Palliative Geriatrie. Ein Handbuch für die interprofessionelle Praxis. Stuttgart: Kohlhammer.

Heller A (2008) Unsicher sein dürfen. Orientierungen für eine Ethik in der Altenhilfe. Praxis Palliative Care 1: 4–7.

Oehmichen F (2007) Ethischer Diskurs in Palliative Care und Intensivmedizin. In: Knipping C (Hrsg.) Lehrbuch Palliative Care. 2. durchgesehene und korrigierte Auflage. Bern: Hans Huber. S. 546–56.

Wälde J (2012) »Dass meine Mutter nicht mehr isst, halte ich einfach nicht aus« – Aspekte der Trauer von Menschen vor und nach dem Tod ihrer Angehörigen. In: Fuchs C, Gabriel H, Raischl J, Steil H, Wohlleben U (Hrsg.) Palliative Geriatrie. Ein Handbuch für die interprofessionelle Praxis. Stuttgart: Kohlhammer. S. 212–217.

8.7   Trauerbegleitung

Petra Rechenberg-Winter und Jürgen Wälde

Die Unterstützung von Menschen beim Durchleben ihrer Trauerprozesse ist integraler Bestandteil des Konzepts und der Praxis von Palliative Care. Vor diesem Hintergrund wird im Folgenden der Aspekt Trauerbegleitung näher in den Blick genommen und hinsichtlich des spezifischen Beitrags, den Akteure Sozialer Arbeit in diesem Zusammenhang einzubringen vermögen, beleuchtet.

8.7.1   Trauer als Lebensthema

Verluste gehören zum Leben. Als Menschen sind auch wir eingebunden in die komplexen Gesetzmäßigkeiten von Werden, Vergehen und Neuwerden und unterliegen deren kontinuierlichen Rhythmen. Für die Zeiten, in denen das Leben sich mitunter grundlegend wendet, sind wir ausgerüstet. Diese Fähigkeit, uns den Veränderungen zu stellen, sie zu durchleben und uns an ihnen beständig weiter zu entwickeln, ist die Trauer. Mit ihr beantworten und bearbeiten wir den Verlust von körperlichen und geistigen Fähigkeiten, von Lebenskonzepten, geliebten Menschen und von Lebensraum. In ihr drückt sich unsere Beziehung zu dem Verlorenen aus, sie ist sozusagen deren Kehrseite. In diesem Verständnis ist Trauer ein ganzheitlicher Entwicklungsprozess im großen Zusammenhang der Selbstwerdung (Brathuhn 2006, S. 112), der entsprechend vorheriger ganzheitlicher Bindungserfahrungen auf allen Ebenen des Menschseins stattfindet – in Form körperlicher Reaktionen, intensiver Emotionen, gedanklich, in spiritueller Auseinandersetzung und neuer sozialer Erfahrungen. Trauerprozesse oszilieren dabei ständig zwischen Verlustorientierung und Wiederherstellungsorientierung (Stroebe et al. 2010). Gleichsam janusköpfig sichern sie so in der verlorenen Vergangenheit Erinnerungen, während siegleichzeitig den Verlust zu realisieren vermögen und mit ihm eine neue Lebensgestaltung ohne dieses Verlorene.

Es hat eine ganze Reihe von Versuchen gegeben, Trauer als Antwort auf eine bedeutsame Verlusterfahrung vor dem Hintergrund bestimmter Theorien zu erklären und verstehbar zu machen (Lammer 2004). Zur Darstellung konkreter Trauerprozesse kursieren vor allem Phasenmodelle (Lammer 2004, S. 97–101). Elisabeth Kübler-Ross dürfte mit ihren bereits 1969 veröffentlichten Schritten von Nicht-Wahrhaben-Wollen, Zorn, Verhandeln, Depression und Zustimmung insbesondere in Hospizkreisen den größten Bekanntheitsgrad erlangt haben (Kübler-Ross 2001). Im deutschsprachigen Raum ist daneben auch das Modell von Verena Kast (Nicht-Wahrhaben-Wollen – aufbrechende Emotionen – Suchen und Sich-Trennen – neuer Selbst- und Weltbezug) verbreitet (Kast 1994). Wir bevorzugen die Orientierung an einem zyklischen Traueraufgabenmodell, wie es etwa William J. Worden vorgelegt und beständig weiterentwickelt hat (Worden 2011, S. 43–60). Danach stellen sich trauernden Menschen vier Aufgaben, die im Verlauf ihres Trauerprozesses auf sie zukommen:

- Die Realität des Verlustes wahrnehmen und anerkennen
- Den Schmerz und alle damit verbundenen Gefühle durchleben
- Sich an eine grundlegend veränderte Lebenssituation und Umwelt ohne die verstorbene Bezugsperson anpassen
- Eine dauerhafte innere Verbindung zu der verstorbenen Person und sich entscheiden, weiter zu leben

Gegenüber seinen früheren Positionen hat insbesondere die vierte Aufgabe bei Worden eine deutliche Modifikation erfahren, die aufhorchen lässt. Ziel der Trauer ist nicht mehr die ursprüngliche und von Freud geforderte Ablösung von der verstorbenen Person, die es hinter sich zu lassen gilt, um neue Bindungen eingehen und damit den Trauerprozess zum Abschluss bringen zu können. Vielmehr soll in der Trauer eine neue, bleibende Verbundenheit mit dem Verlorenen entwickelt werden, die es ermöglicht, das Vergangene in die eigene Biografie zu integrieren und sich im Hier und Jetzt wieder neu auf das Leben einzulassen.

8.7.2 Trauer im Zusammenhang mit Krankheit, Sterben und Tod

Entgegen einer weit verbreiteten Sichtweise, die Trauer erst mit Sterben und Tod in Verbindung bringt, ist an dieser Stelle nachdrücklich zu betonen, dass Trauer bereits viel früher, nämlich schon mit der Ahnung von einer lebensbedrohlichen Erkrankung beginnt. Dies gilt für die von Krankheit Betroffenen wie für die ihnen nahestehenden Menschen gleichermaßen. Auf ihre ganz eigene, individuelle Weise haben

177

sie alle sich mit der Erkenntnis auseinanderzusetzen, dass sie bedeutsame Aspekte des Lebens, seien es Fähigkeiten, Wünsche, Pläne, Beziehungen oder Lebensfelder verlieren und sich von körperlicher Unversehrtheit, von Rollen und Funktionen verabschieden müssen (Rechenberg-Winter 2017).

Ruthmarijke Smeding spricht vom »Tryptichon der Trauer«, bei dem die Trauer vor dem Tod, die während des Sterbens und die nach dem Tod zusammen zu betrachten sind (Smeding und Heitkönig-Wilp 2010). Bei allen Beteiligten wird das eigene Selbstkonzept, die gewachsene Identität mit dem drohenden Ich-Verlust am Lebensende existenziell ebenso infrage gestellt wie sämtliche Lebensperspektiven und Sinnkonstruktionen. All dies kann während des gesamten Krankheitsverlaufs immer wieder zu herausfordernden und kräftezehrenden Prozessen der Auseinandersetzung mit einer und Anpassung an eine veränderte Lebenssituation führen. Nicht selten sind solche Abschiedsprozesse mit inneren Konflikten verbunden (Goldbrunner 2006), die sich auch zwischenmenschlich, etwa in einer erhöhten Konflikthäufigkeit innerhalb der Familie, manifestieren können.

8.7.3   Erschwerte Trauerprozesse

Auch wenn es sich beim Trauern, wie ausgeführt, um einen gesunden Anpassungsprozess und gerade nicht um eine Störung bzw. eine Krankheit handelt, kann es doch bisweilen zu schwierigeren Verläufen mit einem erhöhten Unterstützungsbedarf kommen. Schätzungen zu Folge sind in etwa 5–15 % aller Trauerfälle Komplizierungen der Trauerverläufe zu erwarten (Jacobs 1999 zit. nach Znoj und Maerker 2004, S. 401). Als Risikofaktoren für eine sogenannte verkomplizierte Trauer (*complicated grief*) lassen sich benennen: belastende Begleitumstände des Sterbens (unzureichende Symptomkontrolle, Zeitdruck, Achtlosigkeit, fehlende stützende Rahmenbedingungen für die Angehörigen), unklare bzw. uneindeutige Verlustsituationen (verschwundene, verschollene Personen, Kulturfremdheit), Plötzlichkeit und Unvermitteltheit des Todeseintritts, tabuisierte Verluste (Suizid, Drogentod), gesellschaftlich aberkannte Liebesobjektverluste (bei Dreiecksbeziehungen oder verschwiegener Elternschaft), gleichzeitiger massiver Verlust an sozio-ökonomischer wie auch emotionaler Absicherung, vorausgegangene problematische (symbiotische, abhängige, hochambivalente) Beziehungskonstellationen mit der betrauerten Person oder die Häufung existenzieller Verlusterfahrungen innerhalb kurzer Zeit (in der Literatur als *kumulative* oder *sequenzielle Verluste* bezeichnet). Auch mit Gewalterfahrungen einhergehende dramatische und traumatische Todesumstände oder als selbstverschuldet wahrgenommene Todesursachen zählen zu erschwerenden Bedingungen. Ängstigende weltanschauliche bzw. religiöse Vorstellungen und Bewertungen können in dieser Situation ebenso zum Problem werden wie bestimmte Tendenzen der Persönlichkeitsstruktur (etwa ein rigides Selbstbild und Rollenkonzept, Vermeidung von Emotionen) oder bestehende Vulnerabilitäten (psychische Störungen, Suchterkrankungen). Fehlende, unvollständige oder gar schädigende soziale Netzwerke tragen erfahrungsgemäß nicht selten zu einer weiteren Erschwernis bei. Gab es zudem in der früheren Lebensgeschichte besonders belastende Schicksalsschläge oder muss ein Familiensystem sich innerhalb kurzer Zeit mehreren Verlusterfahrungen stellen, kann dies zu Überlagerungen, Fixierungen und Stagnationen im Trauerprozess beziehungsweise zu *prolongierter* (verlängerter) *Trauer* führen. Ziel dieser Auflistung möglicher Risikofaktoren für erschwerte Trauer – vom Begriff der »pathologischen Trauer« hat sich die Fachwelt mittlerweile verabschiedet – ist es, Begleitpersonen auf zusätzliche Themen und Belastungsfaktoren aufmerksam zu machen, um den Bedarf an kompetenter Unterstützung adäquater einschätzen zu können.

8.7.4 Unterstützung für trauernde Menschen

Die bisherigen Ausführungen zeigen, dass Trauerbegleitung während des gesamten Zeitfensters einer lebensbedrohlichen, mit Verlusterfahrungen einhergehenden Erkrankung integraler Bestandteil des Handelns des Unterstützungsnetzwerks ist – auch wenn sie in diesem Kontext meist nicht als solche ausdrücklich benannt wird. Das Aufgabenprofil der Begleitenden lässt sich dabei unmittelbar aus den Aufgaben der Trauerarbeit nach Worden ableiten (Lammer 2004, S. 103 und S. 107–117):

- Behutsame Verdeutlichung der Realität des Verlustes
- Unterstützung der Trauernden, die damit einhergehenden Gefühle zuzulassen und zu bearbeiten
- Hilfestellung bei der Überwindung von Hindernissen auf dem Weg der Anpassung an die veränderte Lebenssituation
- Ermutigung trauernder Menschen, eine bleibende innere Verbindung zum Verlorenen aufzubauen und sich guten Gewissens wieder dem Leben zuzuwenden

Im Folgenden sollen abschließend noch einzelne Unterstützungsangebote für Angehörige, die einen ihnen nahestehenden Menschen durch Tod verloren haben, kurz vorgestellt werden:

- *Trauercafés* als bewusst niederschwellige, unverbindliche Angebote, in einem zwanglosen gastlichen Rahmen über die eigene Trauererfahrung mit anderen Menschen ins Gespräch zu kommen
- *Trauergruppen* – in offener oder geschlossener Form – als geleitete und strukturierte Angebote der Selbsthilfe, mit anderen Betroffenen in einen Erfahrungsaustausch einzutreten und sich dadurch im eigenen Trauerprozess gegenseitig zu stützen und zu stärken (Müller 2016)
- *Seminare und Workshops* zu einzelnen Aspekten der Trauer als Angebote zur persönlichen Auseinandersetzung
- *Gemeinsame Freizeitaktivitäten* als Einladung, unter Gleichgesinnten wieder Schritte in Richtung der Teilnahme am Leben zu wagen (z. B. Ausflüge, mehrtägige Wanderungen, Urlaubsreisen)
- *Zielgruppenspezifische Initiativen und Organisationen* als Anlaufstelle und Kristallisationspunkt für Hilfestellungen (z. B. Verwaiste Eltern, AGUS e. V. für Angehörige nach Suizidtod, Selbsthilfegruppen für verwitwete Eltern, spezifische Dienste für trauernde Kinder und Online-Angebote für Jugendliche)

- *Einzelberatung und Einzelbegleitung* erbringen oft Fachkräfte von Hospiz- und Palliativdiensten oder anderen Fachstellen (z. B. Bestatter*innen, Beratungsstellen). Hierbei findet der trauernde Mensch ein kompetentes Gegenüber bei der Klärung aller sich im Zusammenhang seiner Trauererfahrung ergebenden Fragen und Probleme. Trauerberater*innen fungieren darüber hinaus auch als kundige Lotsen bei der Abklärung des Unterstützungsbedarfs und der Vermittlung entsprechender Hilfen.
- *Therapeutische Unterstützung* ist angezeigt bei ausbleibender, verzögerter, übertriebener, verlängerter oder aberkannter Trauer, um die entsprechenden Blockaden psychotherapeutisch zu verflüssigen und sie gesunden Trauerprozessen zuzuführen. Eventuell ist eine medikamentöse Behandlung angezeigt. Zu kognitiver Verhaltenstherapie, psychodynamischer Kurzzeittherapie, Gruppentherapie und systemischer Therapie liegen wissenschaftliche Untersuchungsergebnisse vor, die deren Wirksamkeit belegen (Rechenberg-Winter und Fischinger 2018). Da gravierende Verlusterlebnisse bisweilen mit Traumatisierungen einhergehen, von Depressionen begleitet werden oder posttraumatische Belastungsstörungen nach sich ziehen, sind eine sorgfältige Diagnostik und fachkundige therapeutische Unterstützung eine wesentliche Voraussetzung – nicht um Trauer zu unterdrücken oder zu umgehen, sondern um sie überhaupt erst zu ermöglichen.

Bei aller Wertschätzung für diese Unterstützungsangebote sollten wir nicht vergessen, dass Experten davon ausgehen, dass ca. 60 % der betroffenen trauernden Menschen ihren Weg durch die Trauer ohne sie finden. Zu denken geben sollte auch, dass sich eine positive Wirkung durch die Wahrnehmung solcher Unterstützungsleistungen lediglich für diejenige Personengruppe empirisch nachweisen lässt, bei denen Risikofaktoren für erschwerte Trauer im Spiel sind bzw. bereits zu einer entsprechend zugespitzten Symptomatik geführt haben (Stroebe et al. 2007).

8.7.5 Aktuelle Entwicklungen und Perspektiven für die Soziale Arbeit

Die Unterstützung trauernder Menschen ist in den letzten Jahren verstärkt in den Fokus der Aufmerksamkeit gerückt. Insbesondere Hospizdienste, aber auch Bestattungsunternehmen und nicht zuletzt Kirchen und Wohlfahrtsverbände positionieren sich mit entsprechenden Angeboten. Trotz aller mit viel Herzblut und menschlich hochengagiert geleisteter Trauerbegleitung besteht auf der fachlichen Ebene an einigen Stellen erheblicher Entwicklungsbedarf. Der Dialog zwischen Praxis, Theoriebildung und Forschung auf diesem Feld hat im deutschsprachigen Raum begonnen (Müller und Willmann 2016), im englischsprachigen Ausland wird er seit langem gepflegt (Paul 2011). Qualitätsstandards für eine passgenaue Unterstützung Trauernder wie auch für eine adäquate Qualifizierung zur Trauerbegleitung sind Früchte eines solchen Dialogs. Mit der Gründung des Bundesverbandes Trauerbegleitung e. V. und der 2011 ins Leben gerufenen Zeitschrift *Leidfaden* als Fachmagazin für Krise, Leid und Trauer sind nun auch in Deutschland wichtige Schritte auf diesem Weg umgesetzt worden.

Nachdem Trauerbegleitung lange Zeit weitgehend ehrenamtlich geleistet wurde, kommen mittlerweile zunehmend auch professionelle Fachkräfte ins Spiel, die zumeist über entsprechende beraterische oder therapeutische Zusatzqualifikationen verfügen (Hirsmüller und Schröer 2017). Als Rahmen für dieses berufliche Engagement kommt entweder eine freiberufliche Tätigkeit auf Honorarbasis oder eine hauptamtliche Anstellung in Verbindung mit weiteren Aufgaben (z. B. als Koordinationsfachkraft in der ambulanten Hospizarbeit) infrage. Interessierte Berufsangehörige der Sozialen Arbeit positionieren sich zunehmend selbstbewusst im Hinblick auf die Übernahme einer solchen Tätigkeit. Schließlich können sie gerade im Zusammenhang mit einem so vielschichtigen, verschiedenste Lebensaspekte tangierenden Phänomen wie der Trauer ihre beruflichen Stärken als »Generalisten« mit hoher Überblicks-, Schnittstellen- und Integrationskompetenz einbringen. Wie kaum eine andere Berufsgruppe sind sie dadurch befähigt, im jeweiligen Einzelfall an vorhandenen Ressourcen anzuknüpfen und noch fehlende in einer Art Lotsendienst im potenziellen Unterstützungsnetzwerk zu erschließen. Da die Akteure Sozialer Arbeit stets die Interaktion zwischen dem Einzelnen und seinem sozialen bzw. gesellschaftlichen Umfeld sowie den Status seiner materiellen Absicherung im Blick haben, werden Sozialpädagogen weniger der Versuchung einer gewissen Engführung der Betrachtungsweise auf die innerpsychischen Prozesse des einzelnen Trauernden erliegen, wie dies bisweilen in der Praxis der Trauerbegleitung zu beobachten ist. Neben der Zuwendung zum einzelnen Betroffenen werden sich Berufsangehörige der Sozialen Arbeit immer auch dafür stark machen, dass wir als Familien, als Gemeinden, als Unternehmen, als Gesellschaft insgesamt aufgeschlossener werden für das Thema Verlust und Trauer und für die Bedürfnisse von Menschen, die – in welcher Form auch immer – davon betroffen sind. Damit erfüllen sie neben der individuellen Einzelfallhilfe auch einen gesamtgesellschaftlichen Auftrag, der dem Selbstverständnis der Sozialen Arbeit wie auch der Hospizbewegung zutiefst entspricht.

Weiterführende Literatur

Adelt T, Bürgi D, Langenmayr A, Melchers M, Melching H, Metz C, Rechenberg-Winter P (Hrsg.) (o. J.) Leidfaden. Fachmagazin für Krise, Leid und Trauer. Vierteljährige Themenhefte. Göttingen: Vandenhoeck & Ruprecht.

Bednarz A (2005) Mit den Toten leben. Über Selbst-Sein und das Sterben eines Anderen. Familiendynamik 30(1).

Boss P (2008) Verlust, Trauma und Resilienz: Die therapeutische Arbeit mit dem »uneindeutigen Verlust«. Stuttgart: Klett-Cotta.

Bowlby J (2011) Das Glück und die Trauer: Herstellung und Lösung affektiver Bindungen. Stuttgart: Klett-Cotta.

Gast U, Markert EC, OnnaschK, SchollasT (Hrsg.) (2010) Trauer und Trauma. Impulse aus christlicher Spiritualität und Neurobiologie. Klett-Cotta.

Goldbrunner H (2006) Dialektik der Trauer. Berling: Lit.

Hirsmüller S, Schröer M (2017) Handbuch für die Fortbildung Ehrenamtlicher in der Hospiz- und Palliativbegleitung I. Göttingen: Vandenhoeck & Ruprecht.

Imber-Black E, Roberts J, Whiting R (Hrsg.) (2006) Rituale – Rituale in Familien und Familientherapie. Heidelberg: Auer.

Institut für Beratung und Begleitung von Entwicklungsprozessen IBBE (Hrsg.) (o.J.) Trauerforschung im Fokus. (http://www.trauerforschung.de, Zugriff am 06.05.2020).

Krause G, Schroeter-Rupieper M (2018) Menschen mit Behinderung in ihrer Trauer begleiten. Göttingen: Vandenhoeck & Ruprecht.

Langenmayr A (2013) Einführung in die Trauerbegleitung. Göttingen: Vandenhock & Ruprecht.

Müller H, Willmann H (2016) Trauer: Forschung und Praxis verbinden. Zusammenhänge versehen und nutzen. Göttingen: Vandenhoeck & Ruprecht.

Müller M, Brathuhn S, Schnegg M (2013) Handbuch Trauerbegegnung und -begleitung. Theorie und Praxis in Hospizarbeit und Palliative Care. Göttingen: Vandenhock & Ruprecht.

Müller M, Pfister D (2012) Wie viel Tod verträgt das Team? Belastungs- und Schutzfaktoren in Hospizarbeit und Palliativmedizin. Göttingen: Vandenhoeck & Ruprecht.

Müller, M. (2016) Trauergruppen leiten. Betroffenen Halt und Struktur geben. 2. Aufl. Göttingen: Vandenhoeck & Ruprecht.

Münch U (2020) Anhaltende Trauer. Wenn Verluste auf Dauer zur Belastung werden. Göttingen: Vandenhoeck & Ruprecht.

Rechenberg-Winter P (2017) Trauer in der Familie – wenn das Leben sich wendet. Göttingen: Vandenhoeck & Ruprecht.

Rechenberg-Winter P, Fischinger E (2018) Kursbuch systemische Trauerbegleitung. 3. Aufl. Göttingen: Vandenhoeck & Ruprecht.

Röseberg F, Müller M (Hrsg) (2014) Handbuch Kindertrauer. Die Begleitung von Kindern, Jugendlichen und ihren Familien. Göttingen: Vandenhoeck & Ruprecht.

Teischel O (2007) Die Filmdeutung als Weg zum Selbst. Einführung in die Filmtherapie. Norderstedt: BoD.

8.8 Begleitung der ehrenamtlichen Hospizbegleiter

Margit Gratz

Ehrenamtliche Hospizbegleiter werden heute als wichtige Säule in der ambulanten Hospiz- und Palliativarbeit bezeichnet. Diese Aussage ist berechtigt, denn sie sind in mehrfacher Hinsicht *unbezahlbar*: Nicht nur die vielen geleisteten Stunden sind faktisch unbezahlbar, weil es keine Entlohnung dafür gibt und auch nicht geben soll wegen ihres Ursprungs im bürgerschaftlichen Engagement. Hospizbegleiter sind auch unbezahlbar, weil sie ähnlich intensiv geschult werden wie die Hauptamtlichen und deshalb in der Qualität in kaum etwas nachstehen. Und sie sind unbezahlbar, weil sie nach Abschluss ihrer Schulung einer laufenden Begleitung durch eine Fachkraft unterliegen, in ihrem Tun also dauerhaft unterstützt werden und sich laufend weiterentwickeln. Während die Hauptamtlichen die Fachleute für ihren jeweiligen Fachbereich sind, sind die Ehrenamtlichen die *Fachleute fürs Alltägliche* (Student 2016, S. 59). Das Alltägliche bekommt eine neue Bedeutung, wenn das bisherige Leben durch eine lebensbegrenzende Diagnose aus den Fugen gerät.

8.8.1 Begleitung in der Vorbereitungszeit

Die Frage, warum Hospizbegleiter überhaupt eine Schulung durchlaufen müssen angesichts dessen, dass sie ehrenamtlich arbeiten, ist naheliegend. Beim näheren

Hinsehen wird deutlich, was der Umgang mit schwerkranken und sterbenden Menschen, wie auch mit ihren Nahestehenden, von allen beteiligten Berufsgruppen, auch den Hospizbegleitern, an Kompetenz abverlangt. Wahrnehmungs- und Handlungsfähigkeit bezüglich der Bedürfnisse und Ressourcen am Lebensende sowie eine Sprachfähigkeit über alle Aspekte lebensbedrohlicher Erkrankung und der Endlichkeit sind Herausforderungen, die selten ohne Schulung zu bewältigen sind. Betroffene Menschen konfrontieren Mitarbeitende unabhängig von Beruf und Haupt- oder Ehrenamt mit Themen, die eine Vorbereitung erfordern, denn im Verlauf einer schweren Erkrankung geht es nicht nur darum, medizinische und pflegerische Versorgung zu gewährleisten und z. B. bei sozialrechtlichen Fragen zu beraten. Es gilt auch und vor allem mit Hoffnungen umzugehen, das Leben in das Hier und Jetzt zu verlagern, Entscheidungsspielräume sichtbar zu machen, Ängste aufzugreifen, existenzielle und Sinnfragen zuzulassen, Wünsche zu erkennen, Normalität trotz Krankheit herzustellen, für das Leben Raum zu schaffen und vieles mehr. All das will gelernt sein.

Das Aufgabenfeld der Ehrenamtlichen ist deswegen weniger einfach zu beschreiben als beispielsweise das Handlungsfeld von Ärzten oder Pflegenden. In der Rahmenvereinbarung nach § 39a SGB V Abs. 2 wurden die Aufgaben für Ehrenamtliche so überschrieben:

> »Aufbau einer vertrauensvollen Beziehung, Begleitung der sterbenden Menschen sowie deren Angehörigen und Bezugspersonen, Hilfen beim Verarbeitungsprozess in der Konfrontation mit dem Sterben, Unterstützung bei der Überwindung von Kommunikationsschwierigkeiten, Hilfe bei der im Zusammenhang mit dem Sterben erforderlichen Auseinandersetzung mit sozialen, ethischen und religiösen Sinnfragen.« (Rahmenvereinbarung 2016, § 2 Abs. 4)

Wie diese einzelnen Bereiche in der Praxis tatsächlich gefüllt sind, lässt sich schwer beschreiben angesichts der Individualität und der Fülle dessen, was das *Alltägliche* umfassen kann. Um auf diese Vielfalt, die den Einsatzleitenden vertraut ist, gut vorbereitet zu sein, beginnt die ehrenamtliche Tätigkeit mit einer Schulung. Diese umfasst eine ähnliche Stundenzahl wie die Basiskurse der Hauptamtlichen und kann bis zu 120 Unterrichtsstunden mit einer zusätzlichen begleiteten Praktikumsphase betragen.

Die Qualifizierung Ehrenamtlicher spielt auch genau deshalb eine derart gewichtige Rolle, weil psychisch-sozial-spirituelle Begleitung nach dieser Beschreibung den Primärauftrag ehrenamtlichen Handelns darstellt. Sie haben zunächst keine andere Aufgabe als diese, bei der verbale, paraverbale und nonverbale Kommunikation wesentliches Handwerkszeug ist. Psychisch-sozial-spirituelle Begleitung spielt selbstverständlich eine Rolle in allen beruflichen Handlungsfeldern wie Medizin, Pflege, Physiotherapie u. v. a. m. Deren Funktionsbeschreibungen nennen aber in erster Linie die medizinische Versorgung, die pflegerischen Handlungen, den physiotherapeutischen Auftrag – den arbeitsvertraglich vereinbarten Primärauftrag also, zu dem die psychisch-sozial-spirituelle Begleitung als wichtige Begleitaufgabe soz. als Sekundärauftrag dazugehört. Beide Aufträge gehen ineinander über, gehören zusammen, durchdringen einander. All diese Berufsfelder, die etwas mit Begleitung und Versorgung schwerstkranker und sterbender Menschen zu tun haben, sind nicht ohne Kommunikation, ohne Beziehung, ohne Begegnung, soz. ohne die psychisch-sozial-spirituelle Ebene möglich (vgl. zur Abgrenzung Primär- und Sekundärauftrag: Gratz und Roser 2019, S. 20 f.).

Weil Begleitung am Lebensende im Ehrenamt nicht weniger anspruchsvoll ist und Hospizdienste in der Regel gewisse Grundausrichtungen (Konfessionsunabhängigkeit, weltanschauliche Neutralität etc.) haben, muss geprüft werden, mit welcher Motivation ein Kursteilnehmer dieses Ehrenamt anstrebt (vgl. Gratz 2019). Es ist darauf zu achten, ob z. B. jemand in einem eigenen Trauerprozess ist, weil der Verlust eines geliebten Menschen noch nicht lange zurück liegt; ob es Bestrebungen gibt, den Schwerstkranken oder Sterbenden mit persönlichen religiösen oder anderen Überzeugungen zu konfrontieren; oder ob ein Bestreben dahinter liegt, die eigenen beruflichen Chancen zu verbessern. Es gehört zur Begleitung der aktiven Hospizbegleiter, im Vorfeld die ehrenamtlich Mitarbeitenden mit Bedacht auszuwählen.

8.8.2 Begleitung in der praktischen Arbeit

Das Ungewisse

Ehrenamtliche Hospizbegleiter stehen bzgl. ihres Tuns und ihres Daseins nicht unter Zeitdruck. Sie müssen ihre Hausbesuche nicht in Minuten berechnen und begleiten in der Regel nur eine betroffene Person oder Familie, auf die sie sich bewusst einlassen. Weil Ehrenamtliche Zeit mitbringen, ist es wahrscheinlich, dass sie nicht nur mit Vorhersehbarem, sondern auch mit Unerwartetem konfrontiert werden. Sie müssen sich einlassen auf das Ungewisse. Vor jedem Hausbesuch steht die Ungewissheit darüber, was von ihnen erwartet wird. Dazu braucht es den Mut, sich mit den eigenen Grenzen konfrontieren zu lassen. Die Begleitung der Hospizbegleiter muss deshalb u. a. darauf abzielen, Hilfestellung zu geben im Umgang mit dem Ungewissen. Weil kein Mensch, kein Krankheitsverlauf, kein Sterbeprozess, kein Tag dem anderen gleicht, müssen erlerntes Wissen und eingeübte Fertigkeiten stets auf die neue Begleitungssituation bezogen und angewandt werden. Daraus entwickeln sich eine Fachkompetenz und ein Erfahrungsspektrum, welche durch eine fachliche Begleitung wachsen. Es geht also in der Vertiefung zum einen um den Ausbau von Basiskompetenzen, um mit herausfordernden Situationen umzugehen, eine Art Routine, die nicht zu verwechseln ist mit einer sich einschleichenden Oberflächlichkeit. Anderseits geht es um eine situative Anwendungskompetenz, also die Fähigkeit, Erlerntes und Erfahrungswissen auf neue Begleitungssituationen zu übertragen und anzupassen. Dadurch wird es machbar, sich auf das Ungewisse einzulassen.

Die Fähigkeiten

Damit Stille und Schweigen anstelle von Sprachlosigkeit, Dasein und Aushalten anstelle von Hilflosigkeit, Gespräch anstelle von Geschwätzigkeit erlernt werden können, werden ehrenamtliche Hospizbegleiter laufend unterstützt. Sie tragen etwas in die Begegnung hinein, das in dieser Weise einzigartig ist. Im Kursverlauf wird dafür die Fähigkeit des Zuhörens herausgebildet, ohne voreingenommen zu sein und zu wissen, was gut ist. Mit dem Bild von George Bernard Shaw (»Der einzige Mensch, der sich vernünftig benimmt, ist mein Schneider. Er nimmt jedes Mal neu Maß, wenn er mich trifft, während alle anderen immer die alten Maßstäbe anlegen, in der Meinung, sie passten heute noch auf mich.«) heißt das: Hospizbegleiter sollen bei jedem Besuch erneut hinhören, was wichtig ist. Von dieser Grundhaltung und den kommunikativen Fertigkeiten (vgl. Worthington 2008, S. 27) profitieren Schwerkranke und Angehörige besonders, wenn noch Zeit genug ist, ein Vertrauensverhältnis aufzubauen und wenn Begleitungen nicht erst in der Finalphase beginnen. Denn dann ist es möglich, dass das, was den Betroffenen wichtig ist, Platz bekommt und das zum (aus Patientensicht) richtigen Zeitpunkt. Wenn das gelingt, entfaltet ehrenamtliche Hospizarbeit ihren unschätzbaren, aber auch unbeschreiblichen Wert. Es geht also nicht nur um das Aushalten des Sterbens und des Todes. Es geht um das Mitgehen und das Bleiben auf dem Weg dorthin. Dieses Mitgehen und Bleiben auf dem Weg ist auch für erfahrene Hospizbegleiter kein Spaziergang – die Begleitung der Hospizbegleiter verleiht der ehrenamtlichen Arbeit ihren Bestand und ihre Professionalität. Sie entsteht durch einen laufenden Prozess, der in der Schulung zum Hospizbegleiter seinen Ausgangspunkt nimmt (▶ Abb. 8.4).

In diesem zirkulären Prozess brauchen Hospizbegleiter Begleitung. Diese geschieht auf verschiedenste Weise.

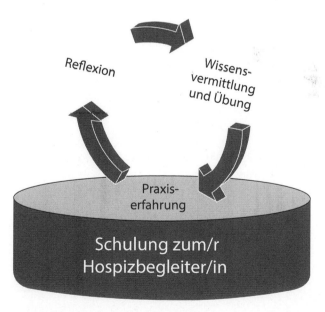

Abb. 8.4: Lernprozess ehrenamtlicher Hospizbegleiter

8.8.3 Die unterschiedlichen Begleitungsformen

Fachliche Begleitung

Den Hospizbegleitern stehen mehrere Möglichkeiten zur Verfügung:

- Supervision durch einen externen Supervisor
- Praxisbegleitung durch die Einsatzleitung bzw. Koordination
- Fortbildungstage und -wochenenden, evtl. in einem Tagungshaus
- Themenspezifische Filmabende mit Diskussion
- Teilnahme an Vorträgen, Fortbildungen, Seminaren, die von anderen Einrichtungen angeboten werden
- Bibliothek mit Fachbüchern, Fachzeitschriften, Filmmaterial

Die Wahrnehmung gewisser Angebote ist (bedingt durch Vorgaben des Trägers und/oder der Rahmenvereinbarung nach § 39a SGB V Abs. 2) verplichtend, andere sind optional. In der Regel nehmen Hospizbegleiter freiwillig mehrere Angebote in Anspruch, weil sie den Nutzen für ihre ehrenamtliche Aufgabe, der i. d. R. mit einem Nutzen für das eigene Leben einhergeht, sehen (vgl. Klie et al. 2019, S. 59 f.).

Persönliche Begleitung

In der Begleitung der Hospizbegleiter hat die Unterstützung durch die Einsatzleitung einen hohen Stellenwert. Sie findet auf unterschiedlichen Ebenen statt:

Unterstützung in der konkreten Begleitung
Beispiele dafür sind Begleitung beim Erstbesuch, telefonische und persönliche Beratung während der Begleitung und ein persönliches Gespräch nach Abschluss einer Begleitung. Die Einsatzleitung ist gefordert, das jeweils richtige Maß an Fürsorge zu finden im Spannungsfeld zwischen dem, was der Hospizbegleiter von sich aus an Hilfe einfordert und der Initiative, die es durch die Einsatzleitung braucht. Dies ist bei jedem Hospizbegleiter anders. Die Ziele dabei sind (qualitätssichernde und gleichzeitig motivationsfördernde oder -erhaltende) Hilfestellung bei Unsicherheiten oder praktischen Fragen, Vermittlung zwischen persönlichem Anspruch des Hospizbegleiters und den tatsächlichen Möglichkeiten in der Situation. Hier klingt ein personenbezogener Führungsstil an, der Person und Aufgaben individuell in den Blick nimmt (vgl. situativer Führungsstil, der nicht nur in der Führung Hauptamtlicher angemessen sein kann, sondern in der Führung und Leitung Ehrenamtlicher in besonderer Weise anzuwenden ist).

Der Unterschied zum hauptamtlichen Arbeitsverhältnis besteht darin, dass eine Einzelbegleitung von Angestellten in dieser Intensität weder möglich noch vorgesehen ist.

Förderung der Begleitungsarbeit generell
Beispiele dafür sind Mitarbeitergespräche (nach der Schulung als Aufnahmegespräch sowie regelmäßig alle ein bis zwei Jahre) und schriftliche Helfervereinbarungen als

formeller Rahmen, ergänzt um Mitarbeiterausweise und Visitenkarten. Die Einsatzleitung ist gefordert, eine Balance zu finden, weil sich die Kommunikation im Spannungsfeld von erforderlicher Verbindlichkeit und Freiheit des Ehrenamts bewegt. Die Ziele dabei sind, einen Rahmen zu schaffen für die gesamte ehrenamtliche Arbeit, die Begleitungserfahrungen im Einzel- oder Gruppenaustausch auf diesen Rahmen zurückzubinden und Kommunikationsdefizite zu verhindern (Regnet 2012, S. 126 f.).

Der Unterschied zum hauptamtlichen Arbeitsverhältnis besteht darin, dass es keine arbeitsrechtliche Grundlage mit all ihren Rechten und Verpflichtungen gibt. Denn mit dem Hauptamt ist die Finanzierung des Lebensunterhaltes verbunden, die einen hohen Motivations- und Bindungsfaktor dafür darstellt, in einer Tätigkeit zu bleiben, auch wenn die Freude an der Arbeit reduziert oder gar verloren gegangen ist. Die Begleitung sterbender Menschen und ihrer Nahestehenden ist ohne Freude an der Arbeit nicht möglich. Diese kann nur mit einer guten Begleitung der Hospizbegleiter selbst erhalten und nicht durch einen finanziellen Ausgleich ersetzt werden, wenngleich diese Diskussion in Gang gesetzt wurde, vor allem in Regionen, die sich schwer tun bei der Suche nach ehrenamtlichen Hospizbegleitern. Eine Diskussion über Möglichkeiten und Grenzen einer irgendwie gearteten Entlohnung und damit einhergehend über Grundausrichtung und Zukunftsfähigkeit des hospizlichen Ehrenamtes ist gesondert zu führen. Aktuell ist noch gültig, dass der Lohn der ehrenamtlichen Arbeit in erster Linie der Gewinn für das eigene Leben ist, den Hospizbegleiter selbst als unbezahlbar beschreiben.

Begleitungsunabhängige Aktivitäten
Beispiele dafür sind gemeinsame Feiern wie Sommerfest, Adventfeier, Neujahrsempfang, Jahresausflug und andere Begegnungsmöglichkeiten, Geburtstagswünsche, Anteilnahme in schwierigen privaten Lebenssituationen der Hospizbegleiter, z. B. bei Krankheit.

Die Einsatzleitung ist gefordert, Begegnung und Austausch zu ermöglichen im Spannungsfeld von Aktivitätenvielfalt und Vermeidung einer Überfrachtung. Die Ziele dabei sind, Beziehungspflege untereinander und zur Einsatzleitung sowie die Förderung der Teambildung.

Der Unterschied zum hauptamtlichen Arbeitsverhältnis besteht darin, dass es im beruflichen Umfeld weniger Raum für Begegnung gibt. Die Trennung von Arbeit und Privatem ist anders, weil zum einen das Ehrenamt kein Beruf ist und zum anderen, weil sich die Hospizarbeit auf das Privatleben anders auswirkt.

Struktureller Rahmen für die Begleitung

Die Begleitung der Hospizbegleiter wird durch gute strukturelle Rahmenbedingungen gestärkt und abgerundet. Dazu gehört, nicht nur Räumlichkeiten zu haben, sondern diese zu einem Begegnungsort für Hospizbegleiter zu machen. Es geht darum, einen Ort zu schaffen, an dem die Hospizbegleiter »beheimatet« sind, eine Teamkultur pflegen können und der für eine Beschäftigung mit Sterben, Tod und Trauer geeignet ist. Wichtig ist ebenso ein geregelter Informationsfluss hinsichtlich

Vereinsvorstand bzw. Geschäftsführung, Einsatzleitung, Politik und Gremien, Fachinformationen aus den Dachverbänden und anderen Quellen. Die emotionale Bindung von ehrenamtlichen Hospizbegleitern an den Hospizdienst hängt nicht zuletzt von guten Rahmenbedingungen ab.

8.8.4 Zusammenfassung

Letztlich ist die Begleitung der Begleiter auch eine Frage von Führung und Leitung. Eine wesentliche Rolle in der Begleitung der Hospizbegleiter spielt deshalb neben Schulung und fachlicher Unterstützung die persönliche Führung und Leitung Ehrenamtlicher durch die Einsatzleitenden der ambulanten Hospiz- und Palliativberatungsdienste, die als z. B. Pflegende oder Sozialarbeiter einen Basiskurs Palliative Care absolviert haben. Weil die Personalführung unabhängig vom erlernten Beruf bzw. Studium ist und weil sie in einigen Punkten anders ist als die Führung und Leitung Hauptamtlicher, müssen Einsatzleitende unabhängig von Beruf und Berufserfahrung einen 80-stündigen Kurs zur Führungs- und Leitungskompetenz durchlaufen (wenngleich die Kurse meist nur den ein oder anderen Namen tragen, so beinhaltet das Curriculum des Kurses beides: führen und leiten. Zwischen beiden gibt es einen Unterschied, die Herausforderung besteht in der situativen Einschätzung, welches von beiden gerade angezeigt ist sowie um das Wissen um sich selbst, in welchem der beiden Bereiche die persönlichen Stärken und Schwächen liegen, was eine Reflexionsfähigkeit und -bereitschaft des/der Koordinators/in als Führungs- und Leitungskraft voraussetzt). Dieser Kurs ist gezielt auf die Führung und Leitung ehrenamtlicher Mitarbeitender zugeschnitten und behandelt alle Besonderheiten des Ehrenamtes. Zu diesen Besonderheiten gehört eine gute Beziehungsgestaltung (vgl. Raß 2018, S. 50 ff.), die der Aufrechterhaltung der Motivation und der Freude an der Arbeit dient. Sie führt zu einer Teamkultur und Gemeinschaft, die Vertrauen untereinander sowie eine Bereitschaft, sich in der Gruppe auf Sterben, Tod und Trauer einzulassen, ermöglicht. Die Begleitung der Hospizbegleiter gelingt, wenn Fach-, Führungs- und Organisationskompetenz zum Tragen kommen.

Weiterführende Literatur

Gratz M, Mayer G, Weidemann A (2015) Schulung ehrenamtlicher Hospizbegleiter. In: Bayerischer Hospiz- und Palliativverband e. V. (Hrsg.) Umsorgen – Hospiz- und Palliativarbeit praktisch, Band 1. Stuttgart: Kohlhammer.

Gratz M, Kastner S, Walz G (2020) Unterstützung beim Essen und Trinken durch ehrenamtliche Hospizbegleiter. Eine Orientierungshilfe, Stuttgart: Kohlhammer.

Gratz M (2019) Hospizarbeit und Palliative Care. Impulskarten für Ausbildung, Fort- und Weiterbildung, München: Don Bosco Verlag.

Gratz M, Roser T (2016) Curriculum Spiritualität für ehrenamtliche Hospizbegleitung, Göttingen: Vandenhoeck & Ruprecht.

Klie T, Schneider W, Moeller-Bruker C, Greißl K (2019) Ehrenamtliche Hospizarbeit in der Mitte der Gesellschaft? Empirische Befunde zum zivilgesellschaftlichen Engagement in der Begleitung Sterbender. Esslingen: der hospiz verlag

Lack P (2007) Palliative Care und Freiwilligenarbeit – Mitmenschliches Handeln und soziales Engagement. In: Knipping C (Hrsg.) Lehrbuch Palliative Care. 2. Aufl. Bern: Hans Huber. S. 90–95.

Raischl S (2001) Soziale Arbeit im Umfeld von Sterben, Tod und Trauer. In: Everding G, Westrich A (Hrsg.) Würdig leben bis zum letzten Augenblick. Idee und Praxis der Hospiz-Bewegung. München: C. H. Beck. S. 32–40.

Rösch E, Schwermann M, Büttner E, Münch D, Schneider M, Gratz M (2018) Führen und Leiten in Hospiz- und Palliativarbeit. Herausforderung Ehren- und Hauptamt, In: Bayerischer Hospiz- und Palliativverband e. V. (Hrsg.), Umsorgen – Hospiz- und Palliativarbeit praktisch, Band 7. Stuttgart: Kohlhammer.

8.9 Interprofessionelle Teamarbeit

Maria Wasner

8.9.1 Begriffsbestimmung Interprofessionalität

Teamarbeit ist ein integraler Bestandteil von Palliative Care. In Veröffentlichungen zur Zusammenarbeit von unterschiedlichen Berufsgruppen werden Begriffe wie Interdisziplinarität, Multiprofessionalität oder Interprofessionalität oft austauschbar benutzt. Dies ist aber eigentlich nicht korrekt, da sich sehr wohl Bedeutungsunterschiede ausmachen lassen. Das Präfix *multi* kommt aus dem Lateinischen und bedeutet übersetzt *viele*. Arbeiten mehr als zwei Professionen zusammen, spricht man daher von Multiprofessionalität; bei diesem Begriff ist aber keine Interaktion zwischen den einzelnen Professionen impliziert. *Inter* (aus dem Lateinischen *zwischen*) bezeichnet in diesem Zusammenhang einerseits die Beziehung zwischen einzelnen Disziplinen oder Berufsgruppen, aber auch einen wechselseitigen Austausch untereinander.

Da in einem Palliative Care Team nicht nur verschiedene Disziplinen (z. B. medizinische Fachrichtungen) zusammenarbeiten, sondern mehrere Professionen, sollte der Begriff Interprofessionalität verwendet werden.

Interprofessionalität wird immer dann gelebt, wenn die Teammitglieder unterschiedlicher Professionen voneinander und übereinander lernen, ihr Wissen kritisch reflektieren, bereit sind, einen Teil ihrer eigenen Berufsidentität aufzugeben, ihr Wissen zu teilen und ein gemeinsames Verständnis der Probleme zu entwickeln.

Interprofessionalität setzt sich aus folgenden Faktoren zusammen (D'Amour et al. 2005):

- Geteilte Verantwortung
- Konstruktives kollegiales Verhältnis
- Gegenseitige Abhängigkeit (Wechselwirkungen, synergetische Effekte)
- Symmetrisches Kräfteverhältnis
- Prozessorientierung

8.9.2 Perspektiven der einzelnen Berufsgruppen

Indische Parabel

Fünf Blinde hatten den Auftrag, einen Elefanten zu beschreiben. Der erste ergriff den Rüssel und sagte: »Ein Elefant ist ein langer Arm!«. Der zweite fasste ein Ohr und sagte: »Ein Elefant ist ein großer Fächer.« Der dritte umarmte ein Bein und sagte: »Ein Elefant ist eine feste Säule.« Der vierte ertastete den Bauch und meinte: »Ein Elefant ist eine dicke Kugel.« Der fünfte nahm den Schwanz des Elefanten und sagte: »Ein Elefant ist eine dünne Schnur mit einem Büschel Haare am Ende.« (Verfasser unbekannt)

In dieser Parabel hat ein Team von fünf blinden Menschen die Aufgabe, einen Elefanten zu beschreiben. Aufgrund der Tatsache, dass keiner von ihnen den Elefanten als Ganzes erfassen kann, kann jeder nur den Teilbereich beschreiben, den er von seinem Standort aus wahrnimmt. Wie in dieser Parabel haben unterschiedliche Mitglieder des Palliative Care Teams verschiedene Zugänge zur gemeinsamen Aufgabenstellung. Die Teammitglieder sind keineswegs blind, jedoch haben sie einen berufsspezifischen Standort, von dem aus sie ihre Aufgaben betrachten. Zudem sind sie beeinflusst von ihrer beruflichen Sozialisation (Rolle, Werte und Verhalten), den eigenen Kompetenzen und dem Status innerhalb des Teams. Sie nehmen folglich nur einen ganz bestimmten Ausschnitt des Gesamten wahr. Bei gelingender interprofessioneller Teamarbeit werden die einzelnen Sichtweisen zusammengeführt, dabei hat jede Stimme gleiches Gewicht und jeder ist bereit, die Sichtweisen der anderen zu hören und zu respektieren.

Im Folgenden sollen nun die verschiedenen Sichtweisen und Zugänge der Professionen, die in fast allen Palliative-Care-Teams zu finden sind (Medizin, Pflege, Psychologie, Seelsorge, Soziale Arbeit), kurz dargestellt werden.

Ärzte

Unter welchen körperlichen Symptomen leidet der Patient? Was könnte die Ursache dafür sein? Wie können diese Beschwerden gelindert werden?

Für Ärzte steht in der Regel die Symptomkontrolle im Vordergrund. Wie Steinhauser und Kollegen eindrucksvoll gezeigt haben, nehmen sie psychosoziale und spirituelle Bedürfnisse der Patienten oft nur ungenügend wahr (Steinhauser et al. 2000, S. 2476–2482).

Zudem sind sie die *Taktgeber* im Gesundheitswesen, die, die letztendlich die Verantwortung für die Behandlung tragen. Alle anderen Berufsgruppen sind für sie »Erfüllungsgehilfen«. Einer ernstgemeinten Zusammenarbeit steht dieses dominante Selbstverständnis häufig im Weg. Dies zeigt sich bereits während der Ausbildung. So haben Leipzig und Kollegen (2002, S. 1141–1148) in einer Untersuchung zur multiprofessionellen Teamarbeit gezeigt, dass 73 % der befragten Medizinstudierenden davon überzeugt sind, die primäre Aufgabe des Teams bestünde darin, dem Arzt zu assistieren, um Behandlungsziele beim Patienten zu erreichen. Dies glauben aber nur 44 % der befragten Studierenden der Sozialen Arbeit und 47 % der Pflegekräfte in Ausbildung. Zudem glauben 80 % der Medizinstudierenden, dass es in Ordnung ist, wenn Ärzte ohne Rücksprache Behandlungspläne verändern, die zuvor im Team beschlossen wurden.

Pflegekräfte

Wie können Beschwerden von Patienten verbessert werden? Wie kann das Wohlbefinden des Patienten sichergestellt werden? Welche Fähigkeiten des Patienten können gefördert werden?

Entsprechend ihrem Leitbild wollen Pflegekräfte Palliativpatienten ganzheitlich und kompetent versorgen und Angehörige in das Pflegekonzept integrieren (Deutsche Gesellschaft für Palliativmedizin – Arbeitskreis Palliativpflege 2012).

Pflegekräfte haben meist den engsten Kontakt zu den Patienten und ihren Angehörigen. Sie gewährleisten den ungehinderten Ablauf des medizinischen Leistungsprozesses; dabei haben sie aber keinen eigenständigen, therapeutisch wirksamen Handlungsauftrag, sondern sind *Hilfskräfte* der Mediziner. Ihre spezifische Kompetenz wird daher von den anderen Berufsgruppen häufig nicht adäquat wahrgenommen.

Seelsorger

Was gibt den Patienten/Angehörigen/Teammitgliedern Trost und Halt in schwierigen Situationen? Sind sie im weitesten Sinn gläubig?

Seelsorger nehmen die spirituellen Bedürfnisse der Palliativpatienten, ihrer Angehörigen und des Teams wahr, beraten und begleiten diese, und zwar durch Gespräche, Beratung und Rituale. In der Seelsorge wird dabei angenommen, dass jeder Mensch ein spirituelles Wesen ist (Deutsche Gesellschaft für Palliativmedizin – Arbeitskreis Spirituelle Begleitung 2007).

Psychologen/Psychoonkologen/Psychotherapeuten

Sind die Patienten/Angehörigen/Teammitglieder mit psychischen Belastungen konfrontiert? Mit welchen? Wie können diese Belastungen minimiert werden?

Anpassungsstörungen, Angststörungen und depressive Störungen zählen zu den häufigsten psychischen und psychiatrischen Symptomen bei Palliativpatienten (Miovic und Block 2007, S. 1549–52). Familienmitglieder oder Freunde bilden die engste soziale Gruppe um den Patienten. Erhöhte Werte bzgl. Depression, Angst und psychosomatischen Beschwerden wurden bei Angehörigen mehrfach berichtet (Pitceathly und Maguire 2003; Williams und McCorkle 2011). Daher gelten auch sie als Versorgungsbedürftige. Zudem fühlen sich Psychologen und die verwandten Disziplinen auch dafür zuständig, die Teammitglieder im Umgang mit ihrer belastenden Tätigkeit zu unterstützen.

191

Sozialarbeiter

Welchen psychosozialen Belastungen ist das betroffene System ausgesetzt? Was brauchen der Patient/die Angehörigen, um mit den Belastungen umgehen zu können? Welche Ressourcen sind vorhanden?

Sozialarbeiter*innen sind mit ihren spezifischen Kompetenzen die Generalisten im Team, sie haben also einen etwas anderen Zugang als die anderen Professionen: Mit ihrem systemischen, d. h. auf Interaktionsprozesse und Wechselwirkungen fokussierenden Blick versuchen sie, psychosoziale Belastungen und Ressourcen im ganzen System wahrzunehmen. Sie haben dabei nicht nur den Patienten, die Familie und das behandelnde Team im Blick, sondern auch das weitere soziale Umfeld. Detaillierte Einzelwahrnehmungen erhalten die Fachkräfte der Sozialen Arbeit von den jeweils spezifischen Berufsgruppen. Im Bild der Parabel gesprochen umrunden sie den Elefanten und stellen fest, dass dieser ein sehr großes Lebewesen mit unterschiedlichen Körperteilen ist, die zusammengehören und miteinander in Beziehung stehen. Weiterhin nehmen sie den Lebensraum und die Lebensbedingungen des Elefanten wahr. Sie versuchen herauszufinden, ob sich noch ähnliche Tiere in der Nähe befinden und ob Beziehungen zwischen ihnen existieren. In der Sozialen Arbeit wird also nicht nur die psychosoziale Dimension wahrgenommen, sondern aus Sicht dieser Profession und Disziplin müssen das Individuum sowie das es umgebende System und seine Lebenswelt erfasst werden. Sozialarbeiter verstehen sich dabei als Anwalt des Patienten und wollen ihm helfen, seine Wünsche zu verwirklichen und auch seine Ansprüche gegenüber Behörden durchzusetzen. Häufig nehmen sie dabei eine Vermittlerrolle zwischen den einzelnen Parteien ein (Patient – Angehörige, Patient – behandelndes Team, Patient – Krankenkasse usw.) und versuchen dabei immer, eine für alle Beteiligten möglichst passende, tragfähige Lösung zu erreichen (Wasner 2010, S. 6–8).

Dieser generalistische Ansatz macht letztendlich die besondere Qualität der Sozialen Arbeit aus, macht es aber vielleicht auch schwieriger, ihre spezifischen Kompetenzen zu erfassen.

Auch wenn alle Mitglieder eines Palliative Care Teams den Anspruch haben, ganzheitlich und umfassend zu begleiten, so braucht es dennoch immer die Perspektiven aller unterschiedlichen Berufsgruppen, um wie bei einem Puzzle durch das Zusammentragen der einzelnen Teile ein halbwegs reelles Gesamtbild vom Patienten und seinem Umfeld zu erhalten.

8.9.3 Praxis der Interprofessionalität

Wie wird nun Interprofessionalität im Alltag gelebt? Gelingende Interprofessionalität ruht auf mehreren Säulen: Als allererstes ist hier die Implementierung von interprofessionellem Lernen in die Ausbildung der einzelnen Professionen zu nennen, da bereits hier ein wichtiger Teil der beruflichen Sozialisation stattfindet. Als nächstes sollten entsprechende Inhalte auch vermehrt Bestandteil von Fort- und Weiterbildungsangeboten sein. Die wichtigste Sozialisation erfolgt allerdings überwiegend im Praxisfeld, und zwar durch Erfahrungslernen, und dafür braucht es eine geeignete Reflexions- oder Feedbackkultur.

Interprofessionelle Teamarbeit im Alltag erfordert Zeit und Geduld, regelmäßiger Austausch, das Kennen der jeweiligen Fachsprache, beständige Kompromissbereitschaft und Zugehen auf den anderen, Akzeptanz und Wertschätzung der anderen Professionen und die Bereitschaft zum täglichen Lernen. Regelmäßige interprofessionelle (Fall-)Besprechungen, gemeinsame Visiten, Dokumentationen aller Berufsgruppen in der Patientenakte und gemeinsame Supervisionen sind dabei unverzichtbar. Eine Stärke der Fachkräfte der Sozialen Arbeit ist es, die Kommunikation im Team nachhaltig zu fördern (Leipzig et al. 2002, S. 1141–1148) und die anderen Teammitglieder beim Umgang mit schwierigen Gefühlen und in Krisensituationen zu unterstützen (Hart und Matorin 1997, S. 1549–52). Interprofessionelle Teamarbeit, das Verteilen der Lasten auf viele Schultern, stellt so eine bedeutsame Ressource für das einzelne Teammitglied in diesem oftmals belastenden Arbeitsfeld dar.

Jede Berufsgruppe, und damit auch die Soziale Arbeit, muss sich immer wieder aufs Neue fragen, ob sie wirklich bereit ist, mit anderen Professionen auf Augenhöhe zusammenzuarbeiten und was ihre spezifische Kernkompetenz ist, die niemand anderes besser ausüben kann. Oder, anders formuliert: Welche traditionell durchgeführten Aufgaben können besser oder zumindest genauso gut von anderen Berufsgruppen übernommen werden (Erkennen der eigenen Grenzen)? Dies bedeutet echte Patientenorientierung, nämlich immer die Wünsche und Bedürfnisse der Palliativpatienten und ihrer Angehörigen im Fokus zu haben und zu sehen, dass jede Berufsgruppe einen wertvollen, nicht ersetzbaren Beitrag dazu leistet – auch wenn dies bedeutet, dass man ein Stück weit seine eigene Position aufgeben muss.

Weiterführende Literatur

von Bebenburg M (2010) … und alle machen mit! Wie Teamarbeit gelingen kann: Ein Methodenbuch für die Praxis der Teamarbeit in sozialen Einrichtungen. Neu-Ulm: AgSpak.
Ehikpehae RN, Kiernan J (2018) The impact of the interprofessional health care team in palliative care. Journal of Interprofessional Education & Practice 11: 12–14.

8.10 Ebenen und Aspekte von Gremienarbeit in Palliative Care

Josef Raischl

Oberstes Ziel in der Versorgung von Menschen am Lebensende ist es, die körperlichen, psychischen, sozialen und spirituellen Bedürfnisse und Ressourcen wahrzunehmen und die Leiden und Schmerzen zu lindern, sowohl bei den Sterbenden selbst wie auch bei deren Anbzw. Zugehörigen. Die Sterbenden haben das Recht, ihren Werten und Vorstellungen gemäß zu sterben. Sollen diese Leitsätze nur ansatzweise in das Versorgungssystem übersetzt werden, geht es in der weiteren Entwicklung von Hospiz- und Palliative-Care-Konzepten wesentlich um die Einpassung in das Gesamtsystem Gesundheitswesen sowie um die Vernetzung, darum dass *Hospiz und Palliative Care* verlässliche Elemente des öffentlichen Gesundheitswesens werden (Bickhardt 2003). »Gesellschaftspolitisch betrachtet ist es ohnehin erstaunlich, dass der hochentwickelte Sozialstaat die Bedürfnisse Sterbender so lange übersehen und übergehen konnte« (Student et al. 2004, S. 84).

In diesem Beitrag soll die Bedeutung und die verschiedenen Ebenen von Gremienarbeit innerhalb von Palliative Care dargestellt werden. Ich beziehe mich in meinem Beitrag auf meine begrenzten persönlichen Erfahrungen von nunmehr 20 Jahren beim Christophorus Hospiz Verein e. V. in München, der sich seit Beginn der 90er Jahre des letzten Jahrhunderts mit vielen anderen um den Aufbau von Strukturen und Gremien in diesem Bereich gekümmert hat (z. B. Gründung der Bundesarbeitsgemeinschaft Hospiz 1992).

8.10.1 Definition und Ziele von Gremienarbeit in Palliative Care

Der Begriff Gremium bezeichnet lateinisch zunächst ein *Bündel* oder die *Mitte*, in moderner deutscher Sprache die Zusammenarbeit von Personen in einer Gruppe, die sich über einen längeren Zeitraum hinweg beraten. Im Folgenden werde ich die *Bündel* im Kontext der Palliative Care skizzieren.

8.10.2 Netzwerkarbeit in der primären Versorgung

Gremienarbeit im weiteren Sinn ist Teil des Netzwerkens. Die verschiedenen Entitäten in den Versorgungssystemen – wie bspw. die Sozialstation eines Wohlfahrtverbandes, die Überleitungspflege in einer Großklinik oder die Fachstelle der Landeshauptstadt München zur häuslichen Versorgung – sind geprägt von ihrem je spezifischen Auftrag, Träger, Finanzierungsmodalitäten, ihren professionellen und sonstigen Akteuren, der Struktur im Kleinen und im jeweiligen Fachgebiet. Diese Rahmenbedingungen im Gesamten prägen i. d. R. die je eigenen Interessen.

Die Schnittstellen, die Patienten und ihre An- und Zugehörigen nicht selten als Abbruch-Stellen erleben, sind im deutschen Gesundheitswesen vielfältige. Offensichtliche Übergänge sind die örtlichen (z. B. Klinik, Kurzzeitpflegeeinrichtung), die für Betroffene besonders schmerzhaft auch mit personellen Verlusten einhergehen. Ich denke dabei an wertvolle Unterstützer von Tumorpatienten auf onkologischen Stationen, die aber bei der Verlegung nach Hause *natürlich* nicht mitgehen können, seien es nun Pflegekräfte, Ärzte, Seelsorger, Psychologen, Therapeuten oder Ehrenamtliche. Ähnlich *verlieren* sich wichtige Bezugspersonen, sei es eine Hausärztin oder eine ambulante Altenpflegerin, mit denen Vertrauensbeziehungen bestehen, bei der Einweisung in die Klinik. Und natürlich, könnte man in einem Anflug von Sarkasmus anmerken, werden sie durch die Weiterversorger auch nicht einbezogen. Administrative, organisatorische und institutionelle Abbrüche können ebenso dramatisch erlebt werden wie konzeptionell inhaltliche Übergänge, vor allem der von kurativen hin zu palliativen Ansätzen der Therapie. Die palliative Versorgung muss sich in den nächsten Jahrzehnten intensiv mit der Frage auseinandersetzen, wie ihr

Ansatz frühzeitiger und z. T. parallel zum kurativheilenden ins Spiel kommen kann. Damit könnte nicht zuletzt die oft dramatisch erlebte Situation vermieden werden, in der Schwerkranke und ihre Angehörigen sich aufgegeben und fallen gelassen fühlen. Auch diese nichtgelungene Integration verursacht mit einigen anderen Faktoren, dass Palliative Care und Hospiz – ähnlich wie früher das Rufen des Pfarrers ans Sterbebett – als Boten des Todes gesehen und empfunden werden.

Zwei Beispiele für diese Art des Netzwerkens seien hier nur knapp angesprochen. Unser Palliative-Care-Team der spezialisierten ambulanten Palliativversorgung bietet seit 2010 vierteljährlich eine multiprofessionelle Fallbesprechung an, zu der über 100 Dienste und Fachkräfte aus Kliniken, dem stationären Pflegebereich und der ambulanten Versorgung eingeladen sind. Es versammeln sich Pflegekräfte, Ärzte, Apotheker, Sozialdienste, Überleitungsfachkräfte und Palliativfachkräfte aus allen Ebenen, um gemeinsame Erfahrungen in der Versorgung zu reflektieren und insbesondere die Schnittstellen abzuklären. Diese Kultur des Austausches und Feedbacks stärkt eine vertrauensvolle Brückenbildung letztendlich für diejenigen, die diese Unterstützung in Anspruch nehmen.

Die Sozialarbeiter der Münchner Hospiz- und Palliativeinrichtungen, sowohl ambulant wie stationär, treffen sich regelmäßig, um sich über die Entwicklungen in den jeweiligen Einrichtungen auszutauschen. Dabei geht es wesentlich um die Vernetzung untereinander, aber auch um die Erfahrungen im gesamten Versorgungsnetzwerk. Gemeinsame Themen können besprochen und die berufliche Rolle reflektiert werden.

8.10.3 Palliative Care und Gremienarbeit im fachlichen Bereich sowie auf Verbands- und politischen Ebenen

Letzteres Beispiel leitet bereits zur fachbezogenen Gremienarbeit über. Die beruflichen Ebenen, um die es hier geht, sind die jeweiligen berufsverbandlichen Organisationen der Medizin, Pharmazie, Kranken- und Altenpflege, Sozialen Arbeit, der Seelsorge und Psychologie sowie der körper- und psychotherapeutischen Verfahren. Die weitere Untergliederung folgt den politischen Ebenen in Deutschland und darüber hinaus:

Kommunale Ebene

- Arbeitskreise auf städtischer bzw. Landkreis-Ebene zur weiteren Entwicklung und Vernetzung von Hospiz- und Palliativversorgung, sei es im pädiatrischen, geriatrischen, im allgemeinen Erwachsenenbereich oder auch im Bereich der Menschen mit geistiger Behinderung. Wichtig ist hier die koordinierende Funktion der Städte und Landkreise. Je nach Möglichkeiten sollten kommunale Aufsichts- und Kontrollbehörden bzw. -organe und Vertreter örtlicher Krankenkassen und kassenärztlicher Vereinigungen bzw. Kreisverbände mit einbezogen werden.
- Austausch unter den stationären Pflegeeinrichtungen, insbesondere Zusammenarbeit mit der Arbeitsgemeinschaft der Freien Wohlfahrt vor Ort einschlie-

ßlich der örtlichen, meist kommunalen oder kirchlichen Stiftungen oder Stifte (Christophorus Hospiz Verein 2015; ▶ Kap. 8)

- Gremien zur Bearbeitung der Versorgungsschnittstellen, insbesondere unter Einbeziehung der Kliniksozialdienste, Überleitungsfachkräfte, der ambulanten Pflegedienste und ärztlichen Kreisverbände. Am Referat für Gesundheit und Umwelt der Landeshauptstadt München hat sich der Arbeitskreis »Palliativversorgungspfad« über Monate intensiv mit diesen Fragen beschäftigt und einen »Überleitungsbogen für Palliativpatienten« entwickelt, der schließlich mit einem Fachtag an der Christophorus Akademie vorgestellt wurde.
- In der Landeshauptstadt München hat sich nach jahrelangen Bemühungen erst im Herbst 2019 ein »Hospiz- und Palliativnetzwerk München« neu gestaltet und wird 2020 mit einer überarbeiteten Netzwerkordnung samt Qualitätskriterien an die Öffentlichkeit treten (vgl. hpn-muenchen.de).
- Regionale, multiprofessionelle Fallbesprechungen für allgemeine und spezialisierte Palliative Care, nach Möglichkeit sektorenübergreifend (▶ Kap. 7.1.1).

Regionale Ebene

- Austausch der fachlichen Basis der ambulanten Hospiz- und Palliativberatungsdienste in Gremien, die ihre Schnittstellen, ihre Arbeitsweise und ihre Rahmenbedingungen abgleichen. In Bayern hatten wir über viele Jahre eine Arbeitsgemeinschaft Süd der ambulanten Hospizdienste, deren Einsatzleitungen nicht nur Stellenprofile der Koordinationsfachkräfte und Palliativfachpflegekräfte in den Diensten erstellt haben, sondern auch eine gemeinsame Dokumentation der Hospizhelfertätigkeit voranbrachten. Diese Arbeitsergebnisse wurden auf Landes- und Bundesebene weitergegeben (Bayerischer Hospiz- und Palliativverband, interner Bereich für Mitglieder).
- Wenn es um die weitere Entwicklung von Palliative Care geht, können auf dieser Zwischenebene auch Gremien sinnvoll sein, die den Austausch untereinander – z. B. der Palliativpflegekräfte in den unterschiedlichen Einrichtungen oder der Ärzte in den SAPV-Teams – fördern, nach Möglichkeit in enger Zusammenarbeit und Abstimmung mit den jeweiligen Landesverbänden bzw. Vertretungen des Hospiz-Landesverbandes und der Deutschen Gesellschaft für Palliativmedizin.

Landesebene

- Arbeitskreise, Expertenkreise, u. a. Gremien zur Entwicklung von Palliative Care bzw. einzelner tangierter Aspekte auf den Ebenen von Ministerien für Gesundheit, für Soziales, für Justiz und Kultur (z. B. Bayerisches Staatsministerium für Arbeit und Sozialordnung, Familie und Frauen und Bayerisches Staatsministerium für Umwelt und Gesundheit). In Bayern gibt es seit über zehn Jahren den Expertenkreis für Hospiz- und Palliativversorgung, in dem seit 2011 ein Rahmenkonzept mit allen Maßnahmen und Planungen zusammengefasst ist. Der Arbeitskreis Vorsorge am Justizministerium ist seit 1999 tätig und hat nunmehr in zwölfter Auflage die Bayerische Vorsorgebroschüre verantwortet. Das Gremium hat durch seine kompetente und breite Besetzung nicht unmaßgeblich die Gesetzgebungsdebatte auf Bundesebene beeinflusst.

- Der Hospiz- und Palliativverband (in Bayern BHPV), der wiederum Mitglied im Bundesverband ist, ist u. a. ein Verhandler der Bezuschussung der ambulanten Hospizdienste durch die Krankenkassen.
- Die Fachgruppe Palliativpflege der Deutschen Gesellschaft für Palliativmedizin. Neben den Ärzten sind die Pflegenden sicherlich die aktivste Gruppe im Bund und im Land. Sie haben auf beiden Ebenen nicht nur viel erreicht, sondern seit 2010 auch eine Vizepräsidentin in ihren Reihen.
- Die Landesvertretung der Deutschen Gesellschaft für Palliativmedizin (DGP Bayern), in der sich alle Berufsgruppen beteiligen und engagieren können. In Bayern hat sich seit 2011 mit Förderung des BStMUG eine Geschäftsstelle etabliert.
- Landesarbeitsgemeinschaft der Freien Wohlfahrt (LAG FW), u. a. mit dem Ziel der Stärkung des Themas innerhalb der einzelnen Verbände. In Bayern trafen sich über viele Jahre einige der Spitzenvertreter der FW an einem runden Tisch im Christophorus Hospiz Verein e. V. in München, bis schließlich eine eigene Fachgruppe Hospiz mit externen Beratern innerhalb der Arbeitsgemeinschaft offiziell errichtet wurde.
- Arbeitsgemeinschaft der stationären Hospize als Interessensgemeinschaft, die auch Sprecher nach außen benennt.
- Bündnisse oder Arbeitsgemeinschaften der SAPV-Teams auf Landesebene in enger Vernetzung mit DGP und BHPV, die in der Lage sind, ihre Anliegen zu bündeln und wo möglich im Konsens mit den Krankenkassen bzw. ihrem dem Medizinischen Dienst sich auf bestimmte Praxisregelungen zu verständigen.

Bundesebene

- Der Deutsche Hospiz- und PalliativVerband e. V. als Interessensvertretung und Ansprechpartner auf bundesministerieller Ebene mit Fachgruppen und wissenschaftlichem Beirat (vgl. Deutscher Hospiz- und Palliativverband o.J.a).
- Die Deutsche Gesellschaft für Palliativmedizin als wissenschaftliche Fachgesellschaft, die als Vertretung von Einzelpersonen insbesondere das fachliche Konzept von Palliative Care multi- und interprofessionell weiterentwickelt. Die einzelnen Fachgruppen bilden Sektionen, die auf Bundesebene das eigene Profil im Zusammenspiel der Professionen weiterentwickeln.
- Arbeitsgruppen (vgl. Deutsche Gesellschaft für Palliativmedizin)
- Die Sektion Soziale Arbeit innerhalb der Deutschen Gesellschaft für Palliativmedizin hat sich 2011 neu formiert und erarbeitete 2012 Leitsätze, die auf Bundes- und Länderebene eine Rolle spielen werden, wenn es um die multiprofessionelle Arbeit in Palliative Care geht.
- Die anderen Berufsgruppen arbeiten auf derselben Ebene an ihren jeweiligen Themen (vgl. Deutsche Gesellschaft für Palliativmedizin)

197

Internationale Ebene

Die Europäische Gesellschaft für Palliative Care (European Association for Palliative Care) mit einzelnen, themenbezogenen »task forces« (vgl. European Association for Palliative Care).

Fallbeispiel 8.3: palliativ-geriatrisches Netzwerk München

Die Diskussionen um ein würdevolles Sterben in Alten- und Pflegeheimen wurden in den letzten Jahren zunehmend intensiver geführt. Träger und Spitzenverbände der Freien Wohlfahrtpflege in Bayern haben seit 1999 Implementierungsprojekte zur Weiterentwicklung der Palliativkultur in ihren Häusern durchgeführt, gefördert durch die Bayerische Stiftung Hospiz. Der Christophorus Hospiz Verein e. V. in München trägt seit vielen Jahren die Hospizidee auch in die Pflegeheime und bietet gleichzeitig praktische Unterstützung an. Nachdem im Herbst 2005 mit der Heimaufsicht München insbesondere die damaligen Schwierigkeiten im Umgang mit »passiver Sterbehilfe« angesprochen wurden, entstand die Idee für einen Fachtag (veranstaltet von Christophorus Hospiz Verein e. V., Heimaufsicht und Sozialreferat der Landeshauptstadt München am 12. Juli 2006 unter dem Thema »Sterben im Heim – Selbstbestimmung und Würde am Lebensende«). Auf diesem Fachtag wurde von Seiten der immerhin etwa 60 Einrichtungen der Wunsch laut, diese Fragen noch tiefergehend in einer breit angelegten Expertenrunde zu bearbeiten. Im Herbst 2006 luden wir zu einer Projektgruppe ein, in der alle großen Münchner Träger, aber auch die städtischen Behörden (Sozialreferat, Heimaufsicht, Beschwerdestelle für Probleme in der Altenpflege) und der Medizinische Dienst der Krankenversicherung in Bayern vertreten waren. Darüber hinaus wurden das Bayerische Staatsministerium der Justiz sowie Palliativmediziner und die Kassenärztliche Vereinigung Bayern in die Beratung einbezogen. Die Münchner Pflegekonferenz unterstützte das Vorhaben 2007 mit einem einstimmigen Votum.

Leitgedanke des Gremiums wurde es, Empfehlungen für Alten- und Pflegeheime zu erarbeiten und damit ein transparentes Vorgehen zu beschreiben, das den Willen und die Würde des alten Menschen ernst nimmt. Wie kann es gelingen, dass Behandlungen unterbleiben dürfen, die das Sterben der alten Menschen nicht erleichtern, sondern mehr oder weniger schwerwiegend belasten oder gar unmöglich machen? Uns war wichtig, dass der Entscheidungs- und Kommunikationsprozess reiflich durchdacht wird, dass alle Beteiligten einbezogen werden und dass eine Einigkeit hergestellt wird, insbesondere auch mit den Aufsichts- und Kontrollbehörden. Ein transparentes und gründliches Vorgehen sollte helfen, Behandlungsentscheidungen umzusetzen und unnötige Krankenhauseinweisungen zu vermeiden.

Nach monatelangen intensiven Beratungen, in der die Erarbeitung einzelner Teile der Broschüre an Untergruppen verteilt worden war, konnte die Broschüre 2008 mit paritätischen Beiträgen der einzelnen Beteiligten gedruckt werden. Die Landeshauptstadt München finanzierte schließlich eine zweite Auflage. Mittlerweile sind 20 000 Exemplare beinahe vergriffen. Neben dem Ergebnis war der Weg dorthin, die Gremienarbeit selbst, von entscheidender Bedeutung für die tatsächliche Wirkung der Broschüre. Mitherausgeber neben dem Christophorus Hospiz Verein e. V. waren: die Arbeitsgemeinschaft der freien Wohlfahrtsverbände München (die Arbeiterwohlfahrt München gemeinnützige Betriebs-GmbH, der Caritasverband der Erzdiözese München und Freising e. V., die Innere Mission München, die Sozialservice-Gesellschaft des Bayerischen Roten Kreuzes GmbH München, der Hospizdienst Da-Sein e. V., die Kassenärztliche Vereinigung Bayerns, die Landeshauptstadt München – Beschwerdestelle für Probleme in der Altenpflege, Heimaufsicht, Sozialreferat), der größte Träger von Altenpflegeeinrichtungen, die MÜNCHENSTIFT GmbH und das Städtische Klinikum München GmbH (die Harlachinger Krebshilfe e. V. und Palliativstation Klinikum Harlaching). Berater waren ebenso wichtig: der Lehrstuhl für Palliativmedizin am Klinikum der Universität München-Großhadern, die Alzheimer Gesellschaft München e. V., das Zentrum für Akutgeriatrie und Frührehabilitation am Städtischen Klinikum München GmbH Neuperlach, das Fachreferat für Palliative Care und Hospizpastoral der Erzdiözese München und Freising, das Bayerische Staatsministerium der Justiz und nicht zuletzt der Medizinische Dienst der Krankenversicherung in Bayern und die gerontopsychiatrische Fachambulanz des Isar-Amper-Klinikums, Klinikum München-Ost (Christophorus Hospiz Verein 2008).

Dieses Gremium lebte in Teilen und ergänzt durch neue Partner wieder auf, als es 2009 um die Fortsetzung ging. Im stationären Pflegebereich bildet es die Grundlage für eine weitere, übergreifende Zusammenarbeit im Stadtgebiet München. Ambulante Aspekte wurden in einer separaten Untergruppe weiterbearbeitet, die schließlich 2011 eine weitere Broschüre dazu veröffentlichen konnte, diesmal finanziert vom Bayerischen Staatsministerium für Arbeit, Sozialordnung, Familie und Frauen (Christophorus Hospiz Verein 2011).

Durch die Beteiligung all dieser Ebenen werden diese Ebenen nicht nur tangiert, sondern in ihrer Gesamtheit berührt. Die Thematik gewinnt nach innen und nach außen nicht nur an Aufmerksamkeit, sondern auch an Klarheit. Standpunkte werden überprüft und konsentiert. Unterabteilungen der beteiligten Verbände, z. B. eine Rechtsabteilung, werden mit der Prüfung der Texte beauftragt. Und so zieht Gremienarbeit – als befristete, projektbezogene Arbeitsform – Kreise.

Fallbeispiel 8.4: Bayerische Stiftung Hospiz

Am 21.9.1999 haben sich der Freistaat Bayern, der Bayerische Hospizverband, der Christophorus Hospiz Verein e. V. sowie der Orden der Barmherzigen Brüder zusammengetan und die Bayerische Stiftung Hospiz – als Stiftung des bürgerlichen Rechts – gegründet. Die Bayerische Stiftung Hospiz hilft dort, wo das große ehrenamtliche Engagement der Hospizhelferinnen und -helfer allein nicht genügt. Es ist Aufgabe der Stiftung, den Hospizgedanken zu verbreiten und die Sterbebegleitung überall da, wo Menschen sterben, zu verbessern. Dazu gehört z. B. die Verbreitung der Palliativmedizin, der Aufbau eines Netzwerks mit ambulanten, teilstationären und auch vollstationären Hospizeinrichtungen, die

Aus-, Fort- und Weiterbildung aller in der Betreuung Schwerstkranker und Sterbender Tätigen sowie die Forschung.

Politisch hat dieses Gremium großes Gewicht.

Fallbeispiel 8.5: Soziale Arbeit und Netzwerken

Diese Art von Gremienarbeit und Vernetzung mit dem Ziel, nicht nur eine individuelle Situation zu verbessern, sondern im gesellschaftlichen und fachlichen System eine veränderte Praxis zu bewirken, ist eine wesentliche Aufgabe von Sozialer Arbeit, deren Spezifikum die »Person-in-der-Situation«Konfiguration ist. »Keine andere Profession hat diese Breite der fachlichen Ausbildung und diese Querschnittskompetenz« (Student et al. 2004, S. 42).

Es geht nicht um Konkurrenz, sondern um Kooperation. Natürlich ist das nicht nur eine Sache von Sozialer Arbeit, jedoch zeichnet sie sich gerade dadurch aus, dass sie die Blockaden in Kommunikation und Kooperation, sei es zwischen den unterschiedlichen Interessenslagen von Kliniken, stationären Pflegeeinrichtungen oder ambulanten Diensten oder sei es zwischen Ehrenamtlichen und Fachkräften, Bürgern und Professionellen, helfen kann zu überbrücken bzw. zu versprachlichen.

Dies beginnt in der tagtäglichen Unterstützung der Teamarbeit und des Teamaustausches, immer auch mit einem Blick auf die systemisch-gesellschaftlich-soziale und bürgerschaftliche Dimension. Und es wird fortgeführt in dienst- und fachübergreifenden Projekten und Initiativen.

Voraussetzung für die Vernetzung ist es, Formen konstruktiver Auseinandersetzung zu pflegen, das Gleichgewicht von Geben und Nehmen im Blick zu behalten, die Eigenständigkeit und das Selbstverständnis der Partner zu stärken und transparent zu kommunizieren, die Berührungspunkte untereinander deutlich herauszuarbeiten, insbesondere auch die Synergieeffekte der Vernetzung benennen zu können, sprich Doppelungen und Unklarheiten in Aufgaben und Leistungen (Watzlawick et al. 1985, S. 124–137). Das leitende Ziel dabei ist: Das Netz muss so tragfähig geknüpft werden, dass es auffängt und hält, eine Teilung von Verantwortung und Aufgaben gelingt, kleine Netze geschützt und gestärkt werden und letztlich neue Ressourcen entstehen können.

8.10.4 Ausblick

Die weitere Entwicklung von Palliative Care und Hospizarbeit wird sich wesentlich danach ausrichten, wie es – in durchaus mühsamer Kleinarbeit – gelingen wird, das gesamte System der Versorgung und Pflege von Schwerkranken und Sterbenden in einer Multiperspektivität auszurichten, die konsequent und radikal die Bedürfnisse von Patientinnen und Patienten und ihren dazugehörigen Bezugspersonen im Blick behält. Gremienarbeit hat dazu Wesentliches beizutragen.

9 Besondere Herausforderungen

9.1 Frauen sterben anders?! Hohes Lebensalter und letzte Lebensphase aus der Perspektive einer genderspezifischen Alternssoziologie

Hanne Isabell Schaffer

Über das Sterben von Frauen in seinen sozialen Dimensionen und weniger als physischen Prozess nachzudenken, bedeutet zunächst, den Lebenslauf und den Alterungsprozess von Frauen zu betrachten, welcher dazu in unmittelbarem Bezug steht. Es wird aufgezeigt, dass die ökonomischen, sozialen und psycho-physischen Lebenslagen von Frauen und Männern nach wie vor von Ungleichheiten gekennzeichnet sind und dadurch die Bedingungen des Alterns und Sterbens erheblich beeinflusst werden. Der folgende Beitrag beschäftigt sich mit dem Sterben hochaltriger Frauen aus einer soziologischen Perspektive.

9.1.1 Lebenserwartung und hohes Lebensalter in Deutschland

Zu keinem Zeitpunkt erreichten laut dem aktuellsten siebten Altenbericht der Bundesregierung so viele Menschen ein so hohes Alter wie heute und es ist mit einer weiteren kontinuierlichen Steigerung der Lebenserwartung zu rechnen (BMFSFJ 2016, S. 64). Bald erreichen die geburtenstarken Jahrgänge, die sog. Baby-Boomer, das Rentenalter. Dabei schlägt nicht so sehr der Anstieg der durchschnittlichen Lebenserwartung bei Geburt (für Mädchen heute 83 Jahre, für Jungen 78 Jahre) zu Buche, sondern die eigentliche Revolution liegt im Zuwachs der relativen Alterserwartung, also bei der Generation 60plus. Nach einschlägigen Hochrechnungen werden bereits im Jahr 2050 33–40 % der Gesamtbevölkerung dieser Altersgruppe angehören. Die sozialen und fiskalischen Aspekte dieser demografischen Entwicklung bestimmen inzwischen den öffentlichen Diskurs, weniger Beachtung findet dagegen der Aspekt, dass Hochaltrigkeit vor allem weibliche Hochaltrigkeit bedeutet: in der Gruppe der über 80-Jährigen sind etwa zwei Drittel Frauen (66 %), die meisten davon alleinstehend bzw. verwitwet (vgl. Bundeszentrale für gesundheitliche Aufklärung 2015, S. 14). Zunehmende Aufmerksamkeit erfahren genderbezogene Aspekte des hohen Alters inzwischen auch in den alle vier Jahre erscheinenden Altenberichten der Bundesregierung.

Tews (1993, S. 76) beschreibt einen »Strukturwandel des Alters« bereits seit den 1990er Jahren mit den Stichworten Verjüngung (größere physische Kapazität vor allem der jungen Alten ab 60 Jahre), Entberuflichung (sinkende Erwerbsquoten bei den Über-60-Jährigen), Feminisierung (steigende Frauenanteile besonders bei den Über-75-Jährigen) und Singularisierung (Einpersonenhaushalt als Standardlebensform im höheren Alter). Die Lebenslagen alter Frauen sind heute und nach wie vor von lebenslanger sozialer Ungleichheit geprägt. Backes (1991) prägte dazu den Begriff der »kumulativen Benachteiligung« von Frauen: Alte Frauen sind überproportional stark von Armut und schlechten Wohnbedingungen betroffen, weil sie aufgrund ihrer diskontinuierlichen Erwerbsverläufe und damit einhergehender Dequalifizierung keine ausreichende eigene Alterssicherung aufbauen konnten (Backes et al. 2008, S. 8).

Statistisch betrachtet haben Männer eine durchschnittlich niedrigere Lebenserwartung als Frauen und wählen in der Regel um einige Jahre jüngere Partnerinnen, sodass Männer häufig vor ihren Partnerinnen sterben, dadurch aber eine größere Chance haben, von diesen bis zum Lebensende versorgt und gepflegt zu werden. Diese »Care Arbeit« wird von den meisten Männern von ihren Ehefrauen/Partnerinnen, auch von Töchtern und Schwiegertöchtern, nicht aber von Söhnen oder Schwiegersöhnen erwartet.

9.1.2 Doppelter gesellschaftlicher Standard bei Biografie und Alter

Altern ist auf den ersten Blick ein individueller Prozess, der Frauen und Männer vom ersten Lebenstag an begleitet, auch wenn dieser Prozess in den ersten Lebensjahrzehnten wenig bewusst oder problematisch wahrgenommen wird. Zugleich zeigt sich aber spätestens ab dem vierten Lebensjahrzehnt ein doppelter Standard beim Altern: Männer können dabei immer noch als privilegierter gelten, sie sind disponibler im Hinblick auf ihre private Lebensplanung, vor allem bezüglich der Vereinbarkeit von Beruf und Familie und auch beim Zeitpunkt der Gründung einer Familie und werden überdies in der Öffentlichkeit bis in höhere Altersstufen als attraktiver wahrgenommen als jeweils gleichaltrige Frauen (BMFSFJ 2010). Frauen unterliegen einem rigideren sozialen Diktat, ihre Körperlichkeit – vor allem der Erhalt ihrer körperlichen Attraktivität und ihrer potenziellen Reproduktionsfähigkeit – ist mit der sozialen Wertschätzung stärker verquickt als bei den Männern (de Beauvoir 2000). Das Altern bedeutet für Frauen den Verlust von Ansehen und Macht; alte Frauen werden in der Öffentlichkeit weitgehend »unsichtbar« (Hellmich 2008, S. 16; Twigg 2004, S. 62). Dagegen werden die Zeichen des Alters bei Männern mit Reife und Autorität assoziiert.

Die Bedingungen unter denen Frauen und Männer altern unterscheiden sich auch, weil sich die Lebenskonzepte und Lebensstile von Frauen und Männern nach wie vor unterscheiden. Während sich die Mehrheit der Männer bis heute vor allem auf ihre berufliche Karriere konzentrieren kann, bleibt die Hauptlast der »Care Arbeit«, wie Hausarbeit, Versorgung und Erziehung von Kindern und Pflege von Familienangehörigen, in der Hauptverantwortung der Frauen. Obwohl sich inzwischen strukturelle Hilfen etablieren (wie Kinderkrippen, Horte, Ganztagsschulen und ambulante Pflege- und Versorgungsdienste) und sogar staatliche Programme sich gezielt an Väter wenden (s. Elternzeit), gestaltet sich die Vereinbarkeit der Reproduktionsarbeit mit Erwerbsarbeit und eventueller gleichzeitiger Pflegetätigkeit vor allem für Frauen nach wie vor als hoch energieaufwendiger Balanceakt.

Das Altern hat auf den dritten Blick eine weitere gesellschaftliche Komponente. Eine Gesellschaft, die den sozialen Stellenwert von Frauen nach wie vor stark an jugendliche Schönheit knüpft (vgl. dazu die soziologische Thematisierung des »erotischen Kapitals« bei Hakim (2011) und aus dem Praxisfeld der Sozialen Altenarbeit Meyer 2019, S. 97 ff.), produziert kaum positive Bilder und Konzepte vom Alter und noch weniger von hochaltrigen Frauen. Zuvor muss auch bedacht werden, dass es innerhalb der Gruppe der Männer und innerhalb der Gruppe der Frauen viele Unterschiede bezüglich der jeweiligen materiellen, bildungsbezogenen, sozialen und psycho-physischen Lagen gibt. Die unterschiedlichen sozialen Rollen und Lebenslagen von Frauen und Männern kommen aber fraglos im höheren und hohen Alter zum Tragen. Nach wie vor gilt, dass im statistischen Durchschnitt alte Frauen ökonomisch deutlich schlechter dastehen als alte Männer: die Armutsrisikoquote liegt für Frauen ab 65 Jahren bei 16,2 % (gegenüber Männern bei 12 %) (vgl. BMFSFJ 2016, S. 56).

9.1.3 Der soziologische Blick auf die letzte Lebensphase und das Sterben

Der letzten, auch sogenannten vierten Lebensphase im hohen Alter und dem Sterben ist innerhalb der Soziologie und der Sozialgerontologie über lange Jahre hinweg nur wenig Aufmerksamkeit gewidmet worden. Diese wissenschaftliche Zurückhaltung kann als Indikator für das gesamtgesellschaftliche Umgehen mit dieser Thematik gedeutet werden. Die Hochaltrigkeit ist mit vielen negativen Stereotypien verbunden und das Sterben wird aus dem alltäglichen wie öffentlichen Diskurs weitgehend verdrängt. Dieser flammt allenfalls im Kontext einer immer wieder entfachten ethischen und juristischen Debatte um eine aktive Sterbehilfe oder im Kontext der Kostenexplosion im Gesundheitswesen auf. Das hohe Alter und die Gestaltung der letzten Lebensphase vor dem Tod werden also überwiegend als medizinisches und kostenintensives (Finanzierungs-)Problem diskutiert. Der Körper eines hochbetagten Menschen wird mit Gebrechlichkeit, Multimorbidität und Demenz, die Lebensform im hohen Alter mit sozialer Abhängigkeit, sozialen Verlusten und Einsamkeit assoziiert. Dies könnte das Vermeidungsverhalten vieler Sozialforscher und Sozialforscherinnen ebenso erklären wie der Einwand, man wolle mit Forschung nicht einer weiteren Negativ-Aufladung von Altersstereotypien Vorschub leisten: »Not to run the risk of cementing stereotype images of older peoples' bodies as simply frail and dependent, aging research has been reluctant to address the actual body in old age« (Whitaker 2010, S. 96).

Innerhalb der Soziologie interessiert die Phase der Hochaltrigkeit und des Sterbens weniger als individuelle, körperliche Erfahrung, sondern vielmehr als gesellschaftlich überformte Lebensphase, deren Ausgestaltung eng mit der jeweiligen gesellschaftlichen Verfasstheit verknüpft ist. Die sozialen Haltungen zur Hochaltrigkeit, zum Sterben und zum Tod sind demnach weder zufällig noch unveränderlich. Welche sozio-ökonomische Qualität die letzte Lebensphase hat, welche Bilder eine Gesellschaft von alten Menschen entwickelt, welche Wertschätzung und welcher Status hochbetagten Menschen zukommt und welche Gepflogenheiten und Rituale das Sterben umgeben, hat mit dem Wertesystem einer Gesellschaft zu tun, mit ihrem religiösen Sinnsystem, aber auch mit ihren wirtschaftlichen und reproduktiven Imperativen. Walter (2003) hat herausgearbeitet, dass die Imagination eines *guten Todes* von sozialen und kulturellen Normen abhängt, als erklärende Variablen erweisen sich seinen Analysen zufolge drei gesellschaftliche Schlüsselfaktoren: der Grad der Säkularisierung, der Grad des Individualismus und die durchschnittliche Dauer der Sterbephase. Im interkulturellen Vergleich zeigen sich viele Varianten und Beeinflussungen bei der Vorstellung von einem guten Tod, aber es lassen sich auch übereinstimmende Tendenzen ausmachen: Der Tod kommt am Ende eines langen und erfolgreichen Lebens, »... at home, without violence and pain, with the dying person being at peace with his environment and having at least some control over events« (Lloyd et al 2011, S. 387).

9.1.4 Die historische Soziologie des Todes

Philippe Ariès (1981) hat in seiner historischen Analyse die These aufgestellt, dass sich das Sterben in Mitteleuropa seit dem Mittelalter von einem Ereignis, das sich mitten im alltäglichen Leben und im Haus des bäuerlichen Familienverbands abspielte, zu einem Ereignis entwickelt hat, das nicht nur nicht mehr im privat-häuslichen Kontext stattfindet, sondern auch weitgehend verborgen vor den Blicken des sozialen Umfelds, und für das spezielle Orte wie Krankenhäuser, Heime und Hospize reserviert werden. Norbert Elias (2002) warnt vor einer Überinterpretation historischer Quellen, vor allem vor einer Romantisierung der individuellen Sterbesituation, zumal viele dieser Quellen ein idealisiertes Bild vom Umgang mit dem Sterben und den Sterbenden zeichnen und es kaum empirische Belege gibt, sodass angenommen werden muss, dass viele Menschen in einer inhumanen Situation und medizinisch wie hygienisch völlig unzureichend versorgt und sozial isoliert gestorben sind. Allerdings geht auch Elias davon aus, dass das Sterben vor etwa vier bis fünfhundert Jahren eine weit öffentlichere Angelegenheit darstellte als heute, was schon aus den architektonischen Gegebenheiten der damaligen Wohnverhältnisse (ohne Differenzierung der Wohnräume nach Funktion) hervorgeht. Geburt und Tod waren gemäß den Analysen von Ariès und Elias »gesellige Ereignisse«, bei denen das gesamte soziale Netzwerk eines Menschen zugegen war, auch die Kinder. Erst im Verlauf eines fortschreitenden Zivilisationsprozesses wurden die Ereignisse um den Anfang und das Ende des Lebens privatisiert und zunehmend aus dem weiteren sozialen Sichtfeld verdrängt (Elias 2002, S. 24 f.). Elias deutet diesen Prozess als Ergebnis eines Zivilisationsprozesses, innerhalb dessen sich die Menschen immer weiter von allem Körperlichen distanziert haben und dies unter anderem damit erreichen, dass sie spezielle soziale Räume für die Belange des Körperlichen, vor allem für die existenziellen körperlichen Erfahrungen, installieren. Als existenzielle Ereignisse erachtet

Elias vor allem den Lebenseintritt – das Geborenwerden – und den Lebensaustritt – das Sterben.

In einer international betriebenen Soziologie des Todes werden inzwischen drei Phasen in Bezug auf die Orte des Sterbens ausgemacht: In der ersten Phase sterben die Menschen (wie bei Ariès und Elias beschrieben) aufgrund mangelnder Alternativen und begrenzter medizinischer Versorgung zu Hause, in der zweiten Phase sind medizinische Techniken bereits weiter ausgereift und das Gesundheitssystem ist für die meisten zugänglich. Dadurch steigt die Hoffnung auf ein Überleben durch die fortgeschrittene Medizin, und die meisten Menschen sterben in Krankenhäusern. In der dritten Phase schließlich steigt das Interesse an der Versorgung und Pflege, die Palliativmedizin wird ausgeweitet und eine zunehmende Zahl von Hospizplätzen geschaffen (Lloyd et al. 2011, S. 388 f.) Nur wenige Soziologen haben die Konsequenzen dieses *modernen Todes* kritisiert, der mit einer zunehmenden Segregation Hochaltriger und Sterbender einhergeht und in eine zunehmende Institutionalisierung und Professionalisierung der letzten Lebensphase mündet (vgl z. B. Gronemeyer 1985, 1989, 2007; Walter 1996). Es besteht die Gefahr, dass der sterbende Mensch auf seine physischen Symptome reduziert und seine sozialen, psychischen und spirituellen Bedürfnisse übersehen werden. Für viele Sterbende geht der soziale Tod dem physischen voraus (Gronemeyer 2007, S. 19). Viele Familien trauen sich die Pflege ihrer Angehörigen bis zum Lebensende nicht zu oder können diese aufgrund ihrer anderen Lebensbelastungen nicht leisten. Die erwerbsarbeitsmarktbezogene Notwendigkeit zu Mobilität und Flexibilität hat viele Familien räumlich und sozial voneinander entfernt. Viele Menschen in Krankenhäusern oder Pflegestationen sterben ohne einen Angehörigen an ihrer Seite.

9.1.5 Das Fehlen der Genderperspektive in der Soziologie des Todes

Obwohl Elias (2002, S. 84) in seiner Abhandlung »Über die Einsamkeit der Sterbenden« als prominente Einzelfälle das Sterben von Sigmund Freud und Jean Paul Sartre schildert, die dabei letztlich und einzig von ihrer Tochter bzw. Lebensgefährtin begleitet wurden, nehmen weder er noch Aries einen genderspezifischen Blick bei der Analyse der Sterbeprozesse ein. Es wird also innerhalb der historisch vergleichenden Soziologie des Todes über Jahrzehnte hinweg nicht thematisiert, dass in den meisten Kulturen und über viele Jahrhunderte hinweg die Geschehnisse um Geburt und Tod vorwiegend in den Händen von Frauen lagen. Erst durch die in den letzten Jahren betriebene, eher qualitativ orientierte Forschung (Beyer 2008; Berls und Newerla 2010) und die eher quantitativ betriebene internationale, US-amerikanisch dominierte (Panel-)Forschung, die sich auf die Suche nach den Variablen begibt, welche die Mortalität beeinflussen, findet der Genderaspekt Beachtung (Aartsen und Jylhä 2011; Iecovich et al. 2011; Lloyd et al. 2011; Whitaker 2010). Es kann gemäß diesen Analysen davon ausgegangen werden, dass Frauen das Sterben emotional und sozial anders erleben als Männer und dass andere Faktoren ihr Sterben beeinflussen. Fest steht auch, dass heute in den westeuropäischen Ländern die

Mehrheit der Frauen in Institutionen wie Krankenhäusern, Heimen und Hospizen sterben, obwohl dies nicht ihrem individuellen Wunsch entspricht (Lloyd et al. 2011, S. 390). Sterbehilfeorganisationen wie Dignitas vermelden für die Schweiz, dass doppelt so viele Frauen wie Männer von Sterbehilfe Gebrauch machen (Neue Basler Zeitung vom 04.07.2019). Die Familiensoziologen Höpflinger und Hugentobler (2005) deuten dies im Zusammenhang mit dem unbedingten Willen der Frauen, beim Sterben niemandem zur Last fallen zu wollen.

9.1.6 Das andere Sterben von Frauen

Ökonomische, soziale, emotionale und körperbezogene Begleitfaktoren

Mehrere internationale Langzeitstudien versuchen herauszufinden, welche Faktoren die Sterblichkeit beeinflussen. Als wichtigste unabhängige und damit erklärende Variablen haben sich dabei das Geschlecht, der objektive und subjektive Gesundheitszustand, der funktionale Status, bezogen auf die körperliche Mobilität und Sinneswahrnehmungen, und der ökonomische Status erwiesen, aber auch das Empfinden von Einsamkeit, wobei unter Einsamkeit das Fehlen bedeutsamer sozialer Beziehungen verstanden wird. In allen vergleichbaren Untersuchungen beträgt der Anteil von hochaltrigen Frauen und Männern, die häufig unter Einsamkeit leiden, jeweils ein Drittel. Es stellt sich heraus, dass der Gesundheitszustand und der funktionale Status die Sterblichkeit von Frauen wie Männern signifikant vorhersagen. Gleichzeitig erhöht aber das Empfinden von Einsamkeit nur in der Gruppe der Männer die Sterblichkeit, während in der Gruppe der Frauen nicht die Einsamkeit, sondern der niedrige ökonomische Status für eine Erhöhung der Sterblichkeit sorgt (Iecovich et al. 2011, S. 243 f.). Einsamkeitsgefühle erhöhen also die Sterblichkeit unter Männern, nicht aber unter Frauen. Der Befund wird so interpretiert, dass Frauen den Verlust des Partners oder anderer signifikanter Personen durch vielfältigere soziale Beziehungen und Netzwerke besser kompensieren als Männer, die in der Regel nicht auf solche Ressourcen zurückgreifen können (Iecovich et al. 2011, S. 257). Zugleich zeigen eher qualitativ orientierte Studien, dass Frauen die letzte Lebensphase und die Auseinandersetzung mit dem nahen Tod anders erleben als Männer. Frauen erleben das Sterben anders als Männer nicht als Geschehen »von außen« als vielmehr als einen innerlichen, mit ihrem Körper verbundenen Prozess (Cline 1997). Für Frauen stehen nicht nur der körperliche Verfall, sondern besonders der Verlust der körperlichen Attraktivität stärker im Mittelpunkt. Männer dagegen beklagen spezifische Funktionsverluste, wie das nachlassende Sehen oder Hören (Whitaker 2010, S. 100). Die grundsätzlichen Körpererfahrungen von hochbetagten und teilweise auch pflegebedürftigen Frauen können nach Whitaker (2011, S. 98 f.) in wenigen Punkten umrissen werden:

- Der Körper rückt in das Zentrum der täglichen existenziellen Erfahrung.
- Die zunehmende Mobilitätseinschränkung verwandelt das persönliche Territorium in eine *small world*.

- Der Körper erfüllt nicht mehr die basalen Funktionen und wird als etwas Externes und Fremdes erfahren. Das eigene Selbst distanziert sich vom Körper, viele betreiben eine dualistische Körperkonzeption, die bis zu Eigendestruktionswünschen gesteigert werden kann (»this old body is done«).
- Erfahrungen von Frustration, Scham und Verwirrung über körperliche Kontrollverluste (vor allem der Ausscheidungsorgane), physische und kognitive Grenzen nehmen zu.
- Es kommt zu Selbstwertproblemen, wenn die Frau nun selbst eine Arena von Fürsorge (»Care«) ist und nicht mehr die Fürsorgerolle ausübt.

Die Diskrepanz zwischen dem inneren Ich und dem äußeren Körper-Ich wird mittels kosmetischer und kleidungsbezogener Strategien zu schließen gesucht: Eine gepflegte Erscheinung, Make-up und Frisur sind den untersuchten Frauen im Pflegeheim zentral wichtig (Heller 2010; Whitaker 2011, S. 100). »Schönheit, Attraktivität, körperliche Integrität sind für die meisten Frauen in ihrer letzten Lebensphase und über den Tod hinausreichend von Bedeutung, jenseits von Altersunterschieden und sonstigen Differenzen« (Beyer 2008, S. 209).

Das (nahe) Sterben ist für die von Whitaker untersuchten Frauen in einem Pflegeheim in Schweden fast tägliches Thema. Eine Umfrage in österreichischen Hospizen erbrachte das Ergebnis, dass Frauen und Männer im Angesicht des Todes tendenziell ähnliche Reaktionen zeigen – ein Abwechseln von Annehmen und Verzweifeln, ein Wechselbad zwischen Hoffnung und Hoffnungslosigkeit. Allerdings zeigen die Frauen nach Beobachtung des Personals mehr Emotionen und artikulieren diese auch stärker als Männer. Frauen sind demnach auch stärker mit Gedanken an das weitere soziale Leben ihrer Angehörigen befasst, während sich Männer eher auf funktionale und instrumentelle Regelungen für die Zeit nach ihrem Ableben konzentrieren. Auch scheinen Männer bis zum Ende Probleme damit zu haben, als wehleidig und abhängig wahrgenommen zu werden, und klagen deshalb weniger über Schmerzen (Eisl 2010, S. 151). Frauen wenden sich stärker als Männer spirituellen und religiösen Themen zu (Moser 2000, S. 180 f.) und glauben nach empirischen Studien in den USA und Großbritannien zu signifikant höheren Anteilen an ein Leben nach dem Tod (Davies 1996, S. 22). Die Thematisierung von persönlichen Konflikten hängt bei beiden Geschlechtern von den jeweiligen biografischen Erfahrungen mit Konflikten und den eingenommenen Lebensrollen ab. Sterbende Frauen in Hospizen suchen im Vergleich mit den Männern tendenziell eher die soziale Gemeinschaft und das Gespräch mit anderen über sie bewegende Themen, mit Personen aus ihrem privaten Umfeld und auch dem Personal.

Krankheitsrisiken und Pflegebedürftigkeit

Wie weiter oben bereits beschrieben, bestehen deutliche Unterschiede bei der Sterblichkeit nach Geschlecht, aber auch bei den Risiken, an den Folgen einer bestimmten Erkrankung zu sterben. Die meisten Studien gehen übereinstimmend davon aus, dass die nach Geschlecht unterschiedliche Sterblichkeit und die unterschiedlichen Krankheitsrisiken weniger mit der genetischen Ausstattung als mit dem nach wie vor unterschiedlichen sozialen Rollenverhalten von Frauen und Männern zusammenhängen. Demnach suchen Männer weniger Hilfe im Gesundheitssystem bzw. leben generell weniger gesundheitsbewusst. Genauere Analysen zeigen jedoch, dass die soziale Schicht- oder Klassenzugehörigkeit und der damit verbundene sozio-ökonomische Status bedeutendere Variablen als das Geschlecht sind, wenn es um die Erklärung von Krankheitsrisiken und Sterblichkeit unter Genderaspekten geht: »Although females, as a category, live longer than males, males from the upper social classes will live longer than women from the lower social classes and are likely to experience less ill health« (Field et al. 2007, S. 5).

In Bezug auf die zu Pflegenden ist die Tendenz festzustellen, dass Männer eher an einer akuten Krankheit mit tödlichem Ausgang leiden, während die Frauen eher unter chronischen Erkrankungen leiden und deshalb durchschnittlich länger in einer Pflegebedürftigkeit verbleiben. Sechs Krankheitsgruppen werden als Ursache für die Pflegebedürftigkeit bei Frauen gesehen: Erkrankungen des Skelettsystems (Wirbelsäule, Gelenke), Herz-Kreislauf-Erkrankungen, psychische Erkrankungen, Krankheiten des Nervensystems, Senilität und Erkrankungen der Sinnesorgane (Schwerhörigkeit und schlechtes Sehvermögen). Die meisten Todesfälle sind bei hochaltrigen (über 80-jährigen) Männern wie Frauen auf Krankheiten des Kreislaufsystems zurückzuführen, gefolgt von Krebserkrankungen (Neubildungen) (vgl. Bundeszentrale für gesundheitliche Aufklärung 2015, S. 96).

Als ein Hauptfaktor von Pflegebedürftigkeit im Alter haben sich die Demenzerkrankungen erwiesen. Diese sind durch eine Störung des Kurzzeitgedächtnisses, den Verlust von planerischer und praktischer Kompetenz sowie Verständigungsschwierigkeiten gekennzeichnet (Backes und Wolfinger 2010, S. 49). Schätzungen zufolge sind 70 % der Demenzkranken Frauen, was schlicht mit der Tatsache zusammenhängt, dass das Risiko, an einer Demenz zu erkranken, parallel mit der Hochaltrigkeit steigt.

Pflegesituation

Bei der Pflege alter Menschen wird von staatlicher Seite primär die Familie angesprochen und verpflichtet. Faktisch restituiert dieses *familialistische Leitbild*, die Zuschreibung der Pflege zu weiblich konnotierten Tätigkeits- und Arbeitsformen, in der ambulant-familiären Versorgung (Backes und Wolfinger 2010, S. 47). Entsprechend zeigt die Geschlechterverteilung bei den privat pflegenden Personen: Es sind zwei Drittel Frauen und ein Drittel Männer. Hochaltrige, pflegebedürftige Männer leben in der Regel mit einer Partnerin zusammen, die die Pflege übernimmt oder zumindest im häuslichen Rahmen organisieren kann.

Hochaltrige Frauen leben dagegen meist allein, sind verwitwet und damit oft auf die Pflege durch andere Angehörige als den Partner und fremde Hilfe angewiesen. Bei dem Entschluss, in ein Alten- oder Pflegeheim zu ziehen, zeigen sich deutliche Unterschiede zwischen Frauen und Männern. Bei Frauen scheint das Bedürfnis nach Sicherheit oft wesentlich deutlicher ausgeprägt und sie entscheiden sich in der Regel früher für die Aufnahme in ein Pflegeheim, wenn sie sich zu Hause nicht mehr sicher fühlen oder wenn ihr Pflegebedarf zunimmt. Die Erwartung der Männer an eine Betreuung durch Ehefrauen, Töchter und Schwiegertöchter ist dagegen hoch. Die Bereitschaft in ein Pflegeheim zu gehen, fällt bei Männern erst dann, wenn die Betreuung durch weibliche Familienangehörige nicht mehr sichergestellt werden kann. Die Übersiedlung in ein Heim erfolgt nicht nur unter dem Aspekt geschlechtsspezifisch unterschiedlicher Erwartungen, die konkreten Voraussetzungen sind ebenfalls verschieden. Während die Frauen vor dem Einzug in ein Heim in der Regel schon mit Betreuungssituationen konfrontiert waren (etwa schon die eigenen Eltern oder auch Schwiegereltern gepflegt haben) und sich dadurch mit den Aspekten von Unselbständigkeit und situativem Ausgeliefertsein befassen mussten, scheinen die meisten Männer diese Erfahrung nicht zu kennen oder verdrängt zu haben (Feichtner 2010, S. 133). Viele Frauen und Männer, die sich für den Umzug in ein Pflegeheim entscheiden, haben meist keine andere Alternative. Sie sind oft schwer chronisch erkrankt und leiden an Schmerzen. Während Frauen ihre Befindlichkeiten meist relativ früh und ausführlich, aber diffus mitteilen, erklären Männer ihre Symptome in der Regel später und konkreter. Auf Seiten des Pflegepersonals wird deshalb eine raschere und effektivere Reaktion gegenüber Männern beobachtet, allerdings nur solange als nicht eine demenzielle Erkrankung die kognitiven Fähigkeiten der Männer beeinträchtigt. Demenziell erkrankte Männer werden vom Personal ähnlich diffus klagend wahrgenommen wie die Frauen.

Sterbebegleitung

Die Hauptlast der Sterbebegleitung trägt das Pflegepersonal in Altenpflegeheimen, welches unter hohem Zeitdruck arbeitet, mit geringer gesellschaftlicher Anerkennung, ohne Perspektive der Verbesserung des Zustands der Patienten und Patientinnen und in der Konfrontation mit Sterben und Tod (Newerla 2010, S. 12 f.). Auf diese hohe psychische Belastung sind die Pfleger und Pflegerinnen in der Regel nur unzureichend vorbereitet bzw. sie sind nicht entsprechend ausgebildet. Auch fehlt es in vielen Häusern an Supervision oder anderer professioneller Unterstützung. Das Personal in Hospizen ist dagegen einschlägiger qualifiziert, vielfach arbeiten dort auch ehrenamtliche und hauptamtliche Pfleger und Pflegerinnen und Helfer bzw. Helferinnen Hand in Hand. Die maßgeblich von Frauen initiierte und getragene Hospizbewegung nimmt den traditionellen Faden weiblicher Fürsorge für die Sterbenden und die Toten auf: Sowohl auf der Seite der Sorgenden als auch auf der Seite derer, die Adressaten der Sorge sind, befinden sich Frauen in der überwältigenden Mehrheit. In den meisten Kulturen haben Frauen in der letzten Phase des Lebens die tragenden Rollen inne. Sie begleiten die Sterbenden, kümmern sich um die Bestattung und sorgen für die Einhaltung der Trauerriten (Heller 2010, S. 61 f.). Dieser *mütterliche* Umgang mit dem sterbenden Menschen umfasst Geborgenheit, Trost, Fürsorge und Hilfestellung und wird vielfach als universale Konstante betrachtet. Faktisch dürfte diese Beobachtung allerdings nur für Gesellschaften gelten, innerhalb derer Geschlechterrollen funktional differenziert werden und dabei den Frauen der Bereich der *Care-Aktivitäten* zugeschrieben wird.

Diese sorgenden Tätigkeiten werden dann über den Tod, den toten Körper hinaus, ausgedehnt.

9.1.7 Schlussbemerkungen

Frauen sind gesundheitsbewusster, sorgen sich bis ins hohe Alter stärker um ihre körperliche Attraktivität, haben andere, vor allem von sozialer Ungleichheit bestimmte biografische Erfahrungen und daher andere soziale, ökonomische und psychologische Bedarfe als Männer. Bis ins achte Lebensjahrzehnt können die meisten Frauen in den OECD-Ländern eine gute und sogar exzellente Gesundheit bewahren (Bundeszentrale für gesundheitliche Aufklärung 2015 und Sargent 2009). Durch ihre Langlebigkeit haben Frauen ein höheres Risiko, selber pflegebedürftig zu werden. Die Situationen um Pflege und Sterben sind Frauen eher vertraut, oft haben sie ihre Partner und andere Familienmitglieder gepflegt. An ihrem Lebensende sind sie am sozialen Austausch mit anderen, an der Aufrechterhaltung ihrer sozialen Netzwerke und an spirituellen Themen stärker interessiert als Männer. Die ökonomische Situation spielt für die Vorhersage der Sterblichkeit eine entscheidendere Rolle als das Geschlecht. Frauen sterben zu Hause oder in Institutionen und werden dabei vor allem von anderen Frauen aus ihrem privaten Umfeld, von ehrenamtlich und hauptamtlich tätigen Frauen begleitet. Eine professionelle psychosoziale Begleitung der sterbenden Frauen und ihres sozialen Umfelds reicht deutlich über rein pflegebezogene Tätigkeiten hinaus. Ein zeitgemäßes interdisziplinäres Konzept von *Palliative Care* integriert hohe fachliche, medizinische und pflegerische Standards und sozialpädagogische Expertise (z. B. als Schnittstellenfunktion, für Vermittlungs- und Koordinationstätigkeiten, zur Krisenintervention, sozialrechtlichen Unterstützung, Koordination und Schulung Ehrenamtlicher, finanzielle Beratung und soziale Begleitung). Frauen sterben anders, d. h. unter anderen sozialen Bedingungen. Neuere Care-Konzepte sollten von dieser Prämisse ausgehen.

Weiterführende Literatur

Backes G, Wolfinger M, Amrhein L (2011) Geschlechterpolitik zu Pflege/Care. Anregungen aus europäischen Ländern. Bonn: Friedrich-Ebert-Stiftung.
Coulmas F, Lützeler R (Hrsg.) (2011) Imploding Populations in Japan and Germany. A Comparison. International Comparative Social Studies. Leiden: Brill.
Kruse A (Hrsg.) (2010) Potenziale im Altern. Heidelberg: Akademische Verlagsgesellschaft.
Meyer C (2019) Soziale Arbeit und Alter(n). Weinheim/Basel. Verlagsgruppe Beltz.
Voges W (2007) Soziologie des höheren Lebensalters. Ein Studienbuch zur Gerontologie. Maro Verlag: Augsburg.

9.2   Soziale Ungleichheit bis in den Tod?

Sabine Pankofer

9.2.1   Einleitung

Ein gutes Sterben gehört zu einem guten Leben. Das ist ein zentraler Leitsatz der Hospizbewegung und von Palliative Care, dem sicherlich viele erst einmal ohne Umschweife zustimmen. Doch was ist, wenn vor dem Sterben kein *gutes*, sondern ein von Benachteiligung geprägtes *schlechtes* Leben gelebt wurde? Wie kann *gutes Sterben* auch für diejenigen Menschen möglich sein, deren Leben im Rückblick deutliche sog. Ungleichheitsfaktoren erkennen lassen? Schneider bringt die Problematik folgendermaßen auf den Punkt:

> »Wer sein ganzes Leben damit zugebracht hat, mit dem Leben fertig zu werden, das gerade nicht durch Selbstbestimmung gekennzeichnet ist, der tut sich schwer, am Ende dann sein Sterben selbstbestimmt zu organisieren. Und insofern ist das wirklich auch eine Frage von sozialer Ungleichheit.« (Schneider 2012a)

Wie kann nun – aus Sicht von Palliative Care – ein *gutes Sterben* bei einem *schlechten Leben* aussehen? Oder etwas differenzierter gesagt: Was kann, sollte, muss im Rahmen der Palliative Care und insbesondere von der Profession Soziale Arbeit – ganz im Sinne der internationalen Definition Sozialer Arbeit (vgl. DBSH 2000) – im Kontext der Palliative Care getan oder geleistet werden, damit deutlich seltener soziale Ungleichheit bis in das Sterben und in den Tod hineinwirkt?

Dieses Thema war lange wenig diskutiert (Payne 2011; Schneider 2012a, 2012b), obwohl durch epidemiologische Studien der Zusammenhang von sozialer Ungleichheit und Mortalität gut belegt ist (Mielck 2000, 2005). Aktuelle Zahlen stellt das Robert-Koch-Institut (RKI) für Deutschland vor: »Soziale Unterschiede in der Mortalität und Lebenserwartung sind ein deutlicher Ausdruck bestehender sozialer und gesundheitlicher Ungleichheit in der Bevölkerung. Nach Daten des Sozio-oekonomischen Panels (SOEP) der Jahre 1992–2016 sterben 13 % der Frauen und 27 % der Männer aus der niedrigsten Einkommensgruppe bereits vor Vollendung des 65. Lebensjahres, während dies in der höchsten Einkommensgruppe lediglich auf 8 % der Frauen und 14 % der Männer zutrifft. Bezogen auf die mittlere Lebenserwartung bei Geburt beträgt die Differenz zwischen der niedrigsten und höchsten Einkommensgruppe bei Frauen 4,4 Jahre und bei Männern 8,6 Jahre. Auch in der ferneren Lebenserwartung im Alter von 65 Jahren bestehen erhebliche Unterschiede zwischen den Einkommensgruppen. Bei Frauen beträgt die Spannweite zwischen der niedrigsten und höchsten Einkommensgruppe 3,7 Jahre, bei Männern 6,6 Jahre. Die Ergebnisse der Trendanalysen sprechen dafür, dass die sozialen Unterschiede in der Lebenserwartung über die letzten 25 Jahre relativ stabil geblieben sind.« (Lampert et al. 2019, S. 3)

Diese ernüchternden Ergebnisse sollen im Folgenden vor dem Hintergrund palliativer Versorgung diskutiert werden.

9.2.2 Soziale Ungleichheit als gesellschaftliches Phänomen und theoretisches Konzept

In allen bekannten Gesellschaften existierte und existiert soziale Ungleichheit. Dabei ist sie, obwohl das Phänomen für viele Menschen als naturgegeben erscheint, immer eine sozial erzeugte Tatsache. Auch Konzepte darüber existieren seit langem, schon seit der griechischen Antike. Zu einem wichtigen soziologischen Thema wurde soziale Ungleichheit nicht zuletzt durch Vertreterinnen der Frauenbewegung der 1970er Jahre, die die zentralen Achsen der sozialen Ungleichheit mit den Schlagworten *race, class* und *gender* umrissen. Seither wurden vielfältige differenzierte Konzepte zur Erfassung und Beschreibung dieses komplexen sozialen Phänomens entwickelt, von denen eine häufig rezipierte Darstellung exemplarisch für die zu führende Diskussion vorgestellt wird.

Zusammenfassend können nach Hradil zentrale soziale Ungleichheitsfaktoren bezeichnet werden als »(1) wertvolle, (2) nicht absolut gleich und (3) systematisch verteilte, vorteilhafte und nachteilige Lebensbedingungen von Menschen, die ihnen aufgrund ihrer Position im gesellschaftlichen Beziehungsgefüge zukommen« (Hradil 1993, S. 148). Er unterscheidet darüber hinaus zwischen vier Strukturebenen sozialer Ungleichheit:

- Ursachen sozialer Ungleichheit als Bestimmungsgründe und Mechanismen, die Strukturen und Gefüge sozialer Ungleichheit entstehen lassen (z. B. ökonomische Ausbeutung, gesellschaftliche Funktionserfordernisse, soziale Vorurteile)
- Determinanten sozialer Ungleichheit als Kriterien, Positionen und Wege, die Menschen mit großer Wahrscheinlichkeit in Vor- oder Nachteile führen, selbst aber nicht unbedingt Vor- oder Nachteile darstellen (z. B. Beruf, Geschlecht, Alter, Wohnort)
- Dimensionen sozialer Ungleichheit als die wichtigsten Arten sozialer Vor- und Nachteile, die in einer bestimmten Gesellschaft vorkommen (als klassische Dimensionen: Besitz/Einkommen, Macht, Ansehen/Prestige; als neue Dimensionen: Bildung, Freizeit-, Wohn-, Umwelt-, Arbeits- oder Gesundheitsbedingungen, soziale Sicherheit etc.)
- Auswirkungen sozialer Ungleichheit, zum einen als äußere Lebensbedingungen (z. B. Luxus oder Kargheit, Reichtum oder Armut, Haushaltsausstattung, Reisemöglichkeiten etc.), zum anderen als Mentalitäten, Werthaltungen, alltägliche Verhaltensweisen (Optimismus oder Pessimismus, Aktivität oder Lethargie, Kontaktfähigkeit oder Isolation, Zukunfts- oder Gegenwartsbezogenheit, sprachliche Fertigkeiten oder Defizite, kulturelle Kompetenzen oder ein spezifischer Habitus etc.) (vgl. Hradil 1993, S. 148)

Deutlich wird, dass das Phänomen der sozialen Ungleichheit, dem letztlich alle Menschen, aber in unterschiedlichem Maß und mit sehr unterschiedlichen Wahrnehmungen und Folgen unterliegen, komplex und multikausal ist. Daraus resultiert, dass sich zu den verschiedenen Aspekten sozialer Ungleichheit jeweils eine breite Forschungs- und Diskussionslandschaft entwickelt hat (vgl. Bundeszentrale für politische Bildung 2007) – unter anderem auch zu Fragestellungen, die für das hier zu diskutierende Thema relevant sind, und deswegen kurz zusammengefasst werden.

9.2.3 Soziale Ungleichheit und Gesundheitschancen

Pointiert kann behauptet werden: Früher gab es die Gleichheit im Tod, heute gibt es das Projekt Lebensende, das genauso wie das Leben stark von sozialer Ungleichheit geprägt ist. Insofern wirken alle Faktoren der sozialen Ungleichheit intensiv auf die Rahmenbedingungen des Sterbens.

Ein zentraler Faktor im Zusammenhang von Palliative Care und Sozialer Arbeit ist der Aspekt der Auswirkungen sozialer Ungleichheit auf die Gesundheitsbedingungen benachteiligter Menschen. Mielck, ein in Deutschland führender Sozialepidemiologe und Spezialist für Konzepte sozialer Ungleichheit, fasst die hier relevanten Zusammenhänge seines Modells der sozialen und gesundheitlichen Ungleichheit in einem Schaubild zusammen (▶ Abb. 9.1).

Dieses Schaubild weist auf den häufig diskutierten und mittlerweile gut belegten Zusammenhang zwischen sozialer und gesundheitlicher Ungleichheit hin und zeigt, dass benachteiligte Menschen in Deutschland und allen Industriestaaten eine deutlich niedrigere Lebenserwartung haben. Der Todeszeitpunkt und seine Ursachen stehen dabei allerdings in vielen Untersuchungen deutlich mehr im Vordergrund als der Prozess des Sterbens. Stellvertretend für viele dieser Studien soll Janßen (2011) genannt werden, der die provokante Frage »Warum müssen arme Menschen früher sterben?« stellt und sie anhand nationaler und internationaler Studien sowie anhand des Modells von Mielck damit beantwortet,

> »dass die Verteilung chronischer und weit verbreiteter Volkskrankheiten sowie vorzeitiger Sterblichkeit einem sogenannten sozialen Gradienten folgt: Je niedriger der sozio-ökonomische Status eines Menschen, gemessen über seine Bildung, seine berufliche Tätigkeit sowie sein Einkommen, desto höher ist sein Risiko, an einer chronischen Krankheit zu leiden bzw. vorzeitig – im Vergleich zur durchschnittlichen Lebenserwartung – zu versterben. Dieser sogenannte ›soziale Gradient‹ bei Morbidität und Mortalität [...] ist heute in allen Industrieländern, aus denen diesbzgl. Untersuchungen vorliegen, belegt« (Janssen 2011, S. 3).

Mielck selbst wendet sein Augenmerk stärker darauf, welche Wechselwirkungen es zwischen Armut und Gesundheitschancen gibt und skizziert diesen Zusammenhang pointiert:»Der sozio-ökonomische Status beeinflusst den Gesundheitszustand (plakativ formuliert: ›Armut macht krank‹). Der Gesundheitszustand beeinflusst den sozio-ökonomischen Status (plakativ formuliert: ›Krankheit macht arm‹)« (Mielck 2005, S. 372). Der erste Aspekt wird – im Gegensatz zum zweiten, der bisher weitgehend unbeachtet blieb – in den letzten Jahren intensiv beforscht und es wurden zentrale Aspekte definiert, die als Erklärungen dienen, wie Armut Menschen krank machen kann. Gründe für Krankheit durch Armut (und damit für die Entwicklung eines benachteiligten Lebens bis zum Sterbeprozess und dem Tod) sind nach Mielck folgende:

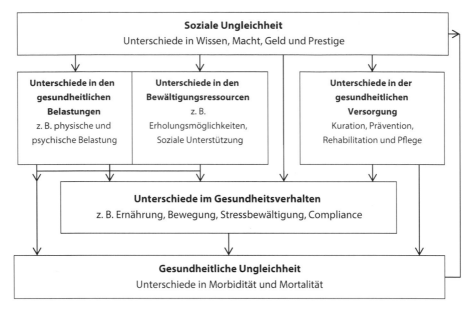

Abb. 9.1: Modell der sozialen und gesundheitlichen Ungleichheit (nach Mielck 2000)

- *Arbeitsbedingungen*: Von vielen physischen und psychischen Arbeitsbelastungen (z. B. körperlich schwere Arbeit, Lärm, Eintönigkeit, geringe Möglichkeiten des Mitentscheidens) sind die Erwerbstätigen in der unteren Statusgruppe besonders stark betroffen.
- *Wohnbedingungen*: Die Angehörigen der unteren sozialen Schicht wohnen besonders häufig an verkehrsreichen Straßen, und die Luftverschmutzung ist in den Arbeiterwohngebieten höher als in anderen Wohngebieten.
- *Gesundheitsgefährdendes Verhalten*: Die meisten Ergebnisse liegen für Rauchen, Übergewicht, Bluthochdruck und Mangel an sportlicher Betätigung vor. Die Prävalenz dieser zentralen kardiovaskulären Risikofaktoren ist in den unteren Statusgruppen besonders hoch. Auch zur Ernährung sind mehrere Untersuchungen vorhanden, und sie lassen keinen Zweifel daran, dass die Ernährung in den status-niedrigen Gruppen zumeist ungesünder ist als in den status-hohen.
- *Vorsorge-Verhalten:* Die Vorsorge- und Früherkennungsuntersuchungen werden in den unteren Statusgruppen seltener in Anspruch genommen als in den oberen.
- *Gesundheitliche Versorgung:* Hierzu liegen erst relativ wenige Ergebnisse vor, sie zeigen z. B., dass Erwachsene mit niedriger Schulbildung mit der ambulanten Versorgung unzufriedener sind als Erwachsene mit höherer Schulbildung, und dass bei status-niedrigen Personen erheblich mehr Zähne fehlen als bei status-hohen« (Mielck 2005, S. 372). Nicht zufällig sind sie fast deckungsgleich mit den allgemeinen Kriterien sozialer Ungleichheit nach Hradil.

Unklar bleibt trotzdem vieles, so Mielck: »Wir wissen sehr wenig darüber, wie groß der Anteil der einzelnen Faktoren an der Erklärung der gesundheitlichen Ungleichheit ist und wie sich die einzelnen Faktoren gegenseitig beeinflussen. Es ist weitgehend unklar, ob und wie sich eine gesundheitliche Benachteiligung im Kindesalter bis in das Erwachsenenalter hinein fortsetzen kann. Bisher ist kaum untersucht worden, wie die sozial benachteiligten Personen selber ihre gesundheitliche Benachteiligung erklären« (Mielck 2005, S. 372 f.). Weitgehend unerforscht und wenig diskutiert ist darüber hinaus auch, wie stark diese Aspekte auf die letzte Phase des Lebens wirken und damit für Professionelle in der Palliativversorgung und der Sozialen Arbeit relevant werden. Unbestritten ist jedoch, dass diese Faktoren auch in der letzten Lebensphase hochwirksam sind und soziale Ungleichheit auch und vor allem in dieser hochbelasteten Zeit auf Sterbende und Angehörige wirkt – ohne dass bisher erforscht wurde wie und in welchem Maße.

9.2.4 Sterben als Ungleichheitsfaktor

Der Zusammenhang zwischen Faktoren sozialer Ungleichheit und niedrigerer Lebenserwartung ist somit empirisch gut belegt. Es gilt als gesichert, dass sich Armut negativ auf die Lebensqualität und die Lebenserwartung auswirkt (vgl. Santos-Hövener et al. 2019). Doch welche Auswirkungen haben diese Faktoren auf den letzten Lebensabschnitt und das Lebensende?

Schneider, der sich bisher in Deutschland als einer von wenigen intensiv mit der Frage der sozialen Ungleichheit im Sterbeprozess auseinandersetzt, weist ebenfalls auf die bereits angesprochenen Ungleichheitskriterien hin, die auch im Sterbeprozess besonders segregierend wirken: Geschlecht, Alter, sozio-ökonomischer Status, Lebensstil und niedrige soziale Schichtzugehörigkeit.

Provokant spitzt er seine Position noch weiter zu: »Kaum etwas bringt deutlicher die soziale Ungleichheit zu Lebzeiten zum Ausdruck wie die Ausgestaltung des Sterbeprozesses. Denn das Wie des Sterbens in der sozialen Organisation richtet sich heute noch immer und immer mehr nach den hierfür relevanten sozialen Merkmalen und gesellschaftlichen Bewertungen« (Schneider 2012b, S. 3). Dazu kommt, dass sich sterbende Menschen und ihre Angehörigen – nicht zuletzt auch aufgrund der Entwicklung der Hospizbewegung und Palliative Care – am Lebensende »kulturell in einem vielfältigen, widersprüchlichen Deutungsmarkt (befinden), mit dem eine plurale, heterogene Kultur der ›letzten Dinge‹ einhergeht. Zu dieser Kultur der letzten Dinge, die den Menschen gleichsam als Wahloptionen je nach eigener Lebenssituation und eigenem Lebensstil gegenüber treten, gesellen sich die das gesamte Gesundheitssystem kennzeichnenden Logiken der Ökonomisierung, Vermarktlichung und Entgrenzung von Krankheit und insbesondere von Gesundheit« (Schneider 2012b, S. 4).

Kritisch merkt er darüber hinaus an, dass Sterbende von einer »entgrenzenden Produktionslogik der modernen Gesundheitsgesellschaft« auch am Lebensende nicht verschont bleiben: »Das sogenannte ›gute Sterben‹, das vielen wünschenswert erscheint, weil es auf Lebensqualität bis zum Lebensende zielt, erhält hier seine Kontur als ein von jedem vorsorglich zu planendes, würdevolles, weil selbstbestimmtes und selbstorganisiertes Sterben. Dieses vorgesorgte, abgesicherte Sterben soll das letzte Lebensprojekt sein, dem sich das autonome, freie Markt-Subjekt möglichst zeitig zu widmen hat und dabei das Wie, Wo und womöglich gar Wann des

Sterbens aus den vorhandenen Optionen individuell für sich zusammenstellt. Im Kern geht es also um die Bewirtschaftung des Lebensendes: Der Patient wird zum Kunden bzw. zum Klienten, der durch Teilhabe am ›Gesundheitsmarkt‹ Lebensqualität nachfragen soll – konsequenterweise eben bis zum Lebensende, bis zum letzten Atemzug!« (Schneider 2012b, S. 5).

Unschwer nachzuvollziehen ist, dass all diejenigen Menschen, deren Leben bisher wenig selbstbestimmt war und die über weniger, wie auch immer geartete Ressourcen verfügen, hier erneut benachteiligt sind und werden. Das kann eventuell auch in der mittelschichtorientierten Palliative-Care- und Hospizarbeit passieren, obwohl sich die von der Hospizbewegung als Bürgerbewegung getragene Hospizidee immer auch als ein Gegenentwurf zu einer umfassenden *Vermarktlichung* des Sterbens verstand.

9.2.5 Soziale Ungleichheit und Palliative Care: Probleme und Chancen

Dieses Thema ist auch in der Palliativ- und Hospizversorgung ein noch selten diskutiertes Thema, vor allem im Hinblick auf die Frage, wie Professionelle die sozial benachteiligten Gruppen von Menschen erreichen oder wie sie mit ihnen umgehen. Fakt ist: Hospize und viele Einrichtungen der Palliative Care erreichen nicht alle Bevölkerungsschichten. In Deutschland bekommen nur wenige sterbende Menschen, die vorher ein benachteiligtes Leben führten, eine palliative Unterstützung. Sheila Payne, die Präsidentin der European Association for Palliative Care (EAPC), kritisiert dieses, wie sie es nennt, »disadvantaged dying« und fordert daher explizit: »Palliative Care muss auch jene erreichen, die beim Sterben benachteiligt sind« (Payne 2011). Das bedeutet, dass Palliative Care kein Luxusprodukt für wenige sein darf. Palliative Care, vor allem im Bereich der Hospize, muss sich daher unbedingt außerhalb von Marktmechanismen und Marktlogiken bewegen, denn »entscheidend für die Ausgestaltung des Betreuungs- und Begleitungsprozesses – so jedenfalls die Programmatik der Hospizbewegung – [...] sollen nicht die für eine ›erfolgreiche‹ Marktteilnahme jeweils verfügbaren Ressourcen und Kapitalien der Betroffenen sein« (Schneider 2012b, S. 6), um nicht die soziale Ungleichheit bis in den Sterbeprozess weiterzuführen. Es braucht daher Hospize, die für jeden attraktiv und zugänglich sind.

Darüber hinaus müssen sich alle Professionellen und auch Ehrenamtlichen im Kontext von Palliative Care (selbst)kritisch damit auseinandersetzen, ob nicht auch sie und wie sie an Prozessen der sozialen Ungleichheit beteiligt sind. Notwendig dafür ist, so Schneider, erst einmal Sensibilität und Aufmerksamkeit gegenüber sozialer Ungleichheit und Ausgrenzung (Schneider 2012b, S. 7), was eigentlich zumindest von Professionellen und insbesondere von Sozialarbeiterinnen und Sozialarbeitern zu erwarten wäre, tatsächlich aber oft ein blinder Fleck ist. Das bedarf intensiver Aus- und Weiterbildung, entsprechend des Auftrags Sozialer Arbeit: »Soziale Arbeit als Beruf fördert den sozialen Wandel und die Lösung von Problemen in zwischenmenschlichen Beziehungen, und sie befähigt die Menschen, in freier Entscheidung ihr Leben besser zu gestalten. Gestützt auf wissenschaftliche Erkenntnisse über menschliches Verhalten und soziale Systeme greift soziale Arbeit dort ein, wo Menschen mit ihrer Umwelt in Interaktion treten. Grundlagen der Sozialen Arbeit sind die Prinzipien der Menschenrechte und der sozialen Gerechtigkeit« (IFSW 2000 in DBSH 2012). Diese Sensibilität, die in der Sozialen Arbeit Standard ist (oder sein sollte), an andere Berufsgruppen im Kontext Palliative Care weiterzuvermitteln, ist eine wichtige Aufgabe Sozialer Arbeit.

Ein weiterer zentraler Faktor, soziale Ungleichheit im Sterbeprozess nicht weiter fortzusetzen, ist eine flächendeckende Palliativversorgung mit kompetenter, umfassender Schmerztherapie, d. h. auch auf dem Land und auch für Kassensowie Privatpatientinnen. Dafür ist neben engagierten (Haus-)Ärztinnen auch breites ehrenamtliches Engagement von Menschen vor Ort notwendig. Das passiert allerdings nicht von allein, sondern braucht entsprechende politische Entscheidungsprozesse.

Diese Prozesse könnten von Sozialarbeitern initiiert werden, denn laut Berufsverband DBSH liegen ihre Aufgaben

»sowohl in der Prävention als auch in der Behebung von sozialen Benachteiligungen, der Beratung und Unterstützung zur Erlangung sozialstaatlicher Leistungen, im Angebot von adäquaten Bildungs- und Freizeitangeboten sowie in einer politischen Einflussnahme zur Veränderung von gesellschaftlichen Rahmenbedingungen« (DBSH 2009, S. 23).

Hilfreich wäre darüber hinaus, dass für den ehrenamtlichen Bereich der Hospizarbeit und Palliative Care ein »breites Spektrum von Menschen aus verschiedenen sozialen Kontexten, aus verschiedenen teilkulturellen Bereichen für diese Arbeit« (Schneider 2012a) begeistert werden sollte, um dadurch die soziale Reichweite zu erhöhen, indem verschiedene Welten und unterschiedliche Kulturen, unterschiedliche kulturelle Traditionen des Sterbens in die Palliative Care kommen (Schneider 2012b, S. 8). Dazu gehört auch, dass sich nicht nur ältere Frauen aus der gehobenen Mittelschicht in den Hospizen engagieren, sondern sich dort ein kleines Abbild der Gesellschaft zeigt, denn

»je mehr Heterogenität in der Ehrenamtlichkeit zu finden ist, umso größer ist die Inklusionskraft des Ehrenamts selbst und auch das Integrationspotential für jene, an die sich das ehrenamtliche Engagement richten kann: die Sterbenden und ihre Angehörigen aus den unterschiedlichsten gesellschaftlichen Schichten, Milieus und Teilkulturen. Nur wenn die Hospizbewegung mit ihrer bislang erreichten Stellung im Gesundheitssystem auch Bürgerbewegung bleibt – und zwar mittels der zentralen Stellung der Ehrenamtlichen –, kann sie ihr gesellschaftspolitisches Potential beibehalten, weiterentwickeln, ja sogar verstärken« (Schneider 2012b, S. 8).

Bisher *untypische* Menschen an die ehrenamtliche Arbeit im Hospiz heranzuführen, kann auch eine Aufgabe für die Soziale Arbeit werden, denn Klientinnen und Klienten der Sozialen Arbeit sind sehr häufig genau aus diesen Gruppen. Hier zeigt sich nach Schneider vor allem im Hinblick auf die Zukunft einer komplexen deutschen Gesellschaft ein dringender Bedarf:

»Überspitzt formuliert: Die hinter den Wohnungstüren gegebenen Antworten auf die Frage: ›Wie wollen Sie gestorben werden?‹ werden in Zukunft hinsichtlich der praktischen Ausgestaltung des Lebensendes zunehmend auseinanderdriften. Deshalb braucht es in der Hospizarbeit Menschen, die in je verschiedenen Teilkulturen mit ihren jeweils typischen Lebensformen und Privatwelten heimisch sind.« Denn: »Wie das soziale Sterben verläuft, unterscheidet sich [...] danach, in welcher Kultur der Sterbende zuhause ist, auch wenn er in unserer Gesellschaft lebt« (Schneider 2012b, S. 9).

217

Dabei ist mit Schneider kritisch festzustellen, dass es bisher kaum empirisch gesicherte Ergebnisse

> »über die Vielfältigkeit dieses Wie des Sterbens in den je eigenen alltagsweltlichen Bezügen (gibt) – z. B. von Menschen mit sogenanntem ›Migrationshintergrund‹. Es geschieht gleichsam weitgehend im Verborgenen. Doch bevor an dieser Stelle reflexartig Integration/ Inklusion gefordert wird, wäre ein genauerer Blick auf den Alltag des Sterbens in den verschiedenen Bevölkerungsgruppen erforderlich, um zu erkennen, was dort hilfreich sein könnte. Vielleicht mag es gerade für Familien nach der Migration hilfreich sein, in der existenziellen Krisensituation des Sterbens eines Familienmitglieds auch und vor allem Unterstützung in der Aufnahmegesellschaft durch kulturhomogene Hilfe-Settings zu finden – z. B. mittels kulturspezifischer Unterstützungsangebote, ggf. gar in kulturhomogenen Einrichtungen? Gleichsam ›erzwungene‹ Inklusion und Integration am Lebensende für den Sterbenden, dessen Sterben ja nichts anderes ist als die existenzielle und unumkehrbare Ausgliederung aus der Gemeinschaft der Weiterlebenden, ist unsinnig. Für die Integration bzw. Inklusion der (noch) Weiterlebenden mag aber vielleicht gerade in dieser Grenzsituation die durch die Aufnahmegesellschaft unterstützte Bekräftigung ihrer eigenen kulturellen Traditionen jene Erfahrung produzieren, die ihnen die Aufnahmegesellschaft zur Heimat werden lässt. Denn schließlich fühlt man sich auch und vor allem dort daheim, wo die eigenen Angehörigen ›gut‹ gestorben sind« (Schneider 2012b, S. 9).

Sozialarbeiterinnen sind interkulturelle Expertinnen. Da der Alltag der von ihnen begleiteten Menschen ihr wichtigstes Arbeitsgebiet ist, können sie – wenn sie für Fragen von Palliative Care sensibilisiert sind – ihren oft exzellenten Zugang zu Problemgruppen (d. h. von sozialer Ungleichheit betroffenen Menschen) dafür nutzen, die oben angesprochenen Themen ohne neuen Paternalismus in die Familien zu bringen, und Menschen motivieren, sich mit den Fragen des Sterbens auseinanderzusetzen. Ziel muss eine möglichst hohe Selbstbestimmung sein, auch und vor allem am Lebensende. Und dazu gehört auch, den Eigensinn der Menschen zu respektieren, der vielleicht auch dazu führt, dass sie keine Professionellen dabei haben wollen.

Abschließend ist mit Payne festzustellen:

> »Palliative Care in Europa verändert sich. In einigen Ländern konsolidieren sich die Angebote und werden zunehmend in die nationale oder regionale Gesundheitsversorgung integriert. In anderen Ländern ist noch viel nachzuholen, weil die Wirtschaftskrise viele neue Initiativen erstickt.« (Payne 2011)

Nur durch länderübergreifenden Austausch von Know-how und Erfahrungen lassen sich diese Probleme lösen.

Das Problem des benachteiligten Sterbens ist in Deutschland, wie auch in anderen Ländern, noch lange nicht gelöst. Im Gegenteil: Payne hat es ganz zu Recht ganz oben auf die Agenda der EACP gesetzt, damit in Zukunft weniger Menschen erleben müssen, was Oscar Wilde im Hinblick auf sein eigenes Sterben, verarmt in einem Pariser Hotelzimmer liegend, so kommentierte: »Ich sterbe, wie ich gelebt habe – über meine Verhältnisse!« (Schneider 2012b, S. 1).

Weiterführende Literatur

Bundeszentrale für politische Bildung (Hrsg.) (2007) Aus Politik und Zeitgeschichte. Gesundheit und soziale Ungleichheit. 42/2007. (http://www.bpb.de/shop/zeitschriften/apuz/30172/gesundheit-und-soziale-ungleichheit, Zugriff am 06.01.2020).

Deutsche Gesellschaft für Palliativmedizin (Hrsg.) (o. J.) (http://www.dgpalliativmedizin.de/, Zugriff am 06.01.2020).

Mielck A (2005) Soziale Ungleichheit und Gesundheit. Einführung in die aktuelle Diskussion. Bern: Huber.

Palliative zh+sh (Hrsg.) (o. J.) (http://www.pallnetz.ch/, Zugriff am 06.01.2020).

Santos-Hövener C, Schumann M, Schmich P, Gößwald A, Rommel A et al. (2019) Verbesserung der Informationsgrundlagen zur Gesundheit von Menschen mit Migrationshintergrund. Projektbeschreibung und erste Erkenntnisse von IMIRA. Journal of Health Monitoring 4 (1):49–61. (DOI 10.25646/5870).

9.3 Palliative Care in der Geriatrie: Begleitung schwersterkrankter hochbetagter Menschen und ihrer Angehörigen

Ulla Wohlleben und Kerstin Hummel

9.3.1 Das Arbeitsfeld der palliativen Geriatrie

Das Konzept von Palliative Care hat sich vor dem Erfahrungshintergrund der Betreuung jüngerer onkologischer Patienten herausgebildet. Lange hat die palliative Versorgungsstruktur nicht wahrgenommen, dass auch schwer erkrankte hochbetagte Patienten unter Umständen einer palliativen Betreuung bedürfen. Auch geriatrische Krankheitsbilder, wie z. B. Demenz und Parkinson-Syndrom, führen sicher zum Tod. Die Erkrankungssituation Hochbetagter ist häufig durch Multimorbidität gekennzeichnet, sodass auch internistische Krankheitsbilder wie schwere Herz- oder Niereninsuffizienz möglicherweise nicht mehr ursächlich, sondern nur symptomlindernd behandelt werden können. Die größte Gruppe sterbender Menschen sind betagte und hochbetagte Patienten (Schulz 2018, S. 34).

Palliative Geriatrie fokussiert sich darauf, auch für diesen Personenkreis ein »Leben und Sterben in Würde und Geborgenheit« (Pfisterer 2012, S. 91) zu ermöglichen.

Das Arbeitsfeld steht in seiner Entwicklung am Anfang. Es gibt noch wenige differenzierte und in sich geschlossene Konzepte. Die Handlungsempfehlungen zur Umsetzung der Charta schwerstkranker und sterbender Menschen in Deutschland verweisen auf den Bedarf zum Aufbau von Hospizkultur und Palliativkompetenz in stationären Pflegeeinrichtungen (Deutsche Gesellschaft für Palliativmedizin, Deutscher Hospiz- und PalliativVerband e. V., Bundesärztekammer 2016, S. 40–45) sowie zur Hospiz- und Palliativversorgung für Menschen mit Demenz (Deutsche Gesellschaft für Palliativmedizin, Deutscher Hospiz- und PalliativVerband e. V., Bundesärztekammer 2016, S. 51–55). Die Aufgaben sind sehr vielfältig und reichen von der Symptomerkennung und Linderung bei nicht äußerungsfähigen Menschen über die Vermeidung wiederholter Krankenhausaufnahmen am Lebensende hin zur Entwicklung von palliativen, multiprofessionellen Konzepten der Betreuung hochbetagter Menschen mit nichtonkologischen Krankheitsbildern. Der Entlastung pflegender Angehöriger bei langanhaltender Pflegebedürftigkeit kommt dabei eine besondere Bedeutung zu. Die Entwicklung palliativer Kompetenz und Haltung in Einrichtungen der stationären Altenhilfe gehört ebenso zur Aufgabe wie die Stärkung der Selbstbestimmung hochbetagter Pflegeheimbewohner und der Aufbau ethischer Entscheidungsstrukturen. Darüber hinaus bedarf es der (Weiter-)Entwicklung und Vernetzung palliativ-geriatrischer Versorgungsstrukturen (Fuchs et al. 2012).

9.3.2 Die letzte Lebensphase

Die letzte Lebensphase bei geriatrischen Krankheitsbildern lässt sich oft nicht eindeutig abgrenzen.

> »Es kommen sowohl kurative als auch rehabilitative und palliative Maßnahmen zum Einsatz. Je näher das Lebensende rückt, desto deutlicher verschiebt sich das Angebot zugunsten hospizlich-palliativer Maßnahmen.« (Heimerl et al. 2018, S. 2)

Der Verlauf unterscheidet sich nach Pfisterer (2012, S. 93 f.) deutlich von onkologischen Krankheitsbildern, für die eine lange »Stabilität auf relativ hohem Funktionsniveau« mit einem raschen Abbauprozess am Lebensende typisch sind. Geriatrische Krankheitsprozesse können bereits sehr früh zu umfassender Unterstützungsbedürftigkeit im Alltag und häufig zu langen Phasen der Pflegebedürftigkeit führen. Im Verlauf kommt es immer wieder zu lebensbedrohlichen Krisen. Eine prognostische Einschätzung ist deshalb häufig schwierig.

Oft fehlt auch (insbesondere bei Angehörigen) das Bewusstsein darüber, dass geriatrische Erkrankungen, wie Demenz oder Parkinson-Syndrome, sicher zum Tod führen oder dass ein Krankheitsbild aufgrund der Multimorbidität möglicherweise nicht ursächlich, sondern nur symptomlindernd behandelt werden kann. Dies erschwert die Entwicklung eines palliativen Betreuungskonzepts im Einzelfall sowie eine adäquate Krisenplanung.

9.3.3 Der Beitrag der Sozialen Arbeit

Die Profession und Disziplin Soziale Arbeit hat sich im gesamten Arbeitsfeld der ambulanten und stationären Altenhilfe bislang (zu) wenig profiliert. Eine notwendige Entwicklung von Ansätzen Sozialer Arbeit in der palliativen Geriatrie beinhaltet daher auch eine bessere Verankerung der Berufsgruppe im gesamten Bereich der Beratung und Begleitung hochbetagter Menschen und ihrer Angehörigen. Insofern bedeutet der zu beobachtende Aufbruch der Altenhilfe hin zum Aufbau von Palliativkompetenz auch eine Chance, die spezifischen Kompetenzen Sozialer Arbeit besser (und konsequenter) einzubringen.

Eine konkrete Möglichkeit ergibt sich aus dem § 132g SGB V Gesundheitliche Versorgungsplanung für die letzte Lebensphase (▶ Kap. 9.10), welche für Bewohner in stationären Einrichtungen der Alten- und Eingliederungshilfe vorgesehen ist. Fachkräfte der Sozialen Arbeit werden in der Vereinbarung zu dieser gesetzlichen

Grundlage (GKV-Spitzenverband et al. 2017, S. 13) explizit als Berufsgruppe genannt, welche diese Beratung übernehmen kann.

Das Spektrum der Aufgaben von Sozialpädagoginnen und -pädagogen in der Begleitung hochbetagter Menschen in der letzten Lebensphase ist ähnlich breit gefächert wie in der Begleitung jüngerer krebskranker Patienten. Es würde sicher den Rahmen dieses Beitrags sprengen, detailliert auf einzelne Aspekte einzugehen (vgl. hierzu Fuchs et al. 2012). Wir beschränken uns deshalb darauf, wesentliche Arbeitsaufträge und einzelne Konzeptansätze für Soziale Arbeit in diesem Arbeitsfeld aufzuzeigen.

9.3.4 Dementia Care

Für den Bereich der demenziellen Erkrankungen konzentriert sich die medizinische Behandlung weitgehend auf die Abmilderung der Krankheitsfolgen. Welche Aspekte im Rahmen der Palliativversorgung bei fortgeschrittener Demenz relevant sind zeigt Diehl-Schmid et al (2018) auf. Für diesen Personenkreis sind insgesamt zahlreiche Betreuungsansätze entstanden, die an die Grundsätze palliativer Versorgung anknüpfen. Vor allem das Team um die österreichische Geriaterin Marina Kojer (Kojer 2009, Kojer und Schmidl 2016) hat hier Wegweisendes geleistet.

Bei der Begleitung demenziell erkrankter Menschen in ihrem Bedürfnis nach Nähe, Geborgenheit und menschlicher Begegnung können Ansätze der Sozialen Arbeit Wesentliches beitragen (Häußler 1989), z. B.:

- Rekonstruktion und Reorganisation des Alltags
- Erhaltung von Lebens- und Begegnungsräumen
- Sicherung der Möglichkeit sinnstiftender Aktivitäten
- Förderung des Verständnisses der sozialen Umwelt für die veränderten Bedürfnisse und Verhaltensweisen

Diese Konzepte beschränken sich nicht auf die Begleitung der letzten Lebensphase, sondern definieren die gesamte Dauer einer demenziellen Erkrankung als palliative Situation. In der Fachdiskussion wird dafür zunehmend der Begriff *Dementia Care* verwendet (Heimerl 2011; Pleschberger 2014; Schuchter et al. 2015, S. 11).

Die S3-Leitlinie »Demenzen« betont die hohe Relevanz psychosozialer Interventionen in der Begleitung von Menschen mit Demenz (Deutsche Gesellschaft für Psychiatrie und Psychotherapie, Psychosomatik und Nervenheilkunde, Deutsche Gesellschaft für Neurologie 2016, S. 84–97). Ebenso werden präventive und entlastende Angebote für Angehörige empfohlen (Deutsche Gesellschaft für Psychiatrie und Psychotherapie, Psychosomatik und Nervenheilkunde, Deutsche Gesellschaft für Neurologie 2016, S. 97 f.), ein klassisches Betätigungsfeld der Sozialen Arbeit. Beispielhaft sei das Konzept der amerikanischen Psychotherapeutin Pauline Boss (2015) genannt. Sie zeigt Möglichkeiten auf, wie die Resilienz von Angehörigen, die mit uneindeutigen Verlusten konfrontiert sind, erhöht werden kann.

9.3.5 Palliativ-geriatrischer Beratungsdienst

Das Team des Palliativ-Geriatrischen Dienstes des Christophorus Hospiz Verein e. V. in München fasst seinen Arbeitsauftrag enger und konzentriert sich als »von außen« kommender Beratungsdienst in den Münchener Pflegeheimen auf die Mitgestaltung der letzten Lebensphase (Raischl et al. 2012). Für Fachkräfte Sozialer Arbeit lassen sich hierbei folgende Arbeitsbereiche – in enger Kooperation mit medizinisch-pflegerischen Berufen – definieren:

- Palliative und ethisch-rechtliche Einzelfallberatung
- Organisation mitmenschlichen Beistands und Entlastung durch Ehrenamtliche
- Stärkung von Palliativkompetenz durch Bildungsmaßnahmen und Implementierungsprojekte
- Fachpolitische Arbeit, Öffentlichkeitsarbeit und Vernetzung

Erfreulicherweise ist in den vergangenen Jahren eine zunehmende Öffnung und Qualifizierung von Hospiz- und Palliativdiensten für die Begleitung palliativ-geriatrischer Patienten zu beobachten. Perspektivisch wird es in der palliativen Geriatrie darum gehen, Konzepte zur Integration von Palliative Care in die Arbeit von Fachdiensten und Einrichtungen der Regelversorgung hochbetagter Menschen zu entwickeln, Hospizkultur und Palliativkompetenz in die konkrete Pflege- und Betreuungspraxis zu implementieren *und* ihr Verhältnis zu aktivierenden Maßnahmen der pflegerischen Versorgung zu beschreiben (Lamp 2010b; Buchmann 2007).

9.3.6 Die Situation der Angehörigen als besondere Herausforderung

Angehörige hochbetagter Menschen sind häufig selbst alt und krank oder stehen mit vielfältigen Verpflichtungen als erwachsene Kinder mitten im Leben. Wie bereits dargestellt, sind die Krankheitsverläufe oft mit langer Unterstützungs- und Pflegebedürftigkeit verbunden und führen Angehörige über Jahre hinweg an ihre physische und psychische Belastungsgrenze. Das Angebot von Unterstützung und Entlastung wird mitunter als zusätzliche Belastung erlebt, da es eine Umorganisation des Alltags mit sich bringt. Gleichzeitig ist ein Leben ohne die Pflegetätigkeit mitunter kaum mehr vorstellbar, soziale Kontakte und eigene Interessen sind vernachlässigt und bisweilen besteht bei der häuslichen Pflege eine finanzielle Abhängigkeit vom Pflegegeld.

Erfolgt die pflegerische Versorgung im Pflegeheim, ist dies für die Angehörigen häufig mit hohen Kosten verbunden.

Diese Pflegesituationen gehen oft mit sehr ambivalenten Gefühlen einher, in denen Sterben nur schwer thematisiert werden kann. Hier ist häufig ein längerer empathischer Beratungsprozess Voraussetzung dafür, dass Entlastung angenommen wird und palliative Versorgungskonzepte greifen können.

Klein (2011, S. 248) stellt bei der Vorstellung einer Studie zum Einbezug nächster Angehöriger demenzerkrankter Menschen zu Entscheidungen zur Versorgung am Lebensende fest:

»Die ganzheitliche Versorgung von Demenzkranken am Lebensende bleibt eine Herausforderung. Es ist schwierig mit nächsten Angehörigen über die Prognose und die Betreuung in dieser Phase zu sprechen und Festlegungen zu treffen, um die mutmaßlichen Wünsche und Bedürfnisse der Patienten angemessen berücksichtigen zu können.«

Eine Ursache hierfür ist lt. Klein die unzureichende Wahrnehmung der Demenz als lebensbegrenzende Erkrankung.

Aber noch weitere Aspekte, wie z. B. die Wahrnehmung des Krankheitsverlaufs als unberechenbar, als ein Verlauf *zwischen Hoffen und Bangen*, überfordert Angehörige emotional (Kunz 2007, S. 124 f.) Außerdem sind Angehörige geriatrischer Patienten mit der Frage nach dem (mutmaßlichen) Willen häufig völlig überfordert. Oft wird bei Krankheitsbildern wie Demenz oder Parkinson-Syndrom keine Patientenverfügung erstellt und bereits in frühen Krankheitsphasen, in denen Sterben noch kein Thema ist, ist eine sichere Kommunikation nicht mehr möglich. Hier haben Vertreterinnen und Vertreter der Sozialen Arbeit den Auftrag, durch psychosoziale Beratung und Begleitung der Angehörigen, Bevollmächtigten und rechtlichen Vertreter eine angemessene Betreuung am Lebensende zu sichern (►Kap. 8.6).

9.3.7 Konzepte für den Einsatz Ehrenamtlicher im Arbeitsfeld der palliativen Geriatrie

Ehrenamtliche stellen eine wichtige Ressource im Bereich der palliativen Geriatrie dar. Sie können viel Zeit in die Systeme der ambulanten und stationären Pflege einbringen, die mit sehr begrenzten Ressourcen ausgestattet sind. Im ambulanten Bereich sind sie überwiegend als Demenzhelfer oder Pflegeassistenten tätig und entlasten pflegende Angehörige. In der stationären Altenhilfe übernehmen sie durch ihr Angebot von Zeit für persönliche Zuwendung und mitmenschlichen Beistand wichtige Teile der psychosozialen Begleitung von hochbetagten Pflegeheimbewohnern, die kaum Besuch bekommen und/oder keine Angehörigen und Freunde mehr haben. Ehrenamtliche aus ambulanten Hospizdiensten werden von Pflegeheimen als einer der häufigsten Kooperationspartner in der meist zeitintensiven Begleitung sterbender Bewohner genannt (Schneider 2018, S. 119).

Ehrenamtliche, die im Bereich der Geriatrie tätg sind, sollten auf die Begegnung mit sterbenden Menschen und deren Angehörige vorbereitet werden, da sie vielfach mit ihnen in Kontakt kommen. Aspekte der Hospizhelfervorbereitung (Bundesarbeitsgemeinschaft Hospiz 2005b) sollten deshalb dringend in ihre Vorbereitung und Begleitung integriert werden.

Aber auch ausgebildete Hospizhelferinnen und Hospizhelfer der Hospizvereine können nicht ohne weitere Vorbereitung und sorgfältige konzeptionelle Klärung im Feld der palliativen Geriatrie zum Einsatz kommen. Um zu einer langfristig stabilen und zufriedenstellenden Zusammenarbeit zu kommen, muss insbesondere das Spannungsfeld berücksichtigt werden, das sich in der Zusammenarbeit zwischen Hospizdiensten und Einrichtungen der Altenhilfe – mit ihrer ausgeprägten Kultur der aktivierenden Pflege oftmals bis zuletzt – ergibt (Giese 2012).

Heimerl (2011, S. 19) formuliert hierzu:

»Die Ehrenamtlichen der Hospizbewegung wollen sich engagieren, die Pflegeheime können bei knapper werdenden Ressourcen Hilfe gut brauchen. Dennoch ist die Zusammenarbeit nicht nur einfach. Auf organisationaler Ebene lässt sich eine wechselseitige Verunsicherung beschreiben: Die Hospizbewegung ist ›organisationsflüchtig‹, Pflegeheime sind Institutionen mit immer ausgeprägteren Vorschriften. Hospizarbeit im Pflegeheim erfordert ein anderes Ehrenamt. [...] Palliative Care im Pflegeheim umsetzen bedeutet, ein Konzept für die Zusammenarbeit mit dem Hospizverein und den Hospizhelferinnen zu haben.«

Gemeinsame Visionen und Ziele, wechselseitiges Verständnis, Vertrauen, voneinander Lernen sowie strukturelle Voraussetzungen wie feste Ansprechpartner sind wichtige Faktoren, die zu einer gelingenden Kooperation beitragen (Schwenk 2017, S. 248 ff.).

Hospizhelferinnen und Hospizhelfer, die im Pflegeheim tätig werden möchten, benötigen spezifisches Wissen, Hintergrundinformationen und eine wertschätzende Grundhaltung gegenüber der Arbeit von Pflegeeinrichtungen.

Wichtige Themen der Vorbereitung sind (Wohlleben 2012):

- Auseinandersetzung mit dem eigenen Älterwerden
- Psychosoziale und spirituelle Bedürfnisse hochbetagter Menschen
- Verlauf und letzte Lebensphase geriatrischer Krankheitsbilder
- Umgang mit demenziell erkrankten Menschen (z. B. Validation)
- Lebenswelt Pflegeheim
- Psychosoziale Situation der Angehörigen
- Rahmenbedingungen und Finanzierung stationärer Pflege und Arbeitsbedingungen der Pflegenden

Die Begleitung Ehrenamtlicher ist in anderen Feldern, wie z. B. in der Selbsthilfe, ein typisches Arbeitsfeld von dafür geschulten Sozialpädagoginnen und -pädagogen. Auch im Bereich der palliativen Geriatrie könnte diese spezifische Kompetenz sinnvollerweise stärker zum Tragen kommen.

9.3.8 Entwicklung palliativ-geriatrischer Versorgungsstrukturen und fachpolitische Arbeit

Der berufliche Auftrag Sozialer Arbeit weist weit über den konkreten Einzelfall hinaus und umfasst die Weiterentwicklung der Rahmenbedingungen. Im Feld der palliativen Geriatrie besteht weiterhinein Bedarf an Qualifizierung der haupt- und ehrenamtlichen Mitarbeitenden sowie der Entwicklung und Umsetzung von Hospizkultur und Palliativkompetenz in Pflegeeinrichtungen. Schneider (2018, S. 148–161) gibt dazu konkrete Handlungsempfehlungen für Einrichtungen, Träger und Politik.

Zu den relevanten fachpolitischen Entwicklungen der vergangenen Jahre zählt die Verabschiedung des Hospiz- und Palliativgesetzes (HPG) 2015, welches sich auch auf Einrichtungen der stationären Altenhilfe auswirkt. So sind diese beispielsweise zur Zusammenarbeit mit ambulanten Hospizdiensten verpflichtet. Außerdem sieht es eine gesundheitliche Versorgungsplanung für die letzte Lebensphase (§ 132g SGB V) vor, deren institutionelle und regionale Implementierung eine große Herausforderung darstellt.

Auf Bundes-, Landes- und kommunaler Ebene sind in den vergangenen Jahren zahlreiche neue Initiativen, Projekte, Netzwerke, Arbeitskreise und Expertengremien entstanden, die sich speziell mit Fragen der Palliativen Geriatrie beschäftigen.

Um den überregionalen Austausch und die Weiterentwicklung der Palliativen Geriatrie zu fördern, wurde 2015 die deutschsprachige, berufsgruppenübergreifende Fachgesellschaft Palliative Geriatrie (FGPG) gegründet.

Trotz positiver Entwicklungen gilt es weiterhin auf kommunaler Ebene die berufs- und trägerübergreifende Zusammenarbeit zu stärken, palliativ-geriatrische Netzwerke zu schaffen bzw. auszubauen und Standards der Versorgung alter Menschen am Lebensende unter Einbezug wichtiger Fachstellen wie Betreuungsbehörden, Heimaufsicht und Medizinischer Dienst der Krankenkassen zu formulieren (vgl. Christophorus Hospiz Verein e. V. 2008, 2011; ▶ Kap. 8.10).

Beispielhaft sollen das Münchner Hospiz- und Palliativnetzwerk mit dem Arbeitskreis Palliative Geriatrie oder die Fachstelle Palliativversorgung in der stationären Altenhilfe in Stadt und Landkreis München genannt werden.

9.3.9 Ausblick

Im Arbeitsbereich der Geriatrie insgesamt wird psychosoziale Arbeit viel zu oft anderen Professionen überlassen. Der Aufbau von palliativen Versorgungsstrukturen bedeutet insofern auch eine Chance zur Profilierung Sozialer Arbeit, die es aktiv zu nutzen gilt.

Aus fachlicher Perspektive besteht bei Projekten zur Betreuung demenziell erkrankter Menschen, bei gerontopsychiatrischen Fachdiensten, in geriatrischen Akut- und Rehabilitationskliniken, bei Beratungsstellen für pflegende Angehörige sowie in Einrichtungen der stationären Altenhilfe Bedarf an Sozialpädagoginnen und -pädagogen mit ausgebildeter Palliativkompetenz. Die Profession Soziale Arbeit ist im Arbeitsfeld von Palliative Care aufgefordert, an der Formulierung von Antworten für die Begleitung hochbetagter Menschen und ihrer Angehörigen in der letzten Lebensphase mitzuwirken und geeignete Beratungs- und Unterstützungskonzepte zu entwickeln.

Weiterführende Literatur

Alsheimer M (2012) Hospizkultur in Einrichtungen entwickeln. In: Fuchs C, Gabriel H, Raischl J, Steil H, Wohlleben U (Hrsg.) Palliative Geriatrie. Ein Handbuch für die interprofessionelle Praxis. Stuttgart: Kohlhammer. S. 305–314.

Deutsche Gesellschaft für Palliativmedizin e.V., Deutscher Hospiz- und PalliativVerband (Hrsg.) (2016) Betreuung schwerstkranker und sterbender Menschen im hohen Lebensalter in Pflegeeinrichtungen. Grundsatzpapier zur Entwicklung von Hospizkultur und Palliativversorgung in stationären Einrichtungen der Altenhilfe. (https://www.dhpv.de/tl_files/public/Service/Broschueren/Grundsatzpapier_3%20%20Auflage_2016.pdf, Zugriff am 06.08.2019).

Deutscher Hospiz- und PalliativVerband, Deutsche Alzheimer Gesellschaft (Hrsg.) (2012) MITGEFÜHLT. Curriculum zur Begleitung Demenzkranker in ihrer letzten Lebensphase. 3. erweiterte Auflage. Wuppertal: der hospiz verlag.

Fuchs C, Gabriel H, Raischl J, Steil H, Wohlleben U (Hrsg.) (2012) Palliative Geriatrie. Ein Handbuch für die interprofessionelle Praxis. Stuttgart: Kohlhammer.

Gawande A (2017) Sterblich sein: Was am Ende wirklich zählt. Über Würde, Autonomie und eine angemessene medizinische Versorgung. 3. Aufl. Frankfurt am Main: Fischer.

Heimerl K (2007) Bedürfnisse von Patientinnen und Bewohnerinnen am Lebensende. In: Knipping C (Hrsg.) (2007) Lehrbuch Palliative Care. 2. durchgesehene und korrigierte Aufl. Bern: Huber. S. 131–138.

Heimerl K (2008) Orte zum Leben – Orte zum Sterben. Palliative Care in Organisationen umsetzen. Freiburg: Lambertus.

Kojer M (Hrsg.) (2009) Alt, krank und verwirrt. Einführung in die Praxis der Palliativen Geriatrie. 3. Aufl. Freiburg: Lambertus-Verlag.

Petri S (2017) Projekt zur Schulung von Vorsorgebegleitern zur Durchführung gesundheitlicher Vorausplanung in Einrichtungen der stationären Altenhilfe und der Eingliederungshilfe. (https://www.caritas-nah-am-naechsten.de/cms-media/media-2667520.pdf, Zugriff am 14.08.2019).

Pleschberger S (2014) Palliative Care und Dementia Care – Gemeinsamkeiten und Unterschiede zweier innovativer Versorgungskonzepte im Lichte der Entwicklung in Deutschland. In: Pflege & Gesellschaft 19(3): 197–208.

Raischl J, Steil H, Wohlleben U (2012) Palliativ-Geriatrischer Dienst – ein Beratungs- und Unterstützungskonzept für Münchener Pflegeheime. In: Fuchs C, Gabriel H, Raischl J, Steil H, Wohlleben U (Hrsg.) Palliative Geriatrie. Stuttgart: Kohlhammer. S. 315–320.

Reitinger E, Heller A, Tesch-Römer C, Zeman P (2004) Leitkategorie Menschenwürde: Zum Sterben in stationären Pflegeeinrichtungen. Freiburg: Lambertus.

9.4 Soziale Arbeit in der Kinderpalliativmedizin: Begleitung von betroffenen Familien und erkrankten Kindern und Jugendlichen

Sandra Reichelt

Die pädiatrische Palliativversorgung stellt eine kleine Gruppe innerhalb der Palliativmedizin dar. Mit jährlich ca. 3.500 Kindern und Jugendlichen die in Deutschland an einer unheilbaren, zum Tode führenden Erkrankung (Führer 2011) versterben, ist die Sterberate vergleichbar gering. Trotzdem und gerade deshalb sind die Erkrankung und das Versterben eines Kindes oder Jugendlichen nicht nur für die Eltern und den Patienten selbst eine große psychosoziale und praktische Herausforderung, sondern auch für das gesamte Umfeld. Kinder und Jugendliche, Familienangehörige und das soziale Umfeld sehen sich bereits mit dem Beginn der Diagnosestellung und im Verlauf der Erkrankung mit der psychosozialen Belastung, großer Unsicherheit und veränderten Rollen und Lebensplanveränderungen konfrontiert.

9.4.1 Pädiatrische Palliativversorgung

In der Kinderpalliativmedizin werden Kinder und Jugendlichen mit einer schweren, lebensverkürzenden Erkrankung sowie deren Familien betreut und begleitet. Die WHO definiert 1998 die pädiatrische Palliativversorgung als »*Palliativversorgung von*

Kindern die aktive Betreuung der physischen, psychischen und spirituellen Bedürfnisse des Kindes und seiner Familie vom Zeitpunkt der Diagnosestellung an. Eine effektive Palliativversorgung benötigt einen multidisziplinären Ansatz, der die Familie einbezieht und regionale Unterstützungsangebote nutzbar macht.« (WHO 1998). Wissenschaftliche Daten und klinische Erfahrung sprechen für eine kooperative Versorgung aus krankheitsspezifischer Therapie und Palliativmedizin, welche oft von Familien bevorzugt wird (Liben et al. 2008).

Die Erkrankungen der betreuten Kinder und Jugendliche lassen sich in vier Gruppen gemäß der Association for Children with life-threatening or terminal Conditions and their Families (Association for children's palliative care 2009) einteilen. Die Kinderpalliativmedizin ist daher von Kindern und Jugendlichen geprägt, die eine lebensbedrohliche Erkrankung haben, für die eine Therapie existiert, deren Erfolg jedoch nicht sicher ist (z. B. onkologische Erkrankungen, irreversible Organschäden) sowie Erkrankungen, die von langen, intensiven Therapiephasen geprägt sind, um eine mögliche Lebensverlängerung und Partizipation zu ermöglichen (z. B. Mukoviszidose, Duchenne-Muskeldystrophie), progressive Erkrankungen, für welche es keine kurative Therapie gibt und Therapieansätze einen rein palliativen Nutzen haben (z. B. SMA, Stoffwechselerkrankungen) sowie schwere, neurologische Beeinträchtigungen ohne klare Progredienz (z. B. Zerebralparese).

Eine »effektive Palliativversorgung benötigt einen multiprofessionellen Ansatz, der die Familie einbezieht und regionale Unterstützungsangebote nutzbar macht« (WHO 1998). Eine wichtige Rolle kommt daher der Kommunikation mit allen Beteiligten und die Unterstützung und Begleitung aller Individuen im Familiensystem bei. Die psychosoziale Begleitung sollte bereits mit der Diagnosestellung und ersten Symptomen sichergestellt werden und während dem gesamten Krankheitsverlauf, der Sterbephase und darüberhinaus gewährleistet sein (Collinson und Bleakley 2009). Dabei adressieren psychosoziale Fachkräfte nicht nur soziale und psychologische, sondern auch alltagspraktische Herausforderungen des Patienten sowie dessen Angehörigen und Umfeld, um das Wohlergehen aller zu fördern und zu stärken (Blacker 2011).

9.4.2 Strukturen der pädiatrischen Palliativversorgung von Kindern, Jugendlichen und deren Familien in Deutschland

Spezialisierte ambulante pädiatrische Palliativversorgung

Die Versorgung eines Patienten und dessen Familie durch eine spezialisierte ambulante pädiatrische Palliativversorgung (SAPPV) ist mit in Kraft treten der Gesundheitsreform 2007 Teil des Leistungskataloges der gesetzlichen Krankenversicherung geworden (§ 37b und § 132d, Abs. 2, SGB V) (vgl. Führer 2011) und dient der Versorgung und Begleitung von Familien mit einem schwer erkrankten Kind oder Jugendlichen im häuslichen Umfeld. Die SAPPV-Einheiten arbeiten interdisziplinär und bestehen aus Kinderärzten mit der Zusatzbezeichnung Palliativmedizin, Pflegekräften und einer koordinierten Fachkraft, zumeist aus der Sozialen Arbeit mit

Zusatzbezeichnung Palliative Care Fachkraft. Darüber hinaus können diese Teams durch unterschiedliche Fachkräfte aus den Bereichen der Psychologie und Seelsorge ergänzt werden. Die Versorgung bietet Familien eine 24-stündige Notfallrufbereitschaft, das Angebot der medizinischen Koordination und Kooperation mit Fachärzten und Kliniken, Beratung und Behandlung, fachpflegerische Beratung sowie die psychosoziale Beratung und Intervention in regelmäßigen Hausbesuchen. Der besondere Fokus der SAPPV liegt dabei auf der Koordination und Kooperation mit den örtlichen Strukturen der Familien und ersetzt dabei nicht die grundversorgenden Strukturen, wie z. B. die der Kinderärzte.

Die SAPPV-Versorgung kann, konträr zur Versorgungsstruktur der Erwachsenenheilkunde (SAPV), jeweils für ein Quartal durch einen niedergelassenen Arzt verordnet werden, bei Bedarf zeitweise pausiert und zu einem späteren Zeitpunkt bei Bedarf wieder aufgenommen werden. Die Versorgung ist nicht in ihrer Dauer limitiert.

Stationäre Versorgung von pädiatrischen Palliativpatienten

In Deutschland bestehen derzeit zwei Kinderpalliativstationen. An der Vestischen Kinder- und Jugendklinik Datteln wurde 2010, sechs Jahre später auch am Dr. von Haunerschen Kinderspital München ein Kinderpalliativzentrum mit ambulanten und stationären Versorgungseinheiten gegründet. Die stationäre Versorgung bietet einen Rahmen für Patientinnen und Patienten sowie deren Familien, bei im häuslichen Setting schwer kontrollierbaren Symptomen oder psychosozialen Krisen intensive medizinische, therapeutische und psychosoziale Betreuung und Behandlung zu erhalten. Die stationäre Versorgung versteht sich als ein zu Hause-auf-Zeit, in dem im interdisziplinären Kontext die Versorgung und Symptomkontrolle analysiert und verbessert werden soll oder im Falle des familiären Wunsches auch ein Versterben auf Station ermöglicht wird. Die meisten Familien können jedoch auf ihren Wunsch hin wieder ins häusliche Setting entlassen werden.

Ambulante und stationäre Kinderhospize

Die Kinder- und Jugendhospizarbeit besteht in Deutschland seit 1990 und unterstützt seither Familien mit einem lebensverkürzend erkrankten Kind oder Jugendlichen sowohl durch das Angebot von stationären Aufenthalten in einem Kinder- und Jugendhospiz als auch seit 1999 im häuslichen Umfeld (vgl. Deutscher Kinderhospizverein 2019).

Die ambulante Begleitung durch Kinderhospizdienste wird durch eine Koordinationskraft begleitet und die Familie durch einen ausgebildeten Ehrenamtlichen unterstützt. Die oder der Ehrenamtliche beschäftigt sich einige Stunden pro Woche mit den Geschwisterkindern, dem erkrankten Kind oder Jugendlichen und wird oft zu einem Begleiter für die Familie. Die Begleitung durch den Ehrenamtlichen gestaltet sich dabei individuell und soll der Unterstützung und Entlastung der Familie dienen, inkludiert jedoch keine pflegerischen Maßnahmen.

Der Aufenthalt in einem stationären Kinder- und Jugendhospiz ist im Unterschied zur Versorgung von Erwachsenen nicht nur auf die letzten Monate oder die Sterbephase begrenzt, sondern ist ein aktives Angebot zur Entlastung und zum Austausch ab Diagnosestellung. Eine weitere Besonderheit ist die Aufnahme der gesamten Familie und das Therapie- und Freizeitangebot für alle Beteiligten. Die erkrankten Kinder und Jugendlichen werden vor Ort von Fachpflegekräften versorgt und können Therapien erhalten. Das Angebot ist Leistung der gesetzlichen Krankenkasse.

9.4.3 Die Profession der Sozialen Arbeit in der Kinderpalliativmedizin

»It is within the psychosocial context, not the disease, that people live their lives.« (Loscalzo 2011)

Soziale Arbeit in der Medizin

Soziale Arbeit als Profession fokussiert das Individuum in seinem System und beruht auf den Prinzipien von Ganzheitlichkeit, der Förderung der Autonomie durch Partizipation und Empowerment, der Förderung von Resilienz und der bedürfnisfokussierten Intervention. Dabei sieht sich die Soziale Arbeit besonderen Herausforderungen im Kontext der Medizin gegenüber. In der modernen Medizin wird der Fokus vor allem auf das Ergebnis gelegt, während die Soziale Arbeit vor allem den Prozess schätzt (Loscalzo 2011). Während die Soziale Arbeit als Profession von Bezugswissenschaften geprägt ist und ein frühes Verständnis von multi- und interdisziplinären Arbeiten bereits im Studium gefördert wird, ist die Medizin als Profession eher hierarchisch und ergebnisorientiert geprägt (Higgins 2011). Dabei stellt die Palliativmedizin ein besonderes Setting dar, da sie viele Werte und Grundannahmen der Sozialen Arbeit teilt. In der Palliativmedizin besteht das Potenzial, das Beste aus der spezialisierten und technischen Medizin sowie dem systemischen und ganzheitlichen Verständnis der Sozialen Arbeit zu nutzen.

Soziale Arbeit als Profession stellt Kompetenzen und Methoden zur Verfügung, um die psychosozialen Aspekte der Bewältigung einer schweren Erkrankung und die Vielzahl an anderen Faktoren, die durch Krankheit und Trauer entstehen, zu verstehen (Higgins 2011) und adäquate Interventionen und Angebote an die Familien und Betroffenen zu richten. Dabei sollte die psychosoziale Unterstützung bereits mit der Diagnose (auch schon pränatal) oder ab dem Auftreten erster Symptome beginnen und sich während der Erkrankung, am Lebensende sowie in Tod und Trauer kontinuierlich fortsetzten (Collinson und Bleakly 2009).

Die Haltung der Sozialen Arbeit

Die amerikanische Vereinigung der Kinderärzte (American Academy of Pediatrics 2013) empfiehlt einen patienten- und familienzentrierten Ansatz als essenziellen Teil gelingender pädiatrischen Palliativmedizin (APP 2013). Im Bereich der Beratung und Begleitung existieren bereits viele verschiedene Ansätze. Neben einer empathischen, wertschätzenden Haltung und der Anerkennung der aktuellen Belastung ist vor allem der ressourcenorientierte Blick auf die Familie und jedes Individuum und die Bereitschaft, trotz der belastenden Situation, Wachstum und Entwicklung zu fördern, von Bedeutung (Cadell et al. 2011). Soziale Arbeit leistet in den interdisziplinären Versorgungsstrukturen der Kinderpalliativmedizin einen wichtigen Beitrag und konzentriert sich auf die Stärken des Individuums, der Familie und des Systems und unterstützt die Suche und Implementierung von Ressourcen (Loscalzo 2011).

Die Aufgaben der Sozialen Arbeit in der Kinderpalliativmedizin

Die Kinderpalliativmedizin als interdisziplinäre Versorgungseinheit (WHO 1998) begegnet neben den physischen, auch den praktischen, psychologischen, sozialen (Blacker 2011; Collinson und Bleakly 2009; Zabora 2011), finanziellen (Collinson und Bleakly 2009; Zabora 2011) und rechtlichen (Zabora 2011) Fragestellungen und Herausforderungen der Familien und fördert die Bildung zum Krankheits- und Therapieverständnis der Eltern und Angehörigen (Liben et al. 2008; Loscalzo 2011) sowie von Fachkräften. Die Soziale Arbeit unterstützt dabei Eltern und Angehörige, ein Maximum an Wohlergehen, Selbstständigkeit und Problemlösefähigkeiten (Loscalzo 2011) zu erlangen und externe Ressourcen in Form von adäquater und greifbarer Unterstützung (Zabora2011) zu akquirieren und implementieren sowie die eigene Resilienz eines jeden Individuums zu fördern. Diese Interventionen sind immer individuell und oft kreativ zu gestalten (Lieben et al. 2008).

Ein Hauptfokus der Sozialen Arbeit liegt daher auf der care coordination, der Akquirierung, Implementierung und Koordinierung eines unterstützenden Netzwerks. Dabei liegt der Schwerpunkt darauf, ein möglichst stabiles Unterstützungsnetzwerk zu schaffen, welches autonom agiert und ggf. Fallkonferenzen initiiert. Für Eltern ist es wichtig, klare Ansprechpartner und planbare Unterstützung zu erhalten, die gegebenenfalls an weitere Fachstellen vermitteln können (Collinson und Bleakly 2009). Care coordination ist dabei immer individuell (Koch und Jones 2018) und implementiert ein Netz aus verschiedenen Versorgern und Fachstellen. Dabei geht es nicht um die Bereitstellung einer allgemeinen Liste mit Kontaktadressen (Koch und Jones 2018), sondern vielmehr um die individuelle Zusammenstellung einer Netzwerkkarte (Übersicht über Ansprechpartner und Kontaktadressen) und die Anbindung und Vernetzung der betroffenen Familien.

Eine weitere Aufgabe kommt der Förderung der Selbstfürsorge zu. Die Besonderheit der Pädiatrie besteht darin, dass die Eltern eine wichtige Rolle in der Behandlung und Betreuung der Patienten spielen. Es ist daher von großer Wichtigkeit, nicht nur die Belastungen des Patienten und der Geschwister, sondern auch der Eltern im Gespräch zu erkennen und rechtzeitig zu intervenieren, statt rückwirkend die physischen und psychischen Belastungen aufzuarbeiten (Koch und Jones 2018). Neben individuellen Ressourcen und Therapieangeboten (z. B. Kunst-, Musik-, Psychotherapie, Sport) stehen auch Angebote für das Familiensystem (z. B. Haushaltshilfe, Ehrenamtliche der Kinderhospizdienste, Aufenthalt im stationären Kinder- und Jugendhospiz) zur Verfügung.

Darüber hinaus leistet die Soziale Arbeit einen wichtigen Beitrag in der Beratung zu unterschiedlichsten Thematiken des Familiensystems. Dabei spezialisiert sich der Beratungsbedarf in vielen Fällen nicht nur auf die Thematik der Erkrankung an sich (z. B. Hilfsmittelanträge, Beantragung von Dokumenten und Leistungen, kindgerechte Informationsmaterialien zur Erkrankung und Therapien, finanzielle und sozialrechtliche Fragen), sondern auch auf allgemein soziale Fragestellungen wie zum Beispiel Herausforderungen in der Paarbeziehung, Fragen des Asylrechts, Herausforderungen durch geteiltes Sorgerecht oder dem Umgang mit Schulen und Betreuungseinrichtungen. Familien mit betroffenen Kindern und Jugendlichen leben nicht nur in Bezug auf die Erkrankung, sondern in bereits bestehenden Systemen. Die Erkrankung ist dabei ein zusätzlicher Faktor, den Sozialpädagogen in der Kinderpalliativmedizin im Besonderen zu verstehen wissen.

9.4.4 Das Individuum im System: Von Patienten, Eltern, Geschwistern und Großeltern und der Herausforderung für weitere Beteiligte

Kinder und Jugendliche als Patienten

».... immer zu wissen, dass ich, auch wenn ich sterbe, immer noch am Leben bin, so lange, bis ich wirklich tot bin.« (Kalanithi 2016)

Die hohe Varianz im Alter von pädiatrischen Patienten und deren kognitiven und emotionalen Zustand sowie der individuelle und familiäre Umgang mit der Erkrankung und Lebensumstände führen zu einer heterogenen Klientengruppe, die den individuellen Blick auf jede einzelne Familie und Patienten besonders wichtig macht. Je nach Alter und Fähigkeit der Kinder und Jugendlichen ist die Krankheitsverarbeitung und Partizipation in Entscheidungen sowie deren eigenes kognitives und emotionales Erleben in unterschiedlichen Ausprägungen Teil der psychosozialen Betreuung. Grundsätzlich sollte Soziale Arbeit als Advokat des Patienten und dessen Familie unterstützend daran mitwirken, dass Betroffene Zugang zu altersentsprechenden Informationen erhalten und einen geschützten Raum für Fragen und Emotionen sowie deren Wünsche erhalten. »Unausgesprochene Wahrheiten dagegen hindern den Patienten daran, sich mit dem Unvermeidlichen auseinanderzusetzen und Abschied zu nehmen« (Niethammer 2010, S. 85). Ein Ablehnen von Informationen von Kindern und Jugendlichen selbst sollte jedoch genauso respektiert werden (vgl. Niethammer 2010, S. 84). Dem gegenüber stehen Patienten, die aufgrund ihrer Erkrankung in ihren kognitiven Fähigkeiten eingeschränkt sind. Hier ist es die besondere Aufgabe der Sozialen Arbeit, gemeinsam mit Psychologen und Heilpädagogen darauf zu achten, dass diese Kinder und Jugendlichen im Rahmen ihrer Möglichkeiten gehört und wahrgenommen werden und neben ihren physischen auch die psychischen und spirituellen Bedürfnisse Beachtung und Raum finden.

Eltern und rechtliche Betreuer

Die für dieses Kapitel gewählte Begrifflichkeit Eltern definiert die häufigste Form der zu betreuenden Familien in der Kinderpalliativmedizin. Darunter fallen die gesetzlich ankerkannten Erziehungsberechtigten, die entweder durch Geburt oder durch juristische Entscheidungen das Sorgerecht für die Kinder und Jugendlichen vollumfänglich tragen. Daneben gibt es eine kleinere Anzahl an Patienten, die durch gesetzliche Betreuer einen rechtlichen Entscheidungsträger für das Patientenwohl erhalten haben und in heilpädagogischen oder pflegerischen Einrichtungen leben. Auch für diese Betreuer besteht nicht nur eine hohe berufliche, sondern auch emotionale Verantwortung in Entscheidungsprozessen, die im Folgenden in Bezug auf die Eltern dargestellt werden.

Bereits mit den ersten Symptomen oder der Diagnosestellung beginnt für die Eltern eine besonders herausfordernde Zeit. Eltern sind nicht nur gefordert im Laufe der Zeit große Mengen an Informationen zu verstehen, schwierige Nachrichten zu verkraften und Entscheidungen auf Grundlage der Kommunikation mit dem medizinischen Versorgerteam zu treffen (Koch und Jones 2018), sondern auch die entstehenden Herausforderungen in den verschiedenen Systemen (Loscalzo 2011), wie z. B. in Schulen oder mit Versicherungen und Behörden zu bewältigen sowie mit den eigenen sozialen und emotionalen Bedürfnissen umzugehen (Koch und Jones 2018). Dabei kann auch Ärger eine normale Reaktion von Eltern sein, welcher häufig aus Angst oder Sorge über die Ungewissheit entsteht (Blacker 2011) und durch kompetente Gesprächsführung oft entschlüsselt werden kann.

Die Begleitung des erkrankten Kindes ist durch viele kleine Verluste in verschiedenen Bereichen geprägt (Loscalzo 2011). Pädiatrische Palliativversorgung kann besonders hilfreich sein, um Therapieentscheidungen zu treffen und mit den psychosozialen Belastungen umzugehen, also auch Entscheidungen am Lebensende (Liben et al. 2008) nicht ohne Beratung treffen zu müssen. Das Bedürfnis nach Partizipation (Loscalzo 2011) und der Wunsch, etwas für das eigene Kind tun zu können, sind oft von großer Bedeutung für Eltern.

Sozialer Arbeit kommt in der Begleitung von Eltern die besondere Aufgabe zu, Eltern nicht als separate Individuen in ihrem System zu sehen. Es kann dabei hilfreich sein, die besonderen Bedürfnisse und Anforderungen innerhalb ihrer Lebenswelten zu erschließen. Dabei konzentriert sich Soziale Arbeit vor allem auf die Stärken der einzelnen Individuen, der Familie und des Systems, um Ressource zu erschließen und dadurch die Erlebnisse und Erfahrungen bewältigbar zu machen (Loscalzo 2011).

Eine oft übersehene Thematik ist die Überlastung und fehlende Selbstfürsorge von Eltern (Koch und Jones 2018). Eine optimale pädiatrische Palliativversorgung beinhaltet jedoch nicht nur die Betreuung des Patienten, sondern der gesamten Familie (Koch und Jones 2018), nicht nur, weil dies ethisch gerechtfertigt ist und Eltern zumeist die komplexe Versorgung der Kinder in großen Teilen selbst tragen, sondern auch, weil dies das Wohlbefinden des Patienten selbst und dessen Geschwister beeinflusst (Koch und Jones 2018).

Gerade die Koordination der Versorgung des Kindes ist eine der größten Belastungen für Eltern (vgl. Carosella et al. 2018) und gute Kommunikation eine der höchsten Prioritäten von Eltern in der Palliativversorgung (Contro et al. 2002; Hindsd et al. 2009).

Geschwisterkinder

Geschwisterkinder schwerkranker oder mehrfach behinderter Kinder und Jugendlicher finden sich oft in der Position, ihre Bedürfnisse hinten anstellen zu müssen. Dies führt bei einigen Kindern zu Rückzug und besonders altruistischen Einstellungen, bei anderen zu Verhaltensauffälligkeiten im Versuch, die Aufmerksamkeit von Eltern oder Betreuern auf sich zu ziehen (Stanczak und Podeswik 2016). Viele Kinder und Jugendliche schaffen es jedoch auf beeindruckende Weise, wenn sie gut informiert, eingebunden und unterstützt werden, vor allem auch in schwierigen Zeiten diese Herausforderung gut zu bewältigen (Collinson und Bleakly 2009). Eltern befinden sich oft in einem Drahtseilakt, dem betroffenen Kind und den Geschwistern gerecht werden zu wollen und dabei ihre eigenen Kräfte nicht völlig zu überschreiten.

Die besonderen Bedürfnisse und Lebenswelten von Kindern und Jugendlichen und die Einbindung dieser ist dabei ein Kompetenzfeld der Sozialen Arbeit und Psychologie in der Zusammenarbeit mit Eltern – durch Aufklärung, Unterstützung und Vorbereitung von herausfordernden Gesprächen – , damit Geschwisterkinder und Jugendliche sich integriert, gehört und verstanden fühlen sowie in der direkten Arbeit mit den Angehörigen. Der systemische, sozialpädagogische Blick ist vor allem dann von großer Bedeutung, wenn Geschwister in die Rolle des Vermittlers oder Dolmetschers verfallen. Geschwister sollten nie die Verantwortung tragen müssen, eine schwierige Nachricht überbringen zu müssen, z. B. aufgrund des Fehlens eines Dolmetschers (Blacker 2011).

Die Rolle von Großeltern und ihre besonderen Herausforderungen

Für Großeltern, die eine zunehmende Präsenz in der Pädiatrie erhalten (Kuh et al. 2019), stellt die schwere Erkrankung und das Versterben eines Enkelkindes eine doppelte Herausforderung dar. Zum einen besteht diese in der umgekehrt erwarteten Generationsfolge, in der Großeltern nicht erwarten, ihre eigenen Kinder oder gar Enkel zu überleben, zum anderen die Belastung, das eigene Kind leiden zu sehen und diese nicht vor dem Leid beschützen zu können (Collinson und Bleakly 2009).

Sozialarbeiter erhalten in dem Setting von pädiatrischer Palliativmedizin eine besondere Aufgabe, in dem sie das gesamte Familiensystem im Blick behalten (Kuh et al. 2019) und die besondere Rolle von Großeltern wahrnehmen und würdigen.

Die besonderen Herausforderungen von weiteren Beteiligten

Einer besonderen, oft ungesehenen Herausforderung sehen sich betreuende Einrichtungen, wie Schulen und heilpädagogische Einrichtungen, Pflegekräfte aus der häuslichen Krankenpflege, Therapeuten und Mitarbeitenden von Beratungsstellen und Behörden gegenüber, die mit der Thematik von schwerer, lebensbedrohlicher Krankheit im Kindes- und Jugendalter konfrontiert werden, oft aber nicht die geeigneten Ressourcen, wie Raum und Zeit zum Austausch (z. B. mittels Supervision) haben, um über das Erlebte sprechen zu können, und denen auch die fachliche Routine in diesem Bereich fehlt. Darüber hinaus bleiben oft auch Freunde und Bekannte und besonders in ländlichen Strukturen auch Nachbarn und Bekannte ohne Unterstützung bei Gesprächsbedarf, Fragen und Nöten. Soziale Arbeit, die sich nicht nur dem Individuum, sondern auch dem System und der Gesellschaft verpflichtet ist, erhält gerade hier einen besonderen Auftrag.

9.4.5 Herausforderungen in der Kinderpalliativmedizin

Sprache und Kultur

In Zeiten von zunehmender Migration und der gut ausgebauten medizinischen Versorgungsstruktur in Deutschland ist die Multikulturalität auch in der Kinderpalliativmedizin zu finden. Eine besondere Bedeutung in der pädiatrischen Versorgung nimmt, neben den Herausforderungen von kulturgerechter Medizin, vor allem die Kommunikation ein. Häufig erwerben Geschwisterkinder durch die Betreuung in Schulen und Institutionen schneller sprachliche Kompetenzen als ihre Eltern. Dies führt oft dazu, dass in Notfallsituationen oder bei der Bewältigung von Behördenpapieren die Geschwisterkinder in die Pflicht genommen werden. Hier hat Soziale Arbeit die besondere Verantwortung, Eltern, aber auch Teammitglieder zu sensibilisieren und geeignete Unterstützungsformen zu generieren. Dies ist oft nur durch ein hohes Maß an Kreativität möglich. Ein Beispiel dafür sind Eltern, die durch Analphabetismus oder ein fehlendes Verständnis des deutschen Schriftbildes Medikamentenpläne nicht lesen können und diese durch Sozialarbeiter so angepasst werden müssen, dass eine sichere Gabe und Intervention mit Medikamenten zu jedem Zeitpunkt gesichert ist. Auch kommt der Sozialen Arbeit im interdisziplinären Team die Aufgabe bei kulturellen Unterschieden zu, zu ermitteln und deren Auswirkungen sichtbar und verständlich zu machen. Ein unterschiedliches Verständnis über Krankheitsmitteilung, das Vorausplanen und Ansprechen des möglichen Versterbens eines Kindes oder Jugendlichen, kultur- und glaubensentsprechenden Ritualen sowie kulturgeprägte Erfahrungen und Einstellungen z. B. gegenüber staatlichen Institutionen spielen dabei eine wichtige Rolle.

Elterliche Sorge und Sorgerecht

Die Komplexität an familiären Lebensmodellen ist heute von größerer Diversität geprägt als je zuvor. Die elterliche Sorge (§ 1626 BGB) ist für die klassische Konstellation des Familienkonstrukts (leibliche Eltern betreuen die eigenen Kinder) zwar von großer Bedeutung, jedoch sind heutige Familienmodelle ebenfalls geprägt durch Patchwork-, Ein-Eltern-, Pflege- oder Stief-Familien. Die besondere Herausforderung für die pädiatrische Palliativversorgung und die Soziale Arbeit besteht in der Ermittlung der rechtlichen Ansprechpartner und Entscheidungsträger und in der

Evaluierung wichtiger Bezugspersonen, die nicht entscheidungsberechtigt sind, aber in bestimmten Prozessen große Bedeutung und Einfluss haben. Über alle Fragen der Einbindung einzelner Mitglieder in Entscheidungsprozesse und der Informationsweitergabe im Rahmen der Schweigepflicht steht das Kindeswohl, welches besonders durch die Professionsvertreter der Sozialen Arbeit im Blick behalten werden sollte.

Transition

Mit der zunehmenden Entwicklung, Technisierung und dem Fortschritt der Medizin haben Kinder und Jugendliche trotz schwerer oder seltener Erkrankungen in Deutschland heute eine zunehmend höhere Lebenserwartung. Mit dem Erreichen der Volljährigkeit enden aber viele Strukturen der pädiatrischen Versorgung und mit zunehmendem Alter auch die der Kinder- und Jugendhilfe, der schulischen Betreuung und der juristischen Entscheidungsrechte der Eltern. Aufgrund dessen bekommt das Konzept der Transition von Kindern und Jugendlichen in die Erwachsenenmedizin und der psychosozialen Begleitung und gegebenenfalls stationären Unterbringung zunehmend Aufmerksamkeit. Erste medizinische Fachpraxen entstehen, um den Übergang und die Versorgung von jungen Erwachsenen zu gewährleisten und die besonderen, fachspezifischen Kenntnisse der Pädiatrie und Neuropädiatrie auch älter werdenden Patienten in einem neuen Setting zugänglich zu machen. Der Ausbau dieser Strukturen wird jedoch Aufgabe der kommenden Jahre sein.

9.4.6 Advanced Care Planning – Entscheidungen zur Therapie und Therapiebegrenzungen

»Even if it is unpleasant, parents prefer the truth.« (Koch und Jones 2018)

Die Therapieentscheidungen für Menschen, die volljährig, aber nicht mehr selbst einwilligungsfähig sind, sind in Deutschland durch das Betreuungsrecht geregelt. In diesem Bereich ist auch der gesetzliche Rahmen detailliert diskutiert. Die Herausforderung der Kinderpalliativmedizin besteht jedoch zum einen aus der Minderjährigkeit und zum anderen in der Schwierigkeit der Ermittlung der Wünsche von Kindern und Jugendlichen, die sehr jung oder in ihrer Kommunikationsfähigkeit stark eingeschränkt sind.

In der Pädiatrie bekommt daher der Prozess von pediatric Advanced Care Planning (pACP), also der Prozess des Vorausplanens und der Erstellung eines Dokumentes ähnlich einer Patientenverfügung, zunehmend Aufmerksamkeit und Priorität und ist in internationalen Richtlinien und medizinischen Gesellschaften empfohlen (Lotz et al. 2015). In einer Studie von Lotz et al. im Jahr 2017 zeigt sich, dass für Eltern im Prozess der pACP Gespräche und das Erstellen eines Dokuments mit Wünschen und Zielen wichtig, aber auch belastend sind (Lotz et al. 2017). Niethammer (2010, S. 88) betont dabei, den Fokus bei der Überbringung von schwierigen Diagnosen oder in der Diskussion medizinischer Entscheidungen vor allem auf die angebotene Unterstützung zu legen und Eltern und Familien in dieser herausfordernden Zeit nicht alleine zu lassen.

Der Prozess von pACP-Gesprächen ist bisher noch nicht standardisiert und wissenschaftlich nicht ausreichend validiert. Seit 2017 arbeitet eine Forschungsgruppe des Kinderpalliativzentrums München in einer durch das Bundesministerium für Bildung und Forschung (2017) geförderten Pilotstudie an der wissenschaftlichen Entwicklung, Erprobung und Evaluation von pädiatrischer Vorausplanung (pACP) (BMBF). Erste Erkenntnisse zeigen jedoch, dass der Prozess der Gespräche (Lotz et al. 2017) und die Ehrlichkeit der begleitenden Team-Mitglieder (Koch und Jones 2018;) größere Aufmerksamkeit erhalten sollten, als die reine Erstellung eines schriftlichen Dokuments. Diese Prozesse sollen die Familie begleiten, die aktuelle Situation aus medizinischer und psychosozialer Sicht zu erfassen und Wünsche und Therapieziele sowie -einschränkungen zu diskutieren und diese Ergebnisse festzuhalten, um spätere Entscheidungen in Krisensituationen zu erleichtern.

Neben der ärztlichen Begleitung dieser Prozesse ist auch die psychosoziale Unterstützung und Gesprächsbeteiligung durch deren besonderen und systemischen Blick eine sinnvolle Komponente in pACP-Gesprächen. Gerade in der Frage, wie ein Kind oder Jugendlicher in die Gesprächs- und Entscheidungsprozesse mit eingebunden werden oder Eltern gemeinsame Gespräche führen können, können Fachkräfte der Sozialen Arbeit Fachkompetenz einbringen.

9.4.7 Fazit

Die Versorgung von Kindern und Jugendlichen in der Palliativmedizin beschäftigt sich mit einer heterogenen Patientengruppe und ist sehr individuell – abhängig von Diagnose, Alter und Familien- und Unterstützungssystem. Sozialarbeiter tragen dabei durch den systemischen, ressourcenorientierten Blick in Beratung und Begleitung der Familie und Koordination des Netzwerks einen wichtigen Beitrag zu der Versorgung und Begleitung der Familien bei.

Die Profession der Sozialen Arbeit ist in dem wissenschaftlich orientierten Gebiet der Medizin auch zukünftig darauf angewiesen, sich an Forschung und wissenschaftlicher Arbeit zu beteiligen, um sich zum einen aktiv an der Weiterentwicklung der recht jungen Disziplin der Kinderpalliativmedizin zu beteiligen, zum anderen, um die eigene Profession weiter auszubauen und eine evidenzbasierte Begleitung zu gewährleisten. Darüber hinaus sollte sich Soziale Arbeit an den Prozessen zur Weiterentwicklung der Transition von jungen Erwachsenen beteiligen und aktiv an der kontinuierlichen Verbesserung der psychosozialen und interdisziplinären Versorgung durch evidenzbasierte Forschung mit starkem Praxisbezug beteiligen.

Weiterführende Literatur:

Kühlmeyer K, Reichelt S (2019) Besonderheiten der kultursensiblen pädiatrischen Palliativversorgung (PPV). In: Wasner M, Raischl J (Hrsg.) Kultursensibilität am Lebensende. Identität – Kommunikation – Begleitung. München: Münchner Reihe.
Loscalzo MJ (2011) Social Work Practice in Palliative Care: An Evolving Science of Caring. In: Emanuel LL, Librach SL (Hrsg.) Palliative Care. Core Skills and Clinical Competencies. Philadelphia: Elsevier, Saunders. S. 570–583.

Niethammer D (2010) Wenn ein Kind schwer krank ist – Über den Umgang mit der Wahrheit. Frankfrut a. M.: Suhrkamp medizinHuman.

Wiener L, McConell DG, Latella L, Ludi E (2013) Cultural and religious considerations in pediatric palliative care. Palliative and Supportive Care 11:47–67. (DOI: 10.1017/S1478951511001027).

9.5 Palliative Care in der stationären Behindertenhilfe – Begleitung von Menschen mit geistiger Behinderung

Karl Werner und Gregor Linnemann

Die Begleitung von sterbenden Menschen mit geistiger Behinderung ist in der Palliative Care noch ein sehr junges Thema. Erst in den letzten Jahren entwickelten sich dazu professionelle Aufmerksamkeit und spezifische sozialpädagogische Ausbildungsprogramme. Am Beispiel des Weiterbildungskurses »Palliative Care nach dem Basiscurriculum Kern, Müller, Aurnhammer mit zusätzlichen Lehrinhalten, die die besonderen Bedürfnisse von Menschen mit geistiger Behinderung berücksichtigen«, werden im Folgenden zentrale Aspekte und Herausforderungen für Fachkräfte in der Behindertenhilfe (Sozialpädagogen, Heilerziehungspfleger, Gesundheits- und Krankenpfleger und Altenpfleger, aber auch Gesundheits- und Krankenpfleger in Krankenhäuser, Palliativstationen, Hospizen und Altenpfleger in Einrichtungen der Altenhilfe) im Hinblick auf Palliative Care dargestellt.

9.5.1 Kurzdarstellung der Weiterbildung

Die Kurse »Palliative Care nach dem Basiscurriculum Kern, Müller, Aurnhammer mit zusätzlichen Lehrinhalten, die die besonderen Bedürfnisse von Menschen mit geistiger Behinderung berücksichtigen«, wurden von den Barmherzigen Brüdern Bayern initiiert und werden vom Fortbildungsreferat der Barmherzigen Brüder Kostenz seit 2007 in einem zweijährigen Rhythmus durchgeführt.

Die Barmherzigen Brüder Bayerische Ordensprovinz sind Träger unterschiedlicher Sozialeinrichtungen. Als Vorreiter der Palliativmedizin und -pflege in Bayern starteten sie bereits 1991 mit der ersten Palliativstation in ihrem Münchener Krankenhaus und unterhalten mittlerweile zwei weitere Palliativstationen in den Krankenhäusern in Regensburg und Straubing sowie das Johannes-Hospiz in München.

Den Barmherzigen Brüdern war und ist es ein Anliegen, dass Palliative Care als Konzept und damit verbunden auch die Haltung und Philosophie von Palliative Care ebenfalls in Einrichtungen für Menschen mit Behinderung Eingang finden, damit die Bewohner in schwerster Krankheit und im Sterben in ihrem Zuhause, also in der Einrichtung, bleiben können.

Dies bedeutet, dass die Implementierung von Palliative Care einen wesentlichen Bestandteil des Lernprozesses und somit des Weiterbildungskurses darstellt.

Die Teilnehmer sind in den Arbeitsfeldern der stationären Behindertenhilfe in Wohngruppen, im Krankenhaus auf Palliativ-, Intensiv- und Onkologiestationen sowie in Altenheimen tätig.

Neben den 160 Unterrichtseinheiten des Basiskurses nach Kern, Müller und Aurnhammer wurde die Weiterbildung um 40 Unterrichtseinheiten für die Bearbeitung von Themen und Fragen, die die palliative Begleitung von Menschen mit geistiger Behinderung auf Wohngruppen in stationären Einrichtungen betreffen, ergänzt. Zusätzlich finden zwischen den fünf Kurswochen vier sogenannte Praxistage in den Einrichtungen der Teilnehmer statt. An den Praxistagen, die von den beiden Kursleitern moderiert werden, nehmen fünf bis sechs Teilnehmer einer Praxis-Lerngruppe sowie leitende Mitarbeitende der jeweiligen Einrichtung teil. Dabei geht es darum, dass Fragen der Umsetzung und Implementierung, also Fragen, die die gesamte Organisation betreffen, in einem gegenseitigen informativen Austausch zwischen Kursleitern, Teilnehmern und Vertretern der Einrichtung besprochen werden.

Um dem Anliegen der Barmherzigen Brüder gerecht zu werden, die Implementierung von Palliative Care in Einrichtungen für Menschen mit geistiger Behinderung voranzubringen, ist die Kursleitung mit je einem Vertreter aus dem Bereich Palliative Care sowie aus der Arbeit mit Menschen mit Behinderung doppelt besetzt. Ein Kursleiter konnte als Leiter des Johannes-Hospizes in München mit einer langjährigen Berufserfahrung auf Palliativstationen und Hospizen sowie einer Kursleiterausbildung für Palliative-Care-Kurse, das Konzept Palliative Care vertreten, während der zweite Kursleiter mit seinen beruflichen Erfahrungen als Sozialpädagoge, Heilerziehungspfleger und Systemtherapeut (SE) die Aspekte der Sozialen Arbeit mit Menschen mit geistiger Behinderung einbrachte.

Der Aufbau und Ablauf der Kurswochen ist so organisiert, dass medizinische, pflegerische, pastorale, ethische, juristische und therapeutische Aspekte jeweils an einem ganzen oder halben Kurstag vermittelt werden. Fragen und Themen, die die besonderen Bedürfnisse von Menschen mit Behinderung betreffen, werden von Referenten bearbeitet und anhand von Situationen und Beispielen aus der Praxis, die die Teilnehmer oder die Kursleitung selbst einbringen, behandelt.

Alle Referenten sind in Palliativstationen, Hospizen oder Einrichtungen für Menschen mit geistiger Behinderung tätig und tragen mit ihrer hohen Fachlichkeit sowie ihrer Offenheit gegenüber Fragen der palliativen Begleitung von Menschen mit geistiger Behinderung zur hohen Qualität der Weiterbildung bei.

9.5.2 Ausgangslage für Palliative Care bei Menschen mit geistiger Behinderung in der stationären Behindertenhilfe

Die Entwicklung in der Arbeit mit Menschen mit geistiger Behinderung hat im Laufe der letzten Jahrzehnte dazu geführt, dass Menschen mit geistiger Behinderung eine sehr gute medizinische und pflegerische Begleitung und Behandlung erfahren.

Dieser Fortschritt führte aber auch dazu, dass, ebenso wie bei nichtbehinderten Menschen, die medizinische und pflegerische Versorgung schwerstkranker und sterbender Menschen mit geistiger Behinderung zumeist im Krankenhaus und nicht (mehr) im gewohnten Umfeld, also in den Wohngruppen, stattfindet. Die letzte Lebensphase wieder in die *normale* Lebenswelt einer stationären Einrichtung der Behindertenhilfe zurückzuholen, stellt aber für alle Beteiligten eine große Herausforderung dar.

Sterben, Sterbebegleitung und die Auseinandersetzung mit dem Tod im Rahmen der Weiterbildung Palliative Care ist für die meisten Teilnehmer die erste praktische und hautnahe Berührung mit diesem Thema. Neben der allgemeinen Entfremdung gegenüber Sterben und Tod kommt die *neue* fremde Situation hinzu, dass der Mensch mit geistiger Behinderung auf seiner Wohngruppe in seiner letzten Lebensphase palliativ begleitet und gepflegt wird und sterben darf. Diese Ausgangssituation lenkt den Blick in zwei Richtungen: Was brauchen Menschen mit geistiger Behinderung, die sich im fortgeschrittenen Stadium einer unheilbaren Krankheit befinden und auf ihrer Wohngruppe sterben wollen? Und was brauchen die Mitarbeitende in diesen Einrichtungen?

9.5.3 Aufgaben für Heilerziehungspfleger als sozialpädagogische und pflegerische Fachkräfte

Die Zielgruppe der Weiterbildung sind Heilerziehungspfleger, Gesundheits- und Krankenpfleger und Altenpfleger, aber bisher weniger Sozialpädagogen. Jedoch weisen das Berufsbild des Heilerziehungspflegers und seine Aufgaben bzw. Kompetenzen viele Überschneidungen mit dem Berufsfeld der Sozialen Arbeit auf:

»Heilerziehungspflegerinnen und -pfleger verstehen sich als (sozial-)pädagogische und pflegerische Fachkräfte. Deshalb wird auch von einem Beruf mit zwei Schwerpunkten oder einem ›zweigipfligen Beruf‹ gesprochen« (Herrlich 2011, S. 16).

Diese Beschreibung kommt sowohl wegen des sozialpädagogischen als auch wegen des pflegerischen Schwerpunktes der Frage nach der Sozialen Arbeit in der Palliative Care sehr nahe. Aufgrund dieses spezifischen Profils wollen wir uns im Folgenden auf das Berufsbild des Heilerziehungspflegers fokussieren.

Ein weiterer wichtiger Aspekt sind die Versorgungsstrukturen der stationären Behindertenhilfe, da diese auf das Selbstbestimmungsrecht und die Berücksichtigung körperlicher, psychischer, sozialer und spiritueller Bedürfnisse von Menschen mit geistiger Behinderung in ihrer letzten Lebensphase einen starken Einfluss ausüben:

»Selbstbestimmung und Teilhabe von Menschen mit Unterstützungsbedarf ist bei allen professionellen Handlungen des Heilerziehungspflegers handlungsleitend, sowohl im Feld der Pädagogik als auch im Feld der Pflege. Die emotionalen, sozialen, somatischen und kognitiven Bedürfnisse einer Person werden dabei als unteilbares Ganzes gesehen und unterstützt.« (Herrlich 2011, S. 17)

Herrlich weist auf weitere Aufgaben hin, die auch aus Sicht der Sozialen Arbeit relevant sind:

> »Bedeutende Aufgaben der Heilerziehungspfleger (sind) neben der Förderung von Selbstbestimmung und Teilhabe die interdisziplinäre Arbeit mit anderen Fachdiensten, die Koordination der verschiedenen Professionen und vielfältiger Angebote, die Einbeziehung von ehrenamtlich tätigen Personen. Sowohl Wohneinrichtungen von Groß- oder Komplexeinrichtungen als auch kleinere Wohnheime oder Wohngruppenverbünde der großen Träger der Behindertenhilfe [...] bieten stationäre Wohn- und Unterstützungsformen an. Dort finden sich stärkere organisatorische und strukturelle Vorgaben für die Aufgabenbewältigung, die die Gestaltungsmöglichkeiten des einzelnen Heilerziehungspflegers einschränken können. Durch die Gruppe der Bewohner und das Team können sich zusätzliche Möglichkeiten und eine haltgebende Grundstruktur entwickeln. Die Gefahr der stationären Einrichtung liegt darin, dass die Logik der Organisation die Wünsche des Einzelnen überlagern kann (Deinstitutionalisierung).« (Herrlich 2011, S. 20)

Die Versorgungsstrukturen in stationären Einrichtungen der Behindertenhilfe sind dadurch geprägt, dass die Lebenswelt der Bewohner und die Arbeitswelt der

Mitarbeitende mit ihren organisatorischen Belangen sehr eng miteinander verwoben sind. Dadurch entsteht ein komplexes Geflecht von intensiven zwischenmenschlichen Beziehungen einerseits und sehr differenzierten, z. T. in hohem Maße *geregelten* Arbeitsbeziehungen andererseits.

Die Lebenswelt von Menschen mit geistiger Behinderung und ihre sozialen Beziehungen und Bezüge unterscheiden sich insbesondere in stationären Wohnformen der Behindertenhilfe von denen der Allgemeinbevölkerung durch (vgl. Caritasverband für die Diözese Augsburg 2011, S. 19 ff):

- Geringere finanzielle Mittel
- Eingeschränkter Bekannten- und Freundeskreis
- Keine eigene Familie
- Stattdessen Leben in einer, meist nicht selbst gewählten, Wohngruppe, z. T. über Jahrzehnte
- Biografie und Zukunftsperspektiven sind stark auf die Möglichkeiten der Einrichtung, in der sie leben, bezogen, bzw. begrenzt.
- Langjährige Mitarbeitende sind ein wichtiger Teil dieser Wohngemeinschaft.
- Es entsteht eine besondere Dreiecksbeziehung von Bewohner, Angehörigen und Mitarbeitenden.

In diesem Milieu und Beziehungsgeflecht kommt es zu vielfältigen, komplexen und oft konfliktträchtigen Überlagerungen von einerseits privaten, persönlichen und andererseits beruflichen, professionellen und organisatorischen Standpunkten, Erwartungen, Hoffnungen, Wünschen, aber auch Ängsten und Unsicherheiten aller Beteiligten.

9.5.4 Selbstbestimmung von Menschen mit geistiger Behinderung in der letzten Lebensphase

Hier kommt den Heilerziehungspflegern die Aufgabe zu, dafür zu sorgen, dass Menschen mit einer geistigen Behinderung an den Informationen, den Kommunikationsprozessen (Gespräche mit Haus- und Fachärzten, mit Ärzten und Personal im Krankenhaus, gesetzlichen Betreuern, Angehörigen etc.) sowie an Entscheidungen über Diagnose, Therapie und Behandlungsmöglichkeiten beteiligt und in sie mit einbezogen werden. Die Praxis zeigt, dass dies häufig nicht der Fall ist und Menschen mit geistiger Behinderung von diesen Prozessen ferngehalten oder ausgeschlossen werden.

Es ist ein Kernanliegen von Palliative Care in der Begleitung von Menschen mit geistiger Behinderung, den Betroffenen eine Stimme zu geben, damit ihr Selbstbestimmungsrecht zur Geltung gebracht wird. Dies entspricht den Grundannahmen von Palliative Care, wie sie im Basiscurriculum Palliative Care explizit beschrieben werden:

>>Bei der Arbeit mit Schwerkranken, Sterbenden und Trauernden lassen wir uns von bestimmten Grundannahmen leiten. [...] Patienten sind Individuen mit persönlichen Bedürfnissen. Sie haben das Recht auf Wahrnehmung und Berücksichtigung dieser Individualität.

Jeder Patient hat das Recht auf die beste zur Verfügung stehende Therapie und Pflege. Dabei ermöglicht erst die Kombination aus aktuellem Fachwissen, Fertigkeiten und reflektierter Erfahrung die Belange des Patienten zu erkennen und erschließt damit einen effektiven Weg zu einer qualifizierten Pflege und Behandlung. Patienten sind von ihrer schweren Erkrankung als Ganze betroffen. Therapie, Pflege und supportive Maßnahmen sind daher nur sinnvoll, wenn sie Teil eines ganzheitlichen Konzepts sind. Der Patient, seine Familie und seine Freunde sind eine Einheit, die der Fürsorge und Hilfe bedarf. Die Aufgabe der professionellen Helfer besteht darin, diesen Personenkreis zu ermutigen, aktiv mitzuarbeiten und gemeinsam ihre realistischen Ziele herauszufinden und anzugehen.

Palliative Krankenpflege ist Teil einer multiprofessionellen Fürsorge. Sie ist da erfolgreich, wo sie die eigene Fachkompetenz mit der Fachkompetenz anderer (Ärzte, Psychologen, Seelsorger, Sozialarbeiter, Physiotherapeuten etc.) zu verknüpfen weiß. Pflegende müssen und können für ihr Handeln Verantwortung tragen.<< (Kern et al. 2007, S. 15)

Bezogen auf Menschen mit geistiger Behinderung in der stationären Behindertenhilfe bedeutet das: Menschen mit Behinderung, die nicht im Krankenhaus (Palliativstation, Hospiz), sondern in ihrem gewohnten Umfeld (bspw. Wohngruppe) gepflegt werden, sind aus der Sicht der dort arbeitenden professionellen Helfer keine Patienten, sondern Personen, die je nach Situation und Unterstützungsbedarf (Assistenz, Förderung, Bildung, Pflege) begleitet werden. Im Unterschied zur palliativen Krankenpflege handelt der professionelle Helfer in diesem Kontext letztlich als >>Anwalt<< des Menschen mit Behinderung. Diesen vertritt und kennt er mit seinen Vorlieben, Fähigkeiten, Eigenheiten, Eigenarten, Einschränkungen etc. und begleitet ihn im Sinne eines ganzheitlichen Konzepts als Assistent in seiner Lebenswelt.

Hier ist der professionelle Helfer in besonderem Maße dem Leitbild der Selbstbestimmung von Menschen mit Behinderung verpflichtet.

Erfahrungsgemäß kommt es in diesem Zusammenhang zu offenen oder verdeckten Interessenskonflikten aller Beteiligten, insbesondere zwischen den Mitarbeitenden der Wohngruppe, Ärzten, Angehörigen, gesetzlichen Betreuern und dem Träger, bspw. zu Fragen, welche Therapie, Behandlung oder Maßnahme sinnvoll und angemessen ist. In diesem Kontext sind professionelle Helfer als *Dolmetscher* gefragt, die die unterschiedlichen Ansprüche der *multiprofessionellen Fürsorge* (s. o.) mit den (mutmaßlichen) Bedürfnissen des Menschen mit Behinderung abwägen, abstimmen und zur Sprache bringen müssen.

Mit dieser Aufgabenbeschreibung werden zum einen die vielfältigen Fachkompetenzen von Heilerziehungspflegern und zum anderen die sozialen Problemfaktoren beschrieben, mit denen sie sich auch in Prozessen palliativer Begleitung von Menschen mit geistiger Behinderung auseinandersetzen müssen und Verantwortung übernehmen:

> »Somit ist die erlebte gesellschaftliche Benachteiligung nicht vom Einzelnen abhängig, sondern letztlich ein Ergebnis der die Person umgebenden Umwelt, die sie entweder ausschließen (exkludieren) oder einschließen (inkludieren) kann. Das bedeutet, dass heilerziehungspflegerisches Handeln immer auch darauf ausgerichtet sein muss, diese mentalen und physischen Barrieren zu erkennen und die Gesellschaft auf die von ihr geschaffenen Barrieren in Bezug auf Menschen mit Unterstützungsbedarf aufmerksam zu machen.« (Herrlich 2011, S. 27)

Dies entspricht durchaus der Aufgabenstellung von Sozialer Arbeit.

9.5.5 Herausforderungen und Ansätze für Palliative Care in der professionellen Hilfe für sterbende Menschen mit Behinderung

Im Folgenden werden Herausforderungen und Ansätze auf drei unterschiedlichen Ebenen beschrieben: Zu allererst geht es darum, wie sich Menschen mit geistiger Behinderung ihre letzte Lebensphase vorstellen oder wünschen würden, bzw. wie Mitarbeitende den maßgeblichen oder mutmaßlichen Willen feststellen und dokumentieren können.

Danach wird die Bedeutung einer dem Wohl des Klienten verpflichteten Koordination der Angehörigen, der gesetzlichen Betreuer und der verschiedenen Professionen im Sinne einer multidisziplinären Zusammenarbeit hervorgehoben. Schließlich sollen auf Organisationsebene wichtige Aspekte des Gesamtrahmens für eine erfolgreiche Einführung eines Palliative-Care-Konzepts aufgezeigt werden.

Zukunftsplanung zum Lebensende: mein Wille!

So lautet der Titel einer Broschüre des Fördervereins für Menschen mit geistiger Behinderung Bonn e. V. Darin schreibt Heinz-Peter Vogel im Vorwort:

> »In meinem Berufsalltag zeigt sich immer dringlicher, dass Selbstbestimmung nicht in der letzten Lebensphase aufhören darf, sondern in der Zeit von Sterben und Tod besonders wichtig ist, weil sich sonst andere berufen fühlen zu entscheiden, was gut ist. [...] Jede Antwort, von der wir sagen können, dass sie den Willen des Schwerkranken oder Sterbenden berücksichtigt, ist für die begleitenden Personen wichtige Handlungsanweisung und entlastet bei der Frage: ›Mache ich das, was ich tue, im Sinne des Menschen richtig, den ich begleite‹.« (Förderverein 2013)

Selbstbestimmung im Rahmen von Palliative Care bei Menschen mit geistiger Behinderung bedeutet, dass Wünsche, Bedürfnisse, Vorlieben, aber auch Ängste und Abneigungen der Betroffenen berücksichtigt werden und in den Informations-, Kommunikations- und Entscheidungsprozess mit einbezogen werden. Wir haben in den Weiterbildungskursen die Erfahrung gemacht, dass gerade die Mitarbeitende vor Ort, die die Bewohner oft über Jahre hinweg begleiten und mit all ihren Eigenarten am besten kennen, diejenigen sind, die genau dafür Sorge tragen und sich für die

Selbstbestimmung und Teilhabe von Menschen mit geistiger Behinderung einsetzen. Sie sind es, die mit ihrer Langzeitperspektive und ihrem fachlichen Blick die »Sprache« der Bewohner, gerade die nonverbalen Ausdrucksmöglichkeiten wie Mimik, Gestik, Körperhaltung, Puls, Atmung und Hautbeschaffenheit, verstehen und übersetzen können.

Es ist ein Verdienst des Fördervereins für Menschen mit geistiger Behinderung Bonn e. V. (2013), in einer Broschüre alle wesentlichen Aspekte von Selbstbestimmung erfasst zu haben, und das, was im lebensweltlichen und beruflichen Alltag oft als selbstverständlich und nebensächlich erscheint, ins Zentrum der Betrachtung und Bewertung zu stellen.

Das ist aus Sicht der Menschen mit Behinderung:

- Was ich gerne mag!
- Was mir besonders wichtig ist!
- Hoffnungen und Befürchtungen
- Medizinische Erklärungen
- Was für mich getan werden soll!
- Meine Beerdigung!
- Wer nach meinem Tod etwas von mir bekommen soll!
- Zitate

Alle Themen werden in einfacher und leichter Sprache beschrieben und sind mit methodischen Hinweisen versehen. Insbesondere die Kapitel über »Medizinische Erklärungen« und »Was für mich getan werden soll!« stellen komplexe Sachverhalte verständlich dar und ermöglichen konkrete Aussagen über zu treffende medizinische Entscheidungen. Nicht zuletzt kann die Broschüre darüber hinaus als wichtige Dokumentationsgrundlage im Sinne einer Werteanamnese bzw. eines Wertetagebuchs genutzt werden.

Im Hinblick auf Teilhabe ist noch ein weiterer Aspekt wichtig: Auf die professionelle Herausforderung der *Zweigipfligkeit* wurde bereits hingewiesen. Dadurch ergibt sich, so Herrlich, die spezifische Besonderheit heilerziehungspflegerischer Fachlichkeit in der Pflege:

»Pflege wird nicht nur als körperliche Handlung verstanden, vielmehr wird sie über einen rein somatisch verstandenen Pflegebegriff hinaus immer auch als gestalteter Bildungsprozess begriffen. Es geht nicht nur darum, Menschen in ihren körperlichen und lebenspraktischen Beeinträchtigungen und dem daraus eventuell entstehenden Unterstützungsbedarf wahrzunehmen. Vielmehr zielt das heilerziehungspflegerische Pflegeverständnis, wie auch das der modernen Pflegewissenschaft, immer auf die Wahrnehmung der ganzen Person, die begleitet und unterstützt wird. Ziel ist es, Menschen mit vielfältigem Unterstützungsbedarf und Behinderung vor dem Hintergrund des Paradigmenwechsels weg von der Betreuung, hin zur teilhabeorientierten Assistenz zu unterstützen. Für die Heilerziehungspflege ist Pflege immer in Richtung Teilhabe orientiert. Teilhabe ist für die Heilerziehungspflege *die* zentrale Perspektive. Durch die assistierende Unterstützung zielen die professionellen Begleiter auf die ›gleichberechtigte Teilhabe‹ von Menschen mit Unterstützungsbedarf am gesellschaftlichen Leben. Pflege ist in diesem Sinne eine Voraussetzung für Teilhabe.« (Herrlich 2011, S. 17)

Die Koordination einer am Wohl des Klienten/Patienten orientierten multiprofessionellen Fürsorge

Die Grundannahme im Curriculum für Pflegende, dass die Einheit aus Patient, Familie und Freunden der Fürsorge und Hilfe bedarf, zur aktiven Mitarbeit ermutigt und gemeinsam ihre realistischen Ziele finden soll, muss, wie weiter oben beschrieben, auf die Gegebenheiten der Versorgungsstrukturen der Behindertenhilfe hin spezifiziert und erweitert werden. Wenn man davon ausgeht, dass mit der genannten Einheit wichtige Bezugspersonen des Patienten gemeint sind, dann gehören in der stationären Behindertenhilfe in der Regel auch die Mitarbeitende der Wohngruppe, in der der Mensch mit geistiger Behinderung lebt und nun palliativ versorgt werden soll, zu dieser Einheit. Weil sie über Jahre hinweg in unmittelbarer Nähe mit den Bewohnern arbeiten und als Bezugspersonen Teil ihrer Lebenswelt sind, spüren sie eine besondere Verantwortung. Neben den Mitarbeitenden der Wohngruppe seien hier die professionellen Helfer von Fachdiensten in den Einrichtungen genannt, die ebenso über viele Jahre hinweg zu Lebensbegleitern geworden sind: Theologen, Sozialpädagogen, Psychologen, Pflegefachkräfte, Mitarbeitende aus dem Nachtdienst und Fachkräfte aus den Werkstätten für behinderte Menschen.

Es liegt in der Verantwortung der Mitarbeitende vor Ort, dass sie die Initiative ergreifen und »die eigene Fachkompetenz mit der Fachkompetenz anderer (Ärzte, Psychologen, Seelsorger, Sozialarbeiter, Physiotherapeuten etc.) verknüpfen« (Kern et al. 2007, S. 15). Die Einberufung eines dafür geeigneten *runden Tisches* bedeutet meist eine Weichenstellung im Umgang mit Fragen, ob eine kurative oder palliative medizinische und pflegerische Versorgung anzustreben ist. Das Zusammenkommen der verschiedenen Beteiligten und Akteure ermöglicht einen Informations- und Kommunikationsprozess auf Augenhöhe. Hier können und müssen die Mitarbeitende vor Ort ihre palliative und heilerziehungspflegerische Fachkompetenz im Sinne einer Beratung für andere Professionen einbringen.

»Beratung ist ein Element der pädagogischen und pflegerischen Fachkompetenz. Heilerziehungspfleger beraten allein oder gemeinsam mit anderen Fachkräften zu Fragen der Lebensgestaltung und dem Einsatz von Hilfen [...]« (Herrlich 2011, S. 23).

Häufige Problem- und Fragestellungen sind u. a. Ernährung und Flüssigkeitsgabe, Schmerzbehandlung oder rechtliche Grundlagen (Bausewein et al. 2010, S. 57 ff.).

Nur durch Koordination und gegenseitige Beratung der Mitarbeitende vor Ort kann es gelingen, dass die Bedürfnisse, Erwartungen sowie die Aufgaben und Kompetenzen der Beteiligten vernetzt und abgestimmt werden.

Aspekte einer multiperspektivischen Abstimmung können sein:

- *Perspektive der Menschen mit Behinderung*
  - Ich möchte wahr und ernst genommen werden und mitreden
  - Meine Individualität soll berücksichtigt werden
  - Redet mit mir und nicht über mich in Ehrlichkeit und Vertrautheit
  - Gebt mir Sicherheit und Zeit
  - Ich möchte keine Schmerzen haben

- *Perspektive der Angehörigen*
  - Wir möchten Begleiter haben auf dem Weg der Begleitung
  - Wir wollen eingebunden sein
  - Wir wollen ernst genommen werden
  - Wir wollen uns zurückziehen können
  - Wir brauchen umfassende Informationen und einen Leitfaden
- *Perspektive der Mitarbeitenden*
  - Im Team brauchen wir Vertrauen zueinander
  - Und eine gute Zusammenarbeit
  - Wir wünschen gute Kooperation mit Ärzten, Betreuern und Angehörigen
  - Wir wünschen Verfügbarkeit und Ansprechbarkeit der Ärzte und gute Beratung
  - Von Betreuern wünschen wir Besuche vor Ort, eine gute Kenntnis des Bewohners und Entscheidungen in seinem Sinne und zu seinem Wohle
  - Der Bewohner kann uns zeigen was er mag und will und was nicht; er hat Vertrauen zu uns
  - Wir wollen uns gegenseitig Ängste nehmen, beraten und begleiten
- *Perspektive der Mediziner*
  - Wir brauchen Vorinformationen über die Art der Behinderung und der akuten Erkrankung
  - Wir brauchen eine Bezugsperson
  - Wir möchten mit den Betreuern vor Ort einen Behandlungs- und Notfallplan erstellen
  - Wir brauchen die Mitarbeitenden als Dolmetscher beim Erstkontakt und danach
  - Wir wollen den persönlichen Kontakt zum Betreuer
  - Wir brauchen Informationen von den Angehörigen und wollen sie in die Behandlung mit einbeziehen

Diese Aspekte wurden im Rahmen eines zweitägigen Workshops zum Thema »Palliative Care für Menschen in und aus Einrichtungen der Behindertenhilfe« entwickelt (dazu auch Caritasverband für die Diözese Augsburg 2011, S. 129 ff.).

Organisatorische Rahmenbedingungen schaffen, damit Palliative Care in der Begleitung von Menschen mit geistiger Behinderung in der stationären Behindertenhilfe gelingt

Die Einführung und Umsetzung der im Rahmen der Palliative-Care-Weiterbildung erworbenen Kompetenzen in die Praxis kann nur gelingen, wenn auf Einrichtungsebene die nötigen Voraussetzungen geschaffen werden.

Der Implementierungsprozess hat uns gezeigt, dass es vor allem darauf ankommt, dass nicht nur einzelne Mitarbeitende eine Schulung erhalten und in der Einrichtung als Experten für Palliative Care angesehen werden, sondern dass letztlich die gesamte Organisation und alle Mitarbeitende in einen Lernprozess mit einbezogen werden müssen. Häufig sind es die Teamkollegen selbst, die ihre Ängste und Unsicherheiten im Umgang mit Sterbebegleitung und Tod beispielsweise hinter der Forderung nach einer Krankenhauseinweisung, wo die bestmögliche medizinische und pflegerische Behandlung gewährleistet ist, zu verbergen versuchen.

In diesem Sinne ist es unerlässlich, dass neben der Ausbildung von PalliativCare-Fachkräften alle Mitarbeitende Informationen beispielsweise im Rahmen von innerbetrieblichen Fortbildungen über Grundlagen, Ziele und Anliegen von Palliative Care bekommen. Ein weiterer Aspekt ist die Einbeziehung der in einer Einrichtung vorhandenen Trauer- und Bestattungskultur. Meist übernehmen Pastoralreferenten, Priester, Theologen, Psychologen oder Sozialpädagogen als Mitarbeitende in Fachdiensten Aufgaben der Seelsorge und Trauerbegleitung sowohl von Bewohnern als auch von Mitarbeiteenden und leisten damit einen wesentlichen Beitrag, damit spirituelle und existenzielle Fragen und Belastungen beispielsweise in Form von Ritualen, Gottesdiensten oder Feiern aufgegriffen werden.

Schließlich bedarf es einer zentralen Stelle, die für die Koordination der unterschiedlichen Maßnahmen, Abläufe und Prozesse verantwortlich ist. Diese Stelle kann von engagierten Mitarbeiteenden, die sich in einer Steuerungs- oder Arbeitsgruppe mit einem Auftrag der Einrichtungsleitung zusammensetzen, gebildet werden. Neben den genannten Aufgaben der innerbetrieblichen Fortbildung, der Trauerbegleitung und Seelsorge stellt die Gremien- und Öffentlichkeitsarbeit, beispielsweise über Informationen in einer Hauszeitung, einen wichtigen Aspekt dar, damit Palliative Care wahrgenommen wird.

Folgende Fragen dienen zur Klärung wichtiger organisatorischer Rahmenbedingungen:

- Ist Palliative Care auf meiner Wohngruppe/in meiner Einrichtung gewünscht, machbar? (Auftrag)
- Wer ist für die Einführung/Koordination zuständig?
- Wer muss mit wem kooperieren?
- Gibt es einen Arbeitskreis/eine Steuerungsgruppe?
- Welche Kompetenzen sind schon vorhanden, welche brauchen wir noch?
- Wer ist Ansprechpartner bei einer anstehenden Entscheidung, dass oder ob jemand palliativ behandelt oder begleitet wird?
- Sind die einzelnen Schritte (u. a. *runder Tisch*, Pflege, Angehörige, Entscheidungen) festgelegt und verbindlich vereinbart?
- Wie viele Palliativfachkräfte brauchen wir?
- Wie werden alle Mitarbeitende einbezogen, informiert, fortgebildet und begleitet?

9.5.6 Palliative Care in der stationären Behindertenhilfe – eine noch kurze Erfolgsgeschichte

Aus unserer Erfahrung lässt sich für den Bereich der Behindertenhilfe abschließend Folgendes feststellen: Bei Mitarbeitenden in den Einrichtungen und auch bei den Leitungen und Vorgesetzten entwickelt sich aus anfänglicher Skepsis und zum Teil auch Widerstand oft die Bereitschaft und Offenheit, Palliative Care als Element der

Alltagsarbeit zu sehen. Die Notwendigkeit, das Wissen um Sterbebegleitung und Symptomkontrolle auszubauen, wird häufig bekundet.

Daneben fallen die bereits vorhandenen und wesentlichen Voraussetzungen für gute palliative Versorgung in den Einrichtungen deutlich auf. Eine Ressource ist zunächst einmal die langjährige, zum Teil jahrzehntelange Kenntnis der Bewohner von Seiten der Betreuenden. Die in der Regel liebevolle Grundhaltung zeigt sich im Umgang mit den behinderten Menschen, die häufig ihren Ausdruck findet im Verständnis für die Bedeutung von Essen und Trinken und der Lebensfreude, die diese zentralen Elemente des Alltags vermitteln. Dazu kommt oft eine freundliche und sehr individuelle Gestaltung der Räumlichkeiten, die die Persönlichkeit der Bewohner zum Ausdruck bringt und den privaten, häuslichen Charakter der Unterbringung betont. Auffallend ist auch die Gestaltung eines Alltags mit Struktur, Arbeit, Freizeit, Förderungen und Forderungen und unterstützender Begleitung. Die Zusammenarbeit mit den Hausärzten ist häufig von gegenseitiger, langjähriger Kenntnis geprägt. Die Betreuenden sind in der Lage, als Anwälte und Dolmetscher zu wirken. Da Menschen mit schwerster geistiger Behinderung in der Regel Schmerzen nicht verbal ausdrücken können, ist die nonverbale Wahrnehmung wesentlicher Bestandteil der Kommunikation zwischen Betreuenden und Bewohnern und auch bereits geübt. Durch das lange und gute Kennen scheint die Beziehungsgestaltung von ausgeprägter Authentizität zu sein. Das Leitbild der Einrichtungen, sich der Selbstbestimmung des behinderten Menschen zu verpflichten, wird gelebt. Innerhalb der Einrichtungen entwickelt sich bald eine große Bereitschaft, sich gegenseitig für das Thema Palliative Care zu sensibilisieren. Dabei ist eine ausgeprägte Disziplin in der Teamkommunikation festzustellen.

Die Themen Tod und Sterben werden den Betroffenen immer weniger vorenthalten. Durch spirituelle Förderung und Einbindung der behinderten Menschen in die Gestaltung von Gottesdiensten und Ritualen ist das Thema präsent und wird kommuniziert. Beim Tod eines Mitbewohners werden behinderte Menschen in das Abschieds- und Trauerritual einbezogen. Durch zum Teil eigene Friedhöfe der Einrichtungen ist die Bestattungskultur besonders ausgeprägt.

Da, wo palliative Philosophie, Haltung und Handwerk auf die Versorgung von Menschen mit Behinderung treffen, wird das Prinzip der Selbstbestimmtheit noch einmal in ein klares Licht gestellt. Behindertenarbeit und Palliative Care sind so zwei im besten Sinne miteinander harmonierende Elemente der Gesamtversorgungsstruktur innerhalb des Gesundheitswesens, beide mit dem Ziel, Selbstbestimmung zu fördern, gerade dort, wo sie lange Zeit zu kurz gekommen ist.

Hierin kann eine Erklärung dafür gesehen werden, dass die anfängliche Skepsis und die Widerstände gegen die Implementierungsprozesse sehr rasch einer Akzeptanz wichen und die bereichernden Faktoren in den Fokus der Absolventen der Weiterbildung, sowie in die Einrichtungsleitungen rückten.

In der Folge der bisher stattgefundenen Kurse sollte nun weiter gesehen werden, wie weit die Strukturen in den Einrichtungen für behinderte Menschen wandelbar und flexibel sind, um auch personelle Veränderungen im Hinblick auf Fachlichkeit und Quantität möglich zu machen. Erst mit Vorliegen entsprechender Erfahrungswerte in Bezug auf die Versorgung von sterbenden behinderten Menschen mit starken Symptomen kann ein Erfolg abgeschätzt werden. Denn neben dem Kernanliegen von Palliative Care in der Begleitung von Menschen mit Behinderung, den Betroffenen eine Stimme zu geben und die Selbstbestimmung zu stärken, ist es ein Kernthema von Palliative Care, pflegerische und medizinische Kompetenz auszubauen. In der gegenseitigen Befruchtung heilerziehungpflegerischer und palliativpflegerischer Erfahrungen und Inhalte könnte der Weg in die Zukunft angemessener Versorgung sterbender Menschen mit Behinderung gesehen werden.

Denn erst die Erfahrungen und erlangten Kompetenzen nicht nur im Bereich der Kommunikation und Vernetzung, sondern auch der Handlungsfähigkeit in Akutsituationen tragen zu einem sicheren Boden bei. Hier seien als Beispiele Schmerzattacken, Atemnot, Blutungen, Übelkeit, epileptische Anfälle oder Ernährungsprobleme genannt.

Die Beherrschung und Linderung solcher Symptome und Akutsituationen im Zusammenspiel der Kompetenzen der verschiedenen Berufsgruppen (wie die Soziale Arbeit) unter gleichzeitiger Vermeidung einer Notfallverlegung ins Krankenhaus ist vorrangiges Ziel der fachlichen Vertiefung und Verbreitung von Palliative Care im Kontext der Behindertenarbeit.

Zusammenfassend lässt sich feststellen: Vieles ist bereits möglich, manches im Hinblick auf Implementierung von Palliative Care ist auf einem guten Weg. Aus unserer Sicht kann und muss es – im Sinne der behinderten Menschen – genau so weitergehen.

Die Weiterbildung Palliative Care – Interdisziplinärer Kurs für Fachkräfte in Krankenhäusern, in der Behinderten- und Altenhilfe, in Palliativstationen, in Hospizen und im ambulanten Bereich wird auch 2019 weiterhin bei den Barmherzigen Brüdern Kostenz angeboten. Es ist und bleibt eine wichtige Aufgabe, eine aktive Hospiz- und Palliativkultur in Einrichtungen der Behindertenhilfe zu bringen und diese Kultur am Leben zu erhalten.

Ein weiterer Schwerpunkt der Weiterbildung bildet das interdisziplinäre Konzept, sodass der Austausch der Kursteilnehmer, die aus unterschiedlichen Arbeitsfeldern kommen, einen wesentlichen Beitrag für den Lernprozess darstellen.

Weitere Informationen unter www.barmherzige-kostenz.de

Weiterführende Literatur

Bausewein C, Roller S, Voltz R (Hrsg.) (2015) Leitfaden Palliative Care: Palliativmedizin und Hospizbetreuung. 8. Aufl. München: Elsevier.
Caritasverband für die Diözese Augsburg (Hrsg.) (2011) In Würde. Bis zuletzt. Hospizliche und Palliative Begleitung und Versorgung von Menschen mit geistiger Behinderung. Augsburg.
Förderverein für Menschen mit geistiger Behinderung Bonn (Hrsg.) (2013) Zukunftsplanung zum Lebensende: mein Wille! Bonn.

9.6 Schwerkrank und süchtig – Soziale Arbeit in der Begleitung sterbender Menschen mit Suchterkrankung

Nikolai Podak

> Herr Müller, 53 Jahre alt, liegt im Sterben. Es geht ihm schlecht, er weiß, dass er nur noch wenige Wochen zu leben hat, das hat ihm auch sein Hausarzt gesagt. Herr Müller ist ledig, lebt seit vier Jahren in einer Wohngemeinschaft und arbeitete bis vor Kurzem als Lagerist. Seine betagte Mutter kann ihn nicht mehr besuchen, er hat keine Geschwister. Auch Freunde von früher hat er nicht mehr viele, »die sind alle tot«. In der WG fühlt er sich zu Hause, dort ist er angekommen und dort sind Menschen, die ihm wichtig sind, wie z. B. der Leiter der Einrichtung, mit dem er sich gut versteht. Deswegen will er nun auch unbedingt »daheim« sterben. Herr Müller konsumierte viele Jahre harte Drogen, vor allem Heroin und Kokain. Trotzdem hat er immer gearbeitet. Seit 15 Jahren ist er nun in einem Substitutionsprogramm, bis auf einen schwankenden Nebenkonsum von Cannabis und Alkohol »in schlechten Zeiten, so wie jetzt« ist er stabil. In der letzten Woche spürt er allerdings einen starken Suchtdruck und würde »total gerne richtiges Zeug konsumieren«, aber mehr als Cannabis und Alkohol bekomme er hier nicht mehr. Die Suchtmittel lässt er sich von der Praktikantin bringen, die Mitleid hatte. »Die verpfeift mich nicht und ich sie auch nicht, ich will es mir hier am Schluss mit niemandem verscherzen.« Der Nebenkonsum verträgt sich manchmal nicht gut mit den Schmerzmedikamenten und der Substitutionssubstanz. »Aber was soll's schon, ist ja eh egal, ich sterbe ja bald – und dann wenigstens glücklich.«

Dieses erfundene Fallbeispiel soll einen Einstieg in das Thema ermöglichen und zeigen, welchen Konstellationen und Herausforderungen Professionelle (nicht nur der Sozialen Arbeit) in diesem speziellen Arbeitsfeld begegnen. Unzählige Beispiele wären denkbar. Und immer geht es um ganz individuelle Schicksale, um Lebensgeschichten, um die Auseinandersetzung mit dem Lebensende, dem Sterben und dem Tod. Eingedenk dieser Erfahrungen und eingedenk der Menschen, die ich begleiten durfte, möchte ich mich im Folgenden jedoch den eher grundsätzlichen Fragestellungen und Aspekten widmen.

Die Begleitung von substanzmittelabhängigen Menschen gehört zur üblichen Praxis der Sozialen Arbeit im Rahmen der theoretisch und praktisch höchst ausdifferenzierten Suchthilfe. Wenn es allerdings um die palliative Begleitung schwerkranker und sterbender süchtiger Menschen geht, ist erstaunlicherweise festzustellen, dass eine Auseinandersetzung damit in der einschlägigen deutschsprachigen Fachliteratur bisher nicht stattzufinden scheint. Im Hinblick auf Konsumenten harter illegaler Drogen ist das nachzuvollziehen, denn vor allem in den 1970er und 1980er Jahren in Deutschland starben viele Menschen sehr jung und oft ohne irgendeine professionelle Begleitung. Nicht zuletzt aufgrund der sich in den letzten

Jahrzehnten deutlich verbesserten Hilfs- und Angebotsstruktur können heute abhängige Menschen, z. B. mit Substitutions- oder Entzugsprogrammen, langfristig stabilisiert leben und damit auch deutlich älter werden. Es gibt seit wenigen Jahren vermehrte Angebote für ältere Konsumenten (z. B. Condrobs o. J.). Dort werden schwerkranke und süchtige Menschen auch in den Tod begleitet. Spannend ist aber, dass Fragen der spezifischen sozialpädagogischen bzw. multiprofessionellen Begleitung suchterkrankter Menschen bisher kein Thema sind bzw. die palliative Begleitung suchterkrankter Menschen kein Thema ist, das bisher wissenschaftlich und systematisch erfasst wurde. Punktuelle Anfragen an Mitarbeitende von Wohngemeinschaften oder Hospizeinrichtungen dahingehend, wie die spezifische palliative Begleitung von suchtkranken Menschen aussieht und welche Herausforderungen sich in der Praxis stellen, wurden mit den Argumenten abgewiesen, das käme nicht so oft vor und dazu könne und wolle man nichts Allgemeingültiges sagen. Selbst eine Anfrage bei der Deutschen Gesellschaft für Palliativmedizin (DGP) mit der Bitte um Hinweis auf entsprechende Publikationen oder Praxisberichte blieb erfolglos. Die *Zeitschrift für Palliativmedizin*, ein zentrales Fachmedium in Deutschland, hat seit ihrer Gründung noch keinen Artikel zu diesem Thema veröffentlicht. In den Publikationen der Sozialen Arbeit sucht man ebenfalls vergebens.

Meine Hypothese lautet daher, dass in Deutschland bisher keine systematische Auseinandersetzung im Kontext der Suchthilfe und Sozialer Arbeit mit palliativen Fragestellungen für süchtige Menschen erfolgte. Daher ist es das Ziel dieses Beitrags, eine erste Annäherung an ein im deutschsprachigen Raum nur marginal beachtetes, vielleicht auch verdrängtes Thema zu schaffen und dabei ohne Anspruch auf Vollständigkeit relevante Fragen anzureißen und zur Diskussion einzuladen.

Einführend ist auf eine Besonderheit im Zusammenhang von Substanzkonsum und Sterben hinzuweisen: Schwerkranke Patienten werden häufig, z. B. zur Schmerzreduktion, mit Substanzen behandelt, die potenziell abhängig machen können. Dieser Umstand wird hinsichtlich der Zukunftsperspektive selten in den Blick genommen und auch anders bewertet als ein Suchtmittelkonsum/-missbrauch legaler oder illegaler Drogen. Die Entscheidung für die Einnahme solcher schmerzstillenden Substanzen wird durch eine konkrete Äußerung, Patientenverfügung oder Vollmacht kommuniziert, ist meist medizinisch indiziert und die potenzielle Abhängigkeit wird im Hinblick auf die Krankheitsentwicklung billigend in Kauf genommen. Hierbei ist zu berücksichtigen, dass auch dieser Substanzmittelgebrauch schädliche und sogar lebensverkürzende Folgen haben kann.

Inwiefern ist es also zu rechtfertigen, gerade in der letzten Lebensphase, einer Person den zusätzlichen Gebrauch von abhängigkeitserzeugenden Substanzen zu erlauben bzw. zu untersagen? Diese Fragestellung gewinnt durch die fortgeschrittene Erkrankung eine besondere Bedeutung, da durch entsprechende suchttherapeutische Bemühungen von einer Heilung der Grunderkrankung grundsätzlich nicht auszugehen ist. Zu dieser Frage gibt es aus meiner Sicht nur eine rechtlich und ethisch fundierte Lösung: Es ist von Professionellen und Angehörigen sicherzustellen, dass die Selbstbestimmungsrechte der Klienten in allen palliativen Entscheidungsprozessen handlungsleitend sind. Dieses Recht ist, wie ich noch zeigen werde, schwerlich anzutasten, selbst wenn durch den Substanzmittelgebrauch eine Verschlechterung des Gesundheitszustandes, möglicherweise aber zugleich eine

Schmerzlinderung oder psychosomatische Entlastung zu erwarten ist. Zu diesem Zweck kommen auch in der Schmerztherapie Medikamente zum Einsatz, die unter das Betäubungsmittelgesetz fallen. Diesen Aspekt sollte man in der Diskussion um die Legitimität des Substanzmittelgebrauchs berücksichtigen.

Bevor ich Aufgabe und Funktion der Sozialen Arbeit in diesem speziellen Kontext beschreibe, möchte ich kurz auf die im Titel genannten Begriffe *schwerkrank*, *süchtig* und *Soziale Arbeit* eingehen.

Der oft alltagssprachlich verwendete Begriff Sucht soll hier als Abhängigkeitssyndrom nach der Definition der International Classification of Diseases (ICD 10) verstanden werden und berücksichtigt ausschließlich die stoffgebundenen Abhängigkeiten (z. B. Nikotin, Alkohol, Cannabinoide oder psychotrope Substanzen), also keine *nichtstoffgebundenen Störungen* (Tretter 2000, S. 196 ff.). Die Bezeichnungen schwerkrank, schwerstkrank, lebensbedrohliche oder progrediente Erkrankung werden in der Literatur häufig synonym oder uneinheitlich gebraucht. In Anlehnung an eine palliativmedizinische Konzeption gilt die Bezeichnung hier für »Menschen mit einer Erkrankung, die progredient und irreversibel zum Tod führt und bei der die zu erwartende verbleibende Lebenszeit relativ ($<$ 1 J., teils auf $<$ 6 Mon.) kurz ist« (Bausewein et al. 2010, S. 2).

Respektive des regen Diskurses über Gegenstandsbereich, Theorie und Professionsverständnis der Sozialen Arbeit und deren paradigmatischen Ausrichtungen orientiert sich der Sozialarbeitsbegriff in diesem Text an der Definition der International Federation of Social Workers (IFSW) aus dem Jahr 2014: «Soziale Arbeit fördert als praxisorientierte Profession und wissenschaftliche Disziplin gesellschaftliche Veränderungen, soziale Entwicklungen und den sozialen Zusammenhalt sowie die Stärkung der Autonomie und Selbstbestimmung von Menschen. Die Prinzipien sozialer Gerechtigkeit, die Menschenrechte, die gemeinsame Verantwortung und die Achtung der Vielfalt bilden die Grundlage der Sozialen Arbeit. Dabei stützt sie sich auf Theorien der Sozialen Arbeit, der Human- und Sozialwissenschaften und auf indigenes Wissen. Soziale Arbeit befähigt und ermutigt Menschen so, dass sie die Herausforderungen des Lebens bewältigen und das Wohlergehen verbessern, dabei bindet sie Strukturen ein« (IFSW 2014) und umfasst Soziale Arbeit als Wissenschaft, Praxis und Ausbildung (Engelke 2009, S. 16).

Ob jedoch die Beschreibung, Gegenstand Sozialer Arbeit seien soziale Probleme (vgl. Engelke 2009; vgl. Staub-Bernasconi 2007), auch für die Soziale Arbeit in Palliative Care gilt, sollte zumindest einer kritischen Betrachtung unterzogen werden, denn folglich hieße das, auch Sterben und Tod im palliativen Versorgungsrahmen seien soziale Probleme, was unter bestimmten Voraussetzungen zutreffen kann, aber nicht zutreffen muss. Diese Diskussion ist an anderer Stelle zu führen, sollte aber als Fragestellung für die Soziale Arbeit nicht in Vergessenheit geraten.

Die allgemeinen Aufgaben Sozialer Arbeit in Palliative Care sind in der einschlägigen Literatur bereits beschrieben worden (vgl. Mühlum 2007). Mühlum merkt jedoch an: »Da es in Deutschland noch keine verbindlichen Grundlagen gibt, wird auf das Berufsprofil für die Sozialarbeit im Rahmen von Hospiz und Palliative Care und Standards für palliative Sozialarbeit des Dachverbands Hospiz Österreich verwiesen. Dort ist im palliativen Akutbereich die Mitarbeit von Sozialarbeiterinnen zwingend vorgeschrieben. Sie soll dem Menschen als biopsychosoziales und spirituelles Wesen gerecht werden, und im interdisziplinären Team schwerpunktmäßig die Dimension des Psychosozialen abdecken« (Mühlum 2007, S. 43; siehe auch die Definition zur Hospiz- und Palliativversorgung der Deutschen Gesellschaft für Palliativmedizin 2016). Das Lehrbuch der Palliativmedizin nennt allgemein folgende Aufgabenbereiche der Sozialen Arbeit in Palliative Care, die hier der Vollständigkeit halber noch genannt werden sollen:

- »Psychosoziale Beratung der Patienten
- Psychosoziale Betreuung der Angehörigen
- Sozialrechtliche Informationen und Beratung
- Gewinnung, Befähigung und Koordination ehrenamtlicher Mitarbeitender
- Trauerbegleitung
- Öffentlichkeitsarbeit, Evaluation und Dokumentation.« (Aulbert 2008, S. 1290)

Im Folgenden werde ich die Funktion der Sozialen Arbeit innerhalb des Palliative-Care-Teams unter besonderer Berücksichtigung der Selbstbestimmungsrechte süchtiger und sterbender Klienten erläutern.

Palliative Care wird durch die Tätigkeit eines multiprofessionellen bzw. multidisziplinären Teams verwirklicht. Im Idealfall arbeiten Akteure der Bereiche Medizin, Pflege, Soziale Arbeit, Spiritual Care und Ehrenamt zusammen. Zur Umsetzung von Palliative Care gemäß der Definition der Weltgesundheitsorganisation (WHO) aus dem Jahr 2002 scheint es sinnvoll, dass die beteiligen Professionen ihre Mandate und Aufträge nicht nur untereinander, sondern auch gegenüber den Patienten bzw. Klienten paritätisch offenlegen, um eine Kollision der Mandate zu vermeiden und eine qualitativ gute Versorgung zu gewähren. Dem jeweiligen professionseigenen Mandat – so meine erste These –, stehen grundsätzlich die Selbstbestimmungsrechte der Patienten bzw. Klienten gegenüber, bestimmen geradezu die Vorgehensweise der beteiligten Akteure. Putz und Steldinger (2012, S. 186) betonen in diesem Zusammenhang ausdrücklich, dass

> »aus Art. 1 Abs.1 und S abs. 1 und 2 (GG Grundgesetz) folgt, dass die Patientenautonomie (Selbstbestimmung) tatsächlich das höchste Grundrecht ist und über dem Lebensschutz steht. Das Recht auf Leben begründet folglich auch keine Pflicht zu leben. Die Freiheit der Selbstbestimmung begründet auch ein Recht auf Sterben, ein Recht auf den selbstbestimmten Tod«.

An anderer Stelle heißt es:

> »Das Recht auf Selbstbestimmung umfasst auch das Recht, sich zu schaden. Der Arzt muss allerdings dem Patienten eine Aufklärung über die Folgen des geplanten Handelns oder Unterlassens anbieten, der Patient kann diese auch ablehnen.« (Putz und Steldinger 2012, S. 40)

Welche Folgen haben diese Rahmenbedingungen für die Begleitung von Menschen mit einem manifesten Abhängigkeitssyndrom? Für Menschen, die in und mit der Sucht leben? Begründen die Selbstbestimmungsrechte etwa eine Carte blanche für den Konsum von Substanzmitteln, der im äußersten Fall zu einer schwerwiegenden Selbstgefährdung führen kann? Und inwieweit ist Selbstbestimmung in der Abhängigkeit und der Erkrankung noch möglich? Diese zentralen Fragestellungen sind komplex und müssen in einem zu führenden und breiten Diskurs von den beteiligten Professionen erörtert und angegangen werden. Woltersdorf und Schüler stellen in ihrem Beitrag zu den *Grenzen der Autonomiefähigkeit*, jedoch ohne Verweis auf Palliative Care, die Frage (in Allmendinger und Baumann-Hölzle 2009, S. 35): »Wer bestimmt beispielsweise das Selbst bei einem Wahn, bei Halluzinationen, in tiefer Depression, im Craving (Drang zur Suchtbefriedigung) des Süchtigen, in der Demenz?«. Und folgern abschließend: »In diesem Fall ist Fürsorge als persönlicher, als christlicher und fachlicher, als gesellschaftlicher Auftrag angesagt.« Das ist der Status quo, und es ist verwunderlich bis ernüchternd, dass es hier keine Debatte, Forschung oder empirische Daten zu geben scheint, geschweige denn Berichte über die Vorgehensweisen in der Praxis.

In diesem von Divergenz gezeichneten Spannungsfeld soll nun eine mögliche Funktion der Sozialen Arbeit skizziert werden. Meine zweite These lautet, dass die Soziale Arbeit aufgrund ihrer Fachlichkeit und spezifischen Generalität (vgl. Staub-Bernasconi 2007), aufgrund ihrer transdisziplinären (vgl. Büchner 2012) und ethischen Ausrichtung (vgl. Schumacher 2007) prädestiniert ist, eine zentrale, moderierende und verbindende Funktion zwischen allen Beteiligten einzunehmen und ihre ethische Kompetenz beweisen muss. Voraussetzung dafür ist der Verzicht auf paternalistische Kommunikationsmodelle und eine Hinwendung zu *Interprofessioneller Kooperation* (Obrecht 2006).

> »Interprofessionelle Kooperation ist spontane oder institutionalisierte Interaktion von Mitgliedern von Professionen unterschiedlicher Art und zielt auf die koordinierte systemische statt sektorielle Bearbeitung praktischer Probleme von Klient/innen, Patient/innen oder Kund/innen.« (Obrecht 2006, S. 427)

Obrecht sieht die Schwierigkeiten in der Kommunikation einerseits in Statusunterschieden der beteiligten Professionen, andererseits in dem »spezifischen Fachwissen, das eine professionelle (präzise) Kommunikation mit Mitgliedern anderer Professionen oder gar mit Nichtprofessionellen erschwert oder verunmöglicht« (Obrecht 2006, S. 409). Auf dieser Grundlage kann eine Kommunikation stattfinden, die in ambivalenten Settings zu einer produktiven Zusammenarbeit führt.

Neben den Fragen der Kooperation ist vor allem auch die Praxisebene der palliativen Versorgung von schwerkranken und süchtigen Menschen weiterzuentwickeln, denn dort finden diese Fragen *live* statt und es muss einen gestalteten Umgang damit geben, wie z. B. mit dem Problem der Illegalität einzelner Substanzen, z. B. im Kontext eines Hospizes oder einer Wohngemeinschaft, umgegangen wird. Ignorieren Profis, wenn sterbende Süchtige – egal, ob sie in einem Drogenersatzprogramm sind oder nicht – weiter- oder nebenkonsumieren oder konsumieren wollen? Wie sieht es bei legalen Rauschmitteln wie Alkohol aus? Wie weit geht das Selbstbestimmungsrecht des Klienten bzgl. seines Wunsches auf einen Rausch am Lebensende? Wie kommt die illegale oder legale Substanz zum schwerkranken und sterbenden Süchtigen? Wer entsorgt die Spuren des Konsums? In welchem rechtlichen und ethischen Dilemma befinden sich Personen, die dem Klienten die Substanzen besorgen? Was dürfen Sozialarbeiter, und was können und müssen sie vor wem verantworten? Welche professionelle Haltung ist nötig?

Dies sind ganz praktische und in diesem Zusammenhang schwierige Fragen des Alltags – und damit professionelle Fragen des Alltags für Sozialarbeiter in Einrichtungen, die schwerkranke und süchtige Menschen in den Tod begleiten. Festzustellen ist, dass es dazu bisher keine öffentliche und fachliche Diskussion gibt. Deshalb bedarf es dringend einer empirisch gestützten und diskursiven Erörterung.

Schlussfolgernd ist festzustellen, dass es einer disziplinären, interdisziplinären und transdisziplinären Auseinandersetzung im Kontext der Palliative Care zu diesem Themenkomplex bedarf. Transparente Standards für Betreuung und Begleitung, die individuelle Handlungskonzepte ermöglichen und begründen, sind dringend notwendig und müssen entwickelt werden, um inoffizielle und »geheime« Lösungen strukturell obsolet werden zu lassen.

Für die Zukunft ist zu wünschen, dass eine Auseinandersetzung mit dem Thema in Ausbildung, Forschung und Praxis stattfindet. Eine weitere Nichtbeachtung wäre fatal und würde die Tabuisierung der hier skizzierten Inhalte forcieren.

Weiterführende Literatur

Dachverband HOSPIZ Österreich (Hrsg.) (o. J.) (http://www.hospiz.at/, Zugriff am 03.10.2019).
Deutsche Gesellschaft für Palliativmedizin (2016) Definitionen zur Hospiz- und Palliativversorgung (https://www.dgpalliativmedizin.de/neuigkeiten/definitionen-zur-hospiz-und-palliativ versorgung.html, Zugriff am 03.10.2019)
Hametner I (2011) 100 Fragen zu Palliative Care. Hannover: Kunz.
Knipping C (Hrsg.) (2007) Lehrbuch Palliative Care. 2. Aufl. Bern: Huber.
Schweizerische Gesellschaft für Palliative Medizin, Pflege und Begleitung (Hrsg.) (o. J.) (http://www.palliative.ch/, Zugriff am 03.10.2019).
Student J-C, Napiwotzky A (2011) Palliative Care: wahrnehmen – verstehen – schützen. 2. Aufl. Stuttgart: Thieme.

9.7 Begleitung von neurologisch Erkrankten am Beispiel ALS

Albertine Deuter und Angelika Eiler

9.7.1 Die Erkrankung ALS und ihre Folgen

ALS (Amyotrophe Lateralsklerose) ist eine unheilbare neurologische Krankheit mit fortschreitendem Muskelschwund und Lähmungen. Sie führt in wenigen Jahren, manchmal innerhalb von Monaten zum Tod.

Funktionseinschränkungen betreffen den gesamten Bewegungs- und Haltungsapparat. Zunehmend sind Betroffene auf Assistenz und pflegerische Hilfe angewiesen.

Häufig entstehen Schluckstörungen und können die Ernährung über eine Sonde (PEG) notwendig machen. Symptome, wie vermehrter Speichelfluss und Zwangslachen/-weinen, belasten sehr, vor allem im sozialen Kontakt. Durch Lähmung der Sprechmuskulatur verlieren einige Patient*innen auch ihre Lautsprache. Die Atemmuskulatur wird im Verlauf der Erkrankung ebenfalls schwächer und kann atemunterstützende Maßnahmen notwendig machen. Die sensorischen und kognitiven Fähigkeiten sowie die Funktionen der inneren Organe bleiben erhalten.

Betroffene müssen hinnehmen, dass ihre Überlebenszeit sehr begrenzt sein wird. Angehörige müssen sich auf umfassende Hilfeleistung und den Tod eines geliebten Menschen einstellen. Alle sind gefordert, ihre ursprünglichen Lebenspläne aufzugeben und neue zu entwickeln.

Krankheitsbedingt begegnen sie einer Vielzahl von Menschen. Diese raten, begleiten, therapieren, unterstützen, untersuchen, begutachten und nehmen auf persönliche Bereiche Einfluss (▶ Abb. 9.2).

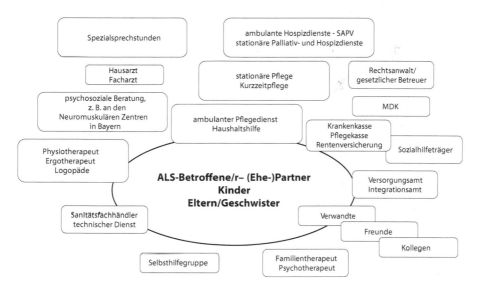

Abb. 9.2: Unterstützendes Netzwerk für Patienten mit ALS und ihre Angehörigen

9.7.2 Besonderheiten der Krankheit ALS und Herausforderungen für Professionelle

Leben gegen die Zeit und Abschied nehmen

Mit den ersten Funktionsverlusten und schließlich auch mit der Diagnosestellung beginnt das Abschiednehmen. Parallel zu allen anderen Aufgaben durchlaufen Betroffene, Angehörige und die involvierten Fachkräfte/Helfer*innen einen kontinuierlichen Trauerprozess.

Die Zeit der Krankheit ist eine Lebensphase, in der Betroffene und ihre Angehörigen ständig mit den Ressourcen Zeit und Energie jonglieren müssen. Sie sind gezwungen, sich kontinuierlich auf Veränderungen (neue Symptome, Funktionsverluste) einzustellen und ihr Leben daran anzupassen (Beruf, Wohnen, Gebrauch von Hilfsmitteln, Organisation von Hilfe und Pflege, Abhängigkeit von Technik und Menschen, Veränderung der Rollen innerhalb der Familie usw.). Phasen der Ruhe sind eher selten und kurz. Auch Fachkräfte, die unterstützen wollen, spüren diesen Druck, notwendige Hilfen rechtzeitig anzubieten und bereitzustellen. Krankheitsbewältigung braucht hingegen Zeit, und nur wenn Betroffene den jeweiligen Maßnahmen offen gegenüberstehen, werden diese auch als hilfreich erlebt. Die notwendigen Schritte müssen für die Beteiligten auch emotional zu bewältigen sein. Berater*innen sehen sich in der Ambivalenz, einerseits das Bedürfnis der Betroffenen nach Ruhe zu akzeptieren und andererseits im Wissen um den möglichen Krankheitsverlauf vorausschauend zu planen, zu beraten und dadurch auch mit schwierigen Themen (z. B. Rollstuhl, Fragen der Beatmung, Patientenverfügung) zu konfrontieren.

Berater*innen jeglicher Profession sollten Ruhe ausstrahlen und die Zuversicht vermitteln, dass eine individuelle Lösung gefunden werden kann. Für Betroffene ist es vor allem wichtig zu wissen, dass ihnen zuverlässige und kompetente Begleiter*innen zur Seite stehen.

Gleichzeitig sind Berater*innen gefordert, Betroffene und Angehörige in ihren unterschiedlichen Bedürfnissen zu begleiten und in ihren jeweiligen Realitäten wahrzunehmen. Die Diagnose gleicht einer Weichenstellung – einem Punkt, von dem an Betroffene und Angehörige unterschiedliche (Lebens-)Wege in unterschiedlichen Geschwindigkeiten und mit unterschiedlichen Zielen gehen. Während Betroffene in die letzte Phase ihres Lebens gehen, planen Angehörige parallel ihr Leben in die Zukunft.

Schwacher Körper, wacher Geist – sich mit den Stärken verbünden

Die intellektuellen Fähigkeiten bleiben bei ALS-Betroffenen in der Regel unverändert. Wesentliches Ziel der Beratung ist es, gesunde Anteile/Ressourcen der erkrankten Personen zu beachten und zu stärken – Betroffenen und Angehörigen den Blick zu öffnen für das, was möglich und machbar ist.

Beispielsweise ist eine ALS-kranke Frau nicht nur als Patientin oder pflegebedürftiges Familienmitglied anzusprechen. Auch ihre individuellen Fähigkeiten und Kenntnisse, Bedürfnisse und Interessen, aber auch ihre Rollen (z. B. als Partnerin, Mutter mit Erziehungskompetenz) verdienen Beachtung. Beratung sollte dazu beitragen, ALS-Betroffenen und Angehörigen den Blick für die unterschiedlichen Facetten der Persönlichkeit zu öffnen, und die Betroffenen bei der Suche nach Handlungsmöglichkeiten unterstützen.

Kommunikation als große Herausforderung

Im Zusammenhang mit einer fortschreitenden lebensbegrenzenden Erkrankung ist Kommunikation immer eine große Herausforderung. Sie fordert von Allen Wahrhaftigkeit, die verständliche Vermittlung von Information sowie ausreichend Zeit und Raum. Bei der Erkrankung ALS kommen weitere Faktoren hinzu. Durch den

Verlust der Lautsprache, eingeschränkte Mimik und den Verlust von motorischen Fähigkeiten (Gestik, schriftliche Mitteilung) gehen wertvolle Ausdrucksmöglichkeiten (und damit Individualität) verloren. Aufgabe der Beratung in allen professionellen Kontexten ist es daher immer, nach Möglichkeiten zur umfassenden Kommunikation (z. B. elektronische Kommunikationshilfen, Buchstabentafeln) zu suchen. Gleichzeitig sind die Ressourcen (v. a. Zeit) auch in der Beratung selbst begrenzt. Die Herausforderung besteht darin, auch *sprachlosen* Menschen die Entscheidung über ihre Belange zu ermöglichen und ihnen den Raum zu geben, sich auszudrücken.

Anforderungen an die psychosoziale Beratung – Professionalität und Persönlichkeit

Nach der Definition von Palliative Care durch die WHO (World Health Organization 2002b) gehört es zur umfassenden psychosozialen Betreuung von Patienten und Angehörigen, ihre Kernbedürfnisse und Kernprobleme im biologischen, seelisch-geistigen, sozialen und kulturellen Bereich frühzeitig und sorgfältig wahrzunehmen (vgl. WHO Definition Palliative Care 2002). Diesem Auftrag fühlen sich Vertreter*innen der psychosozialen Beratung verpflichtet.

Grundsätzliche Haltung und Kompetenzen

»Die Person, die uns berät und begleitet, sollte das Gelände kennen, zumindest die Eckpunkte, und sie sollte in der Lage sein, uns hinzuweisen auf Möglichkeiten und Gefahren.« So beantwortet ein Angehöriger die Frage danach, was er sich von der psychosozialen Beratung erhofft.

Berater*innen sollen also *das Gelände* kennen. Sie brauchen dafür ein gutes Grundlagenwissen über die Erkrankung und die verschiedenen Hilfesysteme (medizinisch-therapeutisches System, Selbsthilfe, Sozialleistungen/Sozialrecht, technische Hilfen usw.). Ihre Aufgabe ist es, den Blick in bestimmte Richtungen zu lenken – auf die Stärken und Fähigkeiten der Betroffenen, auf Ressourcen, die innerhalb der Familie oder als Hilfeangebot zur Verfügung stehen, hin zu Aufgaben, die bearbeitet werden müssen.

Berater*innen sollten sowohl eine wertschätzende innere Haltung einnehmen als auch über ein gutes Methodenrepertoire der Gesprächsführung und Begleitung verfügen. Zudem sollten sie in ein umfangreiches Helfernetz eingebunden sein.

Wertschätzung beinhaltet die Akzeptanz eines jeden Menschen (Patient, Angehöriger) in seiner Individualität und das Vertrauen in Entwicklungsfähigkeit trotz schwerer Krankheit, Behinderung oder einer extremen Lebenssituation. Unabhängig von der Schwere der Erkrankung wollen Betroffene in ihrer grundsätzlichen Autonomie und ihrem Recht auf Selbstbestimmung respektiert werden. Gleichzeitig haben wertschätzende Berater*innen auch pflegende Angehörige und/oder Pflegepersonen im Blick.

Die psychosoziale Berater*innen sieht den Ratsuchenden in seiner körperlichen, seelischen, emotionalen und spirituellen Dimension sowie in seinen sozialen Bezügen, d. h. in seinem beruflichen und privaten Umfeld.

Methoden

In Abhängigkeit von der Lebenssituation des Betroffenen und dem jeweiligen Anliegen kommen unterschiedliche Methoden der Sozialen Arbeit zum Einsatz, z. B.:

- Der personenzentrierte Ansatz, wenn es um die Entwicklung von individuellen Zielen und die Entscheidung für angemessene Hilfen geht.
- Methoden der systemischen Beratung: Psychosoziale Berater*innen beziehen die unterschiedlichen Krankheitsvorstellungen und Behandlungserwartungen von Erkrankten und Angehörigen ein. In der Gestaltung des Alltags (z. B. Organisation von Pflege, Neuverteilung der Rollen innerhalb der Familie) folgen sie dem Prinzip der Allparteilichkeit für die beteiligten Personen. Lösungswege werden auch dann begleitet, wenn sie aus fachlicher Sicht nicht passend erscheinen. Berater*innen sind quasi als Lotsen tätig. Die Verantwortung für die Gestaltung der Situation bleibt dabei aber immer in der Autonomie der Ratsuchenden.
- Elemente des Case Managements: in ausgewählten Situationen, z. B. in der Pflegeorganisation oder Hilfsmittelversorgung
- Im Zusammenhang mit der Erkrankung ist sehr flexibles Reagieren auf neue Situationen und die damit verbundenen psychischen Reaktionen erforderlich. Deshalb spielt der Aspekt der (emotionalen) Begleitung von Betroffenen und Angehörigen (in Krisen- und Konfliktsituationen, in ihrer Trauer) eine große Rolle. Hier fließen unterschiedliche Methoden der Beratung und Begleitung (von Krisenintervention bis Trauerbegleitung) ein.

Selbstpflege/Psychohygiene

Im Kontakt mit ALS-Betroffenen und ihren Angehörigen sind fachliche Kompetenz und persönliche Präsenz der Berater*innen gefragt. Diese sind immer auch als Menschen in den Prozess der Begleitung eingebunden. In jedem Kontakt sind sie gefordert zu entscheiden, wie weit sie sich einlassen wollen und wo sie sich schützen müssen. Dies ist zwar eine generelle Herausforderung der Beratung hat jedoch in Palliativsituationen eine besondere Bedeutung.

Beratung von ALS-Betroffenen und ihren Angehörigen konfrontiert alle mit Themen wie Verlust und Abschied, aber auch mit ethischen Fragen (Autonomie und Pflegebedarf, Beatmung und Lebensqualität, Hilfe zum Suizid). Die Begegnung mit Menschen in Extremsituationen wirkt immer auf die Persönlichkeit der Berater*innen zurück. Sie benötigen Formen der Psychohygiene, um einerseits professionell handeln zu können und andererseits gesund zu bleiben.

Entlastend wirken z. B. die Arbeit im Team, Supervision, die Weiterqualifizierung (z. B. Familienberatung/-therapie, Formen der Trauerbegleitung), aber auch die Selbstfürsorge im privaten Bereich.

Fallbeispiel

Das nachfolgende Fallbeispiel stammt aus der Tätigkeit der Autorinnen in der psychosozialen Beratung an den Neuromuskulären Zentren in Bayern, unter Trägerschaft der Deutschen Gesellschaft für Muskelkranke – LV Bayern e. V.

Frau L. ist 45 Jahre alt, verheiratet und hat zwei Söhne im Alter von 8 und 12 Jahren. Sie ist als Verwaltungsangestellte tätig, aber seit 5 Monaten krankgeschrieben. Die Funktion ihrer Hände ist deutlich eingeschränkt. Auch das Gehen ist beschwerlich.

Eines Tages bekommt Frau L. von ihrer Krankenkasse die Aufforderung, Rente zu beantragen. Sie benötigt verschiedene Hilfsmittel, u. a. einen Rollstuhl. Inzwischen sind auch Sprechen und Schlucken leicht beeinträchtigt.

Weitere 6 Monate später berichtet Frau L. über Schlafstörungen und Atembeschwerden. Der Ehemann spricht von seiner Angst, die Frau könnte plötzlich im Schlaf ersticken. Eine nichtinvasive Maskenbeatmung wurde vom Arzt empfohlen. In diesem Zusammenhang wurde auch das Thema Patientenverfügung erwähnt.

Schließlich, wieder einige Monate später, informiert Herr L. über den Tod seiner Frau und erzählt von den Belastungen der letzten Wochen und Tage.

Der Erstkontakt mit der Beraterin hatte kurz nach der Befundmitteilung in der Ambulanz einer neurologischen Klinik stattgefunden. Weitere telefonische Kontakte, Kontakte per E-Mail und Gespräche im Rahmen von Hausbesuchen schlossen sich an. Innerhalb von kurzer Zeit mussten die Familie und die Beraterin sich mit zahlreichen existenziellen Lebensthemen auseinandersetzen.

An dieser Stelle ist nur eine sehr reduzierte Darstellung der Beratungsthemen möglich. In der Regel wechseln sich je nach Zeitpunkt der Beratung im Krankheitsverlauf eher sachorientierte Beratungen und Gespräche über emotionale Themen und soziale Beziehungen ab.

Themen der psychosozialen Beratung im Fallbeispiel waren unter anderem:

- (Sozial)rechtliche Fragen
- Organisation des Alltags (berufliche Situation, Haushalt, Kinderbetreuung)
- Finanzielle Absicherung der Familie
- Rehabilitation, Rente, Leistungen der Pflegeversicherung
- Einbeziehung anderer Fachkräfte, Selbsthilfeangebote, Aufbau und Organisation des Helfernetzes
- Veränderte Rollen und Aufgabenteilung in der Familie; Hilfe von außen annehmen
- Psychologische Begleitung oder andere Unterstützungsmöglichkeiten für die Familie (Patientin, Partner, Kinder) in der Krisenzeit
- Fragen der Hilfsmittelversorgung – Hilfe bei der Kostenklärung
- Pflegerische Versorgung (Organisation und Finanzierung)
- Vorsorgevollmacht, Patientenverfügung, Entscheidungsprozesse im Zusammenhang mit Beatmung und Verhalten in Notfallsituationen

- Gedanken zum Lebensende, z. B. Lebensbilanz und spirituelle Fragen
- Angebote der ambulanten und stationären palliativen Begleitung/Hospizdienste
- Emotionale Belastung aller Beteiligten durch lebensbedrohliche Situationen, kontinuierliche körperliche und psychische Überforderung – Suche nach Entlastungsmöglichkeiten, (antizipierte) Trauer

9.7.3 Fazit

Die Organisation des Alltags mit der Krankheit ALS und emotionale Themen stehen in engem Zusammenhang. Beispielsweise kann eine ungeklärte Pflegesituation die Lebensqualität Betroffener und ihrer Angehörigen sehr einschränken. Sie suchen dabei jeweils ihren ganz persönlichen Weg im Umgang mit der Krankheit ALS. Psychosoziale Begleitung kann dazu beitragen, »das Gelände« auszuleuchten, Landkarten, Wegbeschreibungen und geeignete Begleiter zu finden.

Ansprechpartner für Betroffene, Fachkräfte und Interessierte:

Deutsche Gesellschaft für Muskelkranke
Im Moos 4
79112 Freiburg Tel. 07665/9447-0
http://www.dgm.org/

Weiterführende Literatur

Deutsche Gesellschaft für Muskelkranke (Hrsg.) (2019) DGM-Handbuch. ALS – Mit der Krankheit leben lernen. Freiburg.
Deutsche Gesellschaft für Muskelkranke (Hrsg.) (2019) Amyotrophe Lateralsklerose. Eine Information für Patienten und Angehörige. Freiburg.
Meyer T (2020) Amyotrophe Lateralsklerose (ALS) Ein Wegweiser - Antworten und Hilfen. Stuttgart: Kohlhammer.

9.8 Interkulturelle Begleitung

Piret Paal

Wie Menschen auf Erkrankung, Tod oder Unglück reagieren, kann nicht verstanden werden, ohne die Kultur in den Blick zu nehmen, in der jemand aufgewachsen ist oder die sich jemand angeeignet hat – denn diese ist die Brille, durch die wir die Welt wahrnehmen (vgl. Helman 2000). Allgemeinwissen über Kulturen hilft zu verstehen, wie die globale Gesellschaft oder eine Gemeinschaft funktionieren. Allerdings führen solche Generalisierungen in der personenzentrierten palliativen Versorgung am Lebensende zu unnötigen Kategorisierungen sowie zu einer Stereotypisierung, »die die Türen fest verschließt anstelle sie zu öffnen« (Galanti 2000, S. 335). In der palliativen Situation hat die personenzentrierte Arbeitsweise eine wesentliche Bedeutung im Bezug auf den Erhalt der Lebensqualität. Die Kommunikation mit Betroffenen und Familien ist ein wichtiges, wenn nicht sogar das wichtigste Instrument in Palliative Care. Deshalb müssen Professionelle – nicht nur der Sozialen Arbeit –, die für den ganzheitlichen Ansatz und für die Fürsorge um die physischen, psychischen, sozialen und spirituellen Bedürfnisse verantwortlich sind, ein Bewusstsein entwickeln für die Verengung, die sich aus kulturellen und ethnischen Bedingungen ergeben. Sie müssen ihren kommunikativen Ansatz korrigieren und die Andersartigkeit des Einzelnen kritisch reflektieren.

Die Wahrnehmung der Kultur eines Einzelnen kann verschiedentlich verbessert werden. Um die Brille der jeweiligen Kultur aufzusetzen und kulturelle Aspekte zu verstehen, können Informationen aus dem Internet (Schweizerisches Rotes Kreuz o. J.; Cultural Competence Project o. J.), Büchern und Fortbildungen herangezogen werden. Darüber hinaus existiert eine Vielzahl an Theorien und Modellen, um die kulturbezogenen Aspekte für Betreuende jeglicher Profession in das Gesundheitswesen und in die Pflege einzubeziehen.

Im Folgenden werden drei Wege zu einer bewussten Kommunikation von Professionellen (damit auch Sozialarbeiterinnen) mit Betroffenen und deren Familien und ihrem kulturellen Hintergrund aufgezeigt. Diese drei Wege zur biografiebezogenen Kommunikation betonen die Bedeutung der Personenzentrierung und den Bedarf einer großen Aufmerksamkeit für die kulturellen, gesellschaftlichen, familienspezifischen und persönlichen Bedürfnisse.

9.8.1 Selbstbeobachtung und Selbstreflektion

Um kulturelles Bewusstsein entwickeln zu können, ist als Erstes und Wichtigstes eine genaue Selbstbeobachtung notwendig. Die Fähigkeit, individuelle Meinungen, Beweggründe und Glaubensüberzeugungen zu überprüfen, im Lichte des kulturellen, sozialen und persönlichen Hintergrundes zu erkennen und zu interpretieren, ist dabei genauso bedeutsam wie der Respekt vor der Unterschiedlichkeit von Betroffenen und Familien. Über nur begrenztes Wissen über andere Länder, Kulturen, Religionen, Traditionen und Völker zu verfügen, ist nichts, wofür man sich schämen müsste. Im Gegenteil, durch die Herausbildung einer kulturellen Kompetenz können das Erkennen und Zugeben persönlicher Defizite (»Ich habe noch nie einen albanischen Patienten betreut. Können Sie mir sagen, welche vorherrschenden Religionen es in Albanien gibt?«) eine gute Technik sein, mit einem Patienten in Beziehung zu kommen. Darüber hinaus kann man fragen, wie die kommunizierenden Partner ihre Situation sehen und interpretieren, welchen Umgang sie von ihren Versorgern erwarten und welche Art Unterstützung sie am meisten benötigen. Dies kann zu einer zufriedenstellenderen Interaktion führen. Ein eigenes Bewusstsein für kulturelle Themen zu entwickeln, ist ein wichtiger Aspekt für alle Professionellen, die in Palliative Care und in der Pflege am Lebensende tätig sind. Jedoch müssen Sozialarbeiterinnen im Besonderen kulturelle

Kompetenzen und kommunikative Fähigkeiten berücksichtigen, zumal es ihre Aufgabe ist, für Patientenrechte, einschließlich der sozialen und persönlichen Komponenten, einzustehen.

9.8.2 Herangehensweise: Purnells Modell für kulturelle Kompetenz

Eines der am häufigsten benutzten Modelle im Gesundheitswesen ist das Modell von Larry Purnell für kulturelle Kompetenz (vgl. Purnell und Paulanka 1998; ▶ Abb. 9.3). Dieses spezielle Modell beinhaltet 12 Bereiche (Konstrukte), die eine Variation von Werten, Glaubensüberzeugungen, Praktiken eines persönlichen kulturellen Erbes bestimmen (Paal 2012, S. 22–25; Purnell 2002, S. 193–196). In Anlehnung an Purnell schließt bewusste kulturbezogene Kommunikation Facetten wie Erstsprache, Dialekte, Kommunikationsgestaltung, Lautstärke/Ton, Distanzgefühl, Augenkontakt, Mimik, Begrüßungsformeln, Temporalität, Zeit, Namensformate und Berührung mit ein (Purnell 2002, S. 193–196). Die Beachtung dieser Aspekte führt dazu, Bewusstsein dafür zu entwickeln, dass beispielsweise Blicke in die Augen, Fragen an sozial übergeordnete Menschen zu stellen, einer Frau die Hand zugeben oder eine auffällige Stimme in einem öffentlichen Raum (z. B. in einem Krankenhaus) zu haben, nicht in allen Kulturen gleich wirkt. Kulturell vorgegebene Kommunikationsregeln zu ignorieren, führt oft zu unerwarteten Konflikten und zwingt manchmal Patientinnen und Patienten dazu, sich nach anderen (kulturell passenderen) Versorgungsmöglichkeiten umzusehen. Deshalb helfen bei Unsicherheit sorgsames Zuhören und Unvoreingenommenheit, um Vertrauen zwischen den Patienten, Familien und professionellen Versorgern herzustellen. In der Tat wird Vertrauen als der wichtigste Faktor gesehen, um eine zuversichtliche Beziehung aufzubauen (de Haes und Teunissen 2005).

9.8.3 Hilfreiche Kommunikationstechniken

Während eines Krankheitsverlaufs haben die persönlichen Erklärungsmodelle für Krankheit (siehe Kasten unten) eine immense Bedeutung für Betroffene, weil sie helfen, Ängste und Depressionen, also häufige Symptome bei Langzeitpatienten, zu lindern. Dies ist auch vor dem Hintergrund relevant, dass es kulturell sehr unterschiedliche Beschreibungen und Erklärungen psychischer Reaktionsweisen gibt, die in der Kommunikation mitbedacht werden müssen. Die persönlichen Krankheitsursachen (Biografie), die Persönlichkeit (Hintergrund/Herkunft, Rolle des Kranken) und die wichtigsten Bewältigungsstrategien (Spiritualität, gesundheitliche Maßnahmen, Ernährung, Risikoverhalten) sind hilfreich hinsichtlich einer Sinnfindung für die Grund- und Sekundärbedürfnisse von Betroffenen.

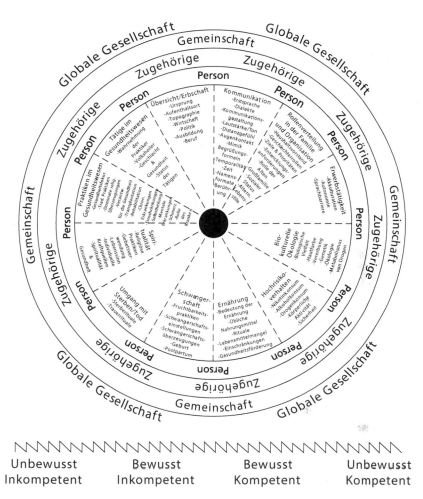

Unbewusst   Bewusst   Bewusst   Unbewusst
Inkompetent   Inkompetent   Kompetent   Kompetent

Abb. 9.3: Purnells Modell: Modell der kulturellen Kompetenz nach Purnell und Paulanka (1998) für Tätige im Gesundheitswesen (deutsche Übersetzung von P. Paal)

Erklärungsmodell (Hulme 2010, S. 276; Adaption von Kleinman et al. 1978, S. 256)

- Was hat Ihrer Ansicht nach Ihr Problem verursacht?
- Als es anfing: Warum denken Sie, hat es angefangen?
- Was meinen Sie macht die Krankheit mit Ihnen? Wie wirkt sie sich aus?
- Wie schwerwiegend ist Ihre Krankheit? Wird es eher ein kurzer oder ein längerer
- Verlauf sein?
- Was sind die wichtigsten Ergebnisse, die Sie sich von dieser Behandlung erhoffen?

- Welche Hauptprobleme wurden durch die Krankheit verursacht?
- Wovor haben Sie am meisten Angst?

In der palliativen Phase verändert sich das Ziel in Richtung Erhalt der Lebensqualität, was kulturell betrachtet auch durchaus unterschiedliche Vorstellungen von Qualität beinhalten kann. Daraus resultiert die Aufgabe, mit Lebenssinn, individueller Stärke und den verfügbaren Ressourcen für den bevorstehenden Weg umzugehen. Die meisten Betroffenen, die palliativ versorgt werden, wollen über den Prozess und mögliche Ereignisse (Schmerz, Symptome, medizinische Behandlung, Ernährung, psychische Verfassung) sprechen. Die Betroffenen schätzen Ehrlichkeit und Klarheit so sehr wie ausreichend Zeit, Sorge, Empathie und das Gefühl, nicht verlassen zu sein. Ungeachtet des Entscheidungsmodells innerhalb der Familie (familienzentriert, patientenzentriert) wollen fast alle Betroffenen ihre Prognose diskutieren und diese mit ihrer Familie teilen (vgl. Kirk et al. 2004). Dies ist ein Vorgang, der in verschiedenen Kulturen traditionell unterschiedlich erfolgt, und dementsprechend von den Professionellen wahrgenommen und anerkannt werden muss. Es ist in fast allen Kulturen normal, dass Diskussionen über das Lebensende (Tod, Trauer) beängstigend erlebt werden. Eine Vermeidung dieser Themen aber kann ebenso schmerzvoll sein und problematisch für alle, die involviert sind (vgl. Barclay und Maher 2010). Für eine gute Begleitung am Lebensende mag es hilfreich sein, spezielle Kommunikationsstrategien, wie sie z. B. von Joshua Barclay und Kollegen vorgeschlagen wurden, zu lernen und einzuüben (▶ Tab. 9.1).

Tab. 9.1: Hilfreiche Kommunikationstechniken (Barclay et al. 2007)

Technik	Beispiel
Anerkennung	Ein Gefühl oder eine Kommunikationsbarriere benennen: »Es hört sich an, als seien Sie sehr verärgert.«
Erkundung	Nach mehr Information fragen: »Erzählen Sie mir mehr.«
Empathie	Verständnis für die Erfahrung des anderen ausdrücken: »Ich kann mir nicht vorstellen, wie schwer das für Sie ist.«
Legitimation	Eine Aussage, die eine Meinung oder Emotion normalisiert oder validiert: »Die meisten Menschen würden sich so fühlen.«
Zusammenfassen	Umformulieren oder bestätigen, was gesagt wurde: »Lassen Sie mich vergewissern, dass ich Sie richtig verstanden habe.«
»Einen Warnschuss abgeben«	Den Patienten oder die Familie warnen vor den bevorstehenden schlechten Nachrichten: »Herr Schmidt, ich habe mir die Laborergebnisse Ihres Vaters angesehen. Ich befürchte, ich habe schlechte Nachrichten für Sie.«
»Ich wünschte«-Aussagen	Eine Aussage, die es erlaubt, sich den Patientenwünschen zu nähern, die aber implizit ausdrückt, dass es unwahrscheinlich sein wird: »Ich wünschte, wir wüssten, wie wir ihm helfen könnten.«

Tab. 9.1: Hilfreiche Kommunikationstechniken (Barclay et al. 2007) – Fortsetzung

Technik	Beispiel
Vor einer Pause nie mehr als drei Informationen überbringen	»Ihr Vater ist sehr schwach und hat in den letzten Tagen nicht gegessen und getrunken. Unglücklicherweise glaube ich nicht, dass er sich erholen und wieder eigenständig essen und trinken wird. Sein Zustand wird sich weiter verschlechtern und er wird weniger ansprechbar sein in den nächsten Tagen.« »Ich habe gerade viel mitgeteilt. Können Sie mir noch folgen?«

Diese Sätze sind hilfreiche Anregungen für eigene Formulierungen. Allerdings ist es sinnvoll, die offene (normativenfreie) Kommunikation mit den Patienten oder Familien zu fördern. Wenn der Professionelle dazu neigt, sich auf einen normativen Rahmen von Palliative Care zu beziehen, der als ein fester Bestandteil des kulturellen Paradigmas anerkannt ist (Praktiken im Gesundheitswesen, Umgang mit Sterben und Tod), geht er weiterhin davon aus, dass diese Art der Betrachtung auch von dem Patienten und seiner Familie übernommen werden sollte. Davon ausgehend wird die Verantwortung in der Zuweisung von Unterstützungsmöglichkeiten an den Patienten mit seinen jeweils einzigartigen und situationsabhängigen Bedürfnissen limitiert (Goldsteen et al. 2006, S. 378–386).

Auf einen wichtigen Aspekt muss im Hinblick auf interkulturelle Kommunikation unbedingt hingewiesen werden: In mehreren Studien wurde festgestellt, dass im Falle von Sprachbarrieren »nur professionelle medizinische Übersetzer herangezogen werden sollen« (Barclay et al. 2007, S. 958–977). Jedes Betreuungssystem sollte deshalb für den Notfall eine Liste mit Übersetzerinnen und Kontaktdaten haben. Nur professionelle Übersetzer können eine personenbezogene Übersetzung garantieren und helfen, einen eventuellen Interessenskonflikt der Beteiligten zu vermeiden. Dies ist insbesondere in der Palliativsituation unabdingbar, weil nicht erwartet werden kann, dass Zugehörige oder sogar minderjährige Kinder schlechte Nachrichten vermitteln sollten.

9.8.4 Fazit: biografisch-narrative Gesprächsführung am Lebensende

In Anlehnung an den amerikanischen Philosophen James Rachels ist das biografische Leben »die Summe all dessen, was einen hohen Stellenwert hat: unsere Vorhaben, unsere Aktivitäten, unsere Lieben und Freunde und der Rest« (Ruddick 2005, S. 503; vgl. Rachels 1999). Deshalb sollten die Versorgenden um die persönlichen Gedanken und Ängste der Patienten wissen. Um den biografischen Themen, die der Patientin wichtig sind, Raum zu geben, können Gespräche über die Kindheit, Familienleben, Spiritualität, persönliche Wünsche, aber auch Fragen, die den Tod (Rituale) und das Sterben betreffen, hilfreich sein. Persönliche Fragen zu stellen, mag für beide – Patientin wie Professionelle – herausfordernd sein. Deshalb können die Patienten ermutigt werden, ihre Geschichte (Narrative) zu erzählen.

Warum sind Erzählungen von Belang? Erstens werden Erzählungen als wahrhaft eingeschätzt, zweitens haben sie eine ermutigende Funktion und drittens haben Erzählungen aufgrund der persönlichen Erfahrungen therapeutischen Charakter (vgl. Hawkins 1999). Dementsprechend helfen biografisch-narrative Gespräche, dem Sozialleben von Menschen Bedeutung zu geben. Sogar im Leiden und im Überwältigt-Sein von starken Emotionen erlaubt das Erzählen, sich durch ein Erinnern an wichtige Orte, Zeiten und Menschen zu erholen. Die Möglichkeit, Teile der persönlichen Lebensgeschichte mitzuteilen, führt zu einer Wertschätzung der Person. Der große Wert eines biografisch-narrativen Gesprächs am Lebensende und im Rahmen von Palliative Care ist auch, dass den im Gesundheitswesen Tätigen Einblicke in die Person und ihre unvollendeten Vorhaben gegeben werden. Biografisch-narrative Gespräche sind eine gute Möglichkeit, Zugang zu z. B. verborgenen Wünschen zu finden, dadurch die Lebensqualität zu erhalten oder sogar zu verbessern. Dies erfordert Zeit und authentisches Interesse am Leben des anderen.

Wer den Patienten und allen Zugehörigen eine solch hohe Aufmerksamkeit schenkt, legt zugrunde, dass alle Menschen einzigartig sind. Diese Einzigartigkeit eines jeden anzuerkennen und zu schätzen, ist eine wichtige Aufgabe einer guten Fürsorge von Sozialarbeiterinnen und anderen Professionellen im Palliative-Care-Team. Dazu gehört auch unbedingt die Wahrnehmung kultureller Aspekte, die eine Herausforderung für eine gelungene Kommunikation ist. Der Patientin als Person mit einzigartigen Qualitäten und Erfahrungen zu begegnen, ermöglicht es, eine tragfähige Brücke zu bauen. Darüber hinaus bedeutet jeder Patient mit seiner Lebensgeschichte, Persönlichkeit und Bewältigungsstrategie eine einzigartige Lehre für die Mitarbeitender. Fürsorge und Empathie sind wichtige Verhaltensweisen, die möglicherweise dazu führen, dass ein Leben aus persönlicher Sicht als bedeutungsvoll erachtet wird. Es hilft den Beteiligten, am Lebensende mit persönlichem Leid und mit Trauer umzugehen sowie mit der Tatsache der persönlichen Sterblichkeit in Berührung zu kommen und etwas über andere Menschen und Kulturen zu lernen.

Weiterführende Literatur

Gunaratnam Y (2014) Morbid mixtures: Hybridity, pain and transnational dying. Subjectivity 7 (1): 74–91.

Henke A, Thuss-Patience P, Behzadi A, Henke O (2017) End-of-life care for immigrants in Germany. An epidemiological appraisal of Berlin. PLOS ONE. (doi: https://doi.org/10.13 71/journal.pone.0182033).

Koffman J (2014) Servicing multi-cultural needs at the end of life. Journal of Renal Care 40(S1): 6–15. (doi:10.1111/jorc.12087).

Paal P (2019) Culturally sensitive palliative care research: what should we do with ›those people‹, or what should we do with ourselves? In: Kuehlmeyer K, Klingler C, Huxtable R (Hrsg.) Ethical, Legal and Social Aspects of Healthcare for Migrants: Perspectives from the UK and Germany. London, New York: Routledge. S. 162–174.

Paal P, Bükki J (2017) »If I had stayed back home, I would not be alive any more…« – Exploring end-of-life preferences in patients with migration background. PLoS ONE 12(4): e0175314. (doi: https://doi.org/10.1371/journal.pone.0175314).

9.9 Umgang mit Bedürfnissen nach Sexualität und Intimität

Maria Wasner

Sexualität verstanden als »Gesamtheit der im Geschlechtstrieb begründeten Lebensäußerungen, Empfindungen und Verhaltensweisen« (Duden o. J.) zählt zu den menschlichen Grundbedürfnissen und ist zentraler Bestandteil der Identität und der Entwicklung der Persönlichkeit eines jeden Menschen. Sexualität ist somit deutlich mehr als der reine Geschlechtsakt, hat viele Dimensionen und umfasst alle Bereiche des menschlichen Zusammenlebens und Empfindens. Gelebte Sexualität hat nachweislich viele positive Effekte – sowohl auf körperlicher Ebene (z. B. Stärkung des Immunsystems, Stressreduktion, gut für Herz und Kreislauf, Schmerzlinderung usw.) als auch auf psychischer Ebene (z. B. Steigerung der Lebensqualität) (Whipple 2008).

Der niederländische Medizinethiker Paul Sporken stellt dies in seinem »Drei-Kreise-Modell«, das er ursprünglich für Menschen mit geistiger Behinderung entwickelt hatte, folgendermaßen dar: Der äußerste Kreis versinnbildlicht den äußeren Bereich der Sexualität; das sind algemeine Verhaltensweisen in menschlichen Beziehungen wie Blicke, Gesten, Kommunikation und Beziehungsaspekte. Der mittlere Kreis repräsentiert Zärtlichkeit, Erotik und Sinnlichkeit sowie den gesamten Gefühlsbereich. Der innere Kreis steht für den genitalen Bereich der Sexualität, also das, was gemeinhin als »Sex« verstanden wird. Sexualität setzt sich aus allen drei Bereichen zusammen, wobei je nach Lebenssituation mal mehr der eine oder andere Kreis im Vordergrund steht (Sporken 1974).

2002 veröffentlichte eine Arbeitsgruppe der WHO eine Defintion von Sexualität, die diesem ganzheitlichen Verständnis entspricht.

> »Sexuelle Gesundheit ist ein Zustand physischen, emotionalen, mentalen und sozialen Wohlbefindens in Bezug auf Sexualität; es ist nicht lediglich die Abwesenheit von Krankheit, Funktionsverlust oder Schwäche. Sexuelle Gesundheit bedarf eines positiven und respektvollen Zugangs zu Sexualität und zu sexuellen Beziehungen, sowie die Möglichkeit, befriedigende und sichere sexuelle Erfahrungen zu haben, frei von Nötigung, Diskriminierung und Gewalt.« (World Health Organization 2002a).

Welche Bedeutung hat ein derartiges Konzept von sexueller Gesundheit im Kontext einer zum Tode führenden Erkrankung und wie können Sozialarbeiterinnen und Sozialarbeiter den Bedürfnissen nach Sexualität und Intimität von Palliativpatienten und ihren Partnern adäquat begegnen?

9.9.1 Bedeutung von Sexualität und Intimität am Lebensende

Aus verschiedenen Forschungsprojekten ist bekannt, dass Partnerschaft, Zärtlichkeit und Sexualität für Menschen mit einer schweren Erkrankung von Bedeutung sind – und zwar unabhängig von der Person, dem Alter und dem Stadium der Erkrankung, also potenziell auch noch in der letzten Lebensphase. Damit ist klar, dass Sexualität, Nähe und Zärtlichkeit wichtige Aspekte der Lebensqualität dieser Menschen darstellen und nicht vernachlässigt werden dürfen (Cagle und Bolte 2009; Lemieux et al. 2004; Taylor 2014). Die meisten der bis jetzt zu diesem Thema durchgeführten Studien wurden mit Patienten mit Tumorerkrankungen der Sexualorgane durchgeführt, wie beispielsweise Brust- und Prostatakrebs, bei denen der Funktionsstatus der Sexualorgane beeinträchtigt ist (vgl. Hordern 1998). Neben den körperlichen Einschränkungen durch die Erkrankung selbst oder durch die Therapien (Operationen, Chemotherapien) führen oft auch psychische Gründe zu einem Rückgang von sexuellen Aktivitäten. So verändert sich das Körperbild, Patientinnen und Patienten fühlen sich nicht mehr attraktiv und ziehen sich von ihrem Partner zurück. Partner haben Angst, den Kranken zu überfordern oder im weh zu tun, und unterlassen deswegen sexuelle Annäherungen (Wasner et al. 2004, S. 445–448). Weitere Hindernisse gibt es bei stationären Unterbringungen: Zimmer mit mehreren Betten, offene Türen, ständige Störung durch das Personal, manchmal ohne vorher anzuklopfen, und Unbehagen beim Personal, wenn Patientinnen in *intimen* Situationen angetroffen werden, führen zu einer Tabuisierung von Sexualität (vgl. Niemann 2002).

Im Verlauf der Erkrankung und ihrer Behandlung wandelt sich oft die Art und Weise, in der Sexualität und Intimität erfahren und gelebt werden; so nimmt mit Fortschreiten einer schweren Erkrankung die Bedeutung von Sexualität in engerem Sinn zumeist ab (Geschlechtsverkehr, Masturbation), zeitgleich gewinnen aber Berührungen, Nähe und Intimität bei vielen an Bedeutung (Wasner et al. 2008). Ein solches Verständnis von Sexualität differiert deutlich von dem der behandelnden Ärzte, die damit häufig nur Geschlechtsverkehr, Fortpflanzung und funktionellen Status (bzw. deren Beeinträchtigung) assoziieren (Hordern und Street 2007, S. 1704–1718; Bond et al. 2019). Entsprechend schwierig ist es oftmals, auf dieses Thema in einer respektvollen, offenen Kommunikation einzugehen. Dabei besteht auf Seiten von Patienten ein deutliches Bedürfnis nach einer solchen Kommunikation, selbst in der letzten Lebensphase. Viele Patientinnen geben an, dass sie gern mit jemand darüber sprechen möchten, aber von sich aus nicht wagen, den ersten Schritt zu machen (vgl. Lemieux et al. 2004; vgl. Redelman 2008).

Viele Ärzte und andere Professionelle im Gesundheitswesen scheinen sich unwohl dabei zu fühlen, dieses Thema mit den Patienten zu besprechen (Benoot et al. 2018; Nyatanga 2014; Wang et al. 2018), entweder aus Zeitgründen, weil sie sich ungenügend auf diese Aufgabe vorbereitet fühlen oder auch weil sie denken, dass Sexualität am Lebensende nicht mehr von Belang wäre (vgl. Redelman 2008). Dies führt dazu, dass Probleme auf diesem Gebiet von den Professionellen nicht wahrgenommen werden und sich so viele Patienten damit allein gelassen fühlen (Mercadante et al. 2010).

9.9.2 Erfassung sexueller Bedürfnisse und mögliche Interventionen durch die Soziale Arbeit

Die Sprachlosigkeit in Paarbeziehungen ist häufig eine Hauptquelle für sexuelle Probleme. Die wichtigste Rolle der professionellen Begleiter ist Zuhören. Viele Betroffene sind bereits etwas entlastet, wenn sie über ihre Sorgen sprechen können. Wieder andere sind unsicher, wie sie überhaupt mit dem Thema Sexualität im Zusammenhang mit ihrem nahen Lebensende umgehen sollen. Manchmal braucht es Ermutigung oder Unterstützung für ein offenes Gespräch mit dem Partner.

Interdisziplinäre Palliative-Care-Teams haben den Anspruch, die Patientin oder den Patienten und sein soziales Umfeld ganzheitlich wahrzunehmen und zu begleiten. Aus diesem Grund ist als allererstes eine gute, regelmäßige Absprache innerhalb des Teams wichtig, um sicherzustellen, dass das Thema Sexualität mit jedem Patienten thematisiert wird, und um festzulegen, wer diese Aufgabe innerhalb des Teams übernimmt. Um diese Aufgabe kompetent durchführen zu können, bedarf es der Auseinandersetzung mit den eigenen Wertvorstellungen, einer wertschätzenden und empathischen Grundhaltung und nach Möglichkeit einer Schulung zu diesem Themenkomplex. Aufgrund des systemischen Blicks und der umfangreichen Ausbildung in der Gesprächsführung erscheinen Fachkräfte der Sozialen Arbeit als besonders geeignet, diesen oftmals tabubehafteten Themenkomplex mit den Patienten und ihren Partnern zu besprechen (Cagle und Bolte 2009, S. 223–233). Zudem erheben sie im Rahmen der psychosozialen Anamnese sowieso bereits Schwierigkeiten innerhalb der Familie und auch der Partnerschaft.

9.9.3 PLISSIT-Modell

Zur Erfassung sexueller Bedürfnisse und zum adäquaten Eingehen darauf wurden unterschiedliche Instrumente entwickelt, darunter das BETTER-Modell (Mick et al. 2004, S. 84–86), das ALARM-Modell (Andersen 1990, S. 81–88) oder auch das PLISSIT-Modell (Annon 1983), das für Sozialarbeiter als besonders geeignet erscheint. Das Ex-PLISSIT-Modell (überarbeitete Version des PLISSIT-Modells; Taylor und Davis 2006, S. 35–40) gibt Hinweise, wie ein Gespräch über Sexualität initiiert werden kann und welche weiteren Schritte bei Bedarf erfolgen sollten. Es eignet sich für verschiedene Erkrankungen, Stadien und auch für unterschiedliche Settings (ambulant und stationär). Es besteht aus vier aufeinanderfolgenden Stufen. Am Ende jedes Kontakts sollte die Sozialarbeiterin mit dem Klienten klären, ob das Gespräch hilfreich war und ob weitere Unterstützung benötigt wird. Falls kein weiterer Unterstützungsbedarf besteht, ist die Beratung an dieser Stelle beendet. Bei erneut auftretenden Problemen sollte die Sozialarbeiterin wieder als Ansprechpartnerin zur Verfügung stehen.

Die Durchführung dieser Intervention hat sich in der Praxis als äußerst hilfreich erwiesen, so konnten dadurch sexuelle Probleme signifikant reduziert und das partnerschaftliche Miteinander verbessert werden (Bennett 2019).

Ablauf

Stufe 1: Permission (Erlaubnis)
Die Initiative zu einem Gespräch über sexuelle Bedürfnisse sollte von der Sozialarbeiterin ausgehen und idealerweise in ein umfassenderes Gespräch eingebettet sein, beispielsweise im Rahmen der psychosozialen Anamnese.

Die Sozialarbeiterin signalisiert ihre Bereitschaft, über diese Themen zu sprechen, gibt der Patientin oder dem Angehörigen sozusagen die Erlaubnis. Dies kann durch einleitende Sätze wie »Andere Menschen in einer ähnlichen Situation erzählen von Schwierigkeiten in ihrer Partnerschaft durch die Erkrankung. Wie geht es Ihnen damit?« geschehen. Durch offene Fragen haben Patientinnen und Patienten und ihre Partner die Möglichkeit, ihre Gedanken und Gefühle offen auszudrücken, und zugleich wird ihnen damit signalisiert, dass ihre sexuellen Wünsche normal sind und sie sich nicht dafür schämen müssen. Es sollte im Gespräch auf die unterschiedlichen Dimensionen von Sexualität genauer eingegangen werden, nämlich auf die Selbstwahrnehmung, auf Veränderungen im funktionellen Bereich, auf soziale und Beziehungsaspekte und auf institutionelle Barrieren bei stationären Aufenthalten (z. B. Besuchszeiten).

Durch aktives Zuhören, den Einsatz geeigneter Fragen und eine Sprache, die dem Gegenüber angepasst ist, bekommt die Sozialarbeiterin eine erste Vorstellung von der individuellen Definition von Sexualität und deren Bedeutung für das Individuum bzw. für die Partnerschaft und auch von den unerfüllten Bedürfnissen.

Stufe 2: Limited Information (erste Informationen)
Erst wenn der Sozialarbeiter davon eine Vorstellung hat, gibt er erste kurze Informationen an die Patientin weiter, beispielsweise zu häufigen Auswirkungen ihrer Erkrankung auf das Sexualleben. Dadurch wird den Patienten bewusst, dass sie nicht die Einzigen sind, die unter diesen Problemen leiden. Zudem werden mögliche Interventionen besprochen und Adressen von Selbsthilfegruppen weitergegeben.

Stufe 3: Specific Suggestions (konkrete Empfehlungen)
Als Nächstes werden bei bereits vorhandenen Problemen konkrete Empfehlungen gegeben, wie die Auswirkungen der Krankheit am besten bewältigt werden können. Im Folgenden werden exemplarisch zwei zentrale Problemfelder benannt.
Funktionsstörungen und körperliche Schwäche:
Mit Fortschreiten einer schweren Erkrankung ist Geschlechtsverkehr oftmals nur noch stark eingeschränkt oder überhaupt nicht mehr möglich. Paare sollten auf Hilfsmittel und andere Stellungen hingewiesen werden, die Geschlechtsverkehr wieder ermöglichen oder erleichtern können. Zudem kann man mögliche Alternativen besprechen, die auch zu einer sexuellen Befriedigung führen können (z. B. Oralverkehr), und darauf eingehen, wie erfüllend vielleicht auch der Austausch von Zärtlichkeiten sein kann.
Körperbild und Selbstwahrnehmung:
Veränderungen im Körperbild wie Gewichtsverlust, Haarausfall, Inkontinenz, entstellende und riechende OP-Narben, ein künstlicher Darmausgang und vieles anderes mehr wirken sich negativ auf die Selbstwahrnehmung aus und können dazu führen, dass sich die Erkrankte nicht mehr als attraktiv empfindet und sich daher nicht mehr traut, sexuelle Wünsche dem Partner gegenüber zu äußern. Um dem entgegenzuwirken, sollte man zum einen mit der Klientin an ihrem Körperbild arbeiten. Die Sozialarbeiterin sollte Tipps geben, wie man den äußeren Veränderungen entgegenwirken kann, beispielsweise durch das Tragen einer Perücke bei Haarausfall. Zum anderen sollte ein Gespräch mit beiden Partnern initiiert werden, um Wünsche zu besprechen und mögliche Missverständnisse zu klären.

Stufe 4: Intensive Therapy (Therapie)
Reicht all dies nicht aus, muss gemeinsam überlegt werden, ob ein Spezialist hinzugezogen werden sollte, z. B. ein Psychotherapeut oder ein Sexualbzw. Paartherapeut. Existieren sexuelle Wünsche, es gibt aber keinen Partner, sollte auf die Möglichkeit der Sexualassistenz (Pro familia 2005) hingewiesen werden. Der Sozialarbeiter sollte entsprechende Adressen an das Paar weitergeben oder den Kontakt herstellen.

9.9.4 Zusammenfassung

Sexualität ist ein wichtiger Aspekt von Lebensqualität, auch am Lebensende. Daher sollte das Thema Sexualität und Intimität proaktiv mit Palliativpatienten und ihren Partnern angesprochen werden. Vorrangiges Ziel ist dabei, deren Bedürfnisse zu erfassen und Unterstützung zu leisten bei der Realisierung ihrer Wünsche. Sozialarbeiterinnen und Sozialarbeiter sind gut geeignet, diese Aufgabe zu übernehmen. Sie müssen aber auch ihre eigenen Kompetenzen und deren Grenzen kennen und gegebenenfalls an einen Spezialisten weitervermitteln.

Weiterführende Literatur

Cagle JG, Bolte S (2009) Sexuality and life-threatening illness: Implications for Social Work and Palliative Care. Health & Social Work 34: 223–233.
Gallo-Siver L (2011) Sexuality, sensuality, and intimacy in palliative care. In: Altilio T, Otis-Green S (Hrsg.) Oxford Textbook of Palliative Social Work. New York: Oxford University Press. S. 261–270.
Reisman Y, Gianotten WL (Hrsg.) (2017) Cancer, Intimacy and Sexuality: A Practical Approach. Berlin: Springer.

9.10 Die Rolle der Sozialen Arbeit beim Advanced Care Planning (ACP)/Gesundheitliche Versorgungsplanung (GVP)

Susanne Kiepke-Ziemes und Veronika Schönhofer-Nellessen

9.10.1 Das ACP Konzept

Hintergrund des Hospiz- und Palliativgesetzes (2015) war die sehr breit stattfindende gesellschaftliche Diskussion in Deutschland über den Umgang zur aktiven Sterbehilfe. Der Gesetzgeber entschied sich im ersten Schritt für den Ausbau und die flächendeckende Weiterentwicklung der palliativen Versorgung und hospizlichen Begleitung, um im zweiten Schritt die gesetzlichen Rahmenbedingungen zur aktiven Sterbehilfe bzw. Beihilfe zum Suizid in den Blick zu nehmen. Damit einher ging die Hoffnung, dass die Nachfrage nach aktiver Beendigung des Lebens an Bedeutung verlieren würde, in dem Maße, wie die fachliche hochwertige und menschenwürdige Begleitung am Lebensende überall zugänglich und ausgebaut sein würde.

Alle Bereiche des Gesundheitswesens, in denen das Lebensende begleitet wird, wurden berücksichtigt. Der größte Sterbeort in Deutschland ist die stationäre Altenhilfe. Circa 30 % aller Menschen sterben dort. Mit circa 40 % ist das Krankenhaus nach wie vor der größte Sterbeort. Die Eingliederungshilfe ist zwar zahlenmäßig nicht mit den beiden Institutionen vergleichbar und doch eine Einrichtung, in der die Dichte der Sterbebegleitung zunimmt, weil Menschen mit Beeinträchtigung heute wieder alt werden dürfen und sie häufig bis zum Schluss in ihren Wohnheimen leben. Für die beiden vollstationären Einrichtungen hat der Gesetzgeber einen eigenen Paragrafen eingeführt, um eine frühe Beratung aller neu einziehenden Bewohnern und Klientinnen in Bezug auf Wünsche, Entscheidungen und Sorgen für das Lebensende anzubieten. Dieses Gesetz orientiert sich an dem Konzept von Advanced Care Planning (ACP) aus dem angelsächsischen Raum und wird ins Deutsche mit *Gesundheitlicher Versorgungsplanung* (GVP) übersetzt.

Im neuen Hospiz -und Palliativgesetz wird der Auftrag, der Rahmen und die Inhalte der Gesundheitlichen Versorgungsplanung im § 132g SGB V Abs. 3 beschrieben. Vier Eckpunkte werden dort im Wesentlichen gefordert, wenn sich eine Einrichtung in der Gesundheitlichen Versorgungsplanung weiterqualifizieren und anerkannt werden möchte:

Im Rahmen des Einzugs soll jedem Bewohner oder jeder Bewohnerin eine Beratung angeboten werden, die auch abgelehnt werden darf. Palliative Fallgespräche, die in eine Notfallplanung münden können und Zusammenarbeit mit einem regionalen palliativen Netzwerk, sollen in den jeweiligen Institutionen implementiert werden.

Eine weitere Voraussetzung, um eine anerkannte Einrichtung der Gesundheitlichen Versorgungsplanung zu werden, ist ein Gesamtkonzept für Palliative Care in der eigenen Einrichtung zu beschreiben und umzusetzen und eine Fachkraft aus der Pflege oder Sozialarbeitende mit dreijähriger Berufserfahrung oder vergleichbarer Ausbildung für diese spezielle Aufgabe zu qualifizieren. Diese Weiterbildung ist mit inhaltlichen Modulen in der Rahmenvereinbarung (vgl. GKV Spitzenverband-Ergebnis von Verhandlungen zwischen Kostenträgern und Trägern sowie Verbänden der Einrichtungen) beschrieben. Bereits im Vorfeld (der Vereinbarung) gab es in der Fachöffentlichkeit Statements zu diesem Beratungsangebot, die unter anderem kritisch anmerkten, dass nun auch noch das Sterben geplant werden muss. Eine vorausschauende Planung sei bei den Unwägbarkeiten der letzten Lebensphase nicht möglich und der Stellenwert der seelsorgerischen, spirituellen, sozialen sei neben den medizinischen und pflegerischen Dimensionen (Def. Palliative Care) in der Beratung für die letzte Lebensphase ungerechtfertigt unterbewertet. Vor dem Hintergrund der unterschiedlichen Perspektiven in der Fachöffentlichkeit haben sich eine Vielfalt konzeptioneller Beratungsangebote in den Einrichtungen entwickelt und ebenso unterschiedliche Weiterbildungskonzepte für die Beratung. Das Curriculum der Qualifikation *GVP mit Aachener System* zum Gesprächsbegleiter/in hat sich z. B. für den Schwerpunkt systemische Beratung entschieden.

9.10.2 Soziale Arbeit im konkreten Feld der Gesundheitlichen Versorgungsplanung

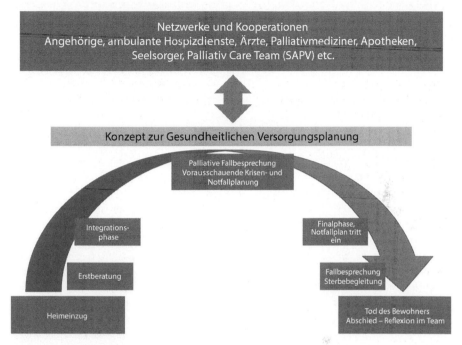

Abb. 9.4: Implementierung von Palliative Care in Einrichtungen der Alten- und Eingliederungshilfe (GVP-mit Aachener Modell beraten)

Die Abbildung 9.4 veranschaulicht, welche Prozesse Bewohner und Bewohnerinnen in einem Leben in einer stationären Einrichtung von Beginn bis zum Versterben durchleben und in welcher *Begleitungsbeziehung* sie mit dem sogenannten Gesprächsbegleiter oder Begleiterin, dem Behandlungsteam, den Zugehörigen und wenn nötig auch dem hospizlich-palliativen Netzwerk steht. Hier werden Kompetenzen von Gesprächsbegleiter*innen erwartet und vorausgesetzt, die inhaltlichen Grundlagen eines jeden Sozialarbeitsstudiums sind.

In den ersten Wochen einer Aufnahme in ein vollstationäres Pflegeheim wird den neuen Bewohnern und Bewohnerinnen ein Gesprächs- und Beratungsangebot gemacht, über ihre Wünsche, Entscheidungen oder auch Sorgen am Lebensende zu sprechen. Die vier Säulen oder auch Dimensionen hospizlich-palliativer Begleitung (Pflege, Medizin, psychosozialer Bereich und Spiritualität) werden im Rahmen eines angemessenen empathischen und fachlichen Beratungsgespräches thematisiert.

Dieses Fachgespräch ist orientiert an aufsuchender Fachberatung sowie systemischer Auftragsklärung.

Werden im Laufe des weiteren Lebens in der Einrichtung Veränderungen bei dem Bewohner oder der Bewohnerin wahrgenommen, ist der Zeitpunkt ein Palliatives

Fallgespräch einzuberufen. Auch dies kann die Aufgabe eines Gesprächsbegleiters oder Gesprächsbegleiterin sein, nachdem er oder sie im Rahmen der Integrationsphase den Beratungsprozess, der häufig aus mehr als einem Gespräch besteht, geführt hat. Der Beratungsprozess stößt häufig einen vertieften Auseinandersetzungsprozess des zu Beratenden an. Er braucht zwischen den Gesprächen Zeit zum Nachdenken und Abwägen und nicht selten sind zusätzlich Gespräche mit Zugehörigen, Betreuer*innen oder Mediziner*innen oder dem Behandlungsteam nötig und sinnvoll. Zumindest aber ist der oder die Gesprächsbegleitenden für die Durchführung des Gesamtprozesses verantwortlich, d. h. er oder sie müsste dafür sorgen, dass alle Prozesse umgesetzt werden, indem er oder sie an kompetente Kolleginnen oder Kollegen delegiert.

An diesen *runden Tisch* oder das Palliative Fallgespräch werden alle, die für diese Begleitung am Lebensende wichtig sind, eingeladen, einschließlich der Betroffenen selbst, falls sie dazu in der Lage sind. Die Moderation, das Strukturieren und die Dokumentation der Ergebnisse sind weitere Aufgabenfelder der Gesundheitlichen Versorgungsplanung. Wünsche und Entscheidungen aus dem ersten Beratungsprozess zu Beginn des Einzuges werden auf die aktuelle Veränderung hin überprüft, aktualisiert und im Sinne des Willens der Bewohnerinnen und Bewohner abgestimmt. Wenn möglich, sollte in diesen Fallbesprechungen ein Konsensprozess mit dem Betroffenen, Behandlungsteam, Bevollmächtigten oder Betreuern für die nächsten Schritte der Begleitung und Versorgung abgewogen und festgehalten werden. Ist aus Sicht des Palliativen Fallgespräches die *Finale* Phase eingetreten, kann es sowohl zu einem vorausschauenden Krisen- als auch zu einem Notfallplan kommen. Welche Bedarfe ergeben sich jetzt neu aus den veränderten körperlichen, psychosozialen oder auch spirituellen Bedürfnissen des schwerkranken Menschen und seiner Zugehörigen?

Die Moderation eines *runden Tisches* mit unterschiedlichen Sichtweisen und Perspektiven und dem Anspruch, den Willen des Betroffenen ernst zu nehmen und umzusetzen, ist ebenfalls eine höchst anspruchsvolle Aufgabe, bei der wiederum Kommunikationskompetenzen neben den schon erwähnten weiteren sozialen Fähigkeiten unabdingbare Grundlage eines gelingenden Begleitungsprozesses sind.

In den Rahmenvereinbarungen zum § 132g SGB V wird als fachliche Voraussetzung neben dem Studium der Sozialen Arbeit oder einer pflegerischen Fachausbildung (oder vergleichbaren Grundausbildungen) eine qualifizierte Weiterbildung festgeschrieben. Verschiedene Konzepte haben sich, wie in Kapitel 9.10.1 bereits erwähnt, in Deutschland dazu entwickelt.

Die beiden Autorinnen (beide Dipl. Sozialarbeiterinnen) haben mit zwei weiteren Experten ein Curriculum entwickelt, das von den Krankenkassen zur Qualifizierung zur Gesundheitlichen Versorgungsplanung (GVP mit Aachener System beraten) anerkannt wird. Die Lehrenden bringen Kompetenzen aus den Bereichen systemische Beratung, Medizinethik und Palliativmedizin, regionale Palliativ- und Hospiznetzwerkarbeit sowie Organisationsentwicklung mit. Allen Weiterbildnern dieses Curriculums war wichtig, dass es ein praxistaugliches, individualisiertes und flexibles Konzept für die Einrichtungen sein sollte. Der Anteil neben den vorgegebenen Lehrinhalten von systemischer Beratungskompetenz spielt in diesem Curriculum eine zentrale Rolle.

Menschen, die sich mit ihren ureigenen Wünschen und Ängsten in Bezug auf ihr Lebensende auseinandersetzen, brauchen eine professionelle Begleitung, insbesondere in Bezug auf fachliche hochwertige Kommunikation. Kompetenzen wie Allparteilichkeit, Mediation und Moderation von Gruppenprozessen, die sich durch unterschiedliche Perspektiven auszeichnen muss gelernt sein. Familiensysteme, die mit ihrer Trauer und ihren Ängsten emotional überfordert sind, brauchen Gesprächsbegleiter*innen, die wissen, was sie tun.

9.10.3 Ausblick und Vision

Zurzeit ist das Konzept zur Gesundheitlichen Versorgungsplanung in Deutschland ausschließlich auf die beiden vollstationären Einrichtungen der Alten- und Eingliederungshilfe beschränkt.

Im angelsächsischen Raum ist das Konzept von Advanced Care Planning häufig regional implementiert. Es gilt für alle Bereiche des Gesundheitswesens. Es ist mit der gesamten Regelversorgung und den Hospiz- und Palliativeinrichtungen abgestimmt und alle sind in diesen Prozess eingebunden. Es gibt eine koordinierende Person, die in der Regel in Trägerschaft der Kommune angestellt ist und die gesamten Prozesse für den ambulanten wie stationären Sektor steuert. Es gibt Dokumentationen, die von allen Bereichen konzertiert sind. Das bedeutet: Rettungsärzte, Krankenhäuser, Altenheime usw. kennen Palliativnotfallpläne, können sie lesen, verstehen und umsetzen. Schnittstellenverluste sind hier auf ein Minimum reduziert.

Beratung steht jedem Menschen offen, unabhängig von Alter, Gesundheitszustand oder sonstigen Einschränkungen. Jede Kommune hat solche unabhängigen Beratungsstellen, die ihre Leistungen kostenfrei für ihre Bürger*innen anbieten, sodass eine frühzeitige Klärung von Vertretung, wer wen für den Fall vertritt, dass Menschen sich nicht mehr äußern können, geschehen kann. Entscheidungen aller Bereiche am Ende des Lebens werden frühzeitig besprochen mit der Option, es jederzeit auch wieder anzupassen und ändern zu können. Jede Einrichtung, die Sterbende begleitet, hat Palliativbeauftragte angestellt, die die Gesamtverantwortung für die Durchführung dieser Beratungsprozesse, ihre Verschriftlichung und Umsetzung koordinieren. So erfolgen die professionellen Hilfen rechtzeitig und gemeinsam. Hier wird gemeinsam Sorge bis zum Schluss gelebt und durchziehen alle regionalen Bereiche der Sterbebegleitung.

Das könnte für die Zukunft auch ein weiterer Entwicklungsschritt für Deutschland sein.

9.10.4 Soziale Arbeit im ACP

Die Rolle der Sozialen Arbeit überhaupt, wie auch in der Hospiz- und Palliativversorgung, ist eine generalistische. Dies ist in der von multiprofessoneller Zusammenarbeit geprägten Arbeitswelt von hoher Bedeutung. Sozialarbeitende sind schon von jeher Schnittstellenarbeiter, Netzwerkler und sind dadurch besonders prädestiniert homogene Gruppen nach außen zu öffnen und zu moderieren. Sozialarbeitende arbeiten systemisch, lösungs- und ressourcenorientiert. Vor allem die Per-

275

spektive der Lösungsorientierung ermöglicht ihnen zeitnahe Entscheidungen. Daher erscheint der systemische Ansatz im hospizlich-palliativem Feld besonders geeignet. Er vereint Konzepte der Wertschätzung und Ressourcenorientierung, der Achtung vor der Autonomie der anderen und unterschiedlicher Sichtweisen (Wirklichkeitskonstruktionen), der Allparteilichkeit, der Kontextorientierung, der Zirkularität menschlichen Verhaltens und Techniken lösungsorientierter Gesprächsführung (Kiepke-Ziemes et al. 2013, S. 14).

Auch in ihrer ethischen Grundorientierung auf Würdigung der Bewältigungsanstrengungen der Patientinnen und Patienten und ihrer Zugehörigen insistieren Professionelle der Sozialen Arbeit. Durch ihre Subjektorientierung haben sie das ganze Leben ihrer Klientinnen und Klienten im Blick. Sie bewahren vor dem Verlust der Fähigkeit zur Selbstfürsorge und Eigenverantwortung unter Einbezug der politischen Ebene. Sie wirken ganzheitlich (Krüger 2017, S. 174).

Das Arbeitsfeld gesundheitlicher Versorgungsplanung ist eine Beratungs- und Vernetzungstätigkeit in einem medizinisch-pflegerisch dominierten Arbeitsfeld. Aufgrund fachübergreifender Spezialisierung sind Sozialarbeitende prädestiniert, die Schnittstellenposition zwischen den Klientinnen und Klienten und den am Hilfe- und Versorgungsprozess beteiligten Personen und Systemen kompetent auszufüllen (Ellmann und Leutbecher 2017, S. 8). Genau um diese Kompetenzen geht es im ACP: Einerseits um sensible, ressourcen- und klientenzentrierte Patientenberatung, andererseits Zusammenarbeit im multiprofessionellen Team, Fähigkeiten in Organisationsentwicklung, sozialer Gruppenarbeit, Moderationskompetenzen sowie Netzwerkarbeit.

Die Gesprächsausrichtung im Umgang mit dem Lebensende erfordert sensible zwischenmenschliche von Vertrauen und Empathie getragene Sorgegespräche, die sich radikal verändern würden, wenn sie aus einer Haltung von Effizienz, Erfolg und formularausgerichteten Idee getragen würden (DHPV 2019, S. 4). Konzepte Sozialer Arbeit tragen dazu bei, das Leben von schwerstkranken und sterbenden Menschen selbstbestimmt und würdevoll zu gestalten. Der ganzheitliche, systemische Blick ermöglicht komplexe Lebenslagen zu erkennen, zu analysieren und angemessene Methoden anzuwenden (Pankofer 2020, S. 27).

Die DVSG proklamiert die Gesundheitliche Versorgungsplanung als Chance für die Sozialarbeit (DVSG 2019). Tatsächlich scheint der generalistische, wissenschaftsübergreifende Ansatz der Sozialen Arbeit hier passgenau.

Weiterführende Literatur

Gratz M, Schwermann M, Roser T (2018) Palliative Fallbesprechung etablieren. Stuttgart: Kohlhammer.
Kiepke-Ziemes S, Rolke R, Schönhofer Nellessen V, Spicher J (2019) Gesundheitliche Versorgungsplanung mit Aachener System (§ 132g Abs. 3 SGB V) Ein Begleitbuch für die Praxis. Aachen: Eigenverlag.

10 Qualität und Qualitätssicherung der Sozialen Arbeit in Palliative Care

Thomas Schumacher

Die Vielfalt der Aufgaben und Bezugspunkte Sozialer Arbeit in Palliative Care macht es erforderlich, auf Strukturen und Mechanismen der Qualitätssicherung besonders zu achten. Zum Teil sind diese aus dem generellen beruflichen Qualitätsverständnis zu gewinnen, zum Teil müssen sie der Besonderheit des Handlungsbezugs in der Arbeit im Palliativbereich Rechnung tragen. Das Anliegen der Qualitätssicherung im Hinblick auf Soziale Arbeit – und auf synonym verstandene Sozialarbeit – in Palliative Care realisiert sich daher von zwei Seiten: zum einen über das grundsätzliche Aufgaben- und Leistungsverständnis, das Soziale Arbeit, wie in diesem Handbuch dargestellt, für einen ganzheitlichen Handlungsansatz in Palliative Care als unverzichtbar erscheinen lässt, zum andern über die Eigenart des besonderen Handlungsfelds, das an Organisationsstrukturen und an beteiligte Akteure jeweils eigene Anforderungen stellt.

10.1 Das Qualitätsverständnis Sozialer Arbeit

10.1.1 Soziale Arbeit als Beruf und Profession

Qualität in der Sozialen Arbeit leitet sich aus vielen Faktoren und Bezugspunkten ab. Sie umfänglich darzustellen, ist hier nicht der Ort. Im Blick auf Palliative Care als sozialarbeiterisches Handlungsfeld ist es wichtig zu sehen, welche Qualitätsmerkmale der Sozialarbeitsberuf grundsätzlich einbringt, welcher Qualitätsanspruch darin zum Tragen kommt und über welche Kompetenzen und Mittel ein entsprechendes Qualitätsniveau gehalten wird. Hier zeigt sich das Anliegen der Qualitätssicherung im eigentlichen Sinn. Der Weg geht nicht zuerst zu den Maßnahmen, die, im unternehmerischen Bereich erprobt, Qualität nach Standards und über den Schlüsselbegriff der Effizienz einführen. Für die Sicherstellung der Qualität in der Sozialen Arbeit ist entscheidend, dass das Leistungsvermögen des Berufs gesehen und die Faktoren erfasst werden, die es im Wesentlichen ausformen.

Für das berufliche Verständnis der Sozialen Arbeit muss – das ist an dieser Stelle hervorzuheben – immer mit gesehen werden, dass sich Soziale Arbeit als Beruf von vornherein über Theorieperspektiven entwickelt und auf einer eigenen wissenschaftlichen Grundlage entfaltet hat. Der Sozialarbeitsberuf bildet, so gesehen, die Oberfläche einer Kugel, zu der sich eine Wissenschaft Sozialer Arbeit ausformt

(Schumacher 2011, S. 19), d. h. die Außen- oder primär sichtbare Seite dessen, was letztlich nur in der Verschränkung von wissenschaftlich fundierter Theorie und fallbezogener Praxis gedacht werden kann.

Der Hinweis auf die in der Sozialen Arbeit betriebene Wissenschaft und Forschung ist bereits ein Hinweis auf die maßgebliche Kompetenz, mit der Qualität generiert wird. Der Sozialarbeitsberuf findet hier zu seinem Anspruch, ein dezidiert fachlich konturiertes Leistungsvermögen dazu zu nutzen, die fachlichen Belange der beruflichen Praxis eigenständig aufzurufen und abzustecken. Für den Wirkungsbereich Palliative Care ist das von grundlegender Bedeutung, denn es folgt daraus, dass Sozialer Arbeit ein entsprechendes Handlungsfeld nicht von anderen Disziplinen zugewiesen, sondern vielmehr, wie in diesem Handbuch auch deutlich wird, von ihr selber erschlossen und über ein Leistungsprofil in den Handlungskontext Palliative Care eingebracht wird. Soziale Arbeit begegnet auf diese Weise nach Art einer Profession. Zu der Qualität, die sie als Beruf auszeichnet, findet sie nicht zuletzt über ein ihrem Anspruch auf wissenschaftliche Stichhaltigkeit folgendes Problem- und Handlungsverständnis.

10.1.2 Der Qualitätsanspruch Sozialer Arbeit

Maßnahmen der Qualitätssicherung für Soziale Arbeit in Palliative Care haben wesentlich mit der *Definition* dessen zu tun, was als Qualität seitens einer fachlich kompetenten und in ihren spezifischen Aufgabenstellungen erfahrenen Profession zu erwarten ist. Die Frage ist dabei nicht »Was kann Soziale Arbeit besonders gut?«, sondern »Was kann in einem komplexen Handlungskontext wie Palliative Care speziell von der Sozialen Arbeit erwartet werden?«. Beim Blick auf die Qualität Sozialer Arbeit und auf die erforderlichen Maßnahmen zur Qualitätssicherung geht es also vor allem um das berufliche Selbstverständnis.

Dass sich die Soziale Arbeit in einer zugehenden und hinsehenden Weise für soziale Schnittstellen zuständig sieht, ist bekannt (dazu s. a. Miller 2012). In Palliative Care kommt solche Zuständigkeit zum Tragen. Im ganzheitlichen Betreuungskonzept, als das Palliative Care verstanden wird, scheint die *soziale Dimension* auf, für die *Sozialarbeiter* als *Experten* benannt werden (Bitschnau 2017, S. 112). Die identifizierte Zuständigkeit wird auch für die *psychosoziale Dimension* gesehen (Bitschnau 2017, S. 112; Steffen-Bürgi 2017, S. 389 ff.). Vor allem hier werden konkrete Aufgaben der angesprochenen Schnittstellenarbeit am Menschen benannt, die in der Unterstützung der Patienten, ihrer Angehörigen und nicht zuletzt auch der pflegenden Fachkräfte liegen (dazu Hasemann und Wiefels 2017).

Auf der anderen Seite wird deutlich, dass es besonders für die interdisziplinäre Zusammenarbeit weiter Klarheit braucht, mit welcher Ausrichtung Soziale Arbeit in diese Kooperation geht, und d. h. letztlich, welche Qualität sie zu produzieren in der Lage ist. Bitschnau mahnt das indirekt an, wenn er in seinem Beitrag im *Lehrbuch Palliative Care* notiert: »Weil die Sozialarbeit [...] viele Gesichter hat und viele unterschiedliche Ausformungen kennt, ist sie für die anderen Professionen in ihren Möglichkeiten und Leistungen nicht immer leicht einzuschätzen« (Bitschnau 2017, S. 116).

Die Qualität Sozialer Arbeit in Palliative Care zu bestimmen und abzusichern, setzt so voraus, dass Soziale Arbeit als Beruf resp. im Feld mitwirkende Profession ein möglichst klares Profil zeigt. Im Grunde heißt das, dass sie das Denk- und Handlungsziel, für das sie als Beruf wie als Wissenschaft steht, für die Außenwahrnehmung schärfen muss. Das wiederum beinhaltet durchaus auch die Aufgabe einer Schärfung nach innen, neigen berufliche Akteure doch dazu, sich eher über ihr jeweiliges Arbeitsfeld als über die Profession, für die sie wirken, zu definieren. So etwas ist leichter und scheinbar unumgänglich, solange sich die Profession mehr über Vieldeutigkeit als über Eindeutigkeit konturiert. Für Soziale Arbeit in Palliative Care reicht es aber nicht aus, weil genau dann die Aufgaben, die ihr im Handlungsfeld zufallen, ihren Zuschnitt erst dort erhalten und das heißt, ihr von außen *zugeteilt* werden.

Wenn Soziale Arbeit aber so als Profession wahrgenommen werden möchte, wie sie sich aufgrund ihres wissenschaftlichen Standings und ihres Praxisverständnisses selbst sieht, braucht es eine Bestimmung des Gegenstandes, der all ihr Wirken trägt und prägt. Zum Ansatzpunkt dafür sollte m. E. die folgende Überlegung werden:

Vieles spricht dafür, Soziale Arbeit auf das Ziel hin ausgerichtet zu sehen, die Gesellschaft lebenswerter zu gestalten (vgl. Schumacher 2011, S. 10). Das Ziel verfolgt sie zusammen mit vielen anderen Berufen und Professionen, doch mit der Besonderheit, dass sie in breit aufgestellter Praxis und mit wissenschaftlich angelegter, ethischer Urteilskraft selbst zum Gradmesser für gesellschaftlich erreichte Lebensqualität werden kann. Solche Konsequenz ergibt sich über die Analyse und die Systematisierung der dem beruflichen Handeln offenliegenden spezifischen Bedarfslagen; und sie ergibt sich vor dem Hintergrund des auf Veränderung angelegten Handlungsanspruchs. Darin wird für die Soziale Arbeit nichts anderes als die Qualität des Zusammenlebens in der Gesellschaft zum Gegenstand (vgl. Schumacher 2018, S. 195).

Ein solcher Denkansatz nun zeigt, wie sich Soziale Arbeit in das Handlungsfeld Palliative Care vor allem einbringen kann und einbringen will: mit dem Anliegen, für alle Betroffenen, zuvorderst für die Patienten, aber ebenso für Angehörige, für pflegende Fachkräfte und auch für die Gesellschaft, deren Interesse einer allen zugänglichen, menschengerechten Palliativversorgung – einem humanen Miteinander am Lebensende (vgl. Kränzle et al. 2018, S. 11) – gelten muss, die Situation am Lebensende in ihrer sozialen Bedeutung herauszuheben und mit Sachverstand dazu beizutragen, sie zu einer dieser Bedeutung angemessenen Qualität zu führen.

10.1.3 Die Rolle der Ethik

Der Qualitätsanspruch Sozialer Arbeit in Palliative Care ist, wenn man so will, ein doppelter: Inhaltlich gesehen liegt er darin, für Sterbende, für die Menschen, die ihnen nahestehen, und für das gesellschaftliche Bewusstsein ein Grundmaß an sozialer Qualität zu erhalten. Soziale Qualität meint hier die Perspektive, für menschliches Dasein umfassend und unverlierbar soziale Strukturen vorzuhalten, Strukturen, die zuletzt Menschenwert und Menschenwürde begründen, Strukturen, die, philosophisch gesprochen, menschliche Existenz in ihrem individuellen, auf Vereinzelung hin angelegten und zur Vereinsamung neigenden Zuschnitt über ein Gegenüber, ein *Du*, überhaupt erst real werden lassen. Für Patienten heißt das, sich auch in der schwersten Stunde von der Wertschätzung anderer getragen zu sehen; für Angehörige und Pflegende, das Mitgerufensein auf den sehr persönlichen, weil ganz aufs Dasein bezogenen Weg eines Sterbenden als gute Pflicht und Wirklichkeit zu begreifen; für die Gesellschaft, dafür Sorge zu tragen, dass Menschen auch und gerade am Lebensende noch mit eigenen, legitimen sozialen Bedürfnissen wahrgenommen werden.

Formal gesehen liegt der Qualitätsanspruch Sozialer Arbeit darin, die Leistungsfähigkeit des Berufs sicherzustellen und in das Handlungsfeld einzubringen. Wie skizziert, bedeutet das, für eine Wahrnehmung Sozialer Arbeit als Profession Sorge zu tragen, genauer, die Aufgaben, die im Handlungsfeld Palliative Care Sozialer Arbeit zugeordnet werden, in deren Kerngeschäft einzuordnen und mit dem Deutungsanspruch einer Profession selbstverantwortlich und eigenständig wahrzunehmen. Die Qualität Sozialer Arbeit in Palliative Care hängt also – ganz unabhängig vom Leistungsvermögen der einzelnen Akteure – davon ab, wie es dem Beruf grundsätzlich gelingt, ein Professionsverständnis in diesem Handlungsfeld zu demonstrieren. Der entscheidende Ansatzpunkt dafür ist oben deutlich geworden: Es geht darum, Soziale Arbeit von ihrer Kompetenz her zu sehen, Lebensqualität von ihrer sozialen Grundlage her zu verstehen. Die Kompetenz entsteht nicht zuletzt im Praxisfeld, über die Abbildung entsprechender sozialarbeiterischer Bedarfe; sie entsteht aber vom Grundsatz her über wissenschaftliches Ethikwissen, das in der Sozialen Arbeit entwickelt und auf die Bedarfssituation allgemein bezogen wird. Die Rolle der Ethik ist in der Sozialen Arbeit zentral:

- Ohne eine Definition dessen, was Lebensqualität für den Einzelnen in schwierigen Lebenslagen bedeutet, ist gezielte, soziale Unterstützung nicht möglich.
- Ohne ein Verständnis dessen, was an Verwirklichungschancen für den Einzelnen seitens der Gesellschaft bereitstehen sollte, lassen sich Ansprüche und Handlungsziele nicht formulieren.
- Ohne Kenntnis der Befugnisse, Pflichten und Rahmenbedingungen einer Arbeit am Menschen lässt sich im Einzelfall eine tragfähige, verantwortliche Entscheidung nicht treffen.
- Hinzu kommt, dass Akteure der Sozialen Arbeit in der Lage sein müssen, mit ihren Ansprechpartnern Arbeitsbeziehungen einzugehen und auszugestalten. Das setzt persönliche Fähigkeiten voraus, die selbstreflexives, einfühlendes, wohlwollendes Handeln ermöglichen.
- Darin liegt der Anspruch an die Akteure, berufliches Handeln nach bestimmten ethischen Prinzipien – letztlich im Rahmen einer berufsethischen Akzentuierung – auszugestalten (Schumacher 2007, S. 279 ff.; Deutscher Berufsverband für Sozale Arbeit 2014).

Das Sozialarbeitshandeln trifft mit dieser ethischen *Gestimmtheit* in Palliative Care auf ein Handlungsfeld, in dem ethische Fragen – als Fragen des Konzepts, der Haltung, der Entscheidung – zentral aufscheinen. Es sind Fragen der Ethik und des Rechts, die in den Darstellungen zu den Handlungsbezügen in Palliative Care systematisch Bedeutung erhalten (Steffen-Bürgi et al. 2017, S. 831 ff.; Student und Napiwotzky 2007, S. 202 ff.; Kränzle et al. 2018, S. 85 ff.; Husebø und Klaschik 2017, S. 47 ff.). Soziale Arbeit findet in diesem Handlungskontext vor allem entlang der ethischen Linienführung zu ihrer Qualität. Die wird in der Verknüpfung der verschiedenen Ebenen und Bezugspunkte erreicht: Indem sie ihr Gewicht als Profession zur Geltung bringt; indem sie die ethischen Bedarfe im Handlungsfeld sieht und einordnet; indem sie ihre Akteure darin stärkt, fachliche Kompetenz in integres und dem ethischen Bedarf entsprechendes Berufshandeln umzusetzen.

10.2 Qualitätssichernde Maßnahmen

10.2.1 Die strukturelle Ebene

Die Aufgaben, die den Fachleuten der Sozialen Arbeit in Palliative Care zufallen, sind komplex. Es gibt verschiedene Adressaten; es gibt verschiedene Handlungsbezüge (Funktionen); es gibt darüber hinaus den interdisziplinären Handlungsansatz, der eine Sozialarbeit im Krankenhaus in der ganzen Breite ihrer beruflichen Kompetenz fordert (vgl. Göth et al. 2018 S. 57 ff.). Adressaten sind Patienten, ihnen nahestehende Personen sowie palliativpflegende Fachkräfte. Die Funktionen, die Soziale Arbeit in jeweilige Handlungsbezüge führen, liegen im mediatorischen, im kompensatorischen, im protektiven und im motivatorischen Bereich (Bitschnau 2017, S. 115). Das interdisziplinäre Arbeiten stellt Anforderungen der Arbeitsteilung ebenso wie der inhaltlichen Verknüpfung. Es gestaltet sich speziell für die Soziale Arbeit als Herausforderung, sofern sie, wie in der klinischen Sozialarbeit verbreitet gegeben, in ihrem Wirkungsanspruch etwa dem der Medizin oder der Psychologie, die dann als Leitdisziplinen gesehen werden, untergeordnet wird.

Der ganzheitliche Ansatz in Palliative Care erfordert Strukturen der Zusammenarbeit, die das Aufgabenprofil, das Sozialer Arbeit zugeordnet wird, ganz in deren Leistungsspektrum verorten, so, dass Soziale Arbeit gemäß ihrem Selbstverständnis als Disziplin und Profession zur Geltung kommen kann. Ganzheitlich ausgerichtete Palliativarbeit bietet hier sicherlich eine gute Grundlage für das interdisziplinäre Zusammenwirken; doch führt gerade der Klinikalltag leicht zu der *fatalen Folgerung*, dass das pflegende Personal *nebenher* auch psychosozial arbeiten könne (Student et al. 2016, S. 156). Es liegt auch an der Sozialen Arbeit, hier ein professionelles Verständnis einzubringen, das deutlich macht, dass bestimmte Aufgaben in stationärer wie ambulanter Palliativarbeit nur unzureichend und damit letztlich *nicht* wahrgenommen werden, wenn mit ihnen nicht die Sozialarbeit betraut wird. Dazu gehört aufzuzeigen, dass auch in dieser Sozialarbeit der Blick und das Handeln zunächst auf den Patienten gehen, dass also Soziale Arbeit von ihrer ganzen Ausrichtung her durchaus *mit Patienten zu tun* hat (Student et al. 2016).

Wenn man von diesem Ausgangspunkt her nun weiterdenkt, wird deutlich, dass interdisziplinäres Arbeiten genau dann Gewinn bringt, wenn die Aufgaben der verschiedenen Disziplinen und Berufsgruppen klar benannt sind, für die Praxis voneinander abgegrenzt werden und schließlich auf der Basis einer Kooperation Umsetzung finden, die in gegenseitiger Wertschätzung und frei von Hierarchie die einzelnen Handlungsstränge in Palliative Care zu einem Ganzen zusammenfügt. Blickt man weiter auf die angesprochenen Funktionen Sozialer Arbeit im Palliativbereich, zeigt sich die Aufgabe, über die Abgrenzung der Handlungszugänge sicherzustellen, dass sozialarbeiterisches Wirken mit seiner ganzen fachlichen Kompetenz einfließen kann. Das bedeutet die Klärung des Aufgabenprofils im psychosozialen Bereich; das bedeutet weiter, dass mediatorisches, kompensatorisches, protektives oder motivatorisches Handeln als Sozialarbeitshandeln jeweils sichtbar werden. Zu leisten wäre solches auf der Basis einer geeigneten, sozialarbeiterischen Theorie. Es ist schlüssig, hier auf das hermeneutische Konzept und das methodische Gerüst des lebensweltorientierten Ansatzes, wie er in der Sozialen Arbeit entwickelt und ausgeformt wurde, zurückzugreifen (Schubert 2003, S. 70 ff.). Aber auch im funktionalen Bereich greift die gesellschaftliche Mandatssituation (vgl. dazu auch Schumacher 2018, S. 66). Damit bleibt Sozialarbeitsdenken aufgerufen, für eine lebensweltlich orientierte Praxis einen Deutungszugang zu suchen, der dessen – erwartete und gewünschte – gesellschaftliche Wirkung fokussiert.

Als letztes in der Reihe braucht es in struktureller Hinsicht eine Klärung zu den möglichen Adressaten und deren Bedarfen. Die »Zielgruppen« Sozialer Arbeit in Palliative Care zeigen Bedarfsmuster (Student et al. 2016, S. 45 ff.); sie verweisen aber auch auf das Qualitätsmerkmal in Gang kommender *Bildungsprozesse*, wenn klar wird, dass das berufliche Handeln nicht in völliger Eigeninitiative, sondern im Auftrag einer Institution geschieht (Student et al. 2016, S. 65). Ich gehe noch einen Schritt weiter und pointiere hier: im Auftrag der *Profession*, denn nichts anderes liegt einem Bildungsauftrag an dieser Stelle zugrunde. Die Bedarfsklärung geschieht also über eine systematische Zielgruppenerfassung; der Bildungsaspekt, bezogen auf die Helfenden wie auf die Adressaten, steht wieder in einem engen Zusammenhang mit dem beruflichen Selbstverständnis der Sozialen Arbeit.

Qualitätssichernde Maßnahmen sind im Hinblick auf die strukturellen Belange also einerseits auf die Gegebenheiten vor Ort ausgerichtet. Das interdisziplinäre Arbeiten, die Aufgabenzuschnitte und nicht zuletzt die Ausrichtung des beruflichen Handelns brauchen eine Abstimmung, für die der *eigenständige* Beitrag Sozialer Arbeit in Palliative Care außer Frage steht. Eine Stellenbeschreibung Sozialarbeit ist dazu der erste Schritt (Student et al. 2016, S. 43 f.). Andererseits ist bei der Sozialen Arbeit eine Bringschuld auszumachen, ihr Profil als Profession für die Aufgaben in Palliative Care zu demonstrieren. Den beteiligten Akteuren vor Ort gelingt solches nur bedingt; viel wichtiger ist, dass die Konzeptarbeit weiter vorangebracht wird. Auch dieses Handbuch ist in einen solchen Zusammenhang einzuordnen. Ein weiterer wichtiger Aspekt ist, das Arbeitsfeld Palliative Care thematisch im Studium der Sozialen Arbeit zu verankern. Das schafft, neben dem Effekt, Studierende an das Arbeitsfeld heranzuführen, eine Grundlage für den wissenschaftlichen Diskurs und das Ziel, sich das Arbeitsfeld als Profession zu erschließen (vgl. Wasner 2009).

10.2.2 Die personale Ebene

Auf der Ebene der handelnden Personen zeigt sich Qualität in Form der erbrachten Arbeitsleistung. Als Maß für diese Arbeitsleistung wiederum dient der Anspruch einer mit dem Potenzial einer Profession im Palliativbereich wirkenden Sozialen Arbeit.

- Das setzt voraus, dass die Akteure in der Lage sind, den Sozialarbeitsberuf angemessen ins multiprofessionelle Team einzubringen. Dazu wiederum braucht es entsprechende Grundlagen in Studium und praktischer Ausbildung. Für die Fachlichkeit der handelnden Personen ist es sicherlich hilfreich und zum Teil unumgänglich, spezielle und vertiefte Kenntnisse und Kompetenzen im Arbeitsfeld Palliative Care erworben zu haben. Aber Ziel muss sein und bleiben, den generalistischen Ansatz des Sozialarbeitsstudiums und das Handlungsverständnis Sozialer Arbeit insgesamt zu nutzen, das berufliche Handeln in Palliative Care auszugestalten (Wasner 2011a, S. 118).
- Neben ihrer professionellen Fachlichkeit brauchen Akteure die Begleitung ihrer Arbeit im Handlungsfeld. Das geschieht über regelmäßige Supervision, aber ebenso durch Fortbildung. Für die Qualität der Arbeitsleistung sind dabei nicht allein Einblicke in das Handlungsfeld Palliative Care zu vertiefen; es muss ebenso darum gehen, das eigene ethische Verständnis weiter zu schärfen. Ein Fortbildungsanliegen muss in diesem Handlungsfeld auch sein, Akteure in der Kompetenz zu schulen und zu stärken, besondere kulturelle und religiöse Belange von Adressaten zu sehen und aufzugreifen. Hier geht es nicht nur um das Verständnis, dass Sterbende und auch ihre Angehörigen über ihre eigene kulturelle und religiöse Identität Halt gewinnen und deshalb entsprechend gestützt werden sollten (Bitschnau 2017, S. 114); es geht mehr noch darum, die durch Kultur und Religion geprägten Anteile in den Beziehungen, die für die Bedarfssituation von Adressaten wichtig sind, erspüren und angemessen handhaben zu können.
- Zur Qualität der Arbeitsleistung und ihrer Sicherung gehört, dass für Akteure im Handlungsfeld Palliative Care Zuständigkeit und Art der Tätigkeit geklärt sind. Dies reicht über das strukturelle Anliegen der Rahmensetzung hinaus und in den personalen Bereich hinein. So geht es neben der Festlegung von Handlungsgrenzen auch darum, diese zu erkennen und einzuhalten. Grenzüberschreitungen – und sei es die oben angesprochene Zumutung an das pflegende Personal, *nebenher* auch psychosozial zu arbeiten (Student et al. 2016, S. 156) – trüben die Qualität der geleisteten Arbeit an jeder Stelle im multiprofessionellen Team. Darüber hinaus ist der Aspekt zu beachten, dass es in diesem Team einen wechselseitigen Qualitätsanspruch gibt, darunter die Erwartung der beteiligten Sozialarbeiterinnen und Sozialarbeiter an die anderen beteiligten Professionen, durch passende medizinische Hilfe, durch tragfähige psychologische Beratung, durch wirksame Seelsorge ihrerseits Qualität so zu produzieren, dass die Sozialarbeitsziele erreicht werden können. Das wiederum setzt eine gute Abstimmung im Team voraus und die Bereitschaft bei allen Beteiligten, konflikthaft verlaufende Arbeitswege auch offenzulegen.
- Zur Qualität der Arbeit im multiprofessionellen Team tragen schließlich auch Ehrenamtliche bei. Freiwillige Helfer haben nicht nur die Hospizidee ursprüng-

lich auf den Weg gebracht; sie sind für die Sterbe- und Trauerbegleitung im Kontext des ganzheitlichen Palliative-Care-Ansatzes unverzichtbar (Student und Napiwotzky 2007, S. 55). Nicht zuletzt, weil solches ehrenamtliche Arbeiten seine Wirksamkeit auf der Beziehungsebene entfaltet, d. h. im Sinne der oben angesprochenen sozialen Qualität agiert, gibt es einen professionell-sozialarbeiterischen Hintergrund dieser Arbeit. Insofern braucht es eine Begleitung ehrenamtlicher Kräfte durch die Soziale Arbeit – und eben auch wieder die besagte Abgrenzung der Tätigkeitsbereiche (Müntefering 2011, S. 338). Das ehrenamtliche Arbeiten im Palliativbereich sollte für die betreffenden Personen auch als ein geistiger Wachstumsprozess verstanden werden: Indem sie über ihr Handeln vor allem Aspekte der Menschlichkeit einbringen – und auch selbst erleben (s. a. Begemann 2006, S. 49 ff.). Im Palliative-Care-Team müssen auch solche Prozesse sichtbar gemacht werden. Dazu gehört die Klärung und Schärfung der Handlungskompetenz Ehrenamtlicher über eine entsprechende Grundausbildung (Student und Napiwotzky 2007, S. 56).

10.3 Ansatzpunkte für einen Qualitätsrahmen Sozialer Arbeit in Palliative Care

10.3.1 Berufsprofil und Standards

Der Handlungsansatz von Palliative Care hat, das kann man mit Fug und Recht behaupten, in Deutschland Fuß gefasst. Seit Anfang der 1980er Jahre gibt es Hospizarbeit, und auch die Palliativstationen haben sich in den Kliniken mittlerweile etabliert. Der Blick für die strukturelle Einbindung der beruflich geleisteten Sozialen Arbeit in das Handlungsfeld mag sich erst mit der Zeit geschärft haben; dennoch muss es verwundern, dass es in der deutschen Palliativlandschaft bislang nur wenige Haltepunkte gibt, von denen her für die Soziale Arbeit Mitwirkung und Rolle definiert werden können.

Herauszuheben sind sicherlich die Arbeiten von Johann-Christoph Student; auch gibt es in Handbüchern und Darstellungen zu Palliative Care inzwischen klare Aussagen zur Unverzichtbarkeit des beruflichen Sozialarbeitshandelns im Palliative-Care-Team. In der Deutschen Gesellschaft für Palliativmedizin existiert ein Arbeitskreis Soziale Arbeit, der sich um ein Anforderungs- und Tätigkeitsprofil bemüht (s. den Link in der weiterführenden Literatur unter Deutsche Gesellschaft für palliativmedizin o. J.). Das Land Nordrhein-Westfalen schließlich hat, als Ergebnis des Arbeitskreises psychosozialer Fachkräfte in Hospiz- und Palliativeinrichtungen in NRW, ein Qualitätskonzept vorgelegt, das beansprucht, Maßstäbe für die Soziale Arbeit im Hospiz- und Palliativbereich zu setzen (s. Link in der weiterführenden Literatur). Das alles zeigt, dass auch in Deutschland der Weg eingeschlagen ist, die Qualität Sozialer Arbeit in Palliative Care über Standards abzusichern. Aber die entscheidenden Schritte fehlen noch.

Sie fehlen nicht zuletzt, weil über die genannten Ansätze hinaus noch Klärungsprozesse in Gang sind. So seht die aktuelle Fassung der Rahmenvereinbarung zwischen dem Spitzenverband der Gesetzlichen Krankenversicherungen (GKV) und den Wohlfahrtsverbänden in einem Studium der »Sozialpädagogik/Sozialarbeit« zwar eine gültige Voraussetzung zur Ausbildung zur verantwortlichen Fachkraft im Hospizbereich (vgl. Rahmenvereinbarung 2016, S. 7) ein eigener Wirkungsbereich der Sozialen Arbeit ist aber nicht im Blick (vgl. auch Wasner 2011a, S. 116). Das bedeutet, dass es in Deutschland weitere Anstrengungen braucht, um dort bundesweit Leitlinien für eine strukturelle Mitarbeit Sozialer Arbeit in Palliative Care zu formulieren. Diese Leitlinien sollten im Interesse vor allem der Sozialen Arbeit liegen. Was diese in und für Palliative Care zu leisten im Stande ist und welche Qualität sie dabei zu generieren vermag, ist hier schon deutlich geworden. Umso wichtiger sind weitere Schritte, die das entsprechende Qualitätsprofil formalisieren helfen.

Ansatzpunkte dafür bietet etwa Österreich, das solche Leitlinien kennt. Den Leitlinien voraus ging eine gesetzliche Regelung für den palliativen Akutbereich, die dort eine Mitarbeit von Sozialarbeitern im Sinne der Strukturqualität zwingend vorschreibt. Schon 2002 hat der Dachverband Hospiz Österreich vor diesem Hintergrund ein Berufsprofil für die Sozialarbeit im Rahmen von Hospiz und Palliative Care verabschiedet (s. den Link in der weiterführenden Literatur Hospiz Österreich 2002). Dem folgten ein Jahr später Standards der Sozialarbeit im Bereich Palliative Care (s. den Link in der weiterführenden Literatur unter Hospiz Österreich 2003). Es ist bezeichnend, dass das einzige vergleichbare Papier in Deutschland, das Qualitätskonzept aus NRW, an diese Vorarbeit explizit anknüpft. Mittlerweile fließen Impulse aus der österreichischen Konzeptarbeit auch in Kooperationen mit deutschen Einrichtungen ein, als »hoffnungsvolles Zeichen für die deutsche Sozialarbeit« (Student et al. 2016, S. 142).

Berufsprofil und Standards, die der Dachverband Hospiz Österreich formuliert, geben hilfreiche Skizzen ab, wie eine Soziale Arbeit im Handlungsfeld Palliative Care Aufgaben und Leistungsvermögen definiert. Das Berufsprofil zeigt m. E. dabei die Schwäche, dass eine Inhaltsliste des sozialarbeiterischen Berufswissens angehängt ist (vgl. dort Anhang 2), die lediglich summarisch, aber nicht systematisch abbildet, wie das sozialarbeiterische Leistungsspektrum zu verstehen ist. Was nicht aufscheint, ist die wissenschaftliche Fundierung der ethischen Kompetenz, auf deren Grundlage Soziale Arbeit überhaupt erst handlungsfähig wird.

Ein Verständnis, das, wie oben ausgeführt, Soziale Arbeit auf das Ziel hin ausgerichtet sieht, die Gesellschaft lebenswerter zu gestalten, und ihr die Qualität des Zusammenlebens in der Gesellschaft als Gegenstand zuweist, vermag die in diesem Berufsprofil dargelegten Tätigkeitsfelder der Palliativsozialarbeit mit dem Leben zu erfüllen, für das der Sozialarbeitsberuf steht. Sie umfassen – das als Skizze jenes Papiers – explizit Dienstleistungen für Palliativpatienten sowie für Angehörige und das soziale Umfeld. Sie sehen Angebote für Trauernde vor sowie ein Schnittstellenmanagement im sozialen Netz der Betroffenen. Darüber hinaus wird Soziale Arbeit als Teil des interdisziplinären Behandlungs- und Betreuungsteams angesprochen und mit der Koordination und Begleitung von Hospiz-Ehrenamtlichen betraut. Weitere Aufgaben sind Bildungs- und Öffentlichkeitsarbeit sowie Forschung.

Die Qualität der Sozialen Arbeit in Palliative Care erscheint über die Akzente in einem solchen Berufsprofil gut abgebildet. So formuliert, begründet dieses Profil eine Qualitäts*erwartung* an die Soziale Arbeit. Das impliziert bereits ein grundlegendes berufliches Verständnis, das hilft, im multiprofessionellen Team von Palliative Care tragfähig Grenzen zu ziehen. In einer mit dem Verständnis von Sozialer Arbeit als Profession gefüllten Sicht würde sich das besagte Profil aber in eine Qualitäts*zusage* wandeln. Dies erst wäre die Handlungsperspektive, mit der Soziale Arbeit in Palliative Care den ihr zugedachten und von ihr zu verantwortenden Platz einnimmt.

Zu den Standards des Dachverbands Hospiz Österreich ist noch anzumerken, dass sie für die Tätigkeit von Sozialarbeitern eine mehrjährige Berufserfahrung sowie eine Zusatzqualifikation in Palliative Care voraussetzen. Darüber ließe sich sicher streiten. Die hier vertretene Haltung ist die, Soziale Arbeit in ihrer Eignung zu sehen, als generalistisch ausgerichteter Beruf die Aufgaben, die ihr in Palliative Care zufallen, passend einzuordnen und anzugehen. Das bringt auch das NRW-Konzept zum Ausdruck, das die hohe Netzwerkkompetenz Sozialer Arbeit hervorhebt und diese für besonders befähigt ansieht, »die Schnittstellenfunktion zwischen den Betroffenen und den am Hilfe- und Versorgungsprozess beteiligten Personen und Systemen kompetent auszufüllen« (dort S. 8; dazu auch Wasner 2011a, S. 118). Das spricht dafür, künftigen Sozialarbeiterinnen und Sozialarbeitern bereits im Studium das Handlungsfeld Palliative Care zugänglich zu machen. Dazu nicht in Widerspruch steht die Forderung, die Qualität der geleisteten Arbeit im Rahmen der oben genannten personalen Zusammenhänge, darunter nicht zuletzt über Fort- und Weiterbildung, zu sichern.

10.3.2 Eckpunkte qualitätsorientierten Handelns

- Für die Qualität des Sozialarbeitshandelns in Palliative Care ist zunächst einmal die Soziale Arbeit in ihrem Selbstverständnis als Profession verantwortlich. Sie ist aufgerufen, als Profession Profil zu zeigen, ihr oben dargestelltes Grundanliegen einer lebenswerten Gesellschaft für das Handlungsfeld Palliative Care zu übersetzen und im Handlungsfeld das dort einzubeziehende berufliche Sozialarbeitshandeln im Sinne einer *Qualitätszusage* zu benennen. Qualitätssicherung geschieht in einem ersten Schritt über eine solche Klärung des grundsätzlichen Leistungsanspruchs aufseiten der Sozialen Arbeit. Dieses Handbuch liefert dazu im Ganzen einen entsprechenden Beitrag (vgl. bes. in den Kapiteln 1 und 3).
- Der zweite – stärker handlungsbezogene – Schritt liegt darin, im Studium der Sozialen Arbeit Palliative Care als Handlungsfeld und Arbeitsbereich darzustellen. Dabei muss es auch darum gehen, das berufliche Handlungsverständnis der Studierenden nicht zuletzt über die Anliegen von Palliative Care zu schärfen. Im Zusammenwirken mit der Theorie- und Begriffsarbeit muss deutlich werden, wie der Sozialarbeitsberuf in diesem Arbeitsfeld der Verantwortung gerecht werden kann, die ihm durch die sozialen Belange der dort betroffenen Menschen erwächst.
- Das Nächste sind Anforderungsprofile und Tätigkeitsbeschreibungen, ohne die diese Arbeit letztlich nicht als *Soziale Arbeit* – und das heißt: mit dem im Sozial-

arbeitsberuf liegenden professionellen Potenzial – geleistet werden kann. Ein guter Ansatzpunkt sind die oben unter Kapitel 5.3.1 angesprochenen Konzepte des Dachverbands Hospiz Österreich sowie des Landes Nordrhein-Westfalen (dazu s. u. die Internetlinks). Die Konzeptarbeit muss aber weitergehen. Die Ausarbeitung des Aufgabenzuschnitts für den Einsatz Sozialer Arbeit in Palliative Care ist das eine; diese Soziale Arbeit im Sinne der Profession zu denken und zu profilieren, ist das andere.

- Für die Sozialarbeiterinnen und Sozialarbeiter in Palliative Care muss in besonderer Weise eine Begleitung der beruflichen Arbeit durch Supervision sichergestellt werden. Darüber hinaus braucht es Fort- und Weiterbildungsangebote, die den Fokus auf die spezifischen Anliegen und Perspektiven von Sozialer Arbeit in Palliative Care weiter schärfen. Fortbildung muss aber immer auch im Blick haben, das berufliche Selbstverständnis als Sozialarbeiter weiter zu klären und zu stärken.

- Schließlich gehört zur Qualitätssicherung Sozialer Arbeit in Palliative Care ein Dokumentationswesen, das die zu leistende Arbeit transparent und planbar macht (Rahmenvereinbarung 2016, S. 6). Das Berufsprofil des Dachverbands Hospiz Österreich gibt entsprechende Hinweise (s. dort Anhang 3). Zu ergänzen ist, dass es durch eine Dokumentation zum Verlauf von Begleitungen auch möglich wird, Verläufe und Besonderheiten zu evaluieren. Die Qualitätszusage Sozialer Arbeit kann so und nur so auf ihre Realisierung hin überprüft werden. Darüber hinaus lassen sich qualitätssichernde Maßnahmen besser auf die jeweilige Handlungssituation beziehen und entsprechend passgenau justieren.

Weiterführende Literatur

Arbeitskreis psychosozialer Fachkräfte in Hospiz- und Palliativeinrichtungen in NRW (Hrsg.) (2016) Nordrhein-westfälisches Qualitätskonzept. Maßstäbe für die Soziale Arbeit im Hospiz- und Palliativbereich. 3. überarbeitete Auflage (https://www.dgpalliativmedizin.de/images/stories/pdf/NRW_Qualit%C3%A4tskonzept_Soziale_Arbeit_im_Hospiz-_und_Palliativbereich.pdf, Zugriff am 07.12.2020).

Begemann V (2011) Engagementkultur als Aufgabe für Haupt- und Nebenamtliche. In: Begemann V, Rietmann S (Hrsg.) Soziale Praxis gestalten. Orientierungen für ein gelingendes Handeln. Stuttgart: Kohlhammer. S. 147–155.

Brack R, Geiser K (Hrsg.) (2009) Aktenführung in der Sozialarbeit. Vorschläge für die klientbezogene Dokumentation als Beitrag zur Qualitätssicherung. 4., vollständig überarbeitete Aufl. Bern: Haupt.

Burgheim W (Hrsg.) (2001–2018) Qualifizierte Begleitung von Sterbenden und Trauernden, Medizinische, rechtliche, psycho-soziale und spirituelle Hilfestellungen. Merching: Forum.

Deutsche Gesellschaft für Palliativmedizin (Hrsg.) (o. J.) Sektion Soziale Arbeit. (https://www.dgpalliativmedizin.de/sektionen/sektion-soziale-arbeit.html, Zugriff am 07.12.2020).

Fülbier U, Wauschkuhn K (2004) Anforderungs- und Tätigkeitsprofil für Hospiz- und Palliativsozialarbeit. In: Uebach B (Hrsg.) Basiscurriculum Palliative Care. Eine Fortbildung für psychosoziale Berufsgruppen. Bonn: Pallia Med. S. 119–133.

Hospiz Österreich (Hrsg.) (2002) Berufsprofil für die Sozialarbeit im Rahmen von Hospiz und Palliative Care (http://www.hospiz.at/wordpress/wp-content/uploads/2017/06/Berufsprofil_Sozialarbeit_in_HPC_mit_Logo.pdf, Zugriff am 07.12.2020).

Hospiz Österreich (Hrsg.) (2003) Standards Sozialarbeit im Bereich Palliative Care. (http://www.hospiz.at/wordpress/wp-content/uploads/2017/03/Standard-Sozialarbeit-im-Bereich-Palliative-Care-Jaenner2003_Logo_neu.pdf, Zugriff am 07.12.2020).

Internationale Gesellschaft für Sterbebegleitung und Lebensbeistand (Hrsg.) (o. J.) (http://www.igsl.de, Zugriff am 07.12.2020).

Meinhold M (2003) Qualitätssicherung in der Sozialen Arbeit. Plädoyer für einen eigenen Weg. In: Olk T, Otto H-U (Hrsg.) Soziale Arbeit als Dienstleistung. Grundlegungen, Entwürfe und Modelle. München: Luchterhand. S. 130–149.

Pott L, Wittenius U (2002) Qualitätsmanagement in der Zusammenarbeit mit Freiwilligen. In: Rosenkranz D, Weber A (Hrsg.) Freiwilligenarbeit. Einführung in das Management von Ehrenamtlichen in der Sozialen Arbeit. Weinheim, München: Juventa. S. 51–62.

IV Konsequenzen für Praxis, Theorie und Forschung Sozialer Arbeit in Palliative Care

Maria Wasner und Sabine Pankofer

Der Bedarf an Sozialarbeiterinnen mit spezifischem Wissen und Fähigkeiten in Palliative Care ist im letzten Jahrzehnt dramatisch angestiegen. In ihrer täglichen Praxis müssen sie immer wieder neu entscheiden, welche Vorgehensweise den Bedürfnissen der Patienten und ihrer Familien am ehesten entspricht. Damit werden sie für den Einzelnen und die Gesellschaft in vielfältiger Art und Weise tätig und tragen eine hohe Verantwortung. Im Kern besteht die Aufgabe professioneller Sozialer Arbeit in Palliative Care aus der Planung, Organisation, Durchführung und Bewertung von bedarfsgerecht zugeschnittenen und lebensraumorientierten Hilfeangeboten für schwerkranke Menschen und ihre Zugehörigen. Aufgrund dieser großen Verantwortung und der zur Wahrnehmung dieser Aufgaben benötigten Fachlichkeit müssen entsprechende Angebote und Konzepte erprobt und (weiter) entwickelt werden, die auch einer kontinuierlichen Überprüfung standhalten. Professionalität und Fachkompetenz in der Sozialen Arbeit umfassen daher neben dem Fach- und Methodenwissen auch den Nachweis der Effizienz und Effektivität sozialarbeiterischen Handelns – ein Anspruch, der in anderen Professionen seit langem selbstverständlich ist. Dieser Nachweis kann und muss auch in der Sozialen Arbeit in Palliative Care durch Forschung erfolgen, denn die dort erhobenen Ergebnisse und Erkenntnisse sind zur Weiterentwicklung professionellen Wissens in Palliative Care unbedingt notwendig.

> »Kompetenzen werden von Wissen fundiert (Erklärungswissen), durch Werte konstituiert (Wertewissen), als Fähigkeiten disponiert (Handlungswissen), durch Erfahrungen konsolidiert (Erfahrungswissen), auf Grund von Willen realisiert.« (Erpenbeck und Heyse 2007, S. 162)

Es ist also die Aufgabe der Sozialarbeitswissenschaft, der Sozialen Arbeit einen Bezugsrahmen aus Begründungs- und Erklärungswissen, Wertewissen sowie Handlungs- und Interventionswissen zur Verfügung zu stellen. Das Begründungs- und Erklärungswissen hilft in der Praxis bei der Wahrnehmung, Einschätzung, Interpretation und Begründung einer Situation oder eines Problems, kann aber an sich nicht handlungsleitend sein. Das Wertewissen fördert eine Ethik der Sozialen Arbeit mit einem System von Handlungsaufforderungen und Handlungsnormierungen. Durch das Handlungs- und Interventionswissen wird den Sozialarbeiterinnen eine grundlegende Auswahl an ziel- oder zielgruppenorientierten Handlungs- und Interventionsmöglichkeiten (Methoden, Techniken, Verfahren) zur Verfügung gestellt, Standards und Leitlinien können (weiter)entwickelt werden.

Es bedarf zudem einer besseren Darstellung der eigenen Tätigkeit, und zwar nicht nur innerhalb der eigenen Organisation, sondern auch nach außen, z.B. durch Praxisforschung. Seit Beginn der Hospizbewegung und von Palliative Care war es nämlich eine der größten Herausforderungen für die Sozialarbeiterinnen, ihre Kollegen und außenstehende Personen und Institutionen vom Wert ihrer Arbeit zu überzeugen (Firth 2011). Am ehesten werden Sozialarbeiterinnen als Care Manager wahrgenommen, d. h. als diejenigen, die die Versorgung von Palliativpatienten organisieren (Banks 2006; Beckett und Maynard 2005). Viele andere spezifische Kompetenzen der Sozialarbeiterinnen, wie beispielsweise die kommunikativen Fertigkeiten oder das Wissen um kulturelle und soziale Unterschiede, werden in interprofessionellen Palliative-Care-Teams häufig übersehen.

Die Gesamtschau aller Beiträge zeigt auf, dass in der Sozialen Arbeit im Kontext von Palliative Care in Deutschland bereits ein breites Spektrum an Zugängen, Arbeitsweisen und fachlichen Perspektiven entwickelt wurde. Es ist zwar noch ein junger, aber mittlerweile ausgewiesener Bereich der Sozialen Arbeit, wenn auch die Anerkennung der Sozialarbeiter durch Vertreterinnen anderer an Palliative Care beteiligter Disziplinen und Professionen dem noch nicht entspricht. Die hier gesammelten Beiträge bieten viele Ansatzpunkte für professionelle Weiterentwicklung auf drei Ebenen, die im Folgenden kurz skizziert werden sollen.

Was für Konsequenzen ergeben sich für die Praxis der Sozialen Arbeit in Palliative Care? In welche Richtungen und hinsichtlich welcher Aspekte ist eine Weiterentwicklung notwendig?

Diese Fragen diskutieren wir im Folgenden anhand einiger praxisrelevanter Aspekte. Darauf aufbauend entwickeln wir Fragen hinsichtlich der Theorieentwicklung. Dazu ist es auch notwendig, kritisch zu betrachten, wie sich die Forschung im Kontext Palliative Care entwickeln muss. Hierbei bietet die Soziale Arbeit viele Potenziale, allerdings besteht – wie auch in vielen anderen Praxisfeldern der Sozialen Arbeit – durchaus ein Entwicklungsbedarf hinsichtlich Forschungsfreudigkeit sowie Methodenkompetenz und Wettbewerbsfähigkeit.

Praxis

Geht es um eine wie auch immer geartete Praxis der Sozialen Arbeit in Palliative Care, lohnt es sich, erst einmal kurz den komplexen Begriff *Praxis* kritisch zu betrachten. Der Duden definiert Praxis als »Aufführung, Anwendung von Gedanken, Vorstellungen, Theorien o. ä. in der Wirklichkeit«, als eine »bestimmte Art und Weise, etwas zu tun, zu handhaben«, als eine »Erfahrung, die durch eine bestimmte praktische Tätigkeit gewonnen wird« sowie als Räumlichkeit, in der spezifische Professionen ihren Beruf ausüben (Bibliografisches Institut 2012). Diese verschiedenen Praxisebenen lassen sich in vielen hier vorliegenden Beiträgen erkennen: Wenn eine Form von Praxis vorgestellt wird, handelt es sich oft um eine Mischung aus mehreren dieser Aspekte, ohne diese explizit sichtbar zu machen. Nicht zuletzt Bourdieu wies bereits in den 1970er Jahren auf die sozialkonstruktivistische Dimension von Theorieentwicklung und Praxis hin, die geprägt ist von der Betonung individueller Handlungen sowie den Intentionen und Interpretationen (Bourdieu 2009/1972). Hierin stecken aus unserer Sicht Ansatzpunkte für die Praxis, aber auch für die Theoriebildung der Sozialen Arbeit in Palliative Care.

Welche Themen könnten dabei im Hinblick auf Praxis in den Blick genommen werden?

Viele Beiträge stellen methodische Arbeitsweisen der Sozialarbeiterinnen und Sozialarbeiter vor, ohne allerdings deren (theoretische) Wurzeln transparent zu machen und in die Betrachtung mit einzubeziehen. Ein Beispiel dafür ist das häufig angeführte biografische Arbeiten – eine Methode, die wie viele in Palliative Care angewandte Ansätze und Handlungskonzepte nicht originär sozialarbeiterisch ist, sondern viele Wurzeln hat, wie die Psychologie mit diversen therapeutischen Ansätzen. Offen bleibt an vielen Stellen, was das originär Sozialarbeiterische daran sein kann. Oder anders gefragt: Welcher besondere Fokus kommt ins Spiel, wenn Sozialarbeiter aus ihrer Profession und Disziplin heraus diese Methode anwenden? Welche Gedanken, Vorstellungen und Theorien liegen dem zugrunde? Und macht es einen Unterschied, wenn Vertreterinnen anderer Professionen diese Methode anwenden? Was ist das Spezifische, das Fachkräfte der Sozialen Arbeit einbringen? Diese Fragen sind nur schwer und eigentlich gar nicht zu beantworten, noch dazu im Kontext von Palliative Care. Dennoch denken wir, dass es eine professionsspezifische Fähigkeit von Sozialarbeiterinnen im Allgemeinen ist, den Blick nicht nur auf das Individuum zu richten, sondern den Menschen – ob den sterbenden Menschen oder die Angehörigen – *immer auch* in seinem sozialen Kontext zu sehen. Auf diesen Aspekt weisen viele Autorinnen und Autoren hin. Er scheint existenziell in der Frage nach dem besonderen, originären Beitrag der Sozialen Arbeit in Palliative Care. Daraus ergeben sich wieder ganz »praktische« Fragen und Herausforderungen im Hinblick auf Fragen der Haltung, wie z. B.: Wer ist meine Klientin? Wie begegne ich wem? Es gibt noch weitere fachliche Fragen, die Standard in der Sozialen Arbeit sind: Was genau ist mein Auftrag? Was und wie viel tue ich? Und gerade im Bereich von Palliative Care stellt sich die Frage: Was soll ich gerade nicht tun? Wann ist es besser, »nichts« zu tun und »nichts« zu sagen? Schweigen und Nichtstun im richtigen Moment und auf hohem Niveau der Situations- und Selbstreflexion sind zwei der größten fachlichen Herausforderungen nicht nur, aber vor allem in der Sozialen Arbeit in Palliative Care. Insbesondere in der Arbeit mit Sterbenden und ihren Angehörigen sind diese Kompetenzen ausschlaggebend im Hinblick auf eine qualitativ wertvolle professionelle Dienstleistung. In diesem Sinne zeigen viele Beiträge auch die (inter- und transdisziplinären) Grenzen sozialarbeiterischen Handelns auf. Geht man davon aus, dass das Sterben mehr und mehr aus dem privaten Bereich in eine fachlich gestaltete Umgebung verschoben wird, ist das nicht nur eine Frage für die Soziale Arbeit als Wissenschaft und Profession, sondern eine handfeste gesellschaftspolitische Aufgabe: Wer soll Menschen mit welcher Haltung und mit welchen Kompetenzen am Lebensende begleiten? Und wenn es schon Profis sind/sein müssen: Was müssen diese Fachkräfte können? Kurz gesagt: eine ganze Menge. Für eine so verstandene komplexe Praxis braucht es eine hochqualifizierte Ausbildung. Dafür reicht ein generalistisch ausgerichtetes Studium der Sozialen Arbeit nicht aus, sondern es braucht wissenschaftlich fundierte Vertiefungen im und nach dem Studium der Sozialen Arbeit. Dazu gehört aber auch, dass Soziale Arbeit im Kontext von Palliative Care einen festen Platz im multiprofessionellen Team haben muss, um diese Aufgaben erfüllen zu können. Soziale Arbeit hat schon viel erreicht, als Perspektive ist aber eine deutliche inhaltliche und strukturelle Schärfung des spezifischen Profils durchaus möglich und an vielen Stellen auch nötig. Auch darauf verweisen viele Autorinnen und Autoren. Erst und nur in der Wechselwirkung einer profilierten, qualitativen und selbstbewussten Sozialen Arbeit mit den anderen starken Professionen der Palliative Care – Medizin, Pflege, Seelsorge, Psychologie – entsteht Anerkennung.

Theorie(n)entwicklung

Die Arbeit an diesem Buch zeigte, dass es viele gut ausgereifte, praxeologische Ansätze in der Sozialen Arbeit in Palliative Care gibt, die Theoriebildung allerdings noch deutlich in den Kinderschuhen steckt. Es braucht daher Weiterentwicklungen auf verschiedenen Theorieebenen.

Geht man wissenschaftstheoretisch vor (Astleitner 2011), wären dabei folgende Elemente der Entwicklung von Theorien der Sozialen Arbeit in Palliative Care in den Blick zu nehmen:

- Grundlage jeder Theorie sind Grundannahmen. Darunter werden Aussagen über die Grundstruktur der Realität und darüber, wie man sie untersuchen sollte, verstanden. Sie liegen allen Kernaussagen zugrunde. Im Hinblick auf Soziale Arbeit in Palliative Care bedeutet das die Frage danach, welche Grundannahmen zugrunde liegen und wie hier Wissen erzielbar ist und wurde. Dieser Aspekt scheint im Hinblick auf die Wissensfelder Palliative Care und Soziale Arbeit an sich gut fundiert, im Hinblick auf die Rolle der Sozialen Arbeit in Palliative Care gibt es aber noch deutliche Lücken.
- Jede Theorie verfügt über Grundbegriffe als Bausteine der Theorie. Aus den beiden Grundlagen – Soziale Arbeit und Palliative Care – lassen sich viele solcher Grundbegriffe ableiten, die in den hier vorliegenden Beschreibungen zusammengeführt werden, aber noch nicht systematisch gefasst sind. Dazu gehören Begriffe wie Klientenorientierung, Selbstbestimmung, Ganzheitlichkeit und der Begriff des »Caring«, verstanden als Engagement für Menschen in Ausnahmesituationen, die Ansatzpunkte für Theoriebildung bzw. Entwicklung von Objekttheorien sein können.
- Der klassische Theoriekern besteht aus beschreibenden und erklärenden Aussagen, die auch als Hypothesen bezeichnet werden. Darüber hinaus können prognostische und empfehlende Aussagen Teil einer Theorie sein. Im Hinblick auf Soziale Arbeit in Palliative Care ist festzustellen, dass der Grad der Theoretisierung noch nicht sehr hoch ist. Es lässt sich ein deutliches Übergewicht beschreibender Aussagen erkennen (gut zu erkennen in vielen Beiträgen in diesem Sammelband), da die Soziale Arbeit in Palliative Care noch ein relativ neues Theorie- und Forschungsgebiet ist. Das hier vorliegende Buch mit den unterschiedlichen Facetten und z. T. bisher in Deutschland noch nicht oder kaum beschriebenen und diskutierten Aspekten Sozialer Arbeit in Palliative Care bietet diverse Erweiterungen dieses Theoriekerns an.
- Jede Theorie bzw. die ihr zugrundeliegenden Hypothesen müssen empirisch, d. h. in operationalisierter Form mit geeigneten Forschungsmethoden und Designs überprüft werden. Dazu können auch Beobachtungen gehören. Forschung im Bereich von Sozialer Arbeit in Palliative Care ist – vor allem in Deutschland – noch nicht sehr üblich. Da dies ein zentraler Aspekt ist, wird er im Folgenden ausführlicher reflektiert.

Forschung

Ziel der folgenden Ausführungen ist es, die schon angesprochenen bestehenden Forschungslücken aufzuzeigen, aber auch das Wissen über bereits existierende Forschungsaktivitäten zu vergrößern und auf methodische Herausforderungen und mögliche Hindernisse einzugehen. Zum Schluss werden erforderliche nächste Schritte benannt, um die Forschung zu den Aufgaben und zum Stellenwert der Sozialen Arbeit in Palliative Care voranzubringen.

Stand der Forschung
Die Soziale Arbeit ist das mit Abstand größte Forschungsfeld für anwendungsorientierte Forschung im unmittelbaren Gegenstandsbereich der Sozialwissenschaften. Trotzdem gibt es im Besonderen für das Arbeitsfeld Palliative Care immer noch kaum empirisch gesicherte Nachweise, dass Sozialarbeiter einzigartiges Wissen und einzigartige Fähigkeiten besitzen, die zu oft deutlich besseren Ergebnissen führen als durch den Einsatz von Nichtprofessionellen. In den letzten Jahren wurden zwar sowohl nationale (McCormick et. al 2010; Kennett und Payne 2010; Adler und Page 2008; Altilio et al. 2008; Csikai und Jones 2007; Kennett und Payne 2005; Kramer et. al 2005) als auch internationale Bücher und Artikel (Altilio et al. 2011; Robertson 2010; Reith und Payne 2009; Payne 2009; Beresford et al. 2007; Currer 2007; Clausen et al. 2005; Small 2001) veröffentlicht, die sich mit Sozialer Arbeit in Palliative Care beschäftigen. Ebenfalls entstanden Übersichtsarbeiten zur Effektivität der Sozialen Arbeit in unterschiedlichen Settings (Hartman-Shea et. al. 2011; Bradley et al. 2011; Stevens et al. 2011; Bee et al. 2009; Washington et al. 2008; Gwyther et. al 2005; Brandsen 2005). Bei dem Großteil der existierenden Veröffentlichungen handelt es sich allerdings nicht um empirische Arbeiten (24 %), sondern um Diskussionspapiere (57 %), deskriptive Arbeiten (16 %), Übersichtsarbeiten (2 %) und um Positionspapiere (1 %) (Kramer et al. 2005). In einer neuen Übersichtsarbeit, die gerade von der Autorin zur Veröffentlichung vorbereitet wird (Erhart und Wasner, in Vorbereitung)., wurde versucht, eine Landkarte zur existierenden Forschung zu Palliativsozialarbeit in Europa zu erstellen. Dazu wurde in den Datenbanken Pub-Med, CINAHL, PsycINFO, DZI Solit und CareLit nach englischen oder deutschen Veröffentlichungen zu diesem Themenbereich gesucht, und zwar im Zeitraum zwischen 1993 und 2019. Nach dem Löschen von Duplikaten und dem Anwenden der Ein- und Ausschlusskriterien blieben von 1.315 Artikeln 86 übrig, bei nur 14 handelt es sich um empirische Arbeiten. Die untersuchten Aspekte palliativer Sozialarbeit weisen eine große Bandbreite auf, z. B. gibt es mehrere Veröffentlichungen, die Weiterbildungsangebote für Sozialarbeiter*innen in diesem Feld evaluieren (Agnew und Duffy 2010; Reygan und D'Alton 2012), aber auch Studien, die sich damit beschäftigt haben, welche Rolle und Aufgaben Sozialarbeiter*innen in Palliative Care übernehmen (Lloyd 1997; Sheldon 2000). In einer weiteren Studie geht es um die Erfassung des Bedarfs an Trauerbegleitung durch Sozialarbeiter*innen in Hospizen (Agnew et al. 2011). In den meisten Studien wurde ein qualitativer Forschungsansatz gewählt, die Teilnehmerzahl war oft gering, alle empirischen Studien stammen aus Großbritannien oder Irland. Im Allgemeinen wird in den existierenden Veröffentlichungen die Bedeutung der Sozialen Arbeit betont. Es fehlt aber eine

international anerkannte Übersichtsarbeit (systematic review) zur Effektivität der Sozialen Arbeit für unterschiedliche Patientengruppen und in verschiedenen Settings.

Qualitativ gute und aussagekräftige sozialwissenschaftliche Forschung in Palliative Care muss unterschiedlichen Adressaten gerecht werden (Patienten, Zugehörige, soziales Umfeld, Teammitglieder, Vertreter anderer Dienste) und dabei deren Alter, Geschlecht, Ethnie, sexuelle Orientierung, Bildungsstatus, körperliche und psychische Verfassung, sozioökonomischen Status und einiges mehr im Blick haben. Veröffentlichungen zu den spezifischen psychosozialen Bedürfnissen einzelner Patientenpopulationen sind jedoch kaum vorhanden (Kramer et al. 2005). Ebenfalls finden sich nur wenige Veröffentlichungen zu sozialarbeiterischen Interventionen bei Angehörigen und zu belastenden oder entlastenden Aspekten, mit denen Sozialarbeiterinnen konfrontiert sind, die in diesem Arbeitsfeld tätig sind (Kramer et al. 2005), obwohl es Hinweise darauf gibt, dass die Effektivität von zur Verfügung gestellten sozialarbeiterischen Interventionen unter anderem davon abhängt, welcher Arbeitsbelastung die Sozialarbeiterin insgesamt ausgesetzt ist (McCormick et. al 2010).

Das Feld möglicher Fragestellungen der Sozialarbeitsforschung ist ebenso groß wie das Praxisfeld der Sozialen Arbeit. Wie auch in der Praxis überlappen sich in der Forschung verschiedene Problemstellungen in ihrer Entwicklung und/oder aktuellen Ausprägung. Daher können diese auch nur zum Teil abgegrenzt werden. Grundlagenforschung, Adressatenforschung, Biografieforschung, ethnografische Feldforschung, Praxisforschung, Aktionsforschung, Evaluationsforschung und internationale (vergleichende) Sozialarbeitsforschung sind mögliche Kategorien der Sozialarbeitsforschung in Palliative Care. Dabei sind Forscherinnen auf die Pluralität von Forschungsmethoden und -zugängen angewiesen und wählen diejenigen Methoden oder Methodenkombinationen aus, die für die jeweiligen Fragestellungen angemessen erscheinen. Dies setzt Handlungssicherheit mit all diesen unterschiedlichen Methoden voraus, welche aber nicht immer gegeben ist. So finden sich signifikante konzeptuelle und methodische Schwächen in vielen Untersuchungen, beispielsweise ungeeignete Ergebnisparameter, kaum Längsschnittuntersuchungen, ungenügende statistische Verfahren oder fehlende Subgruppenanalysen (Kramer et al. 2005).

Zuletzt noch ein ganz entscheidendes Manko: Die meisten Forschungsergebnisse stammen aus dem englischsprachigen Raum (Großbritannien, USA, Kanada, Australien), aus Deutschland gibt es noch kaum Veröffentlichungen. Inwieweit sich diese Ergebnisse auf Deutschland übertragen lassen, ist fraglich, da sich die Gesundheitssysteme und auch die institutionellen Rahmenbedingungen teilweise doch erheblich unterscheiden. Es braucht somit auch in Deutschland eine Kultur des Forschens in Palliative Care.

Herausforderungen und potenzielle Hindernisse
Um qualitativ gute Forschung – egal in welchem Feld der Sozialen Arbeit – durchführen zu können, müssen viele unterschiedliche Aspekte berücksichtigt werden: Zwingend notwendig sind sehr gute methodische Kenntnisse der Forscher. Auf der Ebene des Designs braucht es exakte Fragestellungen, geeignete Ein-/Ausschlusskriterien, Längs- oder Querschnittuntersuchungen, quantitative und qualitative For-

schungsdesigns sowie Mixed-Method-Ansätze. Als qualitative Standards gelten eine themenadäquate Wahl geeigneter valider und reliabler Instrumente und Messverfahren sowie die Einhaltung ethischer Standards. Idealerweise sollten Forschungsprojekte dabei folgende Kriterien erfüllen: randomisiertes Studiendesign, ausreichende Anzahl an Teilnehmern, um eine Aussage treffen zu können, möglichst wenig fehlende Daten und objektive, messbare Ergebnisparameter (Palos 2011). Im Kontext von Sterben und Tod sind diese Goldstandards aber nicht immer ethisch vertretbar oder nicht durchführbar: So erfüllt bei Forschungsprojekten mit schwerkranken Menschen häufig nur eine kleine Zahl der Patienten überhaupt die Stichprobenkriterien. Die Untersuchung darf nicht zu lange dauern, um den Patienten nicht über Gebühr zu belasten; viele Patienten benötigen Hilfe beim Ausfüllen von Fragebögen.

Bei Längsschnittuntersuchungen ist zudem von einer hohen Drop-out-Quote durch die Verschlechterung des Gesundheitszustands oder durch den Tod auszugehen. Es sollte daher überlegt werden, ob es die Fragestellung und das Studiendesign zulassen, dass bei einer Verschlechterung des Zustands des Patienten Angehörige oder Teammitglieder anstelle des Patienten Fragebögen ausfüllen.

Klinische Studien setzen standardisierte Interventionen voraus, während in Palliative Care die individuellen Bedürfnisse des Patienten im Mittelpunkt stehen und ein interprofessionelles Team versucht, diesen gerecht zu werden. Dadurch ist es häufig schwierig, genau herauszufinden, welche Effekte beim Patienten auf welche Intervention zurückgehen. Es braucht hier also kreative Forschungsdesigns, die diese Multikomplexität nicht zu sehr reduzieren, sondern dafür adäquate Ansätze entwickeln, die ebenfalls valide sind. Hier bietet sich die Methodentriangulation als Grundprinzip an.

Neben diesen allgemeinen methodischen Herausforderungen in diesem Forschungsfeld existieren zusätzlich noch mehrere Faktoren, die insbesondere die Durchführung von Forschungsprojekten durch Sozialarbeiterinnen in Palliative Care erschweren; unter anderem die allgemein schwierige Finanzierung von psychosozialen Forschungsprojekten sowie die feldspezifische Sorge, die Teilnahme am Forschungsprojekt könne dem Klienten schaden. Pessin und Kollegen konnten in einer Untersuchung mit 68 Palliativpatienten aber zeigen, dass psychosoziale Forschungsprojekte von 75 % der Patienten als nicht belastend erlebt wurden.

68 % empfanden diese Studien sogar als positiv. Sie konnten so einen Beitrag für die Gesellschaft leisten und sich besser mit ihrer Erkrankung auseinandersetzen (Pessin et al. 2008). Erschwerend kommt hinzu, dass die Komplexität sozialarbeiterischen Handelns grundsätzlich nur schwer abzubilden ist und bei der Konzeption eines Forschungsvorhabens immer genau überlegt werden muss, mit welchen Messinstrumenten mögliche Effekte der Sozialen Arbeit erfasst werden können. Klassische Konzepte der Evidenzbasierung reichen dafür nicht aus (Dahmen 2011). Die eigene Unsicherheit in der Durchführung von Studien, ethische Bedenken und die Sorge, durch die Studienteilnahme die Bedürfnisse des Klienten zu vernachlässigen, sind weitere Gründe, warum Sozialarbeiterinnen Forschungsprojekten gegenüber manchmal kritisch eingestellt sind. Sie fühlen sich oft nicht genügend unterstützt, sind nicht in ein Forschungsnetzwerk eingebunden, fühlen sich nicht ausreichend dafür ausgebildet und geben an, dafür keine Zeit zu haben (Palos 2011).

Erforderliche nächste Schritte

1. Sammlung existierender Forschungsergebnisse und Ausbau der Forschungstätigkeiten
Als nächste Schritte sollten zum einen bereits existierende Forschungsergebnisse zusammengeführt und breit zugänglich gemacht werden. Von besonderer Bedeutung ist hier auch die Erfassung von deutschsprachiger Literatur und grauer Literatur (Dissertationen, Bachelor- und Masterarbeiten usw.), die oft schwer zugänglich sind. Zum anderen braucht es dringend deutlich mehr Forschungsaktivitäten, und zwar sowohl Grundlagenforschung als auch anwendungsorientierte Forschung. Die Deutsche Gesellschaft für Soziale Arbeit fordert die Öffnung der DFG für grundlagenorientierte Forschung, spezifische Förderprogramme für anwendungsbezogene Forschung, disziplinbezogene und interdisziplinäre und internationale Forschung. Außerdem braucht es andere Infrastrukturen an den Hochschulen, damit auch genügend Zeit zur Durchführung von Forschungsprojekten vorhanden ist (Deutsche Gesellschaft für Soziale Arbeit 2020). Dies würde sich sicherlich auch positiv auf die Forschungstätigkeit im Hospiz- und Palliativbereich auswirken.

2. Stärkere Implementierung von Forschung in die Aus- und Weiterbildung von Sozialarbeiter*innen
Angehende Sozialarbeiterinnen sollten bereits während ihres Studiums mit Forschungsdesigns und -methoden vertraut gemacht werden und dies durch kleine selbst durchgeführte Projekte einüben. Sie sollen dabei befähigt werden, adäquate Forschungsstrategien für die Felder des Sozial- und Gesundheitswesens unterscheiden sowie quantitative und qualitative Forschungsdesigns differenzieren und anwenden zu können. In Forschungswerkstätten sollen Transferprozesse zwischen Forschung, Planung und Steuerung verdeutlicht werden. Sozialarbeiterinnen müssen das Durchführen von Forschungsprojekten als integralen Bestandteil ihrer Arbeit begreifen – nur durch eine substanzielle Methodenausbildung in der empirischen Sozialforschung wird sichergestellt, dass die Studierenden sich aktiv in der Konzeption, Durchführung und Auswertung von Forschungsprojekten beteiligen können. Zugleich erlangen die Studierenden dadurch Kompetenzen in den Bereichen Konzeptentwicklung und Projektmanagement sowie in den Bereichen Wissenschaftsvermittlung und -präsentation. Einige dieser Fähigkeiten sind auf viele andere Arbeitsbereiche der Sozialen Arbeit übertragbar: Datenerhebung und -analyse, Konzeptentwicklung, Projekt- und Qualitätsmanagement, Projektevaluation, Berichterstattung und Sozialplanung.

Im Rahmen des Bachelorstudiums der Sozialen Arbeit werden zwar Grundkenntnisse der Forschung vermittelt, dies reicht in der Regel aber nicht aus, um danach komplett eigenständig ein Forschungsprojekt durchführen zu können, und zwar von der Entwicklung der Forschungsfrage bis hin zur Präsentation der Ergebnisse. Durch die zunehmenden Forschungsaktivitäten an den Hochschulen könnte sich dies in den nächsten Jahren ändern. Erfreulicherweise haben sich in den letzten Jahren an den Hochschulen in Deutschland mehrere Masterstudiengänge zu Forschung in der Sozialen Arbeit etabliert. Projekte angewandter Forschung sind darüber hinaus ein zentraler Bestandteil fast aller Masterstudiengänge geworden. Mittels kooperativer Promotionen von Hochschulen für Angewandte Wissenschaften und

Universitäten ergeben sich immer mehr Möglichkeiten für Forschung im Kontext von akademischen Qualifizierungsangeboten.

3. Aufbau von Forschungsnetzwerken

Es braucht ein Forum, in dem sich Sozialwissenschaftler und Praktiker der Sozialen Arbeit in Palliative Care zum Wissenstransfer austauschen können. Praxisforschung ist Forschung mit der Praxis und für die Praxis und könnte daher für den Kontext von Palliative Care gut geeignet sein: Eine zentrale Prämisse der Praxisforschung ist, dass soziale Problemlagen immer unter dem spezifischen Blickwinkel der Veränderung dieser Problemlagen untersucht werden. In wechselseitigen Zyklen von Forschen und Handeln werden sowohl Theorien entwickelt als auch praktisches Handeln angeleitet. Praxisforschung dient dabei gleichermaßen der Planung und Konzeption sozialarbeiterischer Angebote als auch der Überprüfung des Handelns selbst. Praxisforschung steht für Forschungsprojekte, bei denen Wissenschaftlerinnen und Praktikerinnen gemeinsam in einem Team agieren und die relevanten Problemstellungen kooperativ bearbeiten. Projekte werden gemeinsam evaluiert und die Erkenntnisse sollen schließlich zur Weiterentwickelung der Praxis genutzt werden. Dabei handelt es sich um anwendungsorientierte Forschung mit klarem Bezug zur unmittelbaren Praxis, und oftmals ergeben sich die Impulse für solche Forschungsvorhaben aus dem Handlungsfeld der Sozialen Arbeit selbst.

Hilfreich sind auch professionsübergreifende Kooperationen bei Forschungsprojekten. Nur durch interprofessionelle Forschung können die vielen Facetten von Palliative Care ausreichend beleuchtet werden. Die unterschiedlichen Sichtweisen der einzelnen Personen und Professionen und deren regelmäßiger Austausch befördern das gegenseitige Lernen und verbessern die Qualität von Forschungsprojekten. Es steigt somit die Chance, Fördermittel für ein Projekt bewilligt zu bekommen, vor allem wenn mehrere Professionen und/oder mehrere Studienzentren an der Untersuchung beteiligt sind.

4. Förderung des Wissenstransfers

Wie auch in anderen Praxisfeldern der Sozialen Arbeit, ist auch die Soziale Arbeit in Palliative Care durch eine gewisse Distanz zu den zugrunde liegenden wissenschaftlichen Theorien und Konzepten gekennzeichnet. In Übereinstimmung damit werden *Theorie* oder *Wissenschaft* und *Praxis* als in sich kohärente Phänomene bzw. Felder angesehen, und es werden eher die Abgrenzungen der unterschiedlichen Felder voneinander als die zu gestaltenden Bezüge in den Vordergrund gerückt. Die Problematik des Wissenstransfers, mit der vor allem professionelle Felder konfrontiert sind, die sowohl über eine wissenschaftliche Verankerung als Disziplin als auch über praktische Handlungsfelder verfügen wie in der Sozialen Arbeit (Oestreicher 2010) oder anderen Berufen (z. B. im Lehrerberuf), ist bisher wissenschaftlich wenig bearbeitet. Vor diesem Hintergrund sind Formen und Möglichkeiten des Wissenstransfers zwischen Wissenschaft und Praxis zu entwickeln, um Forschungsergebnisse zurück in die Praxis zu transportieren. Dazu gehören klassische Austauschformen wie Tagungen und Fachbeiträge, die so gestaltet sein müssen, dass sich sowohl Praktiker als auch Theoretikerinnen angesprochen fühlen. Ein besonderes Augenmerk für den Theorie-Praxis-Transfer und die Verbreitung von Forschungsergebnissen sollte dabei auf die Potenziale des Internets gelegt werden. Hierbei sind z. B. Open Science Maßnahmen bei Dissertationsprojekten zu nennen oder auch die zunehmende Zahl von Open Source Fachjournalen.

Fazit

Professionelle Soziale Arbeit in Palliative Care ist auf systematisches und allgemeingültiges Wissen über die Probleme von Patienten und Zugehörigen sowie deren Lösung angewiesen. Dazu gehört auch, erprobte Methoden zu dokumentieren und zu erproben sowie kreativ neue methodische Zugänge zu entwickeln und diese in die Diskurse einzufädeln. Hierbei bieten vor allem die Erfahrungen aller Mitarbeitenden in multiprofessionellen Teams viele Ansatzpunkte. Im Sinne eines gelungenen Wissenstransfers sollten alle Methoden gut fundiert und evaluiert sein – in Hinblick auf ihre Theoriebasis wie auch empirisch. Trotz einer anschlussfähigen Tradition gibt es aufgrund defizitärer Ausbildung von Sozialarbeiterinnen im Bereich Forschung, fehlender Forschungsförderung, weniger Forschungsinstitute, unverbundener Forschungsansätze und mangelnder wissenschaftsöffentlicher Sichtbarkeit bis jetzt kaum genuine sozialarbeitswissenschaftliche Forschung in Deutschland. Erst in den letzten Jahren ist das Forschungsvolumen deutlich gewachsen, und die methodologische Grundorientierung, Frageperspektiven, Fragestellungen und der Bezug zu innerdisziplinären Diskursen haben hinsichtlich Breite und Differenziertheit an Substanz gewonnen. Die meisten Veröffentlichungen über Soziale Arbeit in Palliative Care sind allerdings immer noch deskriptive Arbeiten oder Diskussionspapiere; nur selten wurden tatsächlich empirische Studien durchgeführt. Dies gilt leider auch für die hier vorliegende Publikation. Um diese Situation zu verbessern, sollte zuerst die existierende Forschung auf diesem Gebiet systematisch gesammelt und bewertet werden. Außerdem braucht es eine bessere Verankerung von Forschung in der Aus-, Fort- und Weiterbildung von Sozialarbeiterinnen und mehr kooperative Forschungsprojekte in der Zusammenarbeit zwischen Praktikern und Sozialwissenschaftlern oder auch in interprofessionellen Kooperationen.

Gelingt es in den nächsten Jahren nicht, mit empirischen Studien den »Mehrwert« von Sozialer Arbeit in multiprofessionellen Palliative-Care-Teams zu belegen, besteht die große Gefahr, dass aufgrund knapper werdender Ressourcen im Gesundheitswesen Sozialarbeiterinnen in diesem Tätigkeitsfeld immer weniger präsent sein werden. So lässt sich mit den Worten von Eduardo Bruera, einem international bekannten Palliativmediziner, feststellen, dass Forschung über Soziale Arbeit in Palliative Care nicht nur nützlich ist, sondern dass Forschung essenziell ist für das Überleben von Sozialer Arbeit in Palliative Care (Bruera zit. nach Palos 2011).

Neben der Forschung ist auch die Theorieentwicklung in diesem Kontext ein bisher nur rudimentär bearbeitetes Feld. Theorien – ob in Form einzelner Objekttheorien oder metatheoretisch(er) angelegt – bilden eine Klammer für die verschiedenen Praxen Sozialer Arbeit in Palliative Care. Mittels Alltags- und Wissenschaftstheorien werden Themen im Gegenstandsbereich untersucht und darauf aufbauend wissenschaftliche (Handlungs-)Theorien und Modelle entwickelt (Engelke 2004, S. 257). Im Hinblick auf Soziale Arbeit in Palliative Care könnte es darum gehen, innovative und kreative Praxistheorien zu entwickeln. Kennzeichen solcher Theorien sozialer Praktiken sind, dass sie keine abgeschlossene, systematische Form brauchen, sondern theoretisch breit und als »fruchtbarer Ideenpool« (Reckwitz 2003, S. 289) angelegt sind. Diese Theorien verweisen auf »eine ›implizite‹, ›informelle‹ Logik der Praxis und Verankerung des Sozialen im praktischen Wissen und ›Können‹, eine ›Materialität‹ sozialer Praktiken in ihrer Abhängigkeit von Körpern und Artefakten« und auf ein Spannungsfeld von Routinisiertheit und systematisch begründbare Unberechenbarkeit von Praktiken« (Reckwitz 2003, S. 282). Hierzu hat die Soziale Arbeit in Palliative Care wahrlich eine Menge zu bieten.

Weiterführende Literatur

Addington-Hall JM, Bruera E, Higginson IJ, Payne S 2007 (Hrsg.) Research Methods in Palliative Care. Oxford: Oxford University Press.
Astleitner H (2011) Theorieentwicklung für SozialwissenschaftlerInnen. Köln: Böhlau.
Bibliographisches Institut (Hrsg.) (2012) Duden. Praxis. (http://www.duden.de/rechtschreibung/ Praxis, Zugriff am 12.12.2012).
Craig P, Dieppe P, Macintyre S, Mitchie S, Nazareth I, Petticrew M (2008) Developing and evaluating complex interventions: the new Medical Research Council guidance. BMJ 337: 979–983.
Dahmen S (2011) Evidenzbasierte Soziale Arbeit? Zur Rolle wissenschaftlichen Wissens für sozialarbeiterisches Handeln. Baltmannsweiler: Schneider-Verlag.
Palos GR (2011) Social Work Research Agenda in Palliative and End-of-Life Care. In: Altilio T, Otis-Green S, Ferrell B (Hrsg.) Oxford Textbook of Palliative Social Work. Oxford: Oxford University Press. S. 719–733.
Schneider A (2009) Forschungsperspektiven in der sozialen Arbeit. Schwalbach: Wochenschau.

Literatur

Aartsen M, Jylhä M (2011) Onset of loneliness in older adults: results of a 28 year prospective study. European Journal of Ageing 8: 31–38.

Adler NE, Page EK (Hrsg.) (2008) Cancer care for the whole patient: Meeting psychosocial health needs. Washington, D.C: The National Academies Press.

Agnew A, Duffy J (2010) Innovative approaches to involving service users in palliative care social work education. Social Work Education 1–16.

Agnew A, Manktelow R, Haynes T, Jones L (2011) Bereavement assessment practice in hospice settiings: challenges for palliative care social workers. British Journal of Social Work 41: 111–130.

Albert SM, Rabkin JG, Del Bene ML, Tider T, O'Sullivan I, Rowland LP, Mitsumoto H (2005) Wish to die in end-stage ALS. Neurology 65: 68–74.

Allert R (2010) Stand und Handlungsbedarf der bundesdeutschen Hospizbewegung. Studie zur aktuellen Leistungs-, Kosten- und Finanzierungsentwicklung. Wuppertal: Hospizverlag.

Allwinn S, Schneider-Harpprecht C, Skarke K (2005) Psychosoziale Dienste und Seelsorge als vierte Säule im Krankenhaus. In: Allwinn S, Schneider-Harpprecht C (Hrsg.) Psychosoziale Dienste und Seelsorge im Krankenhaus. Göttingen: Vandenhoeck & Ruprecht. S. 223–245.

Altilio T, Otis-Green S, Dahlin CM (2008) Applying the National Quality Forum Preferred Practices for Palliative and Hospice Care: A social work perspective. J Soc Work End Life Palliat Care 4: 3–16.

Altilio T, Otis-Green S, Ferrel B (Hrsg.) (2011) Oxford Textbook of Palliative Social Work. New York: Oxford University Press.

American Academy of Pediatrics (AAP) (2013): Pediatric palliative care and hospice care commitments, guidelines, and recommendations. Pediatrics 132: 966–972.

Andersen BL (1990) How cancer affects sexual functioning. Oncology 4: 81–88.

Aoun SM, Kristjanson LJ, Currow DC, Hudson PL (2005) Caregiving for the terminally ill: at what cost? Palliat Med 19: 551–555.

Arbeitsgemeinschaft der Wissenschaftlichen Medizinischen Fachgesellschaften (AWMF) (2015) S3 Leitlinie Palliativmedizin für Patienten mit einer nicht heilbaren Krebserkrankung, Langversion 1.1 Seite 18. Stuttgart: Kohlhammer.

Arbeitskreis psychosozialer Fachkräfte in Hospiz und Palliativeinrichtungen in NRW (2016) Nordrhein-westfälisches Qualitätskonzept, Maßstäbe für die Soziale Arbeit im Hospiz-und Palliativbereich, Ministerium für Gesundheit, Emanzipation, Pflege und Alter des Landes Nordrhein-Westfalen, Münster, Alpha Münster, 3. Aufl.

Areia NP, Fonseca G, Major S, Relvas AP (2018) Psychological morbidity in family caregivers of people living with terminal cancer: Prevalence and predictors. Palliative and Supportive Care 26: 1–8.

Arias-Casais N, Garralda E, Pons JJ, Centeno C, Rhee J, De Lima L, Garralda E et al. (2019) EAPC Atlas of Palliative Care in Europe 2019. Vilvoorde: EAPC Press.

Association for Children's Palliative Care (2009) A guide to the development of children's palliative care services, third edition, p.8

Astleitner H (2011) Theorieentwicklung für SozialwissenschaftlerInnen. Köln: Böhlau.

Aulbert E (Hrsg.) (2008) Lehrbuch der Palliativmedizin. 2. Aufl. Stuttgart: Schattauer.

Backes G (1991) Was bedeuten sich verändernde Lebens- und Arbeitsbedingungen von Frauen für ihre zukünftige Situation Im Alter? In: Gather C, Gerhard U, Prinz K, Veil M (Hrsg.) Frauen-Alterssicherung. Lebensläufe von Frauen und ihre Benachteiligung im Alter. Berlin: Edition Sigma. S. 266–276.

Backes G, Amrhein L, Wolfinger M (2008) Gender in der Pflege. Herausforderungen für die Politik. Expertise im Auftrag der Friedrich Ebert Stiftung. Bonn: Universitäts-Buchdruckerei.

Backes G, Clemens W (2008) Lebensphase Alter – Eine Einführung in die sozialwissenschaftliche Alternsforschung. Weinheim: Juventa.

Backes G, Wolfinger M (2010) Perspektiven einer gender-körpersensiblen Altenpflege. In: Reitinger E, Beyer S (Hrsg.) Geschlechtersensible Hospiz- und Palliativkultur in der Altenhilfe. Frankfurt am Main: Mabuse Verlag. S. 45–60.

Baider L (2006) Auswirkungen terminaler Krankheit auf die Angehörigen. In: Koch U, Lang K, Mehnert A, Schmeling-Kludas C (Hrsg.) Die Begleitung schwer kranker und sterbender Menschen. Grundlagen und Anwendungshilfen für Berufsgruppen in der Palliativversorgung. Stuttgart: Schattauer. S. 192–201.

Balck F, Kirschgens A, Tchitchekian G, Berth H (2008) Hilfebedarf und Unterstützungsmöglichkeiten für Angehörige. In: Koch U, Lang K, Mehnert A, Schmeling-Kludas C (Hrsg.) Die Begleitung schwer kranker und sterbender Menschen. Grundlagen und Anwendungshilfen für Berufsgruppen in der Palliativversorgung. Stuttgart: Schattauer. S. 183–191.

Banks S (2006) Ethics and Values in Social Work (BASW Practical Social Work). Hampshire: Palgrave Macmillan.

Barclay JS, Blackhall LJ, Tulsky JA (2007) Communication strategies and cultural issues in the delivery of bad news. J Pall Med 4: 958–977.

Barclay S, Maher J (2010) Having the difficult conversations about the end of life. BMJ 341: 653–655.

Baumeister R, Vohs K (2002) The Pursuit of Meaningfulness in Life. Handbook of Positive Psychology. C. Snyder and S. Lopez. Oxford/New York: Oxford University Press. S. 608–618.

Bausewein C, Roller S, Voltz R (2007) Leitfaden Palliativmedizin. Palliative Care. 3. Aufl. München: Elsevier Urban & Fischer.

Bausewein C, Roller S, Voltz R (2010) Leitfaden Palliative Care. Palliativmedizin und Hospizbetreuung. 4. Aufl. München: Elsevier Urban & Fischer.

Bayerisches Staatsministerium für Umwelt und Gesundheit (Hrsg.) (2011) Fachprogramm Palliativversorgung in Krankenhäusern (https://www.dgpalliativmedizin.de/images/stories/pdf/090529%20Fachprogramm%20Palliativversorgung%20in%20Krankenh.pdf; Zugriff am 08.02.2021).

Bayerisches Staatsministerium für Umwelt und Gesundheit, Bayerisches Staatsministerium für Arbeit und Sozialordnung, Familie und Frauen (Hrsg.) (2011) Begleitung und Versorgung Schwerstkranker und Sterbender sowie ihrer Angehörigen in Bayern. (https://www.palliativ-portal.de/images/pdf/stmug1.pdf; Zugriff am 06.05.2020).

Becker-Ebel J (Hrsg.) (2019) Palliative Care in Pflegeheimen und Diensten. 6. Aufl. Hannover: Schlütersche.

Beckett C, Maynard A (2005) Values and ethics in social work: An introduction. London: Sage.

Bee PE, Barnes P, Luker KA (2009) A systematic review of informal caregivers' needs in providing home-based end-of-life care to people with cancer. J Clin Nurs 10: 1379–1393.

Begemann V (2006) Hospiz – Lehr- und Lernort des Lebens. Stuttgart: Kohlhammer.

Bennett MR (2019) PLISSIT interventions and sexual functioning: useful tools for social work in palliative care. J Soc Work End Lfe Palliat Care 15(4): 157–174.

Benoot C, Enzlin P, Peremans L, Bilsen J (2018) Adressing sexual isues in palliative care: a qualitative study on nurses' attitudes, roles and experiences. J Adv Nurs 74: 1583–1594.

Beresford P, Adshead L, Croft S (Hrsg.) (2007) Palliative Care, Social Work and Service Users. Making life possible. London, Philadelphia: Jessica Kingsley Publishers.

Berls M, Newerla A (2010) »…man hat ja keine Zeit«. Sterbebegleitung in Altenpflegeheimen – eine qualitative Studie. Schriftenreihe des Wissenschaftlichen Beirats im DHPV e. V. Ludwigsburg: der hospiz verlag.

Beyer S (2008) Frauen im Sterben. Gender und Palliative Care. Freiburg: Lambertus. Bibliographisches Institut (Hrsg.) (2012) Duden. Praxis. (http://www.duden.de/rechtschreibung/Praxis, Zugriff am 12.12.2012).

Bickhardt J (2003) Hospizarbeit als verlässliches Element des öffentlichen Gesundheitswesens. In: Everding G, Westrich A (Hrsg.) Würdig leben bis zum letzten Augenblick. Idee und Praxis der Hospiz-Bewegung. 3. Aufl. München: C.H. Beck. S. 112–120.

Bickhardt J (2010) Der Patientenwille. Was tun, wenn der Patient nicht mehr selbst entscheiden kann? München: C.H. Beck.

Bitschnau K, Firth P, Wasner M (2020) Social Work in hospice and palliative care in Europe: findings from an EAPC survey. Palliative and Supportive Care: 1–8. (https://doi.org/10.1017/).

Bitschnau KW (2017) Palliative Care und Sozialarbeit. In: Steffen-Bürgi B, Schärer-Santschi B, Staudacher D, Monteverde S (Hrsg.) Lehrbuch Palliative Care. 3. Vollständig überarbeitete und erweiterte Auflage. Bern: Hogrefe. S. 112–117.

Blacker S (2011) Supporting the Family in Palliative Care. In: Emanuel LL, Librach SL (2011) Palliative Care. Core Skills and Clinical Competencies. Philadelphia: Elsevier, Saunders. S. 213–222

Bond CB, Jensen PT, Groenvold M, Johnson AT (2019) Prevalence and possible predictors of sexual dysfunction and self-reported needs related tot he sexual life of advanced cancer patients. Acta Oncol 58(5): 769–775.

Borasio GD (2011) Über das Sterben: Was wir wissen. Was wir tun können. Wie wir uns darauf einstellen. München: C.H. Beck.

Boss P (2015) Da und doch so fern. Vom liebevollen Umgang mit Demenzkranken. Zürich: Rüffer & Rub.

Bourdieu P (2009/1972) Entwurf einer Theorie der Praxis auf der ethnologischen Grundlage der kabylischen Gesellschaft. Frankfurt am Main: Suhrkamp.

Bradley SE, Frizelle D, Johnson M (2011) Patients' psychosocial experiences of attending Specialist Palliative Day Care: A systematic review. Palliat Med. 3: 210–228.

Brady MJ, Peterman AH, Fitchett G, Mo M, Cella D (1999) A case for including spirituality in quality of life measurement in oncology. Psycho-Oncology 5: 417–428.

Brandsen CK (2005) Social Work and End-of-life Care: Reviewing the Past and Moving Forward. J Soc Work End Life Palliat Care 2: 45–70.

Brandstätter M, Fischinger E (2012) Angehörige in der Palliativversorgung: Erwachsene, Kinder und Jugendliche. In: Fegg M, Gramm J, Pestinger M (Hrsg.) Psychologie und Palliative Care. Stuttgart: Kohlhammer. S. 38–47

Brandstätter M, Kögler M, Baumann U, Fensterer V, Küchenhoff H, Borasio GD, Fegg MJ (2014) Experience of meaning in life in bereaved informal caregivers of palliative care patients. Supportive Care in Cancer. 22: 1391–1399. (doi: 10.1007/s00520-013-2099-6).

Brathuhn S (2006) Trauer und Selbstwerdung. Eine philosophisch-pädagogische Grundlegung des Phänomens Trauer. Würzburg: Könighausen & Neumann.

Braun M, Mikulincer M, Rydall A, Walsh A, Rodin G (2007) Hidden morbidity in cancer: spouse caregivers. J Clin Oncol 25: 4829–4834.

Brazil K, Bedard M, Krueger P, Abernathy T, Lohfeld L, Willison K (2005) Service preferences among family caregivers of the terminally ill. J Palliat Med 8: 69–78.

Brazil K, Bedard M, Willison K, Hode M (2003) Caregiving and its impact on families of the terminally ill. Aging Ment Health 7: 376–382.

Breitbart W (2002) Spirituality and meaning in supportive care: spiritualityand meaningcentered group psychotherapy interventions in advanced cancer. Support Care Cancer4: 272–280.

Breitbart W, Heller K (2003) Reframing Hope: Meaning-Centered Care for Patients Near the End of Life. Journal of Palliative Medicine 6: 979–988.

Breitbart W, Rosenfeld B (2010) Meaning-centered group psychotherapy for patients with advanced cancer: a pilot randomized controlled trial. Psychooncology 1: 21–28.

Buchmann KP (2007) Demenz und Hospiz. Sterben an Demenz erkrankte Menschen anders? Wuppertal: der hospiz verlag.

Büchner S (2012) Soziale Arbeit als transdisziplinäre Wissenschaft. Zwischen Verknüpfung und Integration. Wiesbaden: VS Verlag für Sozialwissenschaften.

Bundesamt für Familie und zivilgesellschaftliche Aufgaben (BAFzA) (Hrsg.) (o. J.): Familienpflegezeit (https://www.bafza.de/programme-und-foerderungen/familienpflegezeit/, Zugriff am 06.02.2020).

Bundesarbeitsgemeinschaft Hospiz (Hrsg.) (2005a) Hospizkultur im Alten- und Pflegeheim – Indikatoren und Empfehlungen zur Palliativkompetenz. (https://www.dhpv.de/tl_files/

public/Themen/Stationaere%20Altenpflege/BAG_broschuere_hospizkultur-im-alten-u-pflegeheim.pdf, Zugriff am 06.05.2020).

Bundesarbeitsgemeinschaft Hospiz (Hrsg.) (2005b) Qualitätsanforderung zur Vorbereitung Ehrenamtlicher in der Hospizarbeit (https://www.dhpv.de/tl_files/public/Service/Broschue ren/broschuere_qualitaetsanforderung_ehrenamtliche.pdf, Zugriff am 04.05.2020).

Bundesministerium der Justiz (BMJ) (Hrsg.) (o. J.) Bürgerliches Gesetzbuch. (http://www.ge setze-im-internet.de/bgb/1626.html, Zugriff am 05.05.2020).

Bundesministerium der Justiz (BMJ) (Hrsg.) (o. J.) Sozialgesetzbuch V. (http://www.gesetzeim-internet.de/sgb_5/, Zugriff am 03.05.2020).

Bundesministerium für Bildung und Forschung (2017) Forschung fördern – Einzelprojekt: PREPARE – Advanced Care Planning in der Kinderpalliativmedizin: Eine Pilotstudie. (https://www.gesundheitsforschung-bmbf.de/de/prepare-advance-care-planning-in-der-kinder palliativmedizin-eine-pilotstudie-6744.php; Zugriff am 19.09.2019).

Bundesministerium für Familie, Senioren, Frauen und Jugend (BMFSFJ) (2016) Siebter Altenbereicht. (https://www.bmfsfj.de/blob/120144/2a5de459ec4984cb2f83739785c908d6/7–altenbericht—bundestagsdrucksache-data.pdf, Zugriff am 02.12.2020).

Bundeszentrale für gesundheitliche Aufklärung (BZgA) (2015) Die Hochaltrigen. Expertise zur Lebenslage von Menschen im Alter über 80 Jahren. Band 47, Köln.

Bundeszentrale für politische Bildung (Hrsg.) (2007) Aus Politik und Zeitgeschichte. Gesundheit und soziale Ungleichheit. 42/2007. (http://www.bpb.de/shop/zeitschriften/apuz/301 72/gesundheit-und-soziale-ungleichheit, Zugriff am 05.05.2020).

Burgheim W (2005) Sterbende begleiten. In: Geborgenheit bis zuletzt durch Palliative Care. Merching Forum. S. 7.

Cadell S, Shermak S, Johnston M (2011) Discovering Strengths and Growth in Palliative Care. In: Altilio T, Otis-Green S (Hrsg.) Oxford Textbook of Palliative Social Work. Oxford University Press.

Cagle JG, Bolte S (2009) Sexuality and life-threatening illness: Implications for Social Work and Palliative Care. Health & Social Work 34: 223–233.

Cameron JI, Franche R-L, Cheung AM, Stewart DE (2002) Lifestyle interference and emotional distress in family caregivers of advanced cancer patients. Cancer 94: 521–527.

Candy B, Jones L, Drake R, Leurent B, King M (2011) Interventions for supporting informal caregivers of patients in the terminal phase of a disease. Cochrane Database of Systematic Reviews Issue 6. Art. No.: CD007617. (doi:10.1002/14651858.CD007617. pub2).

Caritasverband für die Diözese Augsburg (Hrsg.) (2011) In Würde. Bis zuletzt. Hospizliche und Palliative Begleitung und Versorgung von Menschen mit geistiger Behinderung. Augsburg: o. V.

Carosella A, Snyder A, Ward E (2018) What parents of children with complex medical conditions want their child´s physicians to understand. JAMA Pediatr 172: 315–316.

Centeno C et al. (2016) Coverage and development of specialist palliative care services across the World Health Organization European Region (2005–2012): Results from a European Association for Palliative Care Task Force survey of 53 Countries. PalliatMed 30(4): 351–362.1.

Centeno C, Clark D, Lynch T, Racafort J, Praill D, De Lima L, Greenwood A, Flores LA, Brasch S, Giordano A, EAPC Task Force (2007) Facts and indicators on palliative care development in 52 countries of the WHO European region: results of an EAPC Task Force, Palliative Medicine 6: 463–471.

Cherny N (2007) Foreword. In: Monroe B, Oliviere D (Hrsg.) Resilience and Palliative Care. Achievement in Adversity. Oxford: Oxford University Press.

Chochinov H (2002) Dignity-conserving care: A new model for palliative care. JAMA 287: 2253–2260.

Chochinov HM, Hack T, Hassard T, Kristjanson LJ, McClement S, Harlos M (2005) Dignity therapy: a novel psychotherapeutic intervention for patients near the end of life. Journal of clinical oncology 24: 5520–5525.

Chochinov HM, Kristjanson LJ, Breitbart W, McClement S, Hack TF, Hassard T, Harlos M (2011). Effect of dignity therapy on distress and end-of-life experience in terminally ill patients: a randomised controlled trial. The lancet oncology 8: 753–762.

Christophorus Hospiz Verein (Hrsg.) (2011) Zu Hause würdevoll leben bis zuletzt. Alte Menschen in der letzten Lebensphase im Spannungsfeld von Selbstbestimmung und Fürsorge. München: Christophorus Hospiz Verein e. V. (https://www.chv.org/fileadmin/data/down loads/broschueren/chv_broschuere_zu_hause_wuerdevoll_leben_bis_zuletzt.pdf, Zugriff am 06.05.2020).

Christophorus Hospiz Verein (Hrsg.) (2012a) Jahresbericht 2011. 1. Aufl. München. Christophorus Hospiz Verein (Hrsg.) Standards Sozialrechtliche Beratung. (Unveröffentlichter Text.)

Christophorus Hospiz Verein (Hrsg.) (2015) Für ein würdevolles Leben bis zuletzt. Das Spannungsfeld Selbstbestimmung, Fürsorge und Sterben im Alten- und Pflegeheim. München: Christophorus Hospiz Verein e. V. (https://www.chv.org/fileadmin/data/downloads/broschueren/02_2015_Wuerdevoll.pdf, Zugriff am 06.05.2020).

Clark D (1999) Total pain. Disciplinary power and the body in the work of Cicely Saunders 1958–1967. Social Science & Medicine 49: 727–736.

Clark D (2002) Cicely Saunders – founder of the hospice movement: selected letters 1959–1999. Oxford: Oxford University Press.

Clausen H, Kendall M, Murray SA, Worth A, Boyd K, Benton F (2005) Would palliative care patients benefit from social workers retaining the traditional »casework« role rather than working as care managers? A prospective serial qualitative interview study. B J Soc Work 35: 277–285.

Cline S (1997) Frauen sterben anders. Wie wir im Leben den Tod bewältigen. Gustav Lübbe Verlag. Gladbach.

Collinson F, Bleakley K (2009) Supporting children and families. In: Price J, McNeilly P (2009) Palliative Care for Children and Families. An interdisciplinary Approach. London: Palgrave Macmillan. S. 107–127.

Condrobs (o.J.) Betreutes Wohnen 40+ (https://www.condrobs.de/einrichtungen/bw40, Zugriff am 03.10.2019).

Contro N, Larson J, Scofield S, Sourkes B, Cohen H (2002) Family perspectives on the quality of pediatric palliative care. Arch. Pediatr. Adolesc. Med156: 14–19.

Cremer-Schäfer H (2008) Situationen sozialer Ausschließung und ihre Bewältigung durch die Subjekte. In: Anhorn R, Bettinger F (Hrsg.) Sozialer Ausschluss und Soziale Arbeit. Positionsbestimmungen einer kritischen Theorie und Praxis Sozialer Arbeit. 2. Aufl. Wiesbaden: VS. S. 161–178.

Cremer-Schäfer H (2010) Situation. In: Reutlinger C, Fritsche C, Lingg E (Hrsg.) Raumwissenschaftliche Basics. Eine Einführung für die Soziale Arbeit. Wiesbaden: VS. S. 239–246.

Csikai EL, Jones B (2007) Teaching resources for end-of-life and palliative care. Oxford: Oxford University Press.

Curaviva Schweiz, Caritas Schweiz (Hrsg.) (2007) Orte des Lebens – Orte des Sterbens. Palliative Care in Alters- und Pflegeinstitutionen. Bern: Curaviva.

Currer C (2007) Loss and Social Work (Transforming Social Work Practice). Exeter: Learning Matters.

D'Amour D, Ferrada-Videla M, San Martin Rodriguez L, Beaulieu MD (2005) The conceptual basis for interprofessional collaboration: Core concepts and theoretical frameworks. J Interprof Care Suppl. 1: 116–131.

Dahmen S (2011) Evidenzbasierte Soziale Arbeit? Zur Rolle wissenschaftlichen Wissens für sozialarbeiterisches Handeln. Baltmannsweiler: Schneider-Verlag.

Davies D (1996) The social facts of death. In: Howarth G, Peter CJ (Hrsg.) Contemporary Issues in the Sociology of Death, Dying and Disposal. New York: St. Martin's Press. S. 17–29.

de Beauvoir S (2000, zuerst 1970) Das Alter. Hamburg: Reinbek TB.

de Haes H, Teunissen S (2005) Communication in palliative care: a review of recent literature. Curr Opin Oncol 4: 345–350.

Deloie D (2011) Soziale Psychotherapie als Klinische Sozialarbeit. Traditionslinien-Theoretische Grundlagen-Methoden. Gießen: Psychosozial-Verlag.

Deutsche Gesellschaft für Palliativmedizin – Arbeitskreis Palliativpflege (Hrsg.) (2012) Leitbild Palliativpflege. (https://www.dgpalliativmedizin.de/images/stories/120903_Folder_Sektion Pflege_v2.pdf, Zugriff am 02.05.2020).

Deutsche Gesellschaft für Palliativmedizin – Arbeitskreis Spirituelle Begleitung (Hrsg.) (o.J.) Spiritual care und Seelsorge in der Hospiz- und Palliativversorgung. (https://www.dgpalliativmedizin.de/images/stories/pdf/fachkompetenz/Spiritual_Care_Seelsorge_DGP_Endfassung_170915.pdf, Zugriff am 11.02.2021.

Deutsche Gesellschaft für Palliativmedizin – Sektion Soziale Arbeit (Hrsg.) (2012) Profil Sozialer Arbeit in Palliative Care (https://www.dgpalliativmedizin.de/images/stories/Profil%20Soz.%20Arb.%20in%20Palliative%20Care.pdf, Zugriff am 10.09.2019).

Deutsche Gesellschaft für Palliativmedizin (2015) Stellungnahme zum Palliativbeauftragten, (https://www.dgpalliativmedizin.de/category/136-stellungnahmen-2015.html; Zugriff am 12.12.2019).

Deutsche Gesellschaft für Palliativmedizin (2016) Definitionen zur Hospiz- und Palliativversorgung (https://www.dgpalliativmedizin.de/images/DGP:GLOSSAR.pdf; Zugriff am 20.07.2019).

Deutsche Gesellschaft für Palliativmedizin (Hrsg.) (2008) Satzung. (https://www.dgpalliativmedizin.de/images/190416_Satzung.pdf, Zugriff am 03.05.2020).

Deutsche Gesellschaft für Palliativmedizin (Hrsg.) (o. J.) (http://www.dgpalliativmedizin. de und http://www.dgpalliativmedizin.de/arbeitskreise/ak-soziale-arbeit.html, Zugriff am 10.03.2012).

Deutsche Gesellschaft für Palliativmedizin (o.J.a) Nationales Hospiz- und Palliativregister. (www.hospiz-palliativ-register.de; Zugriff am 18.12.2019).

Deutsche Gesellschaft für Palliativmedizin (o.J.b) Wegweiser Hospiz- und Palliativversorgung Deutschland (https://www.wegweiser-hospiz-palliativmedizin.de/; zugriff am 18.12.2019).

Deutsche Gesellschaft für Palliativmedizin, AG Palliativmedizin für Nicht-Tumorpatienten (Hrsg.) (2007) Definition, Bedarf und Formen der Palliativbehandlung von Patienten mit Demenz. (https://www.dgpalliativmedizin.de/images/stories/pdf/ag/VS%20070810%20Anlage%2016%20%28AG%20NichtTuPat%20DEMENZ%20Endergebnis%29.pdf, Zugriff am 15.05.2020

Deutsche Gesellschaft für Palliativmedizin, Deutscher Hospiz- und Palliativ-Verband, Bundesärztekammer (Hrsg.) (2015) Charta zur Betreuung schwerstkranker und sterbender Menschen in Deutschland. 8. Aufl. Berlin: o. V.

Deutsche Gesellschaft für Palliativmedizin, Deutscher Hospiz- und PalliativVerband e. V., Bundesärztekammer (Hrsg.) (2016) Charta zur Betreuung schwerstkranker und sterbender Menschen in Deutschland. Handlungsempfehlungen im Rahmen einer Nationalen Strategie. (https://www.charta-zur-betreuung-sterbender.de/files/bilder/neu2%20RZ_161004_Handlungsempfehlungen_ONLINE.pdf, Zugriff am 06.08.2019).

Deutsche Gesellschaft für Palliativmedizin. (o.J.c) Sektion Soziale Arbeit https://www.dgpalliativmedizin.de/sektionen/sektion-soziale-arbeit.html (Zugriff am 23.01.2020).

Deutsche Gesellschaft für Psychiatrie und Psychotherapie, Psychosomatik und Nervenheilkunde (DGPPN), Deutsche Gesellschaft für Neurologie (DGN) (Hrsg.) (2016) S3-Leitlinie »Demenzen«. (https://www.awmf.org/uploads/tx_szleitlinien/038-013l_S3-Demenzen-2016-07.pdf, Zugriff am 08.08.2019).

Deutsche Gesellschaft für Soziale Arbeit (2020) Forderungen zur Verbesserung der Rahmenbedingungen für Forschung der Sozialen Arbeit. (https://www.dgsa.de/fileadmin/Dokumente/Aktuelles/2020-1-26_Positionspapier_Forschung_end.pdf, Zugriff am 29.01.2020).

Deutsche Vereinigung für Soziale Arbeit im Gesundheitswesen (DVSG) (2019) Vereinbarung zur gesundheitlichen Versorgungsplanung für die letzte Lebensphase. Eine Chance für die Soziale Arbeit (https://dvsg.org/die-dvsg/fachbereiche/hospiz-und-palliativversorgung-in-der-sozialen-arbeit/vereinbarung-zur-gesundheitlichen-versorgungsplanung-fuer-die-letzte-lebensphase, Zugriff am 02.08.2019).

Deutscher Berufsverband für Soziale Arbeit (Hrsg.) (2014) Berufsethik des DBSH. Ethik und Werte. Form sozial 4: 5–43.

Deutscher Bundesrat (Hrsg.) (2007) Gesetz zur Stärkung des Wettbewerbs in der gesetzlichen Krankenversicherung (GKV-Wettbewerbsstärkungsgesetz – GKV-WSG). Drucksache 75/07 (Beschluss): 16.02.07.

Deutscher Bundesrat. (2015, 11 27). Drucksache 519/15(B). Gesetz zur Verbesserung der Hospiz- und Palliativversorgung in Deutschland (Hospiz- und Palliativgesetz – HPG). (www.bund esrat.de/SharedDocs/drucksachen/2015/0501-0600/519-15(B).pdf?, Zugriff am 17.12.2019).

Deutscher Bundestag (Hrsg.) (2009) Gutachten 2009 des Sachverständigenrates zur Begutachtung der Entwicklung im Gesundheitswesen – Koordination und Integration – Gesundheitsversorgung in einer Gesellschaft des längeren Lebens. (http://dip21.bundestag.de/dip21/btd/16/137/1613770.pdf, Zugriff am 20.05.2020).

Deutscher Hospiz- und Palliativverband (DHPV) (2019) Gesundheitliche Vorsorge. Memorandum. (https://www.dhpv.de/tl_files/public/Aktuelles/News/20190611_ACP_Memorandum_EF.pdf, Zugriff am 02.08.2019).

Deutscher Hospiz- und Palliativverband (Hrsg.) (o. Ja) Fachgruppen, Kommissionen und Arbeitsgemeinschaften. (http://www.dhpv.de/ueber-uns_arbeitsgruppen.html, Zugriff am 10.05.2020).

Deutscher Hospiz- und Palliativverband (o.J.b) Rahmenvereinbarung nach § 39a Abs. 2 Satz 7 SGB V zu den Voraussetzungen der Förderung sowie zu Inhalt, Qualität und Umfang der ambulanten Hospizarbeit vom 03.09.2002, i. d. F. vom 14.03.2016 (http://www.dhpv.de/service_gesetze-verordnungen.html, Zugriff am 30.10.2019)

Deutscher Hospiz- und Palliativverband (o.J.c) Zahlen Fakten. (https://www.dhpv.de/service_zahlen-fakten.html, Zugriff am 23.01.2020).

Deutscher Kinderhospizverein (2019) Kinder- und Jugendhospizarbeit in Deutschland. (https://www.deutscher-kinderhospizverein.de/kinder-und-jugendhospizarbeit-in-deutschland/, Zugriff am 19.09.2019).

Diehl-Schmid J, Riedl L, Rüsing U, Hartmann J, Bertok M, Levin C, Hamann J, Arcand M, Lorenzl S, Feddersen B, Jox R (2018) Palliativversorgung von Menschen mit fortgeschrittener Demenz. Nervenarzt 89: 524–529. (https://doi.org/10.1007/s00115-017-0468-y, Zugriff am 08.08.2019).

Dionne-Odom JN, Applebaum AJ, Ornstein KA, Azuero A, Warren PP, Taylor RA, Rocque GB, Kvale EA, Denmark-Wahnefried W, Pisu M, et al. (2019) Participation and interest in support services among family caregivers of older adults with cancer. Psychooncology 27: 969–976.

Docherty A, Owens A, Asadi-Lari M, Petchey R, Williams J, Carter YH (2008) Knowledge and information needs of informal caregivers in palliative care: a qualitative systematic review. Palliat Med 22: 153–171.

Doyle D, Hanks GWC, MacDonald N (1998) Oxford Textbook of Palliative Medicine. 2nd ed. Oxford: Oxford University Press. S. 3.

Duden (o. J.) Bedeutung Sexualität. (https://www.duden.de/rechtschreibung/Sexualitaet, Zugriff am 16.01.2020).

Earnshaw-Smith E (2011) Personal communication.

Eisl C (2010) Gender-Betrachtungen aus der Hospiz- und Palliativpraxis. In: Reitinger E, Beyer S (Hrsg.) Geschlechtersensible Hospiz- und Palliativkultur in der Altenhilfe. Frankfurt am Main: Mabuse Verlag. S. 147–162.

Elias N (2002, zuerst 1982) Über die Einsamkeit der Sterbenden in unseren Tagen. Amsterdam: Norbert Elias Stichting.

Ellmann M, Leutbecher K (2017) Einleitung. In: Arbeitskreis psychosozialer Fachkräfte in Hospiz und Palliativeinrichtungen in NRW (Hrsg.) Nordrhein-westfälisches Qualitätskonzept, Maßstäbe für die Soziale Arbeit im Hospiz-und Palliativbereich, Ministerium für Gesundheit, Emanzipation, Pflege und Alter des Landes Nordrhein-Westfalen. 3. Aufl. Münster: Alpha Münster. S. 8.

Engelke E (2004) Die Wissenschaft Soziale Arbeit. Werdegang und Grundlagen. Freiburg: Lambertus.

Engelke E, Spatschek C, Borrman S (2009) Die Wissenschaft Soziale Arbeit. 3. Aufl. Freiburg: Lambertus.

Erben C (2001) Sterbekultur im Krankenhaus und Krebs. Handlungsmöglichkeiten und Grenzen Sozialer Arbeit. Oldenburg: Dialogische Erziehung, Edition Neuer Diskurs Bd. 5.

Erhart S, Wasner M (in Vorbereitung) Social work in palliative care in Europe: a scoping review.

Erpenbeck J, Heyse V (2007) Die Kompetenzbiographie. Wege der Kompetenzentwicklung. Münster: Waxmann.

European Association for Palliative Care (EAPC) (Hrsg.) (o. J.) (https://www.eapcnet.eu, Zugriff am 20.05.2020).

Everding G, Westrich A (2003) Würdig leben bis zum letzten Augenblick. Idee und Praxis der Hospiz-Bewegung. 3. Aufl. München: C.H. Beck.

Ewers M, Schaeffer D (2005) Versorgung am Ende des Lebens – Einführung. In: Ewers M, Schaeffer D (Hrsg.) Am Ende des Lebens. Versorgung und Pflege von Menschen in der letzten Lebensphase. Bern: Hans Huber. S. 7–17.

Eychmüller S, Schmid M, Müller M (2010) Palliative Care in der Schweiz 2008 – eine Bestandsaufnahme. Schweizerische Ärztezeitung 91: 409–413.

Falkenstein K (2001) Die Pflege Sterbender als besondere Aufgabe der Altenpflege. Hagen: Kunz.

Fegg M (2004) Krankheitsbewältigung bei malignen Lymphomen. Evaluation und Verlauf von Bewältigungsstrategien, Kausal- und Kontrollattributionen vor und 6 Monate nach Hochdosischemotherapie mit autologer Blutstammzelltransplantation. Dissertation. München: Ludwig-Maximilians-Universität.

Fegg M, Brandstätter M, Kögler M, Hauke G, Rechenberg-Winter P, Fensterer V, Küchenhoff H, Hentrich M, Belka C, Borasio G (2013) Existential behavioural therapy for informal caregivers of palliative patients: a randomised controlled trial. Psychooncology 22: 2079–2086.

Fegg M, Brandstätter M, Kramer M, Kögler M, Haarmann-Doetkotte S, Borasio G (2010a) Meaning in life in palliative care patients. Journal of Pain and Symptom Management 4: 502–509.

Fegg M, Kögler M, Brandstätter M, Jox R, Anneser J, Haarmann-Doetkotte S, Wasner M, Borasio G (2010b) Meaning in life in patients with amyotrophic lateral sclerosis. Amyotrophic Lateral Sclerosis 5: 469–474.

Fegg MJ, Kramer M, L'hoste S, Borasio GD (2008) The Schedule for Meaning in Life Evaluation (SMiLE): validation of a new instrument for meaning-in-life research. Journal of pain and symptom management 4: 356–364.

Feichtner A (2010) Palliative und Gender Care im Pflegeheim. In: Reitinger E, Beyer S (Hrsg.) Geschlechtersensible Hospiz- und Palliativkultur in der Altenhilfe. Frankfurt am Main: Mabuse Verlag. S. 131–146.

Feldhammer B, Ross R, Müller M (2008) Wenn daheim ein Heim ist – Hospizliche Begleitung in Einrichtungen der Altenpflegehilfe. Ein Leitfaden für Ambulante Hospizdienste. Bonn: Betreuung und Begleitung von Schwerstkranken und Tumorpatienten.

Field D, Hockey J, Small N (2007) Making sense of difference. Death, gender and ethnicity in modern Britain. In: Field D, Hockey J, Small N (Hrsg.) Death, Gender and Ethnicity. London and New York. Routledge Press. S. 1–28.

Firth P (2011) APCSW: palliative care social work is too important to lose. European insight. Eur J Palliat Care 5: 253–255.

Folkman S, Greer S (2000) Promoting psychological well-being in the face of serious illness: when theory, research and practice inform each other. Psycho-Oncology 1: 11–19.

Förderverein der Palliativstation am Krankenhaus Links der Weser Bremen (o.J.). Palliativlotse. (https://www.palliativ-bremen.de/ambulante_dienste/palliativlotsin.php; Zugriff am 20.12. 2019).

Frankl V (1976) Man's search for meaning. New York: Pocket.

Frick E, Roser T (Hrsg.) (2011) Spiritualität und Medizin. Gemeinsame Sorge für den kranken Menschen. 2. Aufl. Stuttgart: Kohlhammer.

Fuchs C, Gabriel H, Raischl J, Steil H, Wohlleben U (Hrsg.) (2012) Palliative Geriatrie. Ein Handbuch für die interprofessionelle Praxis. Stuttgart: Kohlhammer.

Führer M (2011) Kinderpalliativmedizin. In: Monatsschrift Kinderheilkunde 159. Heidelberg: Springer Verlag. S. 583–596.

Funiok R (2018) Ein Pionier der Hospiz-Bewegung in Deutschland: P. Reinhold Iblacker SJ (1930–1996). Spiritual care 7: 121–127.

Funk L, Stajduhar KI, Toye C, Aoun S, Grande GE, Todd CJ (2010) Part 2: Home-based family caregiving at the end of life: a comprehensive review of published qualitative research (1998–2008). Palliat Med 24: 594–607.

Galanti GA (2000) An introduction to cultural differences. West J Med 5: 335–336.

Gemeinsamer Bundesausschuss (Hrsg.) (2007) Richtlinie des Gemeinsamen Bundesausschusses zur Verordnung von spezialisierter ambulanter Palliativversorgung (Spezialisierte Ambulante Palliativversorgungs-Richtlinie / SAPV-RL) vom 20. Dezember 2007. (http://www.g-ba.de/downloads/62-492-437/SAPV-RL_2010-04-15.pdf, Zugriff am 20.05.2020).

Bundesanzeiger: Gesetz zur Verbesserung der Hospiz- und Palliativversorgung in Deutschland (Hospiz- und Palliativgesetz–HPG). Bundesgesetzblatt Teil I 2015 Nr. 48 (https://www.bgbl.de/xaver/bgbl/start.xav?startbk=Bundesanzeiger_BGBl&start=//*%255B@attr_id=%27bgbl115s2114.pdf%27%255D#__bgbl__%2F%2F*%5B%40attr_id%3D%27bgbl115s2114.pdf%27%5D__1613043067621, Zugriff am 11.02.2021).

Giese C (2012) Verschobene Koordinaten: Zeit und Zeiterleben. In: Fuchs C, Gabriel H, Raischl J, Steil H, Wohlleben U (Hrsg.) Palliative Geriatrie. Ein Handbuch für die interprofessionelle Praxis. Stuttgart: Kohlhammer. S. 25–31.

GKV Spitzenverband (o.J.a) Gesundheitliche Versorgung für die letzte Lebensphase (https://www.gkvspitzenverband.de/krankenversicherung/hospiz_und_palliativversorgung/letzte_lebensphase/gesundheitliche_versorgungsplanung.jsp, Zugriff am 07.08.2019).

GKV Spitzenverband (o.J.b). Regelungen des GKV-Spitzenverbandes vom 20.06.2016 für die Information der Versicherten über die Möglichkeiten persönlicher Vorsorge für die letzte Lebensphase nach § 39b Abs. 2 Satz 2 SGB V (Seite4). (https://www.gkv-spitzenverband.de/media/dokumente/krankenversicherung_1/hospiz_palliativversorgung/20160620_Hospiz_Palliativ_Beratung_nach_39_Abs_2_Satz.pdf; Zugriff am 12.10.2019).

GKV Spitzenverband (o.J.c). Vereinbarung nach 132g Abs 3 SGBV über Inhalte und Anforderungen der gesundheitlichen Versorgungsplanung (https://www.gkv-spitzenverband.de/media/dokumente/krankenversicherung_1/hospiz_palliativversorgung/versorgungsplanung/Vereinbarung_nach_132g_Abs_3_SGBV_ueber_Inhalte_und_Anforderungen_der_gesundheitlichen_Versorgungsplanung.pdf; Zugriff am 08.12.2019).

GKV-Spitzenverband, Arbeiterwohlfahrt Bundesverband, Arbeitsgemeinschaft Privater Heime und Ambulanter Dienste Bundesverband, Bundesverband Ambulanter Dienste und Stationärer Einrichtungen, Bundesverband anthroposophisches Sozialwesen, Bundesverband der kommunalen Senioren-und Behinderteneinrichtungen, Bundesverband evangelische Behindertenhilfe, Bundesverband privater Anbieter sozialer Dienste, Caritas Behindertenhilfe und Psychiatrie, Deutscher Caritasverband, Diakonie Deutschland - Evangelischer Bundesverband, DRK, Deutscher Paritätischer Wohlfahrtsverband, Verband Deutscher Alten-und Behindertenhilfe, Zentralwohlfahrtsstelle der Juden in Deutschlan (2017) Vereinbarung nach § 132g Abs. 3 SGB V über Inhalte und Anforderungen der gesundheitlichen Versorgungsplanung für die letzte Lebensphase vom 13.12.2017. (https://www.aok.de/gp/fileadmin/user_upload/Pflege/Hospiz-_und_Palliativversorgung/Versorgungsplanung_fuer_die_letzte_Lebensphase/vereinbarung_ueber_inhalte_und_anforderungen_der_gesundheitlichen_versorgungsplanung.pdf, Zugriff am 11.02.2021)

Godzik P (1993) Die Hospizbewegung in Deutschland – Stand und Perspektiven. In: Akademie Sankelmark (Hrsg.) Nordische Hospiztage. Internationale Fachtagung vom 1.–5. März 1993. Sankelmark. S. 27–36.

Göth M, Silberzahn-Jandt G, Roser T, Gratz M, Jaun C, Nau H (2018) Psychosoziale Begleitung von Sterbenden und Angehörigen. In: Kränzle S, Schmid U, Seeger C (Hrsg.) Palliative Care. Praxis, Weiterbildung, Studium. 6., aktualisierte und erweiterte Auflage. Berlin, Heidelberg: Springer. S. 35–64.

Goldbrunner H (2006) Dialektik der Trauer. Berlin: Lit.

Goldsteen M, Houtepen R, Proot IM, Abu-Saad HH, Spreeuwenberg C, Widdershoven G (2006) What is a good death? Terminally ill patients dealing with normative expectations around death and dying. Patient Educ Couns 1–3: 378–386.

Grande G, Stajduhar K, Aoun S, Toye C, Funk L, Addington-Hall J, Payne S, Todd C (2009) Supporting lay carers in end of life care: current gaps and future priorities. Palliat Med 23: 339–344.

Gratz M (2019) Hospizarbeit und Palliative Care. Impulskarten für Ausbildung, Fort- und Weiterbildung, München: Don Bosco Verlag.

Gratz M, Roser T (2011) Spiritualität in der Medizin – ein Widerspruch? In: Schnell MW, Schulz C (Hrsg.) Basiswissen Palliativmedizin. Springer Lehrbuch. Heidelberg: Springer. S. 208–214.

Gratz M, Roser T (2019) Spiritual Care in Qualifizierungskursen für nicht-seelsorgliche Berufe. Grundsätze der Deutschen Gesellschaft für Palliativmedizin, Münchner Reihe Palliative Care, Band 15, Stuttgart: Kohlhammer.

Graupner T (2008) Die Spiritualität der Sozialarbeit im Hospiz. Wuppertal: der hospiz verlag.

Greiner F (2019) Säkulares Sterben? Die Kirchen und das Lebensende in der Bundesrepublik Deutschland. Vierteljahreshefte für Zeitgeschichte 67: 181–207.

Gronemeyer R (1985) Orthothanasie – Vorschäge für einen therapeutisch gesicherten Abgang aus dem Leben. In: Eisenberg G, Gronemeyer M (Hrsg.) Der Tod im Leben. Gießen: o. V. S. 102–114.

Gronemeyer R (1989) Die Entfernung vom Wolfsrudel. Über den drohenden Krieg der Jungen gegen die Alten. Düsseldorf: Claassen.

Gronemeyer R (2007) Sterben in Deutschland. Wie wir dem Tod wieder einen Platz in unserem Leben einräumen können. Frankfurt am Main: S. Fischer Verlag.

Grunfeld E, Coyle D, Whelan T, Clinch J, Reyno L, Earle CC, Willan A, Viola R, Coristine M, Janz T, Glossop R (2004) Family caregiver burden: results of a longitudinal study of breast cancer patients and their principal caregivers. CMAJ 170: 1795–1801.

Gwyther LP, Altilio T, Blacker S, Christ G, Csikai EL, Hooyman N, Kramer B, Linton JM, Raymer M, Howe J (2005) Social work competencies in palliative and end-of-life care. J Soc Work End Life Palliat Care 1: 87–120.

Hagen T, Raischl J (2011) Allgemeine und spezielle Kompetenzen in Spiritual Care. In: Frick E, Roser T (Hrsg.) Spiritualität und Medizin. Gemeinsame Sorge für den kranken Menschen. 2. Aufl. Stuttgart: Kohlhammer. S. 285–292.

Hakim C (2011) Erotisches Kapital. Das Geheimnis erfolgreicher Menschen. Frankfurt am Main: Campus Verlag.

Harding R, Higginson IJ (2001) Working with ambivalence: Informal caregivers of patients at the end of life. Support Care Canc 9: 642–645.

Harding R, Higginson IJ (2003) What is the best way to help caregivers in cancer and palliative care? A systematic literature review of interventions and their effectiveness. Palliat Med 17: 63–74.

Hart CW, Matorin S (1997) Collaboration between hospital social work and pastoral care to help families cope with serious illness and grief. Psychiatr Serv 12: 1549–1552.

Hartman-Shea K, Hahn AP, Kraus JF, Cordts G, Sevransky J (2011) The Role of the Social Worker in the Adult Critical Care Unit: A Systematic Review of the Literature. Social Work in Health Care 2: 143–157.

Hasemann W, Wiefels S (2017) Unterstützung pflegender Angehöriger in Palliative Care. In: Steffen-Bürgi B, Schärer-Santschi E, Staudacher D, Monteverde S (Hrsg.) Lehrbuch Palliative Care. 3., vollst. überarb. u. erw. Aufl. Bern: Hogrefe. S. 440–449.

Häußler U (1989) Die Möglichkeit verwirrt zu sein – Ziele sozialpädagogischen Handelns in der Arbeit mit dementiell erkrankten alten Menschen, dargestellt an Beispielen der ambulanten und stationären Altenhilfe. Unveröffentlichte Diplomarbeit an der Katholischen Stiftungsfachhochschule München.

Hawkins AH (1999) Reconstructing Illness. Studies in pathography. West Lafayette, Indiana: Purdue University Press.

Heimerl K (2011) Palliative und Dementia Care im Pflegeheim. die Hospizzeitschrift 1: 16–20.

Heimerl K, Heller A, Zepke A (2003) Organisationskultur des Sterbens. In: Heller A (Hrsg.) OrganisationsEthik – Organisationsentwicklung in Kirchen, Caritas und Diakonie. Freiburg: Lambertus.

Heimerl K, Kojer M, Kunz R, Müller D (2018) Palliative Geriatrie. Grundsatzpapier. (https://www.fgpg.eu/wp-content/uploads/2018/09/FGPG_Grundsatzpapier_Palliative-Geriatrie.pdf, Zugriff am 06.08.2019).

Heller A (1999) Wenn nichts mehr zu machen ist, ist noch viel zu tun. Palliative Versorgung und Hospizarbeit. CHV Aktuell 38: 1–8.

311

Heller A (2008) Unsicher sein dürfen. Orientierungen für eine Ethik in der Altenhilfe. Praxis Palliative Care 1: 4–7.

Heller B (2010) Gender und Spiritualität am Lebensende. In: Reitinger E, Beyer S (Hrsg.) Geschlechtersensible Hospiz- und Palliativkultur in der Altenhilfe. Frankfurt am Main: Mabuse Verlag. S. 61–72.

Hellmich E (2008) Forever young? Die Unsichtbarkeit alter Frauen in der Gegenwartsgesellschaft. Wien: Milena Verlag.

Helman CG (2000) Culture, Health and Illness. London & New York: Oxford University Press Inc.

Herrlich M (2011) Berufsfeld Heilerziehungspflege. In: Nicklas-Faust J, Scharringhausen R (Hrsg.) Heilerziehungspflege 1. Grundlagen und Kernkonzepte der Heilerziehungspflege. Berlin: Cornelsen.

Higgins PC (2011) Guess Who´s Coming to Dinner? The Emerging Identity of Palliative Social Workers. In: Altilio T, Otis-Green S (Hrsg.) Oxford Textbook of Palliative Social Work. Oxford: Oxford University Press. S. 31–40.

Hindsd PS, Oakese LL, Hicks J, Powell B, Srivastava DK, Spunt SL, Harper J, Baker JN, West NK, Furman WL (2009) »Trying to be a good parent« as defined by interviews of parents who made phase I, terminal care, and resuscitation decisions for their child. J.Clin. Oncol 27: 5979–5985.

Hirsch B, Raischl J (2001) Wie wir Sterbende begleiten. PflegeImpuls 4: 82–87.

Hirsmüller S, Schröer M (2017) Handbuch für die Fortbildung Ehrenamtlicher n der Hospiz- und Palliativbegleitung I. Göttingen: Vandehoeck & Ruprecht.

Hodges LJ, Humphris GM, Macfarlane G (2005) A meta-analytic investigation of the relationship between the psychological distress of cancer patients and their carers. Soc Sci Med 60: 1–12.

Holloway M, Moss BH (2010) Spirituality and Social Work. Basingstoke: Palgrave MacMillan.

Höpflinger F, Hugentobler V (2005) Familiale, ambulante und stationäre Pflege im Alter – Perspektiven für die Schweiz. Bern: Verlag Hans Huber.

Hordern A (1998) Intimacy and sexuality after cancer. A critical review of the literature. Cancer Nurs 31: E9–E17.

Hordern AJ, Street AF (2007) Constructions of sexuality and intimacy after cancer: Patient and health professional perspectives. Soc Sci Med 8:1704–1718.

Hospiz Österreich (Hrsg.) (2002) Berufsprofil für die Sozialarbeit im Rahmen von Hospiz und Palliative Care (http://www.hospiz.at/wordpress/wp-content/uploads/2017/06/Berufsprofil_Sozialarbeit_in_HPC_mit_Logo.pdf, Zugriff am 11.02.2021).

Hospiz Österreich (Hrsg.) (2003) Standards Sozialarbeit im Bereich Palliative Care. (http://www.hospiz.at/wordpress/wp-content/uploads/2017/03/Standard-Sozialarbeit-im-Bereich-Palliative-Care-Jaenner2003_Logo_neu.pdf, Zugriff am 11.02.2021).

Hospiz Österreich (Hrsg.) (2017) Hospizkultur und Palliative Care in Alten- und Pflegeheimen. Kurzbeschreibung. (http://www.hospiz.at/wordpress/wp-content/uploads/2017/06/HPCPH_kurzfassung_2017_03.pdf, Zugriff am 11.02.2021).

Hradil S (1993) Schicht, Schichtung und Mobilität. In: Korte H, Schäfers B (Hrsg.) Einführung in die Hauptbegriffe der Soziologie. Opladen: Leske + Budrich. S. 148.

Hudson PL, Aranda S, Kristjanson LJ (2004) Meeting the supportive needs of family caregivers in palliative care: challenges for health professionals. J Palliat Med 7: 19–25.

Hudson PL, Remedios C, Thomas K (2010) A systematic review of psychosocial interventions for family carers of palliative care patients. BMC Palliat Care 9: 17.

Hudson PL, Thomas K, Trauer T, Remedios C, Clarke D (2011) Psychological and social profile of family caregivers on commencement of palliative care. J Pain Symptom Manage 41: 522–534.

Hughes S, Firth P, Oiviere D (2015) Core competencies for palliative care social work in Europe: an EAPC White Paper – part 2. European Journal of Palliative Care 22(1): 38–44.

Hughes S, Firth P, Oliviere D (2014) Core competencies for palliative care social work in Europe: an EAPC White Paper - part 1.« European Journal of Palliative Care 21(6): 300–05.

Hulme PA (2010) Cultural Considerations in Evidence-Based Practice. J Transcult Nurs 3: 271–280.

Husebø S, Klaschik E (Hrsg.) (2017) Palliativmedizin. Grundlagen und Praxis. 6. Aufl. Heidelberg: Springer Medizin.

Iecovich E, Jacobs J, Stessman J (2011) Loneliness, Social Networks, and Mortality: 18 Years of Follow-Up. International Journal of Aging and Human Development 3: 243–263.

Imber-Black E (1999) Die Macht des Schweigens. 2. Aufl. Stuttgart: Klett-Cotta. International Federation of Social Workers (IFSW) (Hrsg.) (2000) Neue Definition von Sozialarbeit. (http://www.dbsh-bund.de/html/wasistsozialarbeit.html, Zugriff am 25.08.2012).

International Federation of Social Workers (Hrsg.) (2014). Definition Soziale Arbeit. (https://www.ifsw.org/wp-content/uploads/2019/07/definitive-deutschsprachige-Fassung-IFSW-Definition-mit-Kommentar-1.pdf; Zugriff am 06.05.2020).

Jansky M, Lindena G, Nauck F (2011) Stand der spezialisierten ambulanten Palliativversorgung (SAPV) in Deutschland. Verträge und Erfahrungen. Palliativmedizin 4: 164–174.

Janßen C (2011) Warum müssen arme Menschen früher sterben? Ein medizin-soziologischer Überblick über den Zusammenhang zwischen sozialer Ungleichheit und Gesundheit. Bayerische Sozialnachrichten 1: 3–9.

Kalanithi P (2016) Bevor ich jetzt gehe. Was am Ende wirklich zählt – Das Vermächtnis eines jungen Arztes. München: Knaus-Verlag.

Kaldewey R, Niehl FW (1992) Möchten Sie unsterblich sein? München: Kösel.

Kast V (1994) Sich einlassen und loslassen. Neue Lebensmöglichkeiten bei Trauer und Trennung. Freiburg: Herder.

Kaub-Wittemer D, von Steinbüchel N, Wasner M, Laier-Groeneveld G, Borasio GD (2003) Quality of life and psychosocial issues in ventilated patients with amyotrophic lateral sclerosis and their caregivers. J Pain Symptom Manage 26: 890–896.

Kennett C, Payne M (2005) Understanding why palliative care patients »like day care« and »getting out«. J Palliat Care 4: 292–298.

Kennett C, Payne M (2010) Palliative care patients' experiences of health care. Int J Soc Welf 3: 262–271.

Kenny PM, Hall JP, Zapart S, Davis PR (2010) Informal care and home-based palliative care: the health-related quality of life of carers. J Pain Symptom Manage 40: 35–48.

Kern M, Müller D, Melching H, Nauck F (2017). Curriculum zu § 39b SGB V Hospiz- und Palliativberatung. Bonn: Pallia Med Verlag.

Kern M, Müller M, Aurnhammer K (2007) Basiscurriculum Palliative Care. Bonn: Palliamed Verlag.

Kiepke-Ziemes S, Waldhausen H, Rotthaus W (2013) Entwicklung und Evaluation eines Weiterbildungscurriculums für Pflegefachkräfte zur systemischen Beraterin für Schwerstkranke und Sterbende. Viersen: Eigenverlag.

Kirk P, Kirk I, Kristjanson LJ (2004) What do patients receiving palliative care for cancer and their families want to be told? A Canadian and Australian qualitative study. BMJ 7452: 1343–1347.

Kissane DW, Bloch S, Burns WI, Patrick JD, Wallace CS, McKenzies DP, Posterino M (1994) Psychological morbidity in the families of patients with cancer. Psycho-Oncol 3: 47–56.

Kissane DW, Bloch S, Miach P, Smith GC, Seddon A, Keks N (1997) Cognitive-Existential Group Therapy for Patients with Primary Breast Cancer – Techniques and Themes. Psycho-Oncology 1: 25–33.

Kissane DW, Kelly B (2000) Demoralization, depression and desire for death: problems with the Dutch guideline for euthanasia of the mentally ill. Aust NZ J Psychiatry 34: 325–333.

Klein F (2011) Nächste Angehörige schwer einzubeziehen. Zeitschrift für Palliativmedizin 6: 248.

Kleinman A, Eisenberg L, Good B (1978) Culture, illness, and care: Clinical lessons from anthropologic and cross-cultural research. Annals of Internal Medicine 88: 251–258.

Klie T (2006a) Editorial. In: Zeitschrift für Betreuungsmanagement 2(1): 2.

Klie T (2006b) Sozialhilferechtliche Ansprüche auf Pflegeleistungen nach den §§ 61 ff SGB XII in der häuslichen Pflege. In: Zeitschrift für Betreuungsmanagement Ausgabe 2(1): 15–19.

Klie T, Schneider W, Moeller-Bruker C, Greißl K (2019) Ehrenamtliche Hospizarbeit in der Mitte der Gesellschaft? Empirische Befunde zum zivilgesellschaftlichen Engagement in der Begleitung Sterbender. Esslingen: der hospiz verlag.

Koch KD, Jones BL (2018) Supporting Parent Caregivers of Children with Life-Limiting Illness. Children (5): 85. (DOI: 10.3390/children5070085).

Kögler M, Brandl J, Brandstätter M, Borasio GD, Fegg MJ (2013) Determinants of the effect of Existential Behavioural Therapy for bereaved partners: a qualitative study. Journal of Palliative Medicine 11: 1410–1416.

Kögler M, Brandstätter M, Borasio GD, Fensterer V, Küchenhoff H, Fegg MJ (2015) Mindfulness in informal caregivers of palliative patients. Palliative and Supportive Care 13: 11–18.

Kojer M (Hrsg.) (2009) Alt, krank und verwirrt. Einführung in die Praxis der Palliativen Geriatrie. 3. Aufl. Freiburg: Lambertus.

Kojer M, Schmidl M (Hrsg.) (2016) Demenz und Palliative Geriatrie in der Praxis. Heilsame Betreuung unheilbar demenzkranker Menschen. 2. Aufl. Wien: Springer.

Kramer BJ, Christ GH, Bern-Klug M, Francoeur RB (2005) A national agenda for social work research in palliative and end-of-life care. J Palliat Med 8: 418–431.

Kränzle S, Schmid U, Seeger C (2011) Palliative Care. Handbuch für Pflege und Begleitung. 4. Aufl. Heidelberg: Springer Medizin.

Kränzle S, Schmid U, Seeger C (2018) Palliative Care. Praxis, Weiterbildung, Studium. 6. Aktualisierte und erweiterte Auflage. Berlin, Heidelberg: Springer.

Kraska M, Müller-Busch HC (2017) Von »Cura palliativa« bis »Palliative Care«. Würzburg: Königshausen & Neumann.

Krüger T (2017) Sterben und Tod. Würzburg: Ergon.

Kruse A (2019) Schwere Erkrankung und Sterben verarbeiten – die Angehörigenperspektive. Hospiz zeitschrift palliative care 21: 8.

Kübler-Ross E (2001) Interviews mit Sterbenden. München: Droemer Knaur.

Kübler-Ross E (Hrsg.) (2018) Interviews mit Sterbenden. Mit einem einleitenden Essay von Prof. Dr. med. Dr. h.c. Christoph Student. Neuausgabe der erw. Ausgabe 2009. Freiburg im Breisgau: Herder.

Kuh E, Schallex S, Potthoff M, Weaver S (2019) The Arc of Generational care: A case series considering grandparent role and care needs in pediatric palliative care. Journal of Social Work in End-of-Life & Palliative Care 15(2–3): 99–110. (Doi: 10.1080/15524256.2019.1629374).

Kuhlmey A, Schaeffer D (2008) Alter, Gesundheit und Krankheit – Handbuch Gesundheitswissenschaften. Bern: Huber. S. 80–94.

Kunz R (2007) Holistisches Assessment als Grundlage der Pallative Care in der Geriatrie. In: Knipping C (Hrsg.) Lehrbuch Palliative Care. 2. Aufl. Bern: Huber. S. 124–130.

Lammer K (2004) Trauer verstehen. Formen – Erklärungen – Hilfen. Neukirchen-Vluyn: Neukirchner.

Lamp I (2010a) Religiöse und spirituelle Begleitung von Menschen mit weit fortgeschrittener Demenz. In: Lamp I (Hrsg.) Umsorgt sterben. Menschen mit Demenz in ihrer letzten Lebensphase begleiten. Stuttgart: Kohlhammer. S. 78–81.

Lamp I (Hrsg.) (2010b) Umsorgt sterben. Menschen mit Demenz in ihrer letzten Lebensphase begleiten. Stuttgart: Kohlhammer.

Lampert T, Hoebel J, Kroll LE (2019) Soziale Unterschiede in der Mortalität und Lebenserwartung in Deutschland – Aktuelle Situation und Trends. Journal of Health Monitoring 4 (1): 3–14.

Lang K, Schmeling-Kludas C, Koch U (2008) Die Begleitung schwer kranker und sterbender Menschen. Das Hamburger Kursprogramm. 2. Aufl. Stuttgart: Schattauer.

Lazarus RS, Folkman S (1984) Stress appraisal and coping. New York: Springer.

Leipzig RM, Hyer K, Ek K, Wallenstein S, Vezina ML, Fairchild S, Cassel CK, Howe JL (2002) Attitudes toward working on interdisciplinary healthcare teams: a comparison by discipline. JAGS 50: 1141–1148.

Lemieux L, Kaiser S, Pereira J, Meadows LM (2004) Sexuality in palliative care: patient perspectives. Palliat Med 18: 630–637.

Leutbecher K, Hellmann M (2016) In: Nordrheinwestfälisches Qualitätskonzept, Maßstäbe für die Soziale Arbeit im Hospiz und Palliativbereich, 3. überarbeitete Auflage, Arbeitskreis psychosozialer Fachkräfte in Hospiz und Palliativeinrichtungen in NRW und ALPHA

-Westfalen, gefördert vom Ministerium für Gesundheit, Pflege und Alter des Landes Nordrhein-Westfalen.

Liben S, Papadatou D, Wolfe J (2008) Pediatric palliative care: challenges and emerging ideas. Lancet 371: 852–64. (Doi: 10.1016/S0140-6736(07)61203-3).

Lien Foundation (2010) The quality of death Ranking end-of-life care across the world. (http://graphics.eiu.com/upload/QOD_main_final_edition_Jul12_toprint.pdf, Zugriff am 23.05.2020).

Lindena G, Nauck F, Bausewein C, Neuwöhner K, Heine O, Schulenberg D, Radbruch L, Kerngruppe Kerndokumentation (2005) Qualitätssicherung in der Palliativmedizin – Ergebnisse der Kerndokumentation 1999–2002. Z. ärztl. Fortbild. Qual. Gesundh. wes. 99: 555–565.

Lloyd L, White K, Sutton E (2011) Researching the end-of-life in old age: cultural, ethical und methodological issues. Ageing and Society 31: 386–407.

Lloyd M (1997) Dying and bereavement, spirituality and social work in a market of welfare. British Journal of Social Work 27: 175–190.

Loscalzo MJ (2011) Social Work Practice in Palliative Care: An Evolving Science of Caring. In: Emanuel LL, Librach SL (2011). Palliative Care. Core Skills and Clinical Competencies. Philadelphia: Elsevier, Saunders. S. 570–583.

Lotz J D, Daxer M, Jox RJ, Borasio GD, Führer, M (2017) »Hope for the best, prepare for the worst«: A qualitative interview study on parents´ needs and fears in pediatric advance care planning. Palliative Medicine 31(8): 764–771. (DOI: 10.1177/0269216316679913).

Lotz JD, Jox RJ, Borasio GD, Führer M (2015) Pediatric advance care planning from the perspective of health care professionals: A qualitative interview study. Palliative Medicine 29(3): 212–222. (DOI: 10.1177/0269216314552091).

May M, Schütte-Bäumner C (2019) Psychosoziale Organisationsgestaltung in ambulanten Settings des Palliative Care. In: Kreutzer, Susanne, Schwermann, Meike, Oetting-Roß, Claudia (Hrsg.) Palliative Care aus sozial- und pflegewissenschaftlicher Perspektive. Weinheim: Beltz Juventa. S. 300–318.

McCormick AJ, Curtis JR, Stowell-Weiss P, Toms C, Engelberg R (2010) Improving social work in intensive care unit palliative care: results of a quality improvement intervention. J Palliat Med 3: 297–304.

McDonald D (1991) Hospice Social Work – a Search for Identity«. Health and Social Work. 16 (4): 274–280.

McGoldrick M, Gerson R (2000) Genogramme in der Familienberatung. 2. Aufl. Bern: Huber.

McNamara B, Rosenwax L (2010) Which carers of family members at the end of life need more support from health services and why? Soc Sci Med 70: 1035–1041.

Meffert C, Rücker G, Hatami I, Becker G (2016). Identification of hospital patients in need of palliative care – a predictive score. BMC Palliat Care 15: 21 (doi:10.1186/s12904-016-0094-7).

Meier DE, Emmons CA, Wallenstein S, Quill T, Morrison RS, Cassel CK (1998) A national survey of physician-assisted suicide and euthanasia in the United States. New England Journal of Medicine 17: 1193–1201.

Melching, H. (2015) Gedanken zur aktuellen Sterbehilfediskussion aus Sicht der Deutschen Gesellschaft für Palliativmedizin. Der Schmerz 29(3): 261–265.

Mercadante S, Vitrano V, Catania V (2010) Sexual issues in early and late stage cancer: a review. Support Care Cancer 18: 659–665.

>Meyer C (2019) Soziale Arbeit und Alter(n). Weinheim, Basel. Verlagsgruppe Beltz.

Mick JA, Hughes M, Cohen MZ (2004) Using the BETTER model to assess sexuality. Clinical journal of oncology nursing 8: 84–86.

Mielck A (2000) Soziale Ungleichheit und Gesundheit. Bern: Huber-Verlag.

Mielck A (2005) Soziale Ungleichheit und Gesundheit. Einführung in die aktuelle Diskussion. Bern: Huber-Verlag.

Miethe I (2011) Biografiearbeit. Lehr- und Handbuch für Studium und Praxis. Weinheim: Juventa.

Miller T (2012) Inklusion – Teilhabe – Lebensqualität. Tragfähige Beziehungen gestalten. Systemische Modellierung einer Kernbestimung Sozialer Arbeit. Stuttgart: Lucius & Lucius.

Miovic M, Block S (2007) Psychiatric disorders in advanced cancer. Cancer 8: 1665–1676.

Moadel A et al. (1999) Seeking meaning and hope: Self-reported spiritual and existential needs among an ethnically-diverse cancer patient population. Psycho-Oncology 8: 378–385.

Modesto KF, Weaver AJ, Flanelly KJ (2006) A systematic review of religious and spiritual research in social work. Social Work & Christianity 1: 77–89.

Monroe B (2010) Personal communication.

Morris SM, Thomas C (2001) The carer's place in the cancer situation: where does the carer stand in the medical setting? Eur J Canc Care 10: 87–95.

Moser U (2000) Identität, Spiritualität und Lebenssinn. Grundlagen seelsorglicher Begleitung im Altenheim. Würzburg: Echter Verlag.

Müller B (2006/2017) Sozialpädagogisches Können. Ein Lehrbuch zur multiperspektivischen Fallarbeit. Freiburg: Lambertus.

Müller H, Willmann H (2016) Trauer: Forschung und Praxis verbinden. Zusammenhänge versehen und nutzen. Göttingen: Vandenhoeck & Ruprecht.

Müller K (2012) »Ich habe das Recht darauf, so zu sterben, wie ich gelebt habe!«. Die Geschichte der Aids-(Hospiz-)Bewegung in Deutschland. Band IV Schriftenreihe des Wissenschaftlichen Beirats im DHPV e. V. Ludwigsburg: o. V.

Müller M (2007) Total Pain. In: Knipping C (Hrsg.) Lehrbuch Palliative Care. 2. Aufl. Bern: Hans Huber. S. 386–392.

Müller M, Pfister D, Markett S, Jaspers B (2010) Wie viel Tod verträgt das Team? Eine bundesweite Befragung der Palliativstationen in Deutschland. Zeitschrift für Palliativmedizin 11: 277–233.

Müller M. (2016) Trauergruppen leiten. Betroffenen Halt und Struktur geben. 2. Aufl. Göttingen: Vandenhoeck & Ruprecht.

Müller-Busch HC (2004) Was bedeutet bio-psycho-sozial in Onkologie und Palliativmedizin? Behandlungsansätze in der anthroposophischen Medizin. Jahrbuch Psychoonkologie Wien: ÖGPO.

Müller-Busch HC (2008) Palliativmedizin in Deutschland. Menschenwürdige Medizin am Lebensende – ein Stiefkind der Medizin? GGW 4: 7–14.

Müller-Busch HC (2011) Definitionen und Ziele in der Palliativmedizin. Der Internist 1: 7–14.

Müller-Busch HC (2012) Abschied braucht Zeit. Palliativmedizin und Ethik des Sterbens. Berlin: Suhrkamp.

Müntefering F (2011) Grundpositionen für eine Sterbe- und Abschiedskultur – am Beispiel der Altenpflege der AWO. In: Theorie und Praxis der Sozialen Arbeit 62: 334–338.

Nielsen MK, Neergaard MA, Jensen AB, Vedsted P, Bro F, Guldin MB (2017) Preloss grief in family caregivers during end-of-life cancer care: A nationwide population-based cohort study. Psychooncology 26: 2048–2056.

Niethammer D (2010) Wenn ein Kind schwer krank ist – Über den Umgang mit der Wahrheit. Berlin: Suhrkamp medizinHuman.

Nolan S, Saltmarsh P, Leget C (2012) Spiritual care in palliative care: Working towards an EAPC task force. European Journal of palliative care 18(2): 86–89.

Nuland SB (1994) Wie wir sterben: Ein Ende in Würde? München: Kindler.

Nyatanga B (2014) Sexuality in palliative care: more than sex. British Jouurnal of Community Nursing 19(3): 151.

Obrecht W (2006) Interprofessionelle Kooperation als professionelle Methode. In: Schmocker B (Hrsg.) Liebe, Macht und Erkenntnis: Silvia Staub-Bernasconi und das Spannungsfeld Soziale Arbeit. Freiburg: Lambertus.

Oechsle K (2019) Current advances in palliative & hospice care: Problems and needs of relatives and family caregivers during palliative and hospice care – an overview of current literature. Medical Sciences 7: 1–16.

Oestreicher E (2010) Forschung an Fachhochschulen für Soziale Arbeit. EntwicklungenHerausforderungen – Konsequenzen. Saarbrücken: VDM-Verlag.

Osse BHP, Vernooij-Dassen MJFJ, Schade E, Grol RPTM (2006) Problems experienced by the informal caregivers of cancer patients and their needs for support. Cancer Nurs 29: 378–390.

Paal P (2012) Ist »Kultur« in Palliative Care von Belang? Überlegungen aus anthropologischer Sicht. Zeitschrift für Palliativmedizin 1: 22–25.

Palos GR (2011) Social Work Research Agenda in Palliative and End-of-Life Care. In: Altilio T, Otis-Green S, Ferrell B (Hrsg.) Oxford Textbook of Palliative Social Work. Oxford: Oxford University Press. S. 719–733.

Pankofer S (2020) Soziale Arbeit- ein unverzichtbarer Bestandteil von Palliative Care? In: Wasner M, Pankofer S. (Hrsg.) Soziale Arbeit in Palliative Care. Stuttgart: Kohlhammer.

Pastrana T, Jünger S, Elsner F, Radbruch L (2008) A matter of definition – key elements identified in a discourse analysis of definitions of palliative care. Palliative Medicine 22: 222–232.

Paul C (2011) Neue Wege in der Trauerbegleitung. Hintergründe und Erfahrungsberichte für die Praxis. Gütersloh: Gütersloher.

Paul C, Müller M (2007) Trauerprozesse verstehen und begleiten. In: Knipping C (Hrsg.) Lehrbuch Palliative Care. Bern: Hans Huber. S. 410–419.

Pauls H (2013) Klinische Sozialarbeit. Grundlagen und Methoden psycho-sozialer Behandlung. 3. Aufl. Weinheim: Beltz Juventa.

Payne M (2009) Developments in end-of-life and palliative care social work. International issues International Social Work 4: 513–524.

Payne S (2011) Palliative Care muss auch jene erreichen, die beim Sterben benachteiligt sind. (https://www.pallnetz.ch/p129000712.html, Zugriff am 25.05.2020).

Pessin H, Galietta M, Nelson CJ, Brescia R, Rosenfeld B, Breitbart W (2008) Burden and benefit of psychosocial research at the end of life. J Palliat Med 4: 627–632.

Pfisterer M (2012) Was ist geriatrische Palliativmedizin? In: Fuchs C, Gabriel H, Raischl J, Steil H, Wohlleben U (Hrsg.) Palliative Geriatrie. Ein Handbuch für die interprofessionelle Praxis. Stuttgart: Kohlhammer. S. 91–98.

Pitceathly C, Maguire P (2003) The psychological impact of cancer on patients' partners and other key relatives: a review. Eur J Cancer 39: 1517–1524.

Planalp S, Trost M (2009) Motivations of Hospice Volunteers. In: American Journal of Hospice and Palliative Medicine 3: 188–192.

Pleschberger S (2014) Palliative Care und Dementia Care – Gemeinsamkeiten und Unterschiede zweier innovativer Versorgungskonzepte im Lichte der Entwicklung in Deutschland. Pflege & Gesellschaft 19(3): 197–208.

Pro familia (Hrsg.) (2005) Expertise. Sexuelle Assistenz. (http://www.profamilia.de/fileadmin/publikationen/Fachpublikationen/expertise_sexuelle_assistenz.pdf, Zugriff am 25.05.2020).

Purnell L (2002) The Purnell Model for Cultural Competence. J Transcult Nurs 3: 193–196.

Purnell L.D, Paulanka BJ (1998) Purnell's Model for cultural competence. In: Purnell LD, Paulanka BJ (Hrsg.) Transcultural health care: a culturally competent approach, F.A. Davis Company, Philadelphia. S. 7–51.

Putz W, Steldinger B (2012) Patientenrechte am Ende des Lebens: Vorsorgevollmacht, Patientenverfügung, selbstbestimmtes Sterben. 4. Aufl. München: Dt. TaschbuchVerlag.

Rachels J (Hrsg.) (1999) Created From Animals: The Moral Implications of Darwinism. Oxford: Oxford University Press.

Radbruch L, Payne S (2011a) Standards und Richtlinien für Hospiz- und Palliativversorgung in Europa: Teil 1. Weißbuch zu Empfehlungen der Europäischen Gesellschaft für Palliative Care (EAPC). Zeitschrift für Palliativmedizin 12: 216–227.

Radbruch L, Payne S (2011b) Standards und Richtlinien für Hospiz- und Palliativversorgung in Europa: Teil 2. Weißbuch zu Empfehlungen der Europäischen Gesellschaft für Palliative Care (EAPC). Zeitschrift für Palliativmedizin 12: 260–270.

Rahmenvereinbarung (2016) Rahmenvereinbarung nach § 39a Abs. 2 Satz 7 SGB V zu den Voraussetzungen der Förderung sowie zu Inhalt, Qualität und Umfang der ambulanten Hospizarbeit vom 14.03.2016 (https://www.dhpv.de/tl_files/public/Service/Gesetze%20und%20Verordnungen/Rahmenvereinbarung_%C2%A7_39a_Abs%20_2_Satz_8_SGB%20V_2016_03_14_.pdf, Zugriff am 07.12.2020).

Raischl J (2003) Soziale Arbeit im Umfeld von Sterben, Tod und Trauer. In: Everding G, Westrich A (Hrsg.) Würdig Leben bis zum letzten Augenblick, Ideen und Praxis der Hospizbewegung. 3. Aufl. München: Beck. S. 32–40.

Raischl J (2012a) Stellvertreterentscheidungen. In: Fuchs C, Gabriel H, Raischl J, Steil H, Wohlleben U (Hrsg.) Palliative Geriatrie. Ein Handbuch für die interprofessionelle Praxis. Stuttgart: Kohlhammer. S. 270–275.

Raischl J (2012b) Volunteers in der Hospizarbeit. In: Rosenkranz D, Weber A (Hrsg.) Freiwilligenarbeit. Einführung in das Management von Ehrenamtlichen in der Sozialen Arbeit. Würzburg: Echter. S. 189–198.

Raischl J, Rommé C, Wagner U (2012) Selbstbestimmung am Lebensende. In: Fuchs C, Gabriel H, Raischl J, Steil H, Wohlleben U (Hrsg.) Palliative Geriatrie. Ein Handbuch für die interprofessionelle Praxis. Stuttgart: Kohlhammer. S. 255–260.

Raischl J, Wohlleben U (2012) Psychosoziale Unterstützung von Angehörigen, die Stellvertreterentscheidungen zu treffen haben. In: Fuchs C, Gabriel H, Raischl J, Steil H, Wohlleben U (Hrsg.) Palliative Geriatrie. Ein Handbuch für die interprofessionelle Praxis. Stuttgart: Kohlhammer. S. 276–281.

Rapkin BD, Smith MY, Dumont K, Correa A, Palmer S, Cohen S (1994) Development of the idiographic functional status assessment: a measure of the personal goals and goal attainment activities of people with AIDS. Psychology and Health 9: 111–129.

Raß R (2018) Curriculum für die Koordination ambulanter Hospizdienste. Personen begleiten, Beziehungen gestalten, Organisationen führen. 4. aktualisierte Auflage. Bonn: Verein zur Betreuung von Schwerstkranken und Tumorpatienten e. V.

Rechenberg-Winter P (2017) Trauer in der Familie – wenn das Leben sich wendet. Göttingen: Vandenhoeck & Ruprecht.

Rechenberg-Winter P, Fischinger E (2018) Kursbuch systemische Trauerbegleitung. 3. Aufl. Göttingen: Vandenhoeck & Ruprecht.

Reckwitz A (2003) Grundelemente einer Theorie sozialer Praktiken Eine sozialtheoretische Perspektive. Zeitschrift für Soziologie 4: 282–301.

Redelman MJ (2008) Is there a place for sexuality in the holistic care of patients in the palliative care phase of life? Am J Hosp Palliat Med 25: 366–371.

Regnet E (2012) Management von Ehrenamtlichen – Management durch Ehrenamtliche. Konfliktpotentiale und erfolgreiches Konfliktmanagement. In: Rosenkranz D, Weber A (Hrsg.) Freiwilligenarbeit. Einführung in das Management von Ehrenamtlichen in der Sozialen Arbeit. 2. Aufl. Weinheim: Juventa. S. 125–140.

Reith M, Payne M (2009) Social Work in end of life and palliative care. Bristol: The Policy Press.

Reker GT, Peacock EJ, Wong PT (1987) Meaning and purpose in life and well-being: a lifespan perspective. J Gerontol 1: 44–49.

Reygan FCG, D'Alton (2012) A pilot training programme for health and social care professionals providing oncological and palliative care to lesbian, gay and bisexual patients in Ireland. Psycho-Oncology (doi: 10.1002/pon.3103).

Ritscher W (2020) Systemische Modelle für die Soziale Arbeit. Ein integratives Lehrbuch für Theorie und Praxis. 6. Aufl. Heidelberg: Carl-Auer-Systeme.

Robertson J (2010) Gatekeeping in social work education: through the eyes of field education coordinators. Perspectives 2: 10–11.

Rogers CR (1995) Die nicht-direktive Beratung. Frankfurt am Main: Fischer.

Röhrle B (Hrsg.) (2009) Soziale Unterstützung und Psychotherapie. Tübingen: dgtv.

Roser T (2011) Innovation Spiritual Care: Eine praktisch-theologische Perspektive. In: Frick E, Roser T (Hrsg.) Spiritualität und Medizin. Gemeinsame Sorge für den kranken Menschen. 2. Aufl. Stuttgart: Kohlhammer. S. 45–55.

Ruddick W (2005) »Biographical Lives« Revisited and Extended. J of Ethics 3–4: 501–515.

Sargent M (2009) Not Gerontology, but. In: Onyx J, Leonard R, Reed R (Hrsg.) Revisioning Aging. Empowerment of Older Women. New York: Peter Lang Publishing. S. 39–56.

Satir V (2004) Kommunikation Selbstwert Kongruenz. 7. Aufl. Paderborn: Junfermann.

Saunders C (1993) Hospiz und Begleitung im Schmerz. 4. Aufl. Freiburg: Herder Spektrum.

Saunders C (2001) Social work and palliative care – the early history. British Journal of Social Work 31: 791–799.

Saunders C, Baines M (1991) Leben mit dem Sterben. Betreuung und medizinische Behandlung todkranker Menschen. Bern: Huber.

Schäffer D, Wingenfeld K (2004) Pflegerische Versorgung alter Menschen. In: Kruse M (Hrsg.) Enzyklopädie der Gerontologie. Bern: Huber.

Schneekloth U, Geiss S, Pupeter M (2017) Studie zur Wirkung des Pflege-Neuausrichtungs-Gesetzes (PNG) und des ersten Pflegestärkungsgesetzes (PSG I). (https://www.bundesgesund

heitsministerium.de/fileadmin/Dateien/5_Publikationen/Pflege/Berichte/Abschlussbericht_ Evaluation_PNG_PSG_I.pdf, Zugriff am 04.09.2019), München: TNS Infratest Sozialforschung.

Schneekloth U, Wahl HW (2007) Möglichkeiten und Grenzen selbstständiger Lebensformen in stationären Einrichtungen (MuG IV) – Demenz, Angehörige und Freiwillige, Versorgungssituation sowie Beispielen für »Good Practice«. (http://www.bmfsfj.de/bmfsfj/ generator/RedaktionBMFSFJ/Abteilung3/Pdf-Anlagen/abschlussbericht-mug4,property= pdf,bereich=bmfsfj,sprache=de,rwb=true.pdf, Zugriff am 20.12.2011).

Schneider W (2010) Der Umgang mit Sterben als gesellschaftspolitische Herausforderung. Zur Bedeutung ambulanter Hospizarbeit. Festvortrag am 08.10.2010 https://www.dhpv.de/ aktuelles_ehrenpreise_2010/articles/ehrenpreis_2010_vortrag.html, Zugriff am 11.02.2021).

Schneider W (2011) Der Umgang mit Sterben als gesellschaftspolitische Herausforderung – Zur Bedeutung ambulanter Hospizarbeit. Festvortrag am 08.10.2010. (https://www.dhpv.de/ak tuelles_ehrenpreise_2010/articles/ehrenpreis_2010_vortrag.html, Zugriff am 25.05.2020).

Schneider W (2012a) Projekt Lebensende. Soziologe über gutes Sterben, vorsorgliche Planung und Hospizarbeit. Werner Schneider im Gespräch mit Ulrike Timm. (https://www. deutschlandfunkkultur.de/projekt-lebensende.954.de.html?dram:article_id=147154, Zugriff am 25.05.2020).

Schneider W (2012b) Vom Sterben heute – Zur gesellschaftlichen Bedeutung von Hospizkultur. (https://www.chv.org/uploads/tx_mnmchvmedien/Redemanuskript_Vortrag_Vom_Sterben_ heute_-_Prof__Werner_Schneider._pdf.pdf, Zugriff am 03.02.2021).

Schneider W (2018) Sterben zuhause im Heim – Hospizkultur und Palliativkompetenzin der stationären Langzeitpflege. Vorgehen, empirische Befunde und abgeleitete Handlungsempfehlungen. (https://assets.uni-augsburg.de/media/filer_public/f9/b7/f9b79027-4c0c-43 e0-b3c5-f59cf2ad0d6d/sih_abschlussbericht.pdf, Zugriff 07.08.2019)

Schneider W, Eschenbruch N, Thoms U, Eichner E (2010) Wirksamkeit und Qualitätssicherung in der SAPV Praxis – eine explorative Begleitstudie, 17. Dezember 2010 im Bayerischen Landtag. (https://docplayer.org/18474590-Wirksamkeit-und-qualitaetssicherung-in-der-sapv-praxis-eine-explorative-begleitstudie-ergebnisbericht-geringfuegig-veraenderte-version.html, Zugriff am 03.02.2021).

Schnel M W, Schulz-Quach C (Hrsg.) (2019) Basiswissen Palliativmedizin. 3. Aufl. Berlin/Heidelberg: Springer.

Schröppel H (2009) Ethikkomitees und ethische Fallbesprechungen in der Pflege. In: Fix E, Kurzke-Maasmeier S (Hrsg.) Das Menschenrecht auf gute Pflege – Selbstbestimmung und Teilhabe verwirklichen. Freiburg: Lambertus. S. 109–117.

Schubert D (2003) Hospizarbeit im Krankenhaus. Ein Tätigkeitsfeld Sozialer Arbeit. Münster: Lit.

Schuchter P, Heimerl K, Reitinger E, Wappelshammer E (2015) Nachhaltige Hospiz- und Palliativkultur im Pflegeheim und im Alter. Endbericht im Projekt »Was bleibt? Nachhaltige Hospiz- und Palliativkultur in der Altenhilfe in Deutschland«. (https://www.uni-klu.ac.at/ pallorg/downloads/NAHOP_Endbericht_final_11_10_2015.pdf, Zugriff am 04.12.2020).

Schulz R (2018) So sterben wir. Unser Ende und was wir darüber wissen sollten. München: Piper.

Schumacher T (2007) Soziale Arbeit als ethische Wissenschaft. Topologie einer Profession. Stuttgart: Lucius & Lucius.

Schumacher T (2011) Zum Verständnis Sozialer Arbeit als Wissenschaft. In: Schumacher T (Hrsg.) Die Soziale Arbeit und ihre Bezugswissenschaften. Stuttgart: Lucius & Lucius. S. 7–24.

Schumacher T (2018) Mensch und Gesellschaft im Handlungsraum der Sozialen Arbeit. Ein Klärungsversuch. Weinheim, Basel: Beltz Juventa.

Schütte-Bäumner C (2009) Körperliche Schmerzen und psychosoziale Krisen – Sterbebegleitung braucht doppelte Aufmerksamkeit. In: Gesprächspsychotherapie und Personzentrierte Beratung, GWG Gesellschaft für wissenschaftliches Gesprächspsychotherapie 40(2): 76–80.

Schütte-Bäumner C (2017) Psychosoziale Arbeit in der spezialisierten ambulanten Palliativversorgung. Umsorgende Netzwerke gestalten, dialogisch beraten. Die Hospiz-Zeitschrift 73 (2): 24–27.

Schütte-Bäumner C (2019) Handlungswissen und Methodenkompetenz gesundheitsbezogener Sozialer Arbeit. In: Dettmers S /Bischkopf J (Hrsg.) Handbuch gesundheitsbezogene Soziale Arbeit. München: Ernst Reinhardt Verlag. S. 65–72.

Schweizerisches Rotes Kreuz (Hrsg.) (o. J.) TKK Transkulturelle Kompetenz. (https://www.redcross.ch/de/thema/transkulturelle-kompetenz, Zugriff am 25.05.2020).

Schwenk G (2017) Pflegeheim und Hospizdienst: Kooperation in Spannungsfeldern. Zusammenwirken zweier Organisationstypen – eine qualitative Studie. Esslingen: der hospiz verlag.

Seitz D, Seitz O (2002) Die moderne Hospizbewegung in Deutschland auf dem Weg ins öffentliche Bewusstsein – Ursprünge, kontroverse Diskussionen, Perspektiven. Herbolzheim: Centaurus.

Sheldon FM (2000) Dimensions of the role of the social worker in palliative care. Palliative Medicine 14: 491–498.

Sheridan M (2009) Ethical Issues in the Use of Spiritually Based Interventions in Social Work Practice: What Are We Doing and Why. J Rel & Spir in Social Work: Social Thought 28: 99–126.

Smeding R, Heitkönig-Wilp M (Hrsg.) (2010) Trauer erschließen – eine Tafel der Gezeiten. Ludwigsburg: der hospiz verlag.

Snyder C, Pulvers K (2001) Dr. Seuss, the coping machine, and »Oh, the places you will go«. Coping and copers: Adaptive processes and people. C. Snyder. New York: Oxford University Press. S. 3–29.

Sollfrank H (2011) Pädagogik. Erziehung und Bildung als Perspektiven der Sozialen Arbeit. In: Schumacher T (Hrsg.) Die Soziale Arbeit und ihre Bezugswissenschaften. Stuttgart: Lucius & Lucius. S. 75–88.

Soothill K, Morris SM, Thomas C, Harman JC, Francis B, McIllmurray MB (2003) The universal, situational, and personal needs of cancer patients and their main carers. Eur J Oncol Nurs 7: 5–13.

Sozialverband VdK Deutschland (Hrsg.) (2018): Ratgeber Recht – Pflege: »Minijob und Verhinderungspflege: Worauf sie achten sollten.« (https://www.vdk.de/deutschland/pages/pflege/76102/wie_kann_man_die_verhinderungspflege_zu_hause_organisieren; Zugriff am 06.02.2020) Berlin: o.V.

Sporken P (1974) Geistig Behinderte, Erotik und Sexualität. Düsseldorf: Patmos-Verlag.

Stajduhar KI, Funk L, Toye C, Grande GE, Aoun S, Todd CJ (2010) Part 1: Home-based family caregiving at the end of life: a comprehensive review of published quantitative research (1998–2008). Palliat Med 24: 573–593.

Stanczak I, Podeswik A (2016) »Ich bin auch noch da!« Ratgeber zu dem Thema Geschwisterkinder für Eltern von chronisch kranken und/oder behinderten Kindern. (https://www.bunter-kreis-deutschland.de/fileadmin/user_upload/files/downloads/Elternratgeber.pdf, Zugriff am 08.12.2020).

Statistisches Bundesamt (Hrsg.) (2011) Pflegestatistik 2009. Pflege im Rahmen der Pflegeversicherung. Deutschlandergebnisse. (https://www.destatis.de/DE/Themen/Gesellschaft-Umwelt/Gesundheit/Pflege/Methoden/pflegestatistik.html, Zugriff am 25.05.2020).

Staub-Bernasconi S (2007) Soziale Arbeit als Handlungswissenschaft. Bern: Haupt.

Steffen-Bürgi B, Schärer-Santsch E, Staudacher D, Monteverde S (Hrsg.) (2017) Lehrbuch Palliative Care. 3. vollständig überarbeitete und erweiterte Auflage. Bern: Hogrefe.

Steil H, Wohlleben U (2012) Entscheidungsprozess und Dokumentation der Entscheidung im Pflegeheim. In: Fuchs C, Gabriel H, Raischl J, Steil H, Wohlleben U (Hrsg.) Palliative Geriatrie. Ein Handbuch für die interprofessionelle Praxis. Stuttgart: Kohlhammer. S. 290–296.

Steinert H (2005) Eine kleine Radikalisierung von Sozialpolitik: Die allgemein verfügbare »soziale Infrastruktur zum Betreiben des eigenen Lebens« ist notwendig und denkbar. Widersprüche. Zeitschrift für sozialistische Politik im Bildungs-, Gesundheits- und Sozialbereich 3:51–67.

Steinhauser KE, Christakis NA, Clipp EC, McNeilly M, McIntyre L, Tulsky JA (2000) Factors Considered Important at the End of Life by Patients, Family, Physicians, and Other Care Providers. JAMA 284: 2476–2482.

Stevens E, Martin CR, White CA (2011) The Outcomes of Palliative Care Day Services: A Systematic Review. Palliative Medicine 2: 153–169.

Stolberg M (2007) »Cura palliativa«. Begriff und Diskussion der palliativen Krankheitsbehandlung in der vormodernen Medizin (ca. 1500–1850). Medizinhistorisches Journal 42: 7–29.

Straumann U (2007) Klientenzentrierte Beratung. In: Nestmann F, Engel F, Sickendiek U (Hrsg.) Das Handbuch der Beratung. Band 2 Ansätze, Methoden und Felder. Tübingen: dgvt. S. 641–654.

Stroebe M, Shut, H, Boerner, K (2010) Continuing Bonds in Adaption to Bereavement: Towards Theoretical Integration. Clinical Psychology Review 30(2): 259–268.

Stroebe W, Shut H, Stroebe M (2007) Die Grenzen der Trauerbegleitung. Die HospizZeitschrift. Ausgabe 33. Ludwigsburg: der hospiz verlag. S. 13–15.

Student J-C, Mühlum A, Student U (2004) Soziale Arbeit in Hospiz und Palliative Care. München: Ernst Reinhardt.

Student J-C, Mühlum A, Student U (2016) Soziale Arbeit in Hospiz und Palliative Care. 3. vollständig überarbeitete Auflage. München: Ernst Reinhardt.

Student J-C, Napiwotzky A (2011) Palliative Care. Wahrnehmen – verstehen – schützen. 2. Aufl. Stuttgart: Thieme.

Taylor B (2014) Experiences of sexuality and intimacy in terminal illness: a phenomenological study. Palliative Medicine 28(5): 438–447.

Taylor B, Davis S (2006) Using the extended PLISSIT model to address sexual health care needs. Nursing Standard 21: 35–40.

Tews H (1993) Neue und alte Aspekte des Strukturwandels des Alters. In: Nägele G, Tews H (Hrsg.) Lebenslagen und Strukturwandel des Alters. Opladen: Westdeutscher Verlag.

Thelen P (2017) Pflegebericht: Lieber zuhause als im Heim In: Handelsblatt vom 16.01.2017 (https://www.handelsblatt.com/politik/deutschland/pflegebericht-lieber-zu-hause-als-im-heim/19257650.html?ticket=ST-55687992-BM4TAer04X5Czj64rpqf-ap5, Zugriff am 20.05. 2020).

Thole W (Hrsg.) (2002) Grundriss Soziale Arbeit. Ein einführendes Handbuch. Opladen: Leske + Budrich.

Thorbrietz P (2007) Leben bis zum Schluss. Abschiednehmen und würdevolles Sterben. Eine persönliche Streitschrift. München: Zabert Sandmann.

Thurn T (2011) To use, or not to use. Inanspruchnahme eines Unterstützungsangebots für Angehörige von Palliativpatienten. Unveröffentlichte Diplomarbeit. Ludwig-Maximilians-Universität München.

Thurn T, Brandstätter M, Fensterer V, Küchenhoff H, Fegg MJ (2015) Existential Behavioral Therapy for informal caregivers of palliative patients: barriers and promoters of support utilization. Palliative and Supportive Care 13: 757–766.

Tretter F (2000) Suchtmedizin: der Suchtkranke Patient in Klinik und Praxis. Stuttgart: Schattauer.

Twigg J (2004) The body, gender, and age: Feminist insights in social gerontology. In: Journal of Aging Studies 18: 59–73.

Universities of Hull, Staffordshire and Aberdeen (Hrsg.) (2011) Spiritual Care at the End of Life: a systematic review of the literature (https://assets.publishing.service.gov.uk/government/uploads/system/uploads/attachment_data/file/215798/dh_123804.pdf, Zugriff am 24.05. 2020).

Utsch M, Klein C (2011) Religion, Religiosität, Spiritualität. Bestimmungsversuche für komplexe Begriffe. In: Klein C, Berth H, Balck F (Hrsg.) Gesundheit-Religion-Spiritualität: Konzepte, Befunde und Erklärungsansätze. Weinheim: Juventa. S. 25–45.

von Hayek J (2006) Hybride Sterberäume in der reflexiven Moderne. Eine ethnographische Studie im ambulanten Hospizdienst. Studien zur interdisziplinären Thanatologie, Band 8. Hamburg: LIT.

Vyhnalek B, Heilmeier B, Borasio GD (2011) Ein Jahr Spezialisierte Ambulante Palliativversorgung (SAPV) im städtischen Ballungsraum. MMW Fortschr Med, Originalien II:41–46.

Wälde J (1999) Der Beitrag der Sozialen Arbeit zum Palliative Care-Konzept der Hospizbewegung. Unveröffentlichtes Manuskript. Diplomarbeit an der Katholischen Stiftungsfachhochschule München.

Wälde J (2012) »Dass meine Mutter nicht mehr isst, halte ich einfach nicht aus« – Aspekte der Trauer von Menschen vor und nach dem Tod ihrer Angehörigen. In: Fuchs C, Gabriel H, Raischl J, Steil H, Wohlleben U (Hrsg.) Palliative Geriatrie. Ein Handbuch für die interprofessionelle Praxis. Stuttgart: Kohlhammer. S. 212–217.

Walker J, Waters RA, Murray G, Swanson H, Hibberd CJ, Rush RW, Storey DJ, Strong VA, Fallon MT, Wall LR, Sharpe M (2008) Better off dead: suicidal thoughts in cancer patients. Journal of Clonocal Oncology 26: 4725–4730.

Walter T (1996) Facing death without tradition. In: Howarth G, Peter C (Hrsg.) Contemporary Issues in the Sociology of Death, Dying and Disposal. New York: St. Martin's Press. S. 193–204.

Walter T (2003) Historical and cultural variants on the good death. In: British Medical Journal 7408: 218–220.

Wang K, Ariello K, Choi M, Turner A, Wan BA, Yee C, Rowbottom L, MacDonald R, Lam H, Drost L, Chow E (2018) Sexual healthcare for cancer patients receiving palliative care: a narrative review. Ann Palliat Med 7(2): 256–264.

Washington KT, Bickel-Swenson D, Stephens N (2008) Barriers to hospice use among African Americans: a systematic review. Health Soc Work 4: 267–274.

Wasner M (2009) Welche Rolle spielt Soziale Arbeit in der Palliativpflege? In: Zeitschrift für Palliativmedizin 10: 134.

Wasner M (2010) Ist das nicht meine Aufgabe? Zur Rolle der Sozialen Arbeit im multiprofessionellen Palliative Care Team. Forum sozialarbeit + gesundheit 2: 6–8.

Wasner M (2011a) Soziale Arbeit in Palliative Care. Gestern, heute und morgen? In: Zeitschrift für Palliativmedizin 12: 116–119.

Wasner M (2011b) Spiritualität und Soziale Arbeit. In: Frick E, Roser T (Hrsg.) Spiritualität und Medizin. Gemeinsame Sorge für den kranken Menschen. 2. Aufl. Stuttgart: Kohlhammer. S. 249–255.

Wasner M, Bold U, Borasio GD (2004) Sexuality in patients with amyotrophic lateral sclerosis and their partners. Journal of Neurology 251: 445–448.

Wasner M, Pfleger M (2011) Psychosocial care on palliative care units. European Journal of Palliative Care Suppl.: 219.

Wasner M, Stahn T, Roser T (2008) Bedeutung von Sexualität und Intimität für Palliativpatienten. Zeitschrift für Palliativmedizin 9: 147.

Watzlawick P, Beavin JH, Jackson DD (1985) Menschliche Kommunikation. Formen, Störungen, Paradoxien. 7. Aufl. Bern: Hans Huber.

Weiss L (2003) Early concepts of cancer. Cancer and Metastasis Reviews 19:205–217. Weisser G (1956) Wirtschaft. In: Ziegenfuss W (Hrsg.) Handbuch der Soziologie. Stuttgart: Ferdinand Enke Verlag.

Weltgesundheitsorganisation (WHO) (1998) WHO Definition of Palliative Care for Children. (https://www.who.int/cancer/palliative/definition/en/#, Zugriff am 19.09.2019).

Wendt WR (Hrsg.) (2010) Case Managemant im Sozial- und Gesundheitswesen. Freiburg: Lambertus.

Whipple B (2008) The benefits of sexual expression on physical health. Sexologies 17(1): 45–46.

Whitaker A (2010) The body as existential midpoint – the aging and dying body of nursing home residents. Journal of Aging Studies 24: 96–104.

Wilkening K, Kunz R (2005) Sterben im Pflegeheim. Perspektiven und Praxis einer neuen Abschiedskultur. Göttingen: Vandenhoeck & Ruprecht.

Wilkening K, Wichmann C (2010) Soziale Arbeit in der Palliativversorgung. In: Aner K, Karl U (Hrsg.) Handbuch Soziale Arbeit und Alter. Wiesbaden: VS Verlag für Sozialwissenschaften.

Williams AL, McCorkle R (2011) Cancer family caregivers during the palliative, hospice, and bereavement phases: A review of the descriptive psychosocial literature. Palliative & supportive Care 9(3): 315–325.

Wohlleben U (2006) Die Situation der Bevollmächtigten. Plädoyer für eine offene Kommunikation. In: Christophorus Hospiz Verein (CHV) (Hrsg.) CHV aktuell 51:27–30.

Wohlleben U (2012) Konzeptionelle Überlegungen zum Einsatz ehrenamtlicher Hospizhelferinnen und Hospizhelfer in Pflegeheimen. In: Fuchs C, Gabriel H, Raischl J, Steil

H, Wohlleben U (Hrsg.) Palliative Geriatrie. Ein Handbuch für die interprofessionelle Praxis. Stuttgart: Kohlhammer. S. 326–332.

Wong P (1998) Meaning-Centered Counseling. The Human Quest for Meaning. A Handbook of Psychological Research and Clinical Applications. P. Wong and P. Fry. Mahwah: Erlbaum. S. 395–435.

Wong P, Fry P (1998) The Human Quest for Meaning. A handbook of psychological research and clinical applications. Mahwah: Lawrence Erlbaum Associates.

Worden WJ (2011) Beratung und Therapie in Trauerfällen. Ein Handbuch. 4. Aufl. Bern: Hans Huber.

World Health Organization (WHO) (Hrsg.) (2002a) Defining sexual health. Report of a technical consultation on sexual health 28–31 January 2002, Geneva. (https://www.who.int/reproductivehealth/publications/sexual_health/defining_sexual_health.pdf?ua=1, Zugriff am 25.05.2020).

World Health Organization (WHO) (Hrsg.) (2002b) National cancer control programmes: policies and managerial guidelines. (2. Ausgabe). Genf: WHO.

World Health Organization (WHO) (Hrsg.) (2002c) WHO Definition of Palliative Care. (http://www.who.int/cancer/palliative/definition/en/, Zugriff am 26.05.2020).

World Health Organization (WHO) (Hrsg.) (2002d) WHO Definition of Palliative Care 2002. (https://www.dgpalliativmedizin.de/images/stories/WHO_Definition_2002_Palliative_Care_englisch-deutsch.pdf, Zugriff am 10.12.2020).

Worthington DL (2008) Communication Skills Training in a Hospice Volunteer Training Program. Journal of social work in end-of-life & palliative care 1: 17–37.

Wunder M (2010) Multiprofessionelle SAPV bleibt Wunsch. Die Praxis ist meistens nur »biprofessionell«. Angewandte Schmerztherapie und Palliativmedizin. Die Zeitschrift für interdisziplinäre Schmerztherapie. Sonderheft zu SAPV und AAPV. S. 42–44.

Zabora JR (2011) Screening, Assessment, and a Problem-Solving Interventions for Distress. In: Altilio T, Otis-Green S (Hrsg.) Oxford Textbook of Palliative Social Work. Oxford. S. 169–180.

Znoj HJ, Maercker A (2004) Trauerarbeit und Therapie der komplizierten Trauer. In: Linden M, Hautzinger M (Hrsg.) Verhaltenstherapiemanual. 5. Aufl. Berlin: Springer. S. 401–406.

Stichwortverzeichnis